CLEAR ALIGNER TECHNIQUE IN EXTRACTION CASES
无托槽隐形矫治技术拔牙病例解析

QUINTESSENCE PUBLISHING

Berlin | Chicago | Tokyo
Barcelona | London | Milan | Mexico City | Paris | Prague | Seoul | Warsaw
Beijing | Istanbul | Sao Paulo | Zagreb

CLEAR ALIGNER TECHNIQUE IN EXTRACTION CASES

无托槽隐形矫治技术拔牙病例解析

金作林 主编

北方联合出版传媒（集团）股份有限公司
辽宁科学技术出版社
沈 阳

图文编辑

杨　洋　曹　勇　刘玉卿　张　浩

图书在版编目（CIP）数据

无托槽隐形矫治技术拔牙病例解析 / 金作林主编. —沈阳：辽宁科学技术出版社，2020.9（2023.1重印）
ISBN 978-7-5591-1637-6

Ⅰ. ①无… Ⅱ. ①金… Ⅲ. ①口腔正畸学—病案—分析 ②拔牙—病案—分析 Ⅳ. ①R783.5 ②R782.11

中国版本图书馆CIP数据核字（2020）第109334号

出版发行：辽宁科学技术出版社
（地址：沈阳市和平区十一纬路25号　邮编：110003）
印 刷 者：凸版艺彩（东莞）印刷有限公司
经 销 者：各地新华书店
幅面尺寸：210mm × 285mm
印　　张：26.75
插　　页：4
字　　数：550 千字
出版时间：2020 年 9 月第 1 版
印刷时间：2023 年 1 月第 3 次印刷
责任编辑：殷　欣　陈　刚　苏　阳
封面设计：张　珩
版式设计：张　珩
责任校对：李　霞

书　　号：ISBN 978-7-5591-1637-6
定　　价：399.00 元

投稿热线：024-23280336
邮购热线：024-23280336
E-mail:cyclonechen@126.com
http://www.lnkj.com.cn

主编简介

ABOUT THE EDITOR

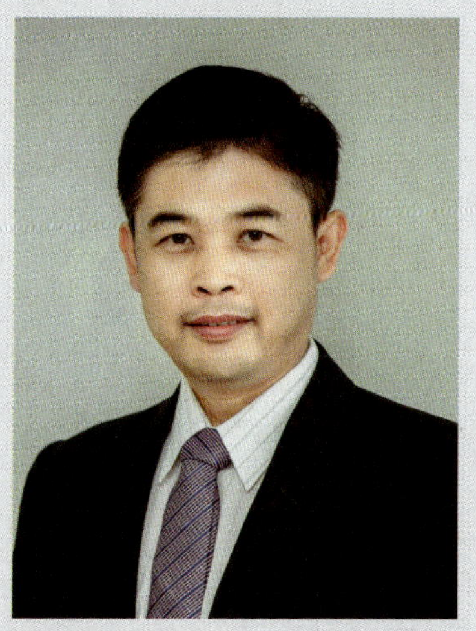

金作林，博士，教授，主任医师，博士生导师，第四军医大学口腔医学院正畸教研室主任、正畸科主任。1992年毕业于第四军医大学口腔专业本科。1999年获第四军医大学口腔正畸专业硕士学位，2002年获第四军医大学口腔正畸专业博士学位。2002—2004年获四川大学口腔正畸专业博士后。现任中华口腔医学会正畸专业委员会候任主委、陕西省口腔医学会正畸专业委员会主委，《中华口腔正畸学杂志》副主编，国际牙医师学院院士（ICD），英国皇家爱丁堡牙外科学院正畸院考官（MorthRCS），世界正畸医师联盟（WFO）会员，美国正畸协会（AAO）会员，美国哥伦比亚大学访问学者。擅长骨性错㘨畸形的早期矫治及成人正畸。主要从事牙囊细胞组织工程重建牙周组织和颅颌面错㘨畸形与生长发育研究。兼任陕西省科学技术评委会专家，国家自然科学基金项目评审专家。负责国家自然科学基金面上项目3项，陕西省基金项目5项，发表论文60余篇，SCI收录18篇，主编、主译著作4部，获得军队及陕西省科技成果二等奖2项，发明专利2项。

编委会名单

LIST OF THE EDITORS

主　编

金作林　第四军医大学口腔医院

秘　书

高　洁　第四军医大学口腔医院

指导委员会（按姓名首字笔画为序）

王　林　南京医科大学附属口腔医院
白玉兴　首都医科大学附属北京口腔医院
李志华　南昌大学附属口腔医院
李巍然　北京大学口腔医院
宋锦璘　重庆医科大学附属口腔医院
金作林　第四军医大学口腔医院
周彦恒　北京大学口腔医院
房　兵　上海交通大学医学院附属第九人民医院
赵志河　四川大学华西口腔医院
胡　敏　吉林大学口腔医院
侯玉霞　西安交通大学口腔医院
贺　红　武汉大学口腔医院
曹　阳　中山大学附属口腔医院
崔淑霞　河南省口腔医院
赖文莉　四川大学华西口腔医院

技术委员会（按姓名首字笔画为序）

艾　虹　中山大学附属第三医院
卢燕勤　中南大学湘雅口腔医院
关　心　赛德阳光口腔
麦理想　中山大学附属口腔医院
杨敏志　北京时代星联口腔诊所
骆　英　杭州口腔医院
高　洁　第四军医大学口腔医院
郭　泾　山东大学口腔医院
曹艳丽　北京大学医院口腔中心
喻剑明　瑞尔齿科
舒　广　北京大学口腔医院
谢贤聚　首都医科大学附属北京口腔医院
谭理军　四川大学华西口腔医院
熊　晖　武汉大学口腔医院
熊国平　深圳市人民医院

编者（按姓名首字笔画为序）

丁睿敌　郑州洁美齿科
王　珍　瑞尔集团成都瑞泰口腔医院
王春阳　中山大学附属口腔医院
王媛媛　乌鲁木齐市口腔医院
王　楠　新加坡嘉贝尔口腔中心（上海）
王　睿　重庆医科大学附属口腔医院
许长记　福州维乐口腔
刘　倩　第四军医大学口腔医院
刘楚峰　南方医科大学口腔医院（广东省口腔医院）
麦志辉　中山大学附属第三医院
肖　岚　成都锦江置略马泷口腔门诊部
肖　静　广州海斯口腔
邹绍丹　上海齐美矫正
张伟生　北京大学深圳医院
张　晟　南方医科大学口腔医院（广东省口腔医院）
陈良娇　广州医科大学附属口腔医院
金　樱　四川大学华西口腔医院
侯　彦　河北医科大学口腔医院
袁　峰　上海齐美矫正
黄明波　云南启芮齿科
韩　磊　南京大学医学院附属口腔医院
雷菲菲　赛德阳光口腔医疗集团深圳门诊部

序一

FOREWORD

口腔正畸学是一门人文性、科学性及艺术性较高的口腔学科，在20多年前迎来新的临床诊疗方法——无托槽隐形矫治技术。这种技术与传统矫治技术相差较大，最初该技术主要应用于比较简单的非拔牙病例，经过口腔正畸专科医生的努力和不断实践，也可用于拔牙病例的矫治。当然，这更加考验正畸医生对牙齿移动的控制，考验正畸医生如何以终为始的设计理念。

拔牙病例在各类病例中及矫治技术中都被认为难度较高。对于无托槽隐形矫治技术，临床医生如何驾驭这项新技术去实现拔牙病例的临床疗效呢？如何设计可实现的拔牙方案？何时需要加过矫治？如何控制好前牙转矩，后牙的支抗保护？如何避免“过山车”效应？这都需要不断总结经验、提升矫治理念、提高矫治技术，才能更好地应用无托槽隐形矫治技术服务广大患者。

本书从120余例来自全国各地口腔正畸同行的无托槽隐形矫治技术拔牙病例中精选21例，总结在临床诊疗思路和临床治疗中的心得，尤其对口腔正畸专科医生具有较高的临床指导意义和参考价值。这也是国内外第一本阐述无托槽隐形矫治技术应用于拔牙病例的图书。此次出版也意味着我国“无托槽隐形矫治技术”达到一个新的境界。

“医海无涯，学无止境”。我们还需要对该技术继续进行更深入的研究及实践，唯有不断学习，相互借鉴和精益求精，才能更好地呈现口腔正畸学的医学和艺术结合之美！

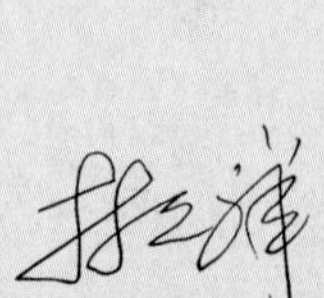

2020年7月

序二

FOREWORD

无托槽隐形矫治技术既是对传统正畸矫治理念的继承，又是在此基础上的创新，它结合计算机辅助三维诊断、个性化设计及数字化成型技术等发展而来，因其美观、舒适和卫生等优点而广受患者青睐，同时随着社会经济的发展，人民群众口腔健康意识不断增强，无托槽隐形矫治技术的需求日盛。1999年，爱齐公司推出了隐适美（Invisalign）矫治系统；2011年，隐适美进入中国市场，近年发展迅速。在北美及欧洲隐适美的拔牙病例比较少，但在中国，由于中国人的牙颌特点，隐适美的拔牙病例陡增，而不论固定矫治技术还是无托槽隐形矫治技术，拔牙病例都是有难度的、挑战性的病例。本书从120余例来自全国各地口腔正畸同行的无托槽隐形矫治技术拔牙病例中精选21例，涵盖各类型的拔牙矫治病例。相信此书能够很好地指导无托槽隐形矫治技术拔牙病例的临床实践，作为无托槽隐形矫治的医学工作者、正畸研究生、规培生及进修生的参考图书。让我们共同努力，早日制定出无托槽隐形矫治技术拔牙病例的矫治规范和指南，以指导中国及国际正畸临床。

赵志河

2020年7月

序三

FOREWORD

无托槽隐形矫治技术自20多年前面世以来，已逐渐成为正畸医生开展错骀畸形治疗时的另一个可选工具。由于其具有更佳的美观性、患者较少的疼痛不适感、更容易做到菌斑控制、较少的牙根吸收等综合优势，近年来也受到正畸医生和患者的青睐。早期无托槽隐形矫治技术受到材料的限制，并未取得理想的临床治疗效果。近年来，随着科技高速发展、计算机的普及应用、大数据的背后运算以及新型材料的推陈出新等，让原本仅能治疗轻度到中度错骀畸形的无托槽隐形矫治技术，开始逐渐能攻克中重度的错骀畸形病例。

尽管如此，如何更好地驾驭无托槽隐形矫治技术，需要我们每位正畸医生通过新一轮的学习来成就新的自我蜕变。这本《无托槽隐形矫治技术拔牙病例解析》收录了21个不同类型的拔牙病例，凝聚来自全国各地医生的治疗历程与临床总结，是非常好的一本临床参考书。书中记载医生们开展拔牙治疗时的临床思路，包括：诊断分析、方案设计、过矫治的理念、临床监控与脱轨问题的及时纠正和处理经验。病例中还结合有ClinCheck二维码扫描，提供读者数字化的阅读感受。

“学而不思则罔，思而不学则殆”，在阅读本书时，预祝医生们从中得到启发与思考，结合临床实践和持续的经验总结，做到“知行合一”。

最后，很高兴看到中国正畸界在无托槽隐形矫治领域中正走向世界前端，看到我们中国医生不断探索如何更好地运用无托槽隐形矫治技术这个工具。期待本书为我国无托槽隐形矫治技术的发展添砖加瓦。我们这个时代将是中国正畸界与国际正畸界共同探索无托槽矫治技术的正畸新时代，让我们一同见证中国正畸的发展，再创新高峰！

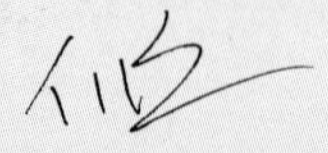

2020年7月

前言

PREFACE

无托槽隐形矫治技术由来已久，但直到1997年隐适美公司成立，无托槽隐形矫治技术、软件功能以及材料性能得到迅速发展，无托槽隐形矫治器以美观、舒适、可摘等特点，得到了广大患者的青睐。在发展之初，无托槽隐形矫治只适用于较简单的病例，比如轻度的牙列拥挤与牙列间隙、个别牙齿的错位或轻度扭转、固定矫治治疗后复发病例等。随着G3、G4、G5等的出现，隐适美逐渐对开殆、深覆殆病例有了解决方案，同时，SmartTrack材料的应运而生，使得更为复杂的牙齿移动也成为可能。近年来随着G6、G6e等的出现，原来无托槽隐形矫治的短板即牙齿转矩控制的能力较差问题也得到了有效改善，目前在很多的研究中前牙的转矩控制基本可以较好地表达，这也使部分拔牙矫治成为可能。尽管仍有一些需要对牙齿控制较强的病例无法使用无托槽隐形矫治来治疗，但随着未来更多的无托槽隐形矫治理论的研究和临床实践的成功，必将逐步丰富和完善无托槽隐形矫治的设计，解决更多复杂的病例。

无托槽隐形矫治器由于其材料本身的特性，在拔牙矫治病例中，需要更为精确的设计，以有效控制牙齿三维方向的精准移动。目前，无托槽隐形矫治拔牙技术适用于：①后牙咬合关系较好，上颌拥挤度尚可，拔除1颗下颌切牙的病例；②严重拥挤的安氏Ⅰ类错殆畸形，拔除4颗第一前磨牙的病例；③上下颌轻度前突，拥挤度尚可的安氏Ⅰ类错殆畸形，拔除4颗第一前磨牙的病例；④上颌拥挤或上前牙前突，下颌拥挤度不大，Bolton比正常的安氏Ⅱ类1分类错殆畸形，拔除上颌2颗第一前磨牙的病例；⑤上前牙唇倾伴有前牙Bolton比偏大的Ⅱ类1分类错殆畸形，拔除上颌2颗第一前磨牙和1颗下切牙的病例；⑥严重拥挤或者上下颌突度较大的安氏Ⅱ类错殆畸形，拔除4颗第一前磨牙的病例；⑦拥挤度较大，且支抗设计为中等或弱支抗的错殆畸形，拔除4颗第二前磨牙的病例；⑧拔牙原则同固定矫治即病牙优先，拔除前磨牙，尽量不影响美观与功能。

无托槽隐形矫治拔牙设计要点：

（1）拔除4颗第一前磨牙的设计：如果设计为强支抗的第一前磨牙拔除病例，也就是后牙近中移动不超过拔牙间隙的1/3，通常理解为2mm以内，可以设计Invisalign G6强支抗。当磨牙前移量小于2mm时，软件可激发G6功能。G6的特点是包括尖牙上的优化内收附件、后牙上的优化支抗附件、矫治器预支抗等设计，并优化牙齿移动步骤，使牙齿移动更高效。但有时单纯使用G6功能并不能完全达到理想的牙齿移动，常可配合使用种植钉、片段弓等技术来辅助。

如果设计磨牙前移量超过2mm的第一前磨牙拔除病例时，可采用Invisalign G6e设计，中度支抗设计时一定要避免前牙和后牙一起移动，可以采用分步移动，先使前牙内收到位后再开始磨牙的近中移动。同理，在磨牙近中移动量较大时，为避免磨牙前倾，可配合种植钉。

（2）拔除第二前磨牙的设计：一般采用中等支抗或者弱支抗时，有时会拔除第二前磨牙。在设计拔除第二前磨牙的病例中，可在尖牙设计优化附件或者传统固位附件，在磨牙上设计垂直矩形附件，同时设计牙齿分步移动，即前牙内收2/3与后牙近中移动1/3交替或同步进行，来优化牙齿移动步骤。戴上矫治器后，矫治器本身就对牙弓产生了一定的中度支抗，而在移动个别牙时矫治器又产生了交互支抗，正因为交互支抗的存在，在关闭间隙中，后牙会发生倾斜或移动。因此，此类病例更容易出现磨牙的前移和前牙转矩的丢失，复诊监控更为重要，及时发现问题并采取相应的措施，是治疗成功的关键。

（3）拔除1颗下切牙的设计：由于后牙的咬合关系不会发生较大的变化，因此，此类病例较前两种容易控制，但在设计时应注意拔牙两侧牙齿轴倾度的控制，可在拔牙间隙两侧设计垂直矩形附件，并增加虚拟人字形曲，设计小桥体增加矫治器的包裹，使牙齿尽量实现整体移动。

（4）拔牙矫治中的过矫治设计：国内外学者发现，对于拔牙病例，可适当增加上前牙转矩的过矫治，以提高上前牙转矩的调控效率，同时可以有效避免前牙内收过程中出现的前牙伸长、覆殆加深、前牙舌倾等情况的出现。因此，根据前牙唇倾度以及拥挤度的情况，适当增加过矫治是很有必要的。另外，如未设计足够的支抗，在回收前牙的过程中，会出现前磨牙和磨牙区的近中倾斜与压低，这也是我们不想看到的。因此，可在设计时，在后牙区增加备抗，以使有足够的支抗抵抗牙齿出现的不良移动。

（5）加强复诊监控：复诊监控是无托槽隐形矫治拔牙病例是否成功的重要环节，正畸医生需要监控：①牙套的贴合程度以及附件有无脱落；②前牙转矩以及覆𬌗；③尖牙轴倾度的变化；④后牙轴倾度的变化；⑤有无“过山车”效应；⑥支抗的设计是否足够等。及时发现问题并予以解决，可以使矫治事半功倍。

无托槽隐形矫治拔牙病例仍然存在一些难以解决的问题：在目前的临床运用过程中，发现仍有一些复杂的病例难以更好地控制，比如拔除磨牙的病例，或者需要后牙前移量较多的病例等，矫治器本身对牙齿的把控力较弱，加之患者的配合有差异，导致治疗效果一般。另外，在拔牙矫治的病例中，当出现前牙转矩丢失、磨牙前移等情况时，若没有及时地纠正，会使治疗变得更为复杂。未来在不断发展矫治器性能、充分认识矫治器的生物力学等方面的同时，还应加强正畸医生的业务水平，使得无托槽隐形矫治技术能够更稳定、更安全地发展。

由于颌面部结构的复杂性、组织变化的多样性，以及我们对于无托槽隐形矫治技术认识尚不够深刻，限制了复杂病例的无托槽隐形矫治。但是不管怎样，我们都一直在探索，未来必定会有更成熟的矫治设计运用于拔牙矫治病例中。同时针对正畸医生的专业化诊疗水平以及对方案的把控，需要有更深入、更全面的培训，确保临床矫治技术健康、稳定地发展。

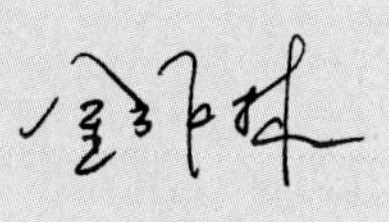

2020年7月

目录

CONTENTS

一例双颌前突患者的隐适美拔牙矫正

An extraction case of adult patient with bimaxillary protrusion treated by Invisalign system

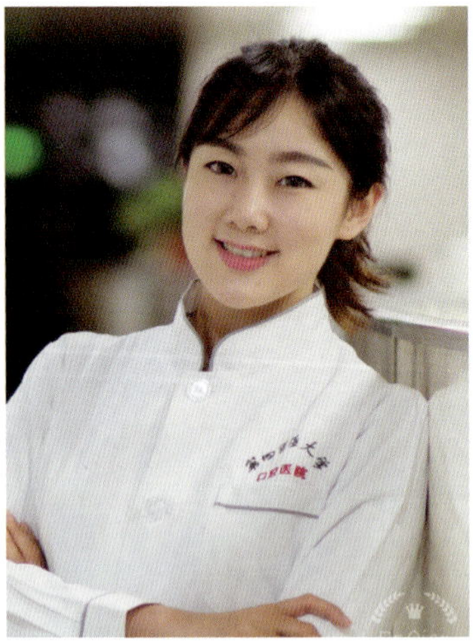

医生简介

刘倩

口腔正畸学博士

第四军医大学口腔医院正畸科主治医师

病例简介

患者，女性，初诊时31岁。

主诉：嘴突，牙齿不齐。

该成年女性为典型的“齐突”病例，上下前牙直立，骨性前突因素显著。由于上下牙列拥挤度小，在拔除4颗第一前磨牙治疗时，对前牙内收的转矩控制以及后牙近中倾斜控制难度大。本病例总疗程21个月，其中在第一阶段治疗中出现后牙前倾的问题，重启后迅速扶正磨牙，建立咬合关系。同时配合使用了牙齿加速器，5天更换一副牙套，快速有效地纠正了磨牙倾斜并顺利关闭间隙，改善了患者的前突面型。

关键词：成人，双颌前突，拔牙

治疗前评估
Pre-treatment evaluation

患者信息

姓名	××
性别	女
初诊年龄/出生日期	31岁 / 1987年8月
主诉	嘴突，牙齿不齐
病史（全身和局部，外伤、不良习惯等）	无特殊
其他相关病史	无特殊

口外情况（图1）

矢状向	双颌前突
垂直向	均角偏高角
横向（颧骨、下颌角、颏部对称性）	面部左右轻度不对称
软组织特征（唇厚度、唇突度等）	下唇厚，外翻
微笑（上前牙暴露量、低位、中位、高位、笑弧等）	上前牙暴露量适中 笑弧不美观
放松状态及微笑时口角高低情况	口角左高右低

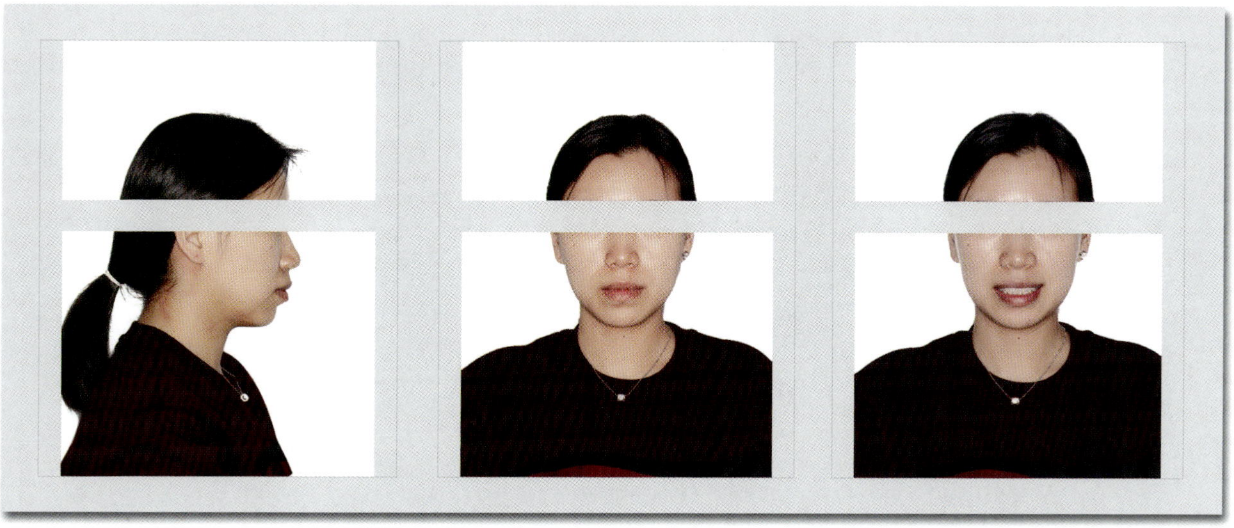

图1

口内情况（图2）

上颌拥挤度/间隙（mm）	1
下颌拥挤度/间隙（mm）	1
切牙关系	Ⅰ类
前牙覆盖（mm）	2.5
前牙覆𬌗（mm）	正常
后牙覆盖（mm）	正常
后牙覆𬌗（mm）	正常
中线（和面中线关系）	上下中线与面中线对正
左侧咬合关系（磨牙）	Ⅰ类
左侧咬合关系（尖牙）	偏Ⅱ类
右侧咬合关系（磨牙）	Ⅰ类
右侧咬合关系（尖牙）	偏Ⅱ类
锁𬌗（异位、扭转等）	无
其他口内情况（畸形舌尖舌窝、过小牙等）	无
Bolton分析（3–3）	80.1%
Bolton分析（6–6）	92.1%
牙齿情况（氟斑牙、釉质发育不全等）	无特殊
𬌗平面（是否有倾斜）	无倾斜

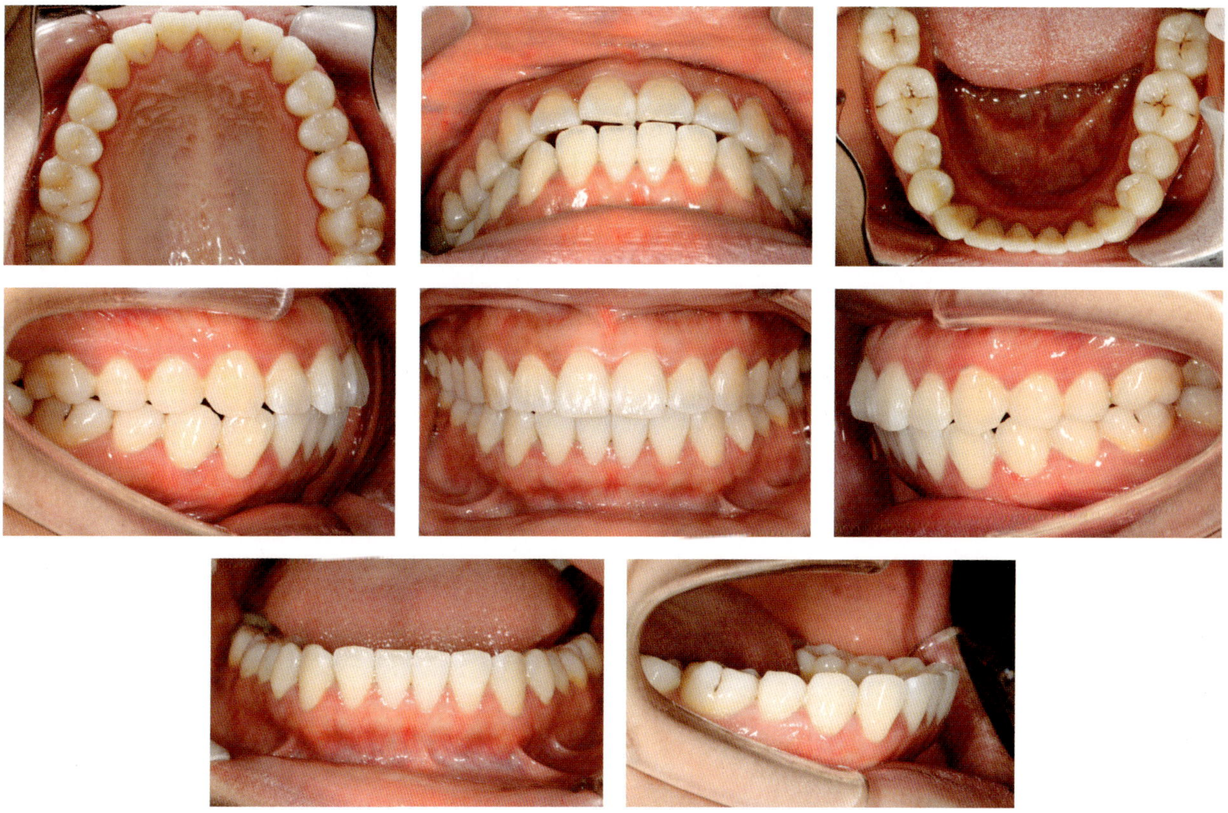

图2

一般影像学检查

骨性检查（关节形态初步评估，升支、体部是否对称等，生长发育评估）	双侧关节形态正常 下颌升支、体部对称
牙齿异常（缺失牙、多生牙、牙根长短异常等）	无缺失及多生牙，牙根无异常
预后较差的牙齿（根管治疗后，龋坏面积大、釉质发育不全等）	无特殊
TMJ	无特殊
其他影像学发现（气道、腺样体、扁桃体等）	无特殊

治疗前全景片（图3）

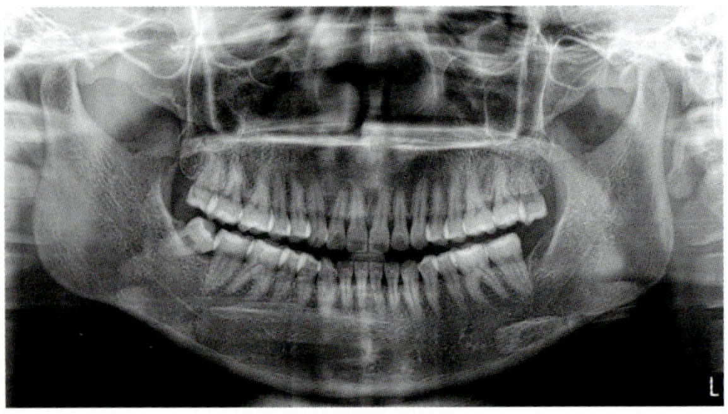

图3

治疗前头颅侧位片（图4）

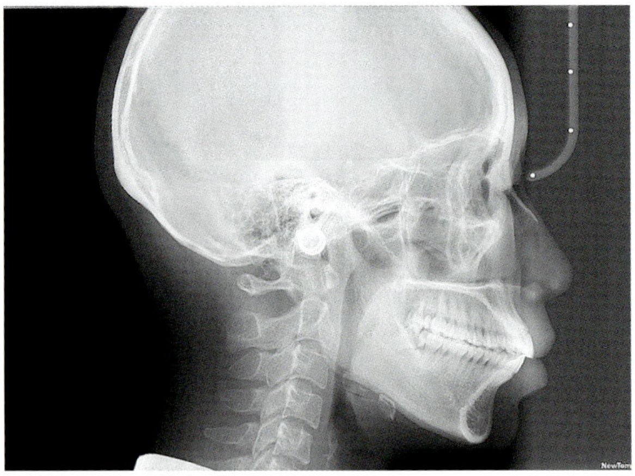

图4

治疗前头颅侧位片描记（图5）

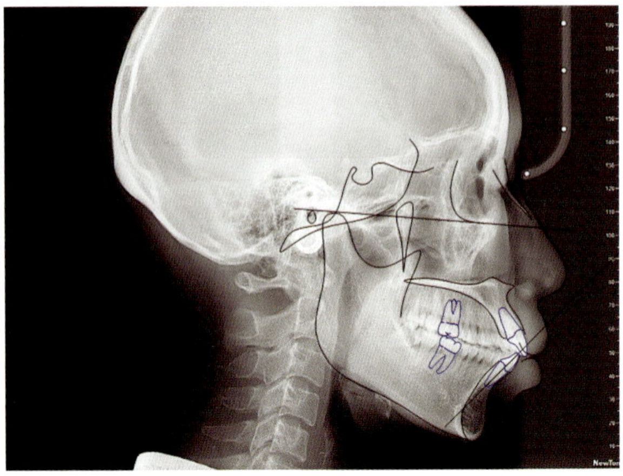

图5

治疗前头影测量分析

测量项目	标准值	T0
SNA（°）	82.8 ± 4.0	84.6
SNB（°）	80.1 ± 3.9	80.5
ANB（°）	2.7 ± 2.0	4.1
SND（°）	77.3 ± 3.8	73.1
U1-NA（mm）	5.1 ± 1.4	4.5
U1-NA（°）	22.8 ± 5.7	23.5
L1-NB（mm）	6.7 ± 2.1	8.5
L1-NB（°）	30.3 ± 5.8	34.5
PO-NB（°）	1.0 ± 1.5	-2.3
U1-L1（°）	124.2 ± 8.2	120.5
OP-SN（°）	16.1 ± 5.0	19.3
GOGN-SN（°）	32.5 ± 5.2	33.6
FMA（°）	31.3 ± 5.0	31.5
IMPA（°）	93.3 ± 6.2	95.8
FMIA（°）	54.9 ± 6.1	53.7

治疗前关节CBCT（图6）

关节形态不佳，前后斜面均有磨损。但是表面骨皮质连续，间隙分布基本正常。

临床检查没有明显弹响、疼痛等关节症状。

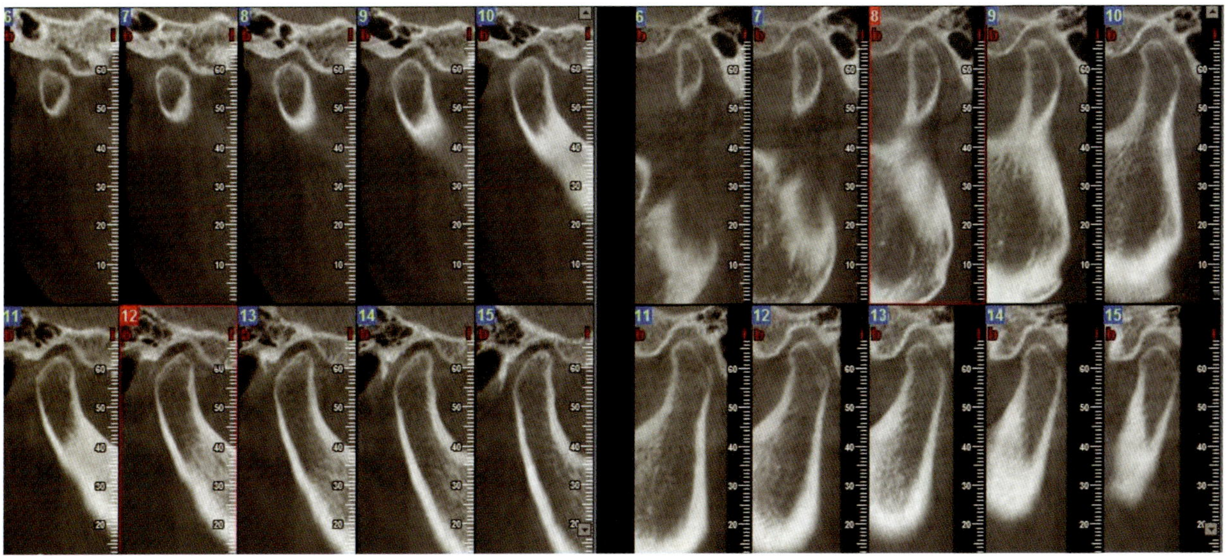

图6

治疗前前牙CBCT（图7）

上前牙直立，牙根贴近唇侧骨皮质；下前牙唇倾，唇侧骨量极少。

提示：拔牙治疗骨开窗风险较大，需要严格控制前牙转矩。

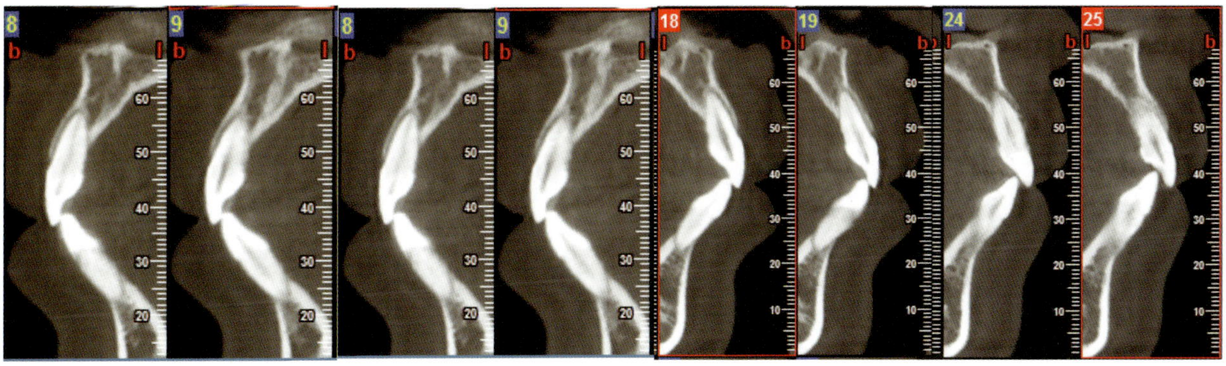

图7

头影测量异常数据解读

上下颌牙槽骨角度在标准值上限，偏大，存在上颌骨性前突。ANB在上限，偏骨性Ⅱ类；SND偏小，下颌及颏部发育不足。

上前牙角度相对上颌骨较直立，下前牙稍唇倾，均角偏高角面型。

诊断

1. 骨性Ⅰ类。
2. 安氏Ⅱ类。
3. 双颌前突。
4. 牙列轻度拥挤。

问题列表

1. 骨性Ⅰ类。
2. 安氏Ⅱ类。
3. 双颌前突。
4. 侧貌突。
5. 牙列轻度拥挤。
6. 浅覆𬌗、浅覆盖。

治疗计划

矫治器	隐适美（Invisalign）
拔牙牙位	18、28、48、14、24、34、44
支抗选择	牙周膜支抗，未使用种植钉支抗
治疗设计：横向考虑	基本维持后牙牙弓宽度
治疗设计：矢状向考虑	中等偏强支抗内收上下前牙，后牙稍近移2mm以内
治疗设计：垂直向考虑	上下前牙少量压低，避免前牙内收时造成深覆𬌗
其他设计要点	患者需要配合唇肌训练
如有几个方案请都列出，列出利弊，解释选择最终方案的理由	无特殊
保持	压膜保持器

治疗进程

治疗时长	21个月
牙套更换频率/复诊频率	第一阶段治疗10天更换，重启后配合AcceleDent牙齿加速器5天更换/2.5个月复诊
重启/精调次数	2次
保持时长	目前保持6个月

扫码关注后
输入yx01
观看视频

第一阶段ClinCheck方案（图8）

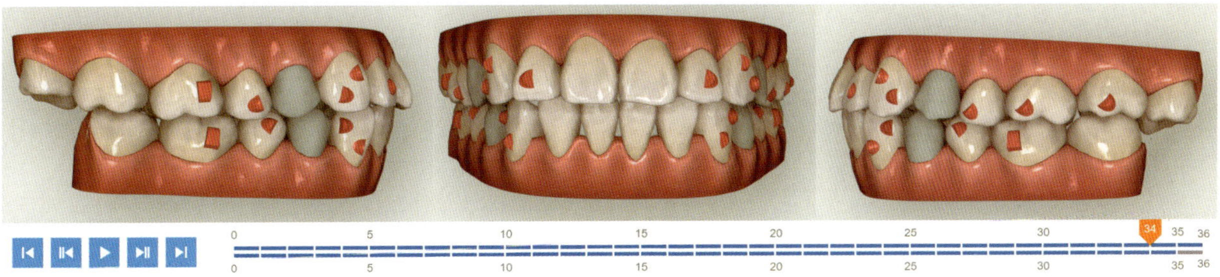

图8

牙齿移动量（图9）

上颌	UR8	UR7	UR6	UR5	P	UR3	UR2	UR1	UL1	UL2	UL3	P	UL5	UL6	UL7	UL8
伸长(E)/压低(I)，mm	0.2 E	0.7 I	0.1 E	0.4 E		0.6 I	1.9 I	1.8 I	2.1 I	2.3 I	1.7 I		0.1 E	0.2 I	0.2 I	0.4 E
整体移动(B)/舌侧(L)，mm	0.8 L	2.2 L	1.8 L	1.0 L		3.6 L	4.8 L	5.5 L	5.5 L	4.3 L	4.2 L		1.6 L	2.3 L	2.5 L	1.7 L
整体移动 近中(M)/远中(D)，mm	1.7 M	1.9 M	2.2 M	2.6 M		3.8 D	2.9 D	1.1 D	1.4 D	3.6 D	**4.6 D**		1.4 M	1.1 M	0.7 M	0.7 M
扭转(M)/远中(D)	4.4°M	10.4°M	2.3°M	4.7°D		11.6°M	14.8°D	14.8°D	5.7°D	7.6°D	**7.9°D**		0.4°D	0.2°M	13.6°M	15.1°M
轴倾度(M)/远中(D)	8.2°M	1.9°M	1.0°M	5.4°D		0.6°D	6.7°D	3.4°D	7.3°D	9.8°D	**2.3°D**		6.0°D	0.2°M	2.0°M	7.4°M
倾斜度 唇侧(B)/舌侧(L)	3.7°L	1.7°L	1.5°B	3.9°L		7.2°L	12.0°L	7.3°L	8.0°L	11.5°L	**8.7°L**		1.7°L	3.0°B	2.9°L	11.4°L

最后一步：爱齐公司 医生 差异；牙齿基底部：冠 牙根

下颌	LR8	LR7	LR6	LR5	P	LR3	LR2	LR1	LL1	LL2	LL3	P	LL5	LL6	LL7	LL8
伸长(E)/压低(I)，mm		0.9 E	0.5 E	0.5 E		2.7 I	3.8 I	3.3 I	3.7 I	3.7 I	2.3 I		0.3 E	0.4 E	0.3 E	
整体移动(B)/舌侧(L)，mm		1.6 L	1.2 L	1.5 L		4.2 L	3.9 L	4.0 L	4.2 L	4.0 L	4.1 L		2.2 L	1.6 L	2.5 L	
整体移动 近中(M)/远中(D)，mm		2.3 M	2.5 M	2.9 M		2.5 D	1.2 D	0.3 D	0.6 D	1.6 D	3.3 D		2.0 M	1.5 M	1.3 M	
扭转(M)/远中(D)		8.8°M	9.9°M	**19.6°M**		**19.3°M**	4.9°D	2.0°D	12.1°D	4.0°D	6.1°M		**18.9°M**	6.5°M	3.5°M	
轴倾度(M)/远中(D)		1.5°D	3.8°D	**10.4°D**		**8.4°M**	1.3°M	1.8°D	1.1°D	1.3°D	1.3°D		10.0°D	3.1°D	4.6°D	
倾斜度 唇侧(B)/舌侧(L)		4.9°L	5.4°L	0.5°B		**9.8°L**	5.4°L	3.9°L	2.9°L	5.0°L	10.7°L		1.1°B	8.1°L	8.0°L	

最后一步：爱齐公司 医生 差异；牙齿基底部：冠 牙根

图9

牙齿移动分步图（图10）

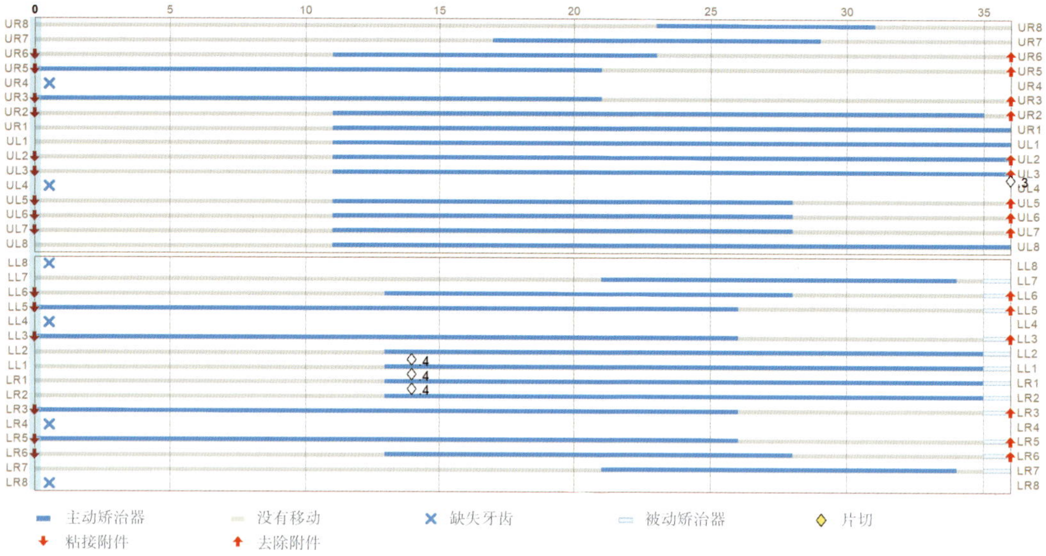

图10

治疗
Treatment

第一阶段第19步口内像

患者未完全按照要求佩戴矫治器，到第一阶段第19步复诊时，牙套出现不贴合。

上颌第一磨牙出现较明显近中倾斜，下颌Spee曲线曲度增大（图11）。

此时进行第一次重启。

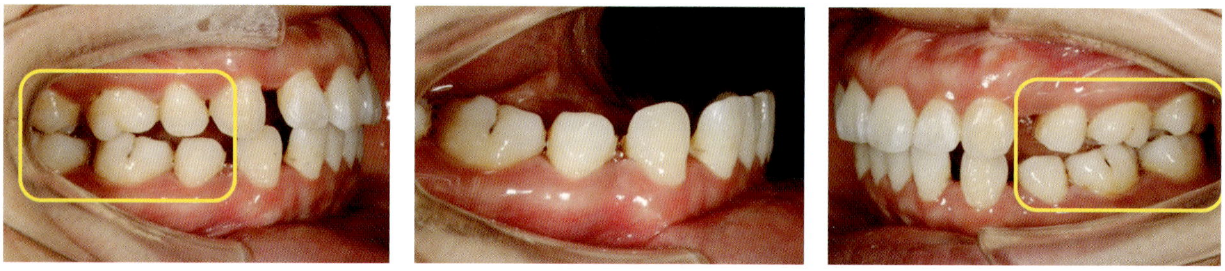

图11

第一次重启治疗

第一次重启时的侧面像对比，前突改善不明显（图12和图13）。

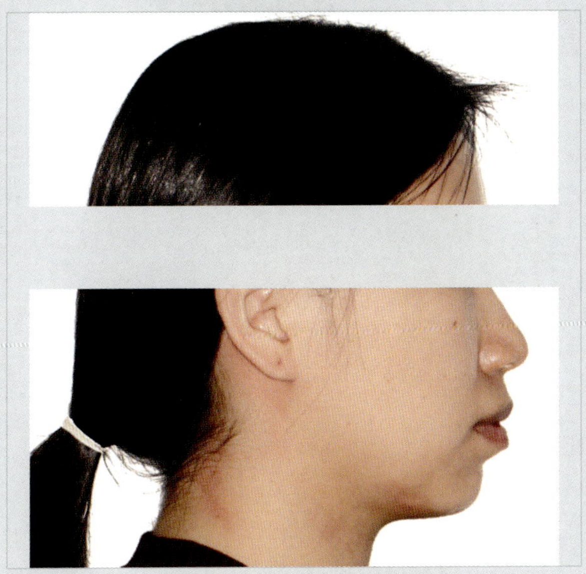

图12

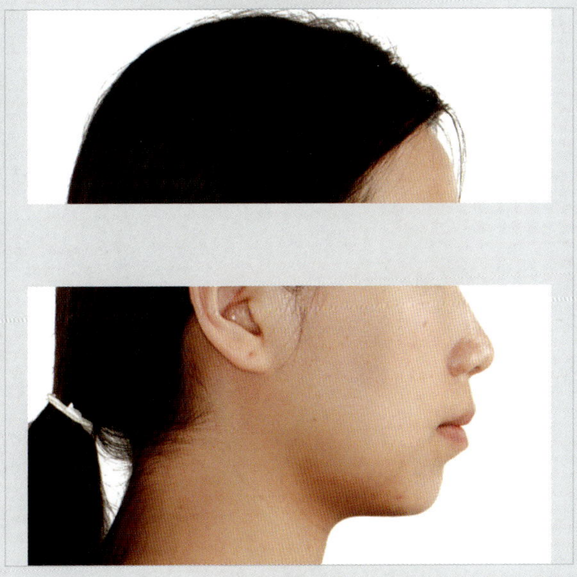

图13

第一次重启设计

重新设计扶正前倾的磨牙及前磨牙，下前牙压低，进一步整平下颌Spee曲线（图14）。

配合AcceleDent牙齿加速器使牙套与牙齿紧密贴合。共36步，5天一副牙套。

加强医患沟通，强调佩戴时间。

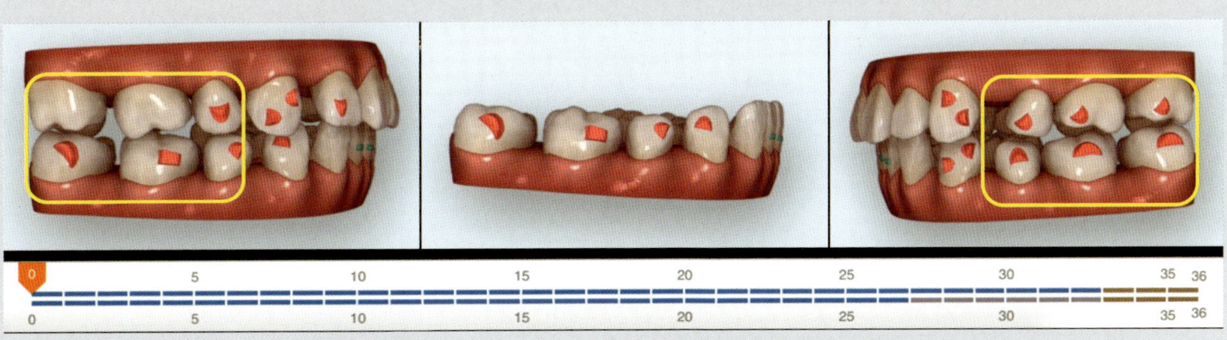

图14

第一次重启完成后的侧面像对比，前突改善明显（图15和图16）。

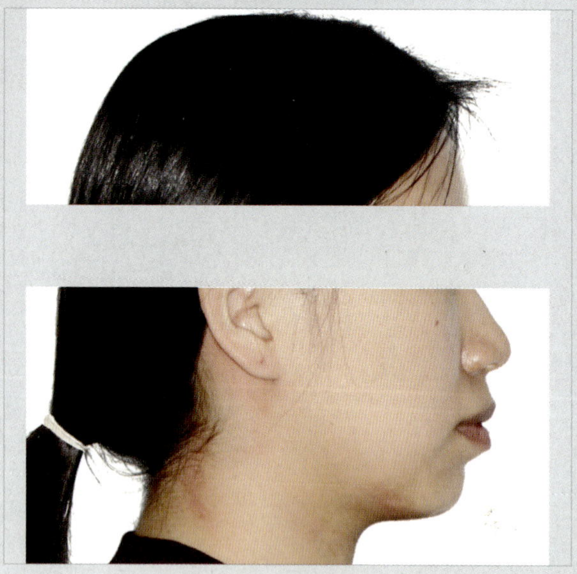

图15

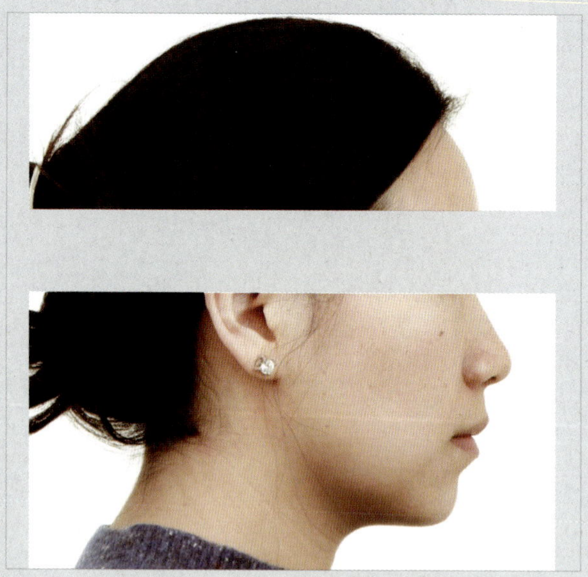

图16

第二次重启治疗（精调咬合，图17）

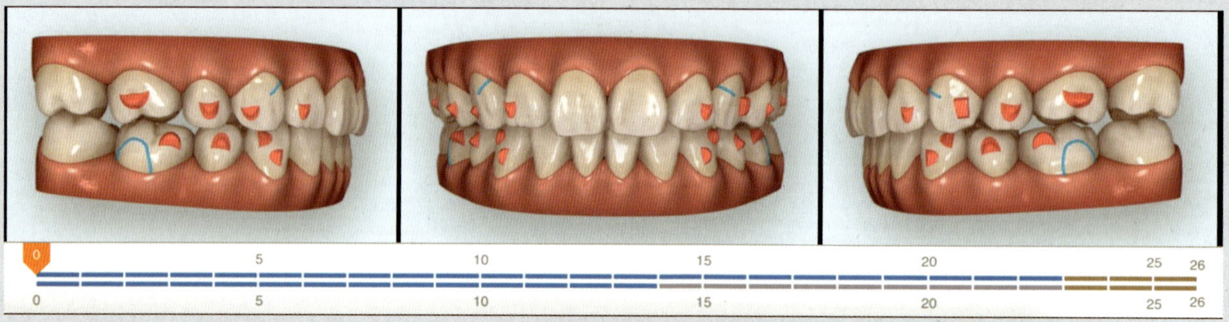

图17　第三阶段ClinCheck方案

第二次重启

进行精调咬合，建立后牙紧密咬合关系共26步，本阶段继续佩戴牙齿加速器，5天一副牙套。

牙齿移动量（图18和图19）

上颌	UR8	UR7	UR6	UR5	UR4	UR3	UR2	UR1	UL1	UL2	UL3	UL4	UL5	UL6	UL7	UL8
伸长(E)/压低(I)，mm		0	0.7 E	0.4 E		0.2 E	0.2 I	0.8 I	1.0 I	0.6 I	0.2 E		0.6 E	0.8 E	0.4 E	
整体移动(B)/舌侧(L)，mm		0	0.2 L	0.4 L		0.1 L	0.6 L	0.9 L	0.8 L	0.9 L	0.5 L		0.6 L	0.3 L	0	
整体移动 近中(M)/远中(D)，mm		0.8 D	0.8 D	0.8 D		0.9 D	0.8 D	0.4 D	0.1 M	0.5 D	0.7 D		0.9 D	0.9 D	0.9 D	
扭转(M)/远中(D)		1.6°M	1.3°M	0.3°M		1.5°M	3.9°D	2.0°D	2.6°M	4.7°D	1.0°D		1.2°M	2.0°M	1.1°M	
轴倾度(M)/远中(D)		6.7°D	6.9°D	3.1°D		1.8°M	5.4°M	1.2°D	1.0°D	4.7°M	4.6°M		1.2°D	2.8°D	5.1°D	
倾斜度 唇侧(B)/舌侧(L)		3.1°L	1.1°L	1.8°B		0°	0.8°B	**6.4°B**	5.4°B	1.2°L	0.2°B		0.2°B	0.3°L	4.6°L	

图18

上颌 下颌	LR8	LR7	LR6	LR5	LR4	LR3	LR2	LR1	LL1	LL2	LL3	LL4	LL5	LL6	LL7	LL8
伸长(E)/压低(I)，mm		0.3 E	0.7 E	0.5 E		0.2 E	0.5 I	0.5 I	0.6 I	0.5 I	0.2 I		0.4 E	0.8 E	0.4 E	
整体移动(B)/舌侧(L)，mm		0	0.2 B	0.1 L		0.1 B	0.2 B	0.3 B	0.3 B	0.2 B	0.1 B		0.3 B	0.6 B	0.3 B	
整体移动 近中(M)/远中(D)，mm		0.1 D	0.1 D	0.1 D		0	0.1 M	0	0	0	0		0.1 D	0	0	
扭转(M)/远中(D)		0.4°M	0.9°M	1.3°M		3.9°D	2.2°D	0.6°D	3.1°D	1.9°D	0.9°D		1.1°D	0.8°M	0.8°M	
轴倾度(M)/远中(D)		3.9°D	1.7°D	0.9°D		**8.6°M**	3.5°M	0°	0.9°M	4.1°M	6.3°M		3.4°D	1.7°D	5.1°D	
倾斜度 唇侧(B)/舌侧(L)		1.4°L	1.5°B	0°		3.6°B	3.4°B	1.4°B	3.1°B	4.3°B	0.8°B		0.9°B	5.5°B	2.2°B	

最后一步

医生

差异

牙齿基底部

牙根

图19

牙齿移动分步图（图20）

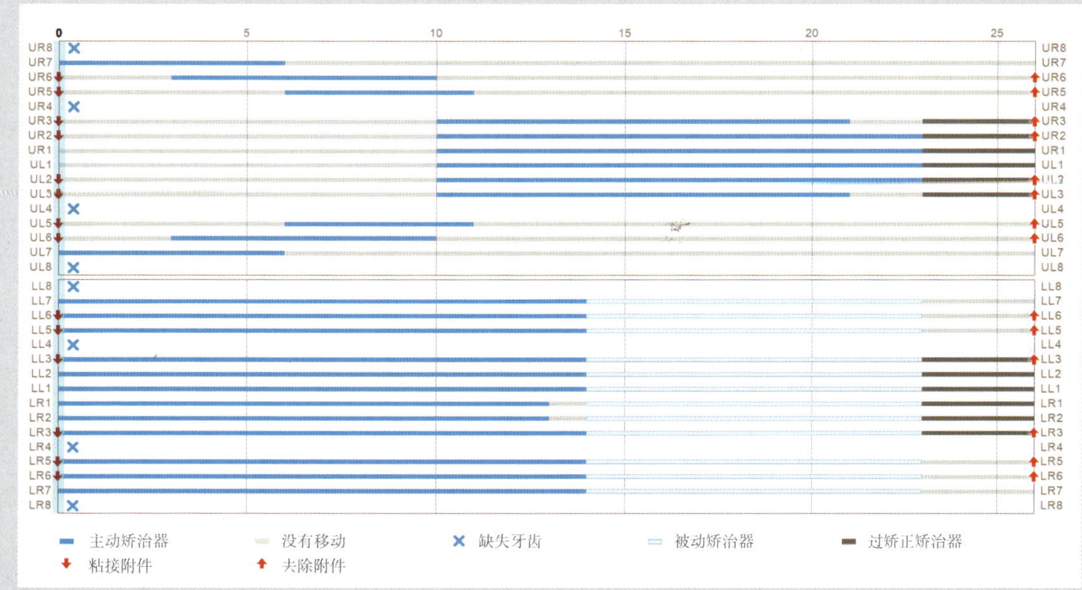

图20

第二次重启治疗时16步阶段照片

近中倾斜的上颌第一磨牙已经扶正，后牙已经建立良好咬合关系，同时配合Ⅱ类牵引（图21～图23）。

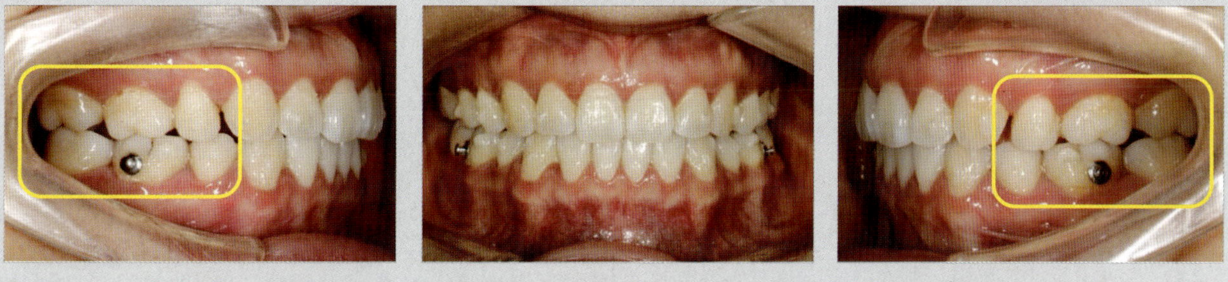

图21

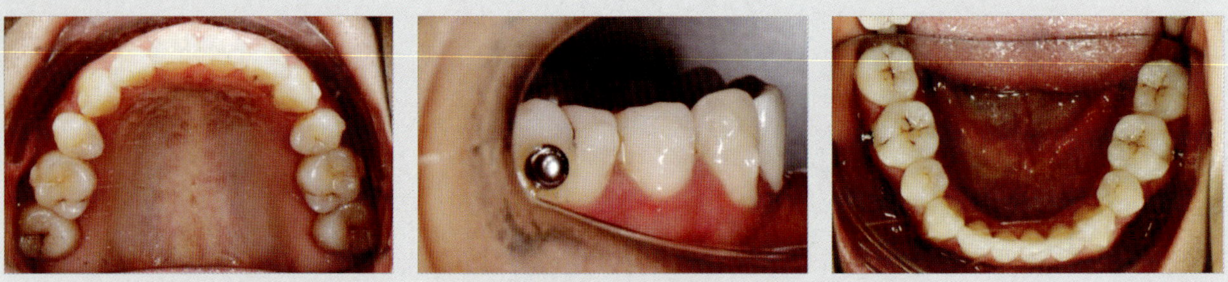

图22

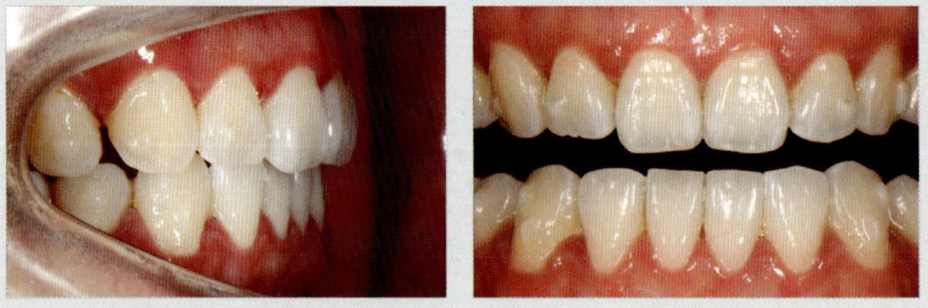

图23

治疗完成（图24～图31）

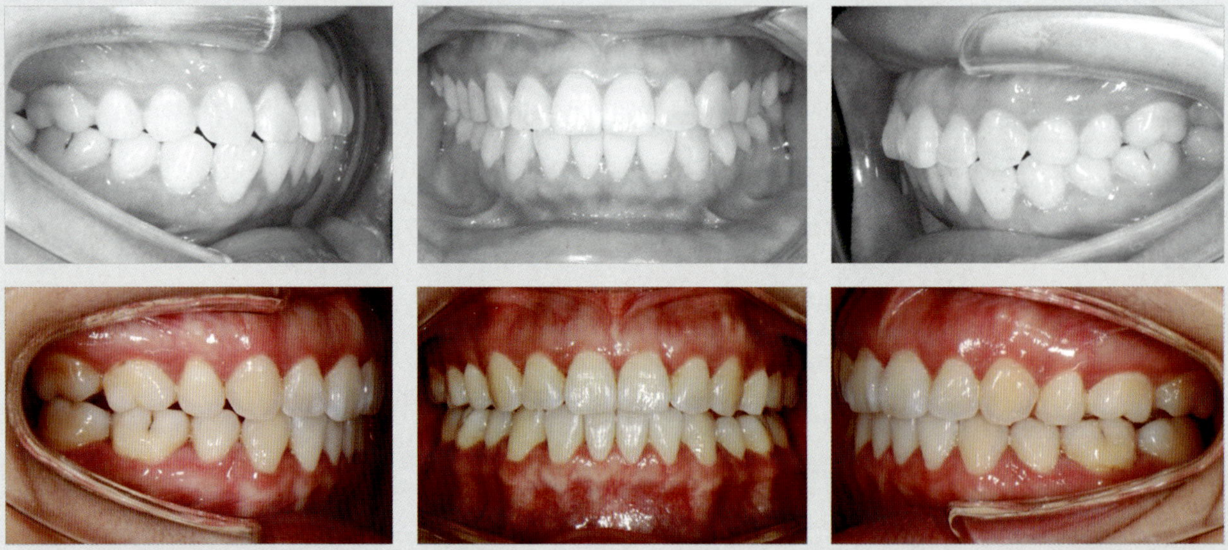

图24　治疗前后口内像对比1

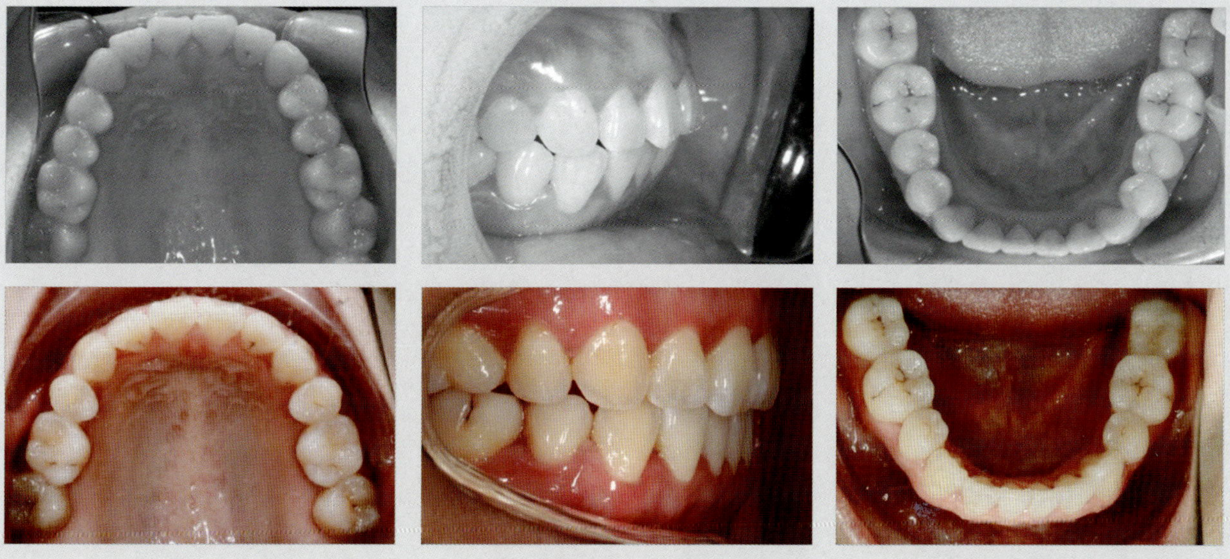

图25　治疗前后口内像对比2

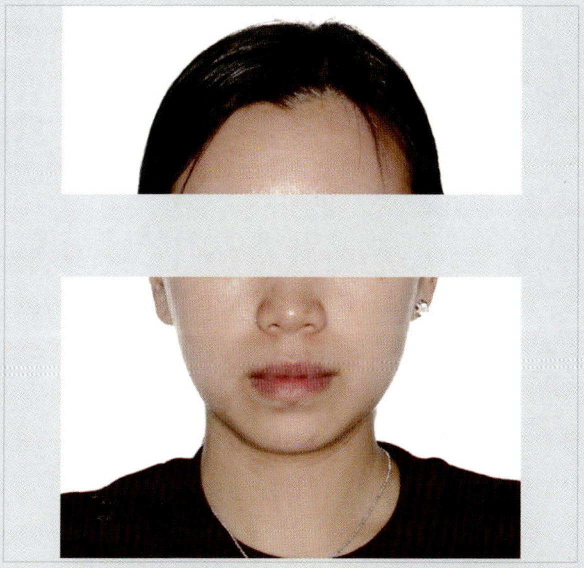

图26　初诊正面像

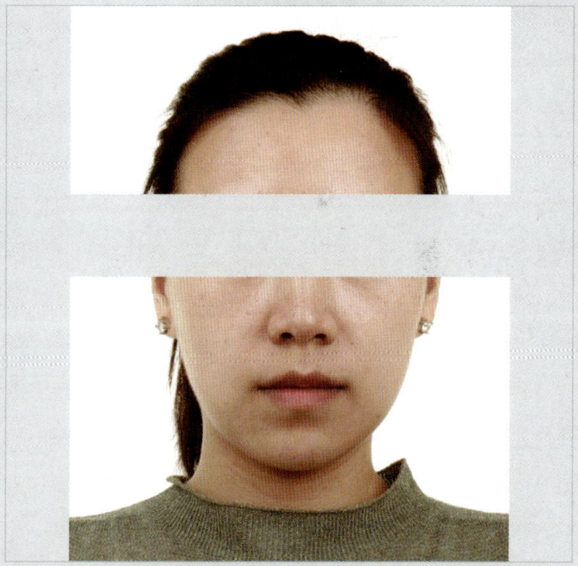

图27　完成正面像

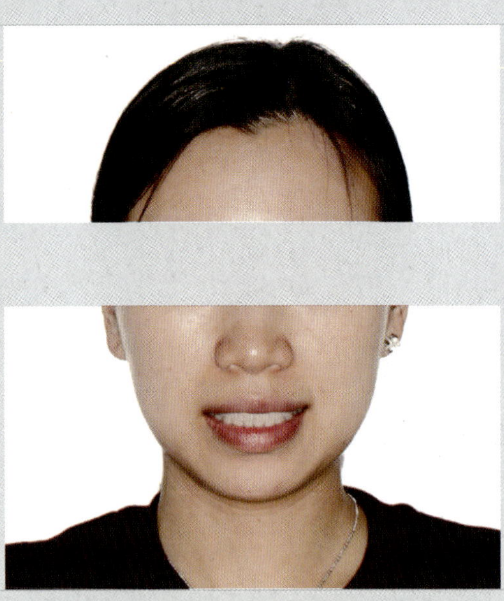

图28　初诊微笑像

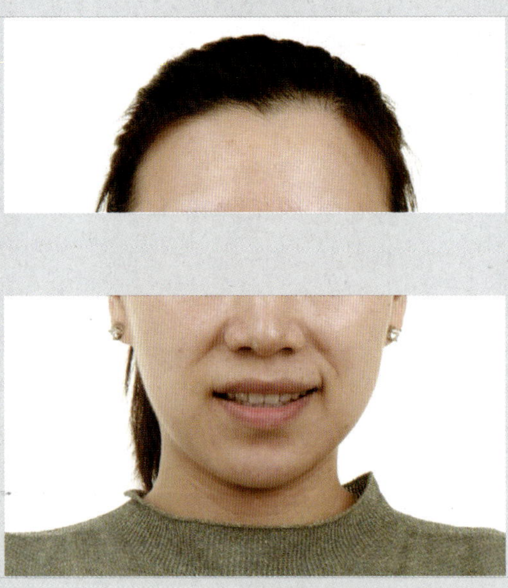

图29　完成微笑像

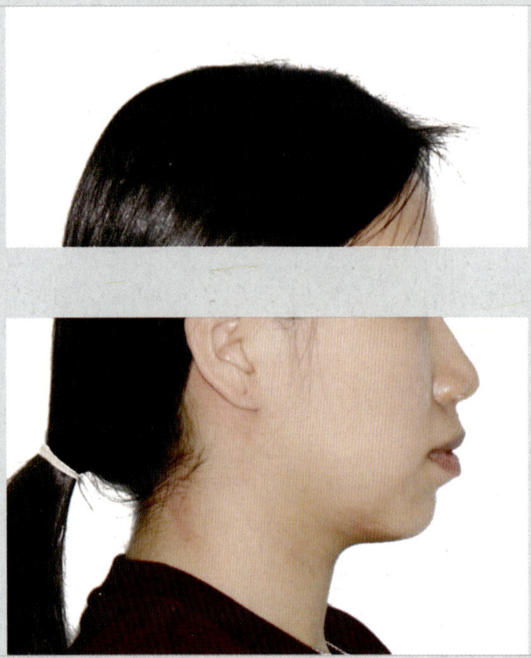

图30　初诊侧面像

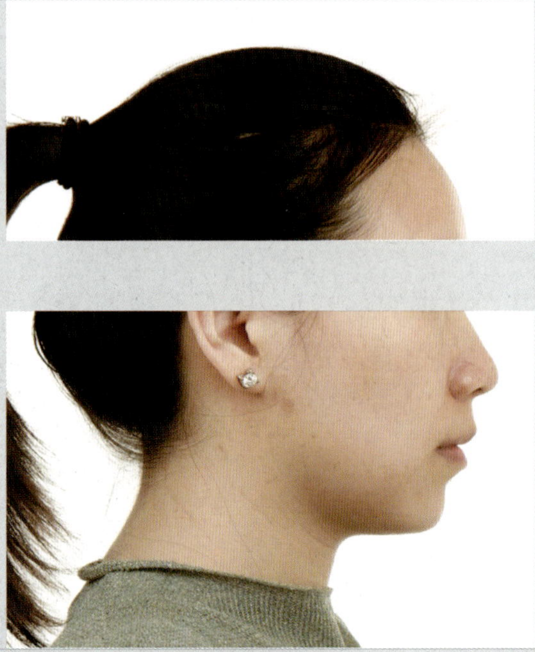

图31　完成侧面像

治疗后全口曲面断层片（图32）

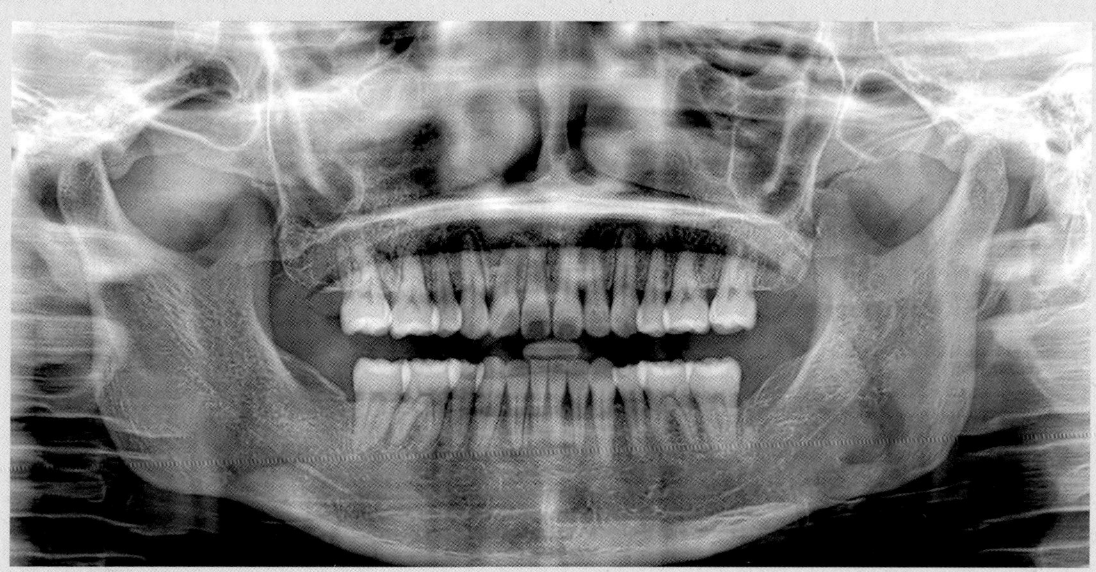

图32

治疗后头影测量描记及治疗前后头影测量重叠（图33和图34）

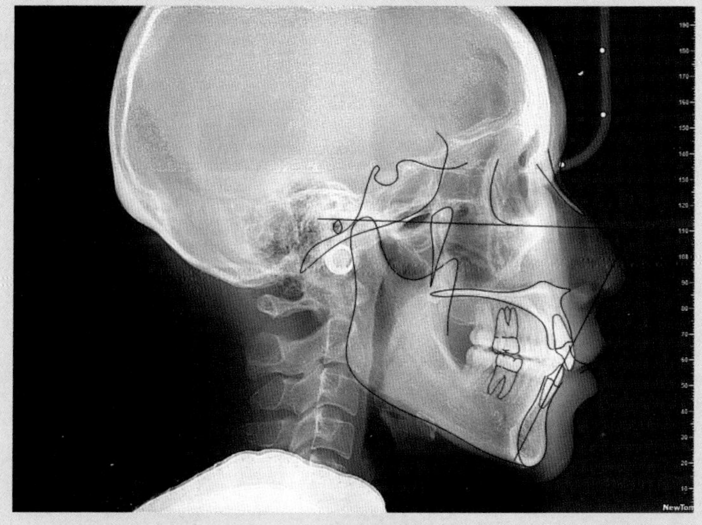

图33

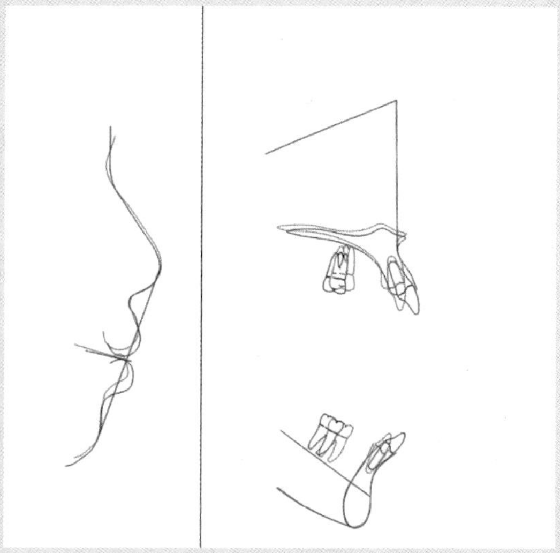

图34

治疗前后头影测量数据解读

头影测量片数据对比：SNA减小约1°，ANB减小约0.6°。

上下颌前牙唇倾度减少约3°，但是在正常范围内；殆平面降低约1°。

治疗前后头影测量分析

测量项目	标准值	T0	T1
SNA（°）	82.8±4.0	84.6	83.5
SNB（°）	80.1±3.9	80.5	80.0
ANB（°）	2.7±2.0	4.1	3.5
SND（°）	77.3±3.8	73.1	73.8
U1-NA（mm）	5.1±1.4	4.5	3.8
U1-NA（°）	22.8±5.7	23.5	20.1
L1-NB（mm）	6.7±2.1	8.5	4.9
L1-NB（°）	30.3±5.8	34.5	26.3
PO-NB（°）	1.0±1.5	-2.3	0.5
U1-L1（°）	124.2±8.2	120.5	133.2
OP-SN（°）	16.1±5.0	19.3	17.2
GOGN-SN（°）	32.5±5.2	33.6	31.2
FMA（°）	31.3±5.0	31.5	30.7
IMPA（°）	93.3±6.2	95.8	90.2
FMIA（°）	54.9±6.1	53.7	59.1

治疗后关节CBCT

治疗后髁突形态较治疗前没有明显变化，表面骨皮质连续；口外检查未出现异常关节症状（图35）。

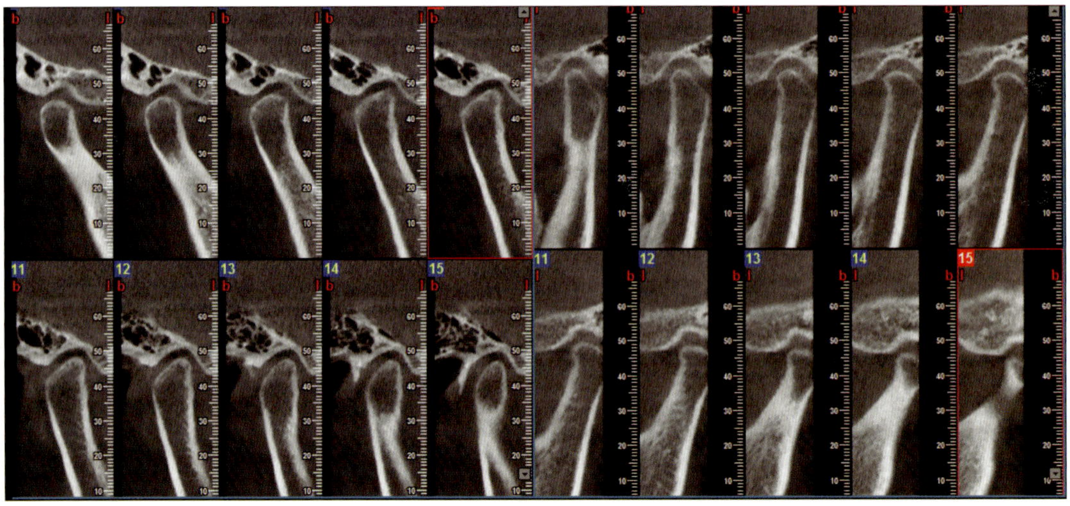

图35

治疗后前牙CBCT

治疗后前牙较治疗前稍直立，但牙根仍良好处于骨皮质中（图36）。

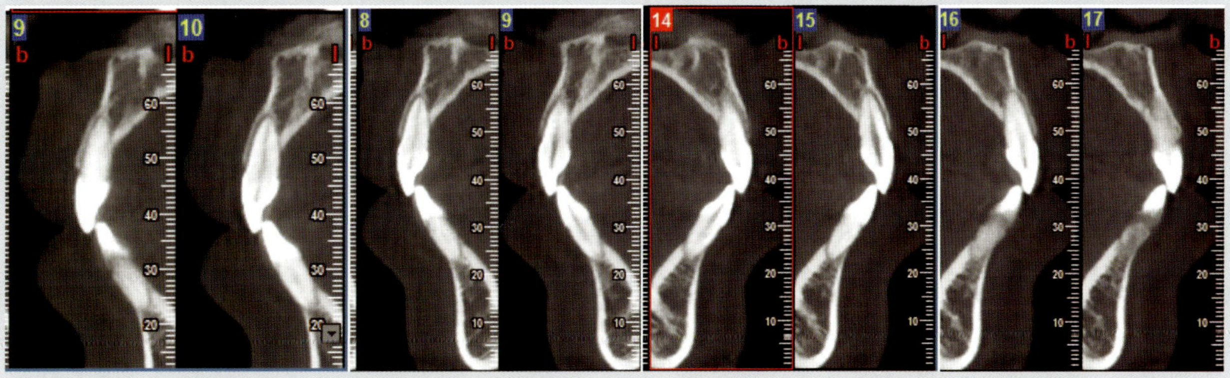

图36

治疗完成三维模型（图37）

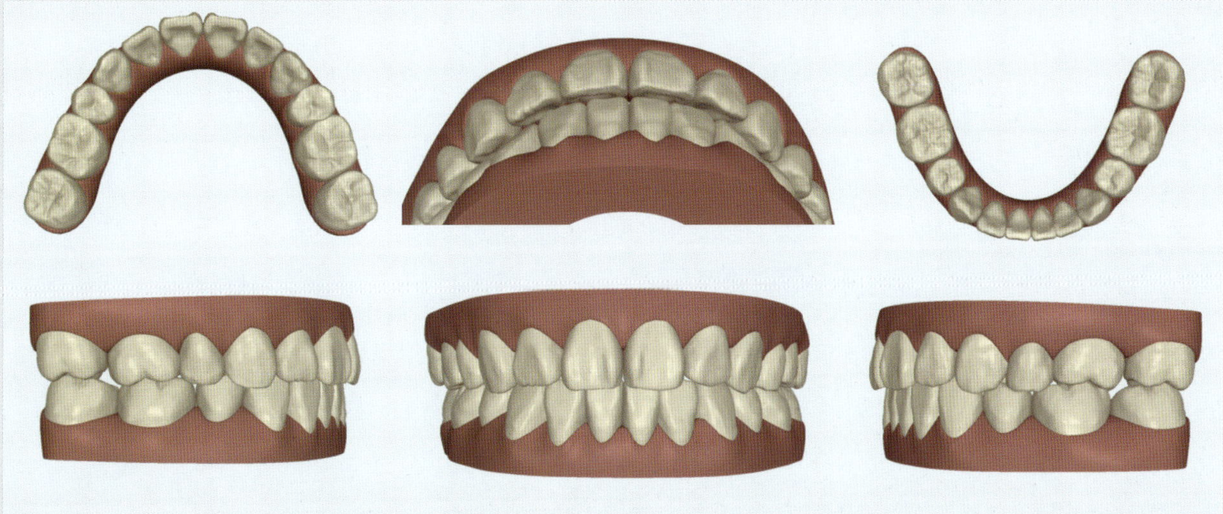

图37

治疗前后三维面像比较（图38～图40）

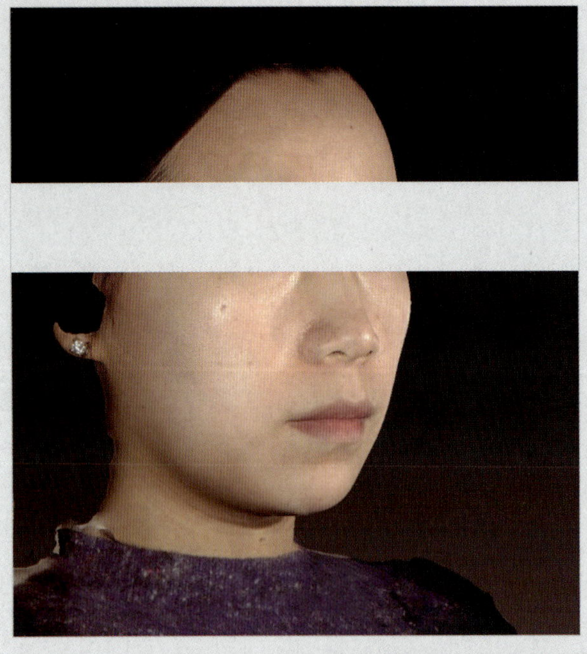

图38　治疗前

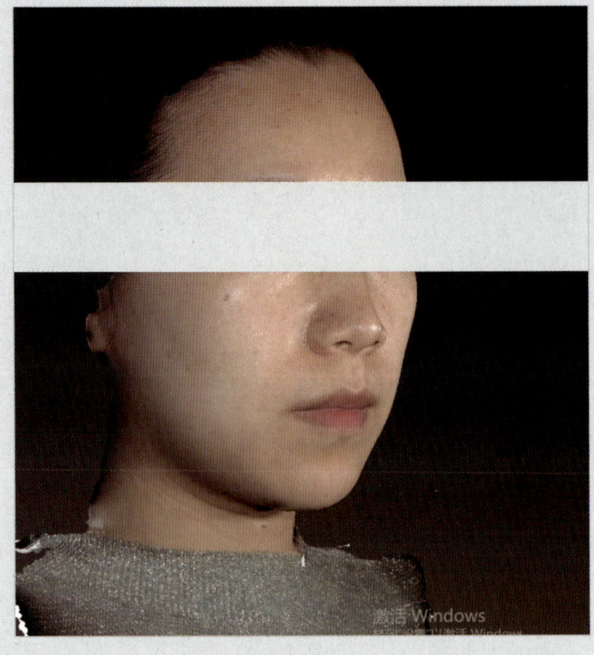

图39　治疗后

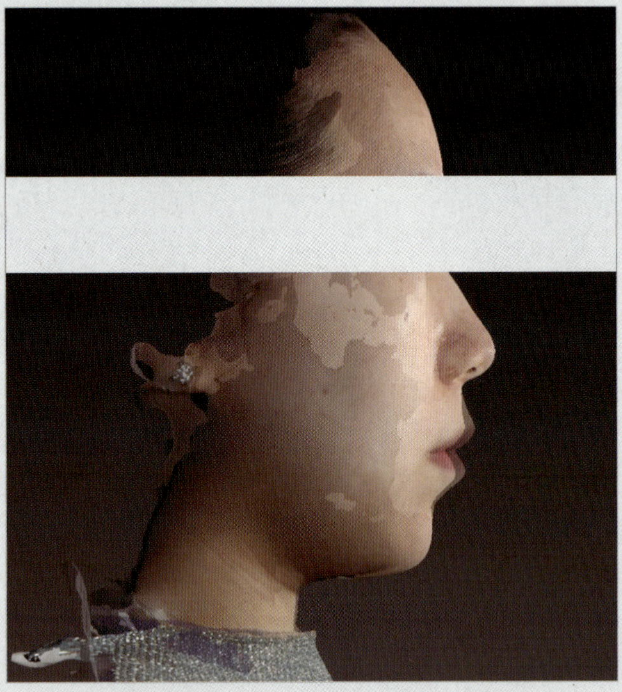

图40　治疗前后三维面像重叠虚影部分为变化部分

治疗前后三维面像变化数值（图41和图42）

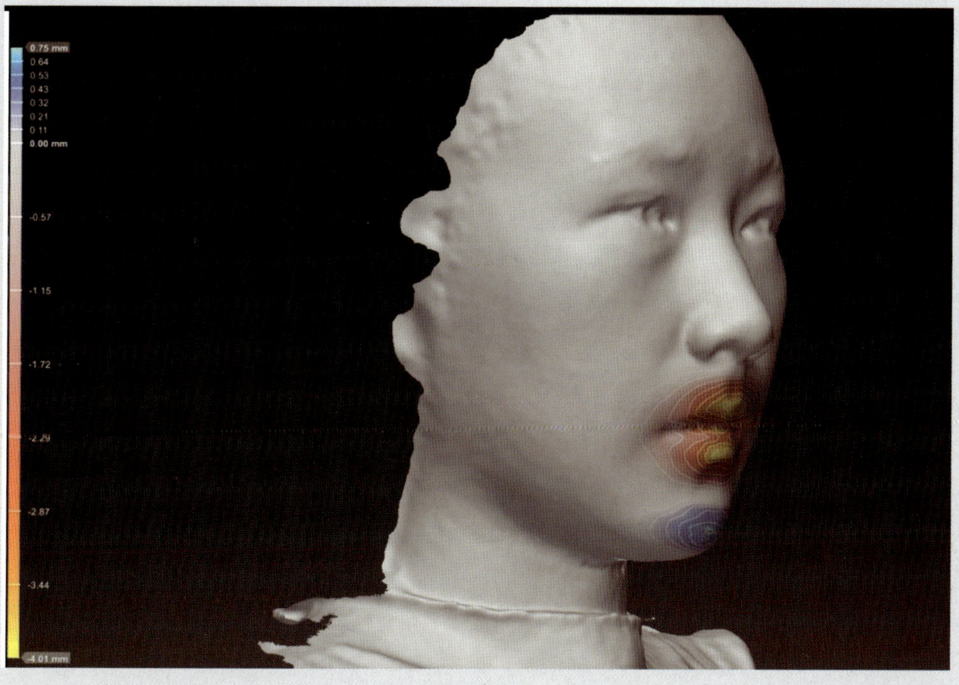

图41

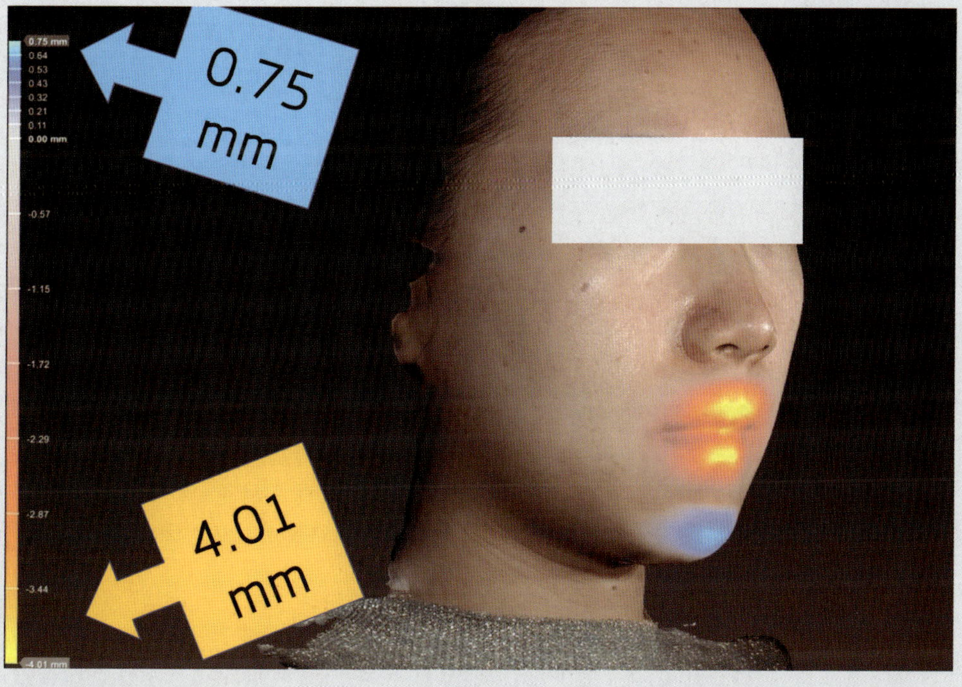

图42

iTero对牙齿移动效率的进展评估

第一次重启32步进展评估（图43）。

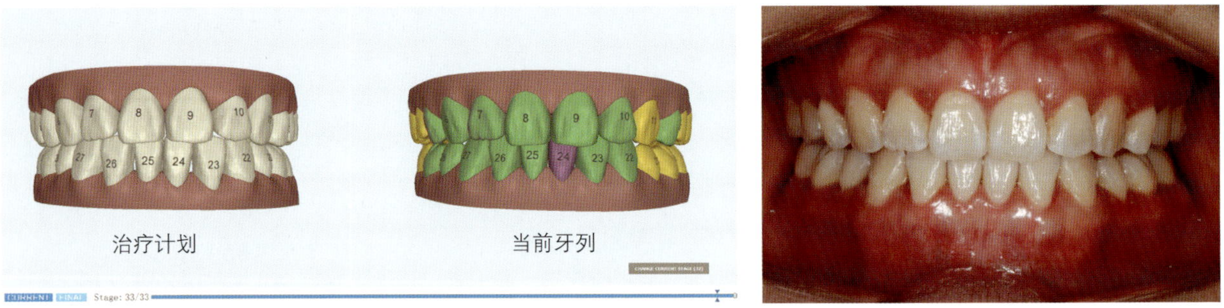

图43

16、17舌向移动不足；47 舌向移动不足（图44）。

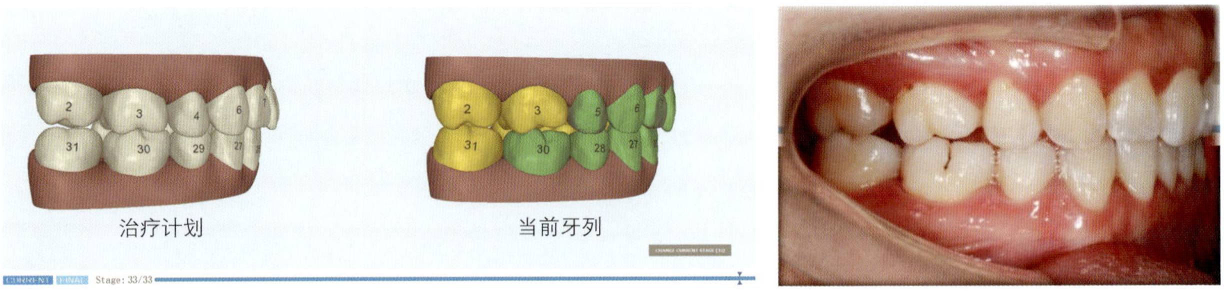

图44

26、27舌向移动不足；36、37 舌向移动不足，35伸长不足（图45）。

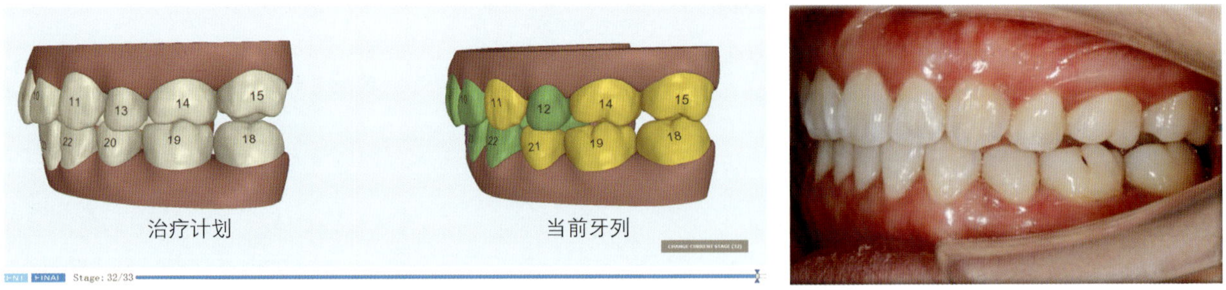

图45

上颌横向缩弓；初始：55.9mm；设计：53.1mm；目前：54.9mm（图46）。

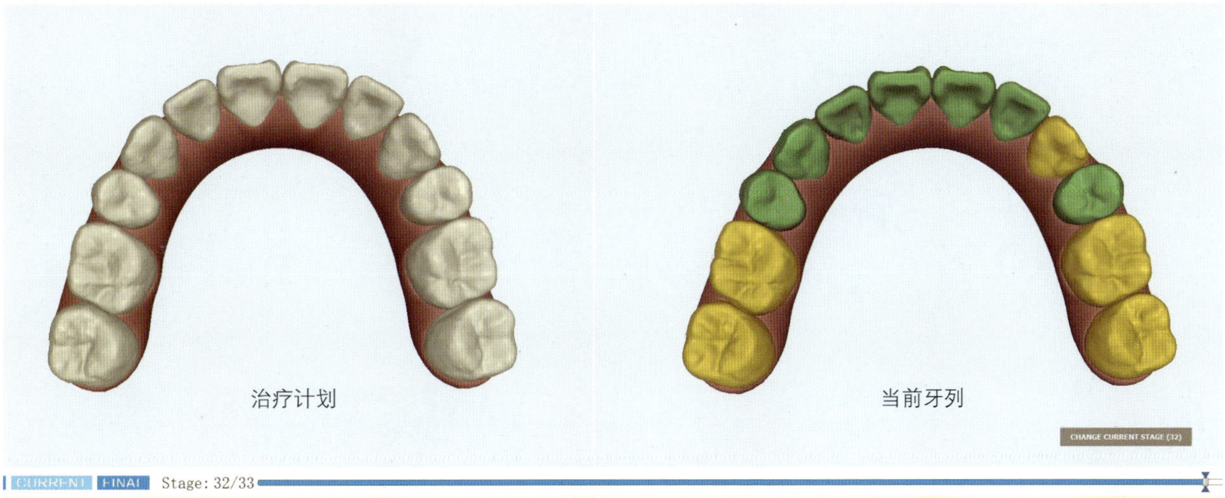

图46

下颌横向缩弓； 初始：50.1mm；设计：48.3mm；目前：49.5mm（图47）。

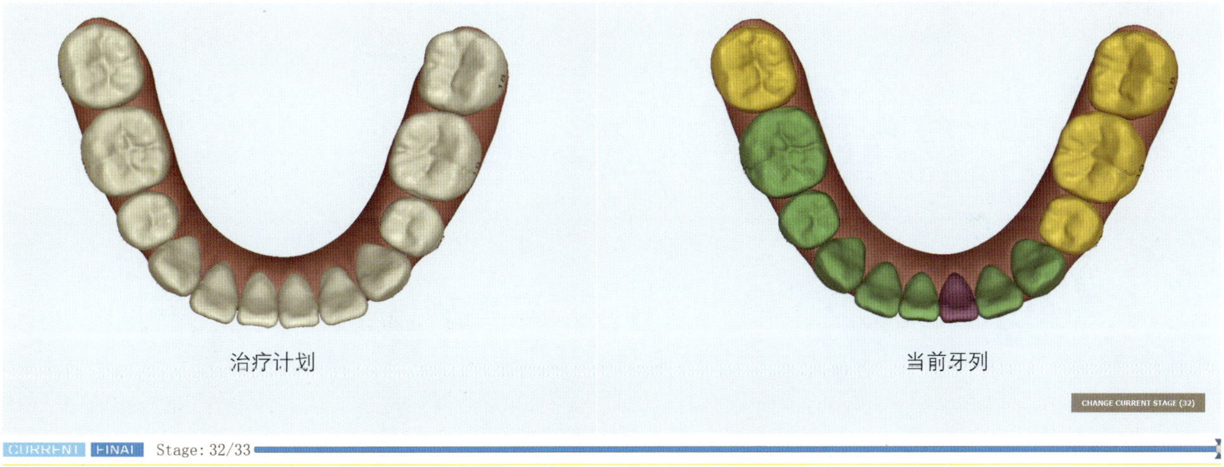

图47

精调阶段20步进展评估（图48～图52）

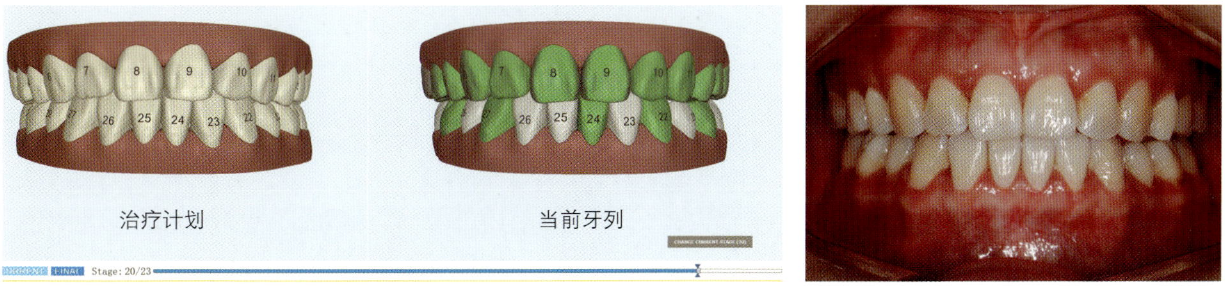

图48

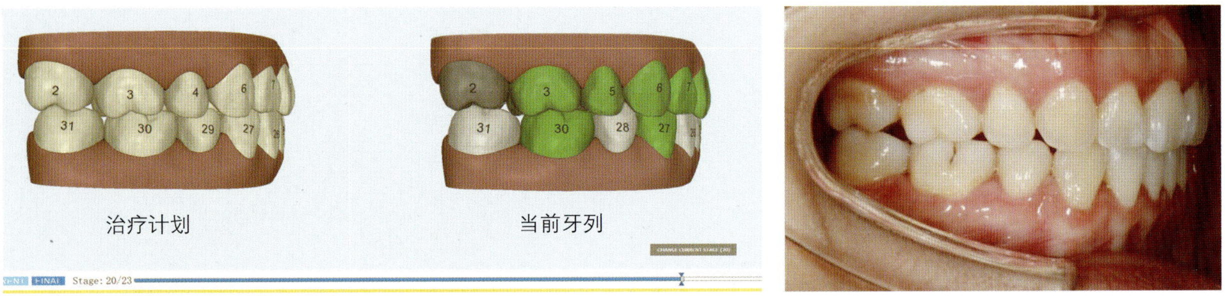

图49

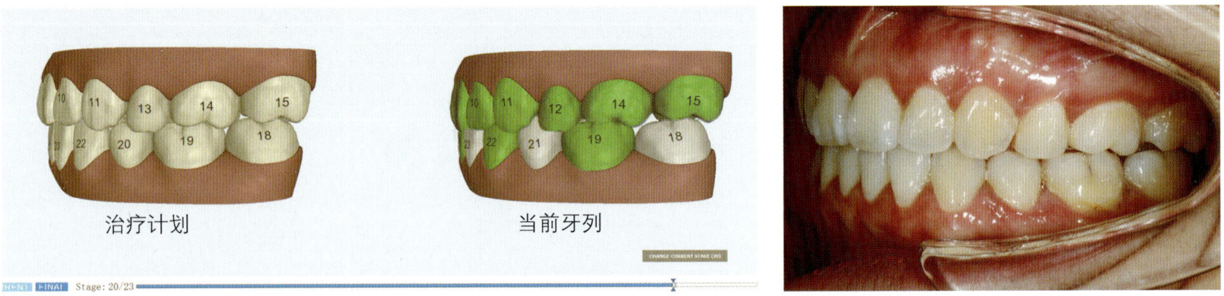

图50

上颌横向（磨牙宽度）；设计：55.4mm；目前：55.1mm（图51）。

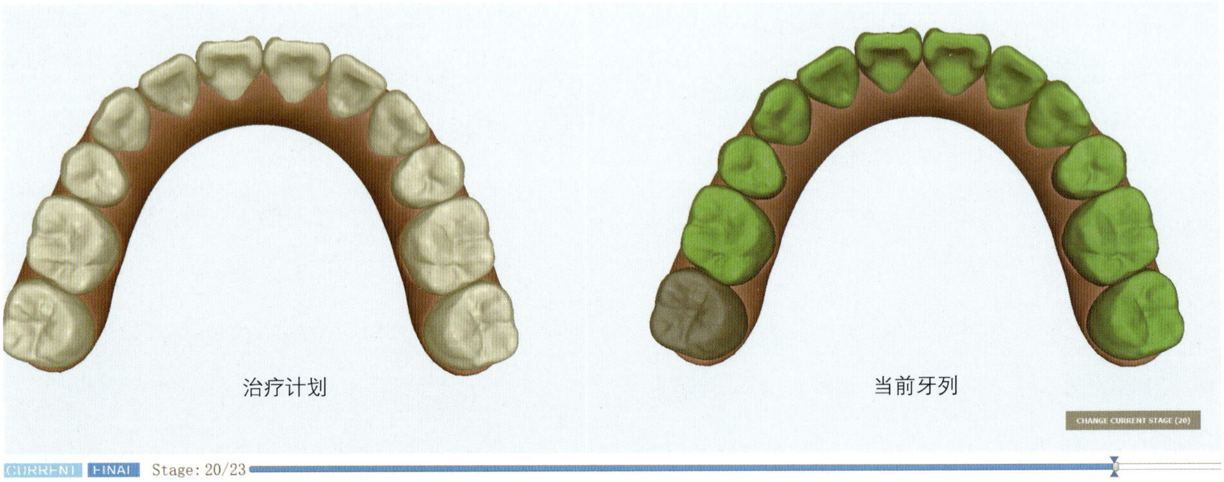

图51

下颌横向（磨牙宽度）；设计：50.0mm；目前：49.9mm（图52）。

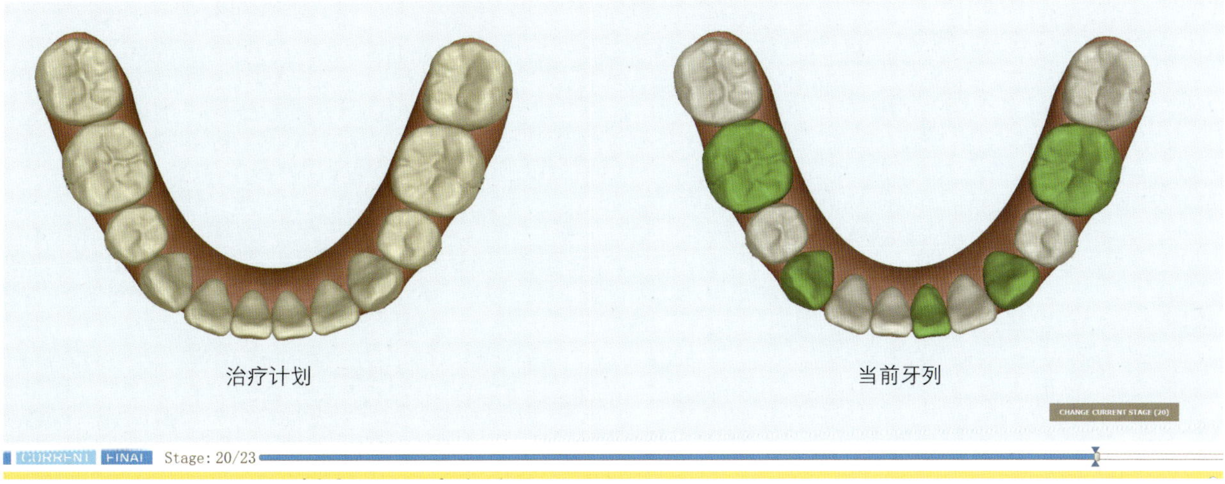

图52

病例总结及病例自我评价
Summary of case and self-evaluation

方案设计思考

该成年女性为典型的"齐突"病例，上下前牙直立，骨性前突因素显著，上下前牙牙根与骨皮质紧邻。上下牙列拥挤度几乎为0°，拔牙方案内收前牙时转矩控制是关键。

ClinCheck方案设计：对于前牙较直立的拔牙病例，方案设计可以为前牙分步内收，尖牙先远移再前牙内收。后牙分步近移；上下前牙内收时下前牙先行，保持0.8mm覆盖，防止咬合干扰。边内收边压低，防止前牙覆殆加深。

注意移动量表中，前牙牙冠的变化数值为舌向，牙根的移动方向也应为舌向。

矫治过程中出现的问题及对策

患者在第一阶段佩戴第19步时出现了脱套及后牙前倾，可能的原因有：

初次方案中，磨牙设计了1～2mm的近移，并且在前牙内收过程中同时设计了后牙近移。可能造成了牙弓在第15步左右长度缩短过快，产生"过山车"效应。

后牙仅设计第一磨牙的垂直矩形附件，未设计第二磨牙固位附件，可能使后牙固位不良。

患者配合不佳，每天佩戴时间不足。

应对：第一次重启时先尽快直立前倾磨牙，使用大尺寸优化附件增加固位。同时配合牙齿加速器使用，5天更换一副牙套；加强对患者佩戴矫治器的监督。

进展评估结果对方案设计的启示

本病例中，对患者前牙转矩控制良好；矢状向移动在第一次重启后效果较好。但是对拔牙病例的后牙缩弓横向表达欠佳。

启示：在拔牙病例中后牙缩弓的设计应控制在2mm以内，推迟或放在精调时进行。

总结

需要设计少量近移的拔牙病例中，应先设计磨牙不动或推迟近移。

本病例中，使用牙齿加速器，5天更换牙套，取得良好效果，21个月结束拔牙矫治。

专家点评

1. 病例完成度较高，患者面型有较大的改变。本病例是骨性前突病例，医生在正畸治疗中，未使用种植钉支抗，获得比较理想的正畸治疗效果。

2. 正畸治疗中，配合使用牙齿加速器的方式，较好地缩短了正畸治疗的疗程，较快、较好完成治疗。

思考：方案设计在第一阶段是否能再优化？设计了后牙有前移，导致后牙第一阶段时支抗丢失，近中倾斜。通过及时重启扶正磨牙，改善了咬合。

利用G6设计治疗高角前突患者一例

Extraction treatment of high angle Class II case using G6 design

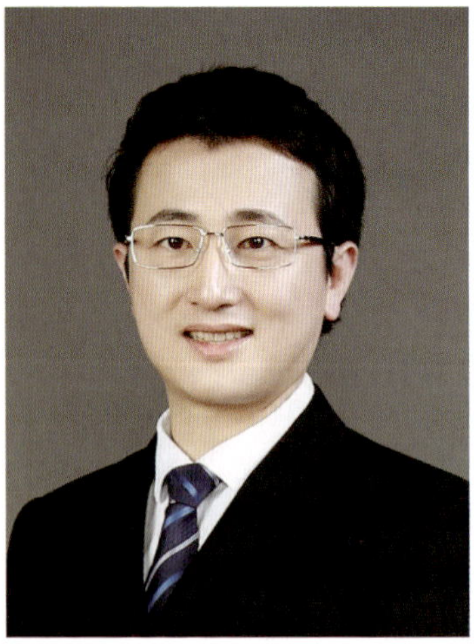

医生简介

韩磊

上海交通大学附属第九人民医院正畸专业硕士

南京大学医学院附属口腔医院正畸科副主任医师

病例简介

患者，女性，初诊时24岁。

主诉：嘴突数年求治。

口外检查显示：凸面型，露齿正常，高角。

口内检查显示：尖牙磨牙Ⅰ类关系，覆𬌗覆盖正常。

头颅侧位片显示：上下前牙唇倾。故采用G6设计，上颌使用种植支抗强支抗，拔除14、24、34、44提供间隙排齐牙列，内收上下前牙，关闭间隙，调整咬合关系。

治疗：采用10天/副的频率，第1次矫正44副完成，矫正后覆𬌗较深，下前牙牙根平行度不佳。通过精调，达到覆𬌗覆盖完全正常，尖牙磨牙关系Ⅰ类，上下中线一致，牙根平行度好。

关键词：G6设计，双牙弓前突，高角，强支抗，第一前磨牙拔除

治疗前评估
Pre-treatment evaluation

患者信息

姓名	××
性别	女
初诊年龄/出生日期	24岁
主诉	嘴突数年求诊
病史（全身和局部，外伤、不良习惯等）	身体健康，否认外伤史，否认不良习惯史
其他相关病史	否认系统性疾病史、过敏史及遗传史等

口外情况（图1）

矢状向	凸面型，鼻唇角小，上下唇位于E线前，颏唇沟浅，颏部靠后，下颌平面角高
垂直向	长面型，下面高长，左右基本对称，开唇露齿，闭唇时颏肌紧张
横向（颧骨、下颌角、颏部对称性）	颧骨、下颌角、颏部基本对称
软组织特征（唇厚度、唇突度等）	上下唇丰满，上下唇在E线前
微笑（上前牙暴露量、低位、中位、高位、笑弧等）	中线居中，微笑露龈
放松状态及微笑时口角高低情况	口角高低一致

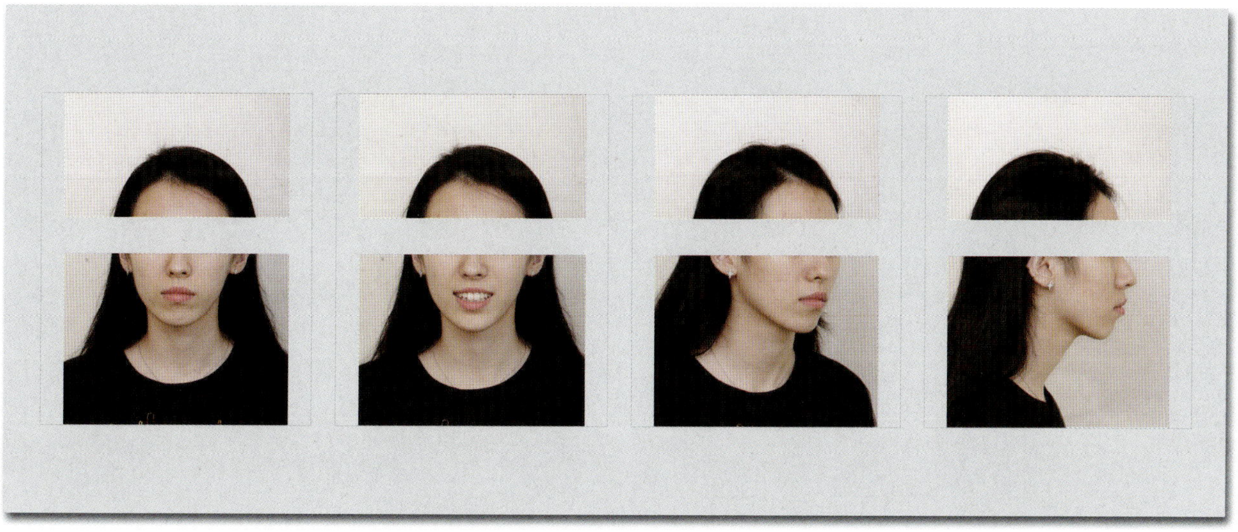

图1

口内情况（图2）

上颌拥挤度/间隙（mm）	1
下颌拥挤度/间隙（mm）	3
切牙关系	Ⅰ类关系
前牙覆盖（mm）	1
前牙覆殆（mm）	1
后牙覆盖（mm）	1
后牙覆殆（mm）	1
中线（和面中线关系）	居中
左侧咬合关系（磨牙）	Ⅰ类
左侧咬合关系（尖牙）	Ⅰ类
右侧咬合关系（磨牙）	Ⅰ类
右侧咬合关系（尖牙）	Ⅰ类
锁殆（异位、扭转等）	无
其他口内情况（畸形舌尖舌窝、过小牙等）	无
Bolton分析（3–3）	79.9%
Bolton分析（6–6）	91.5%
牙齿情况（氟斑牙、釉质发育不全等）	正常
殆平面（是否有倾斜）	正常

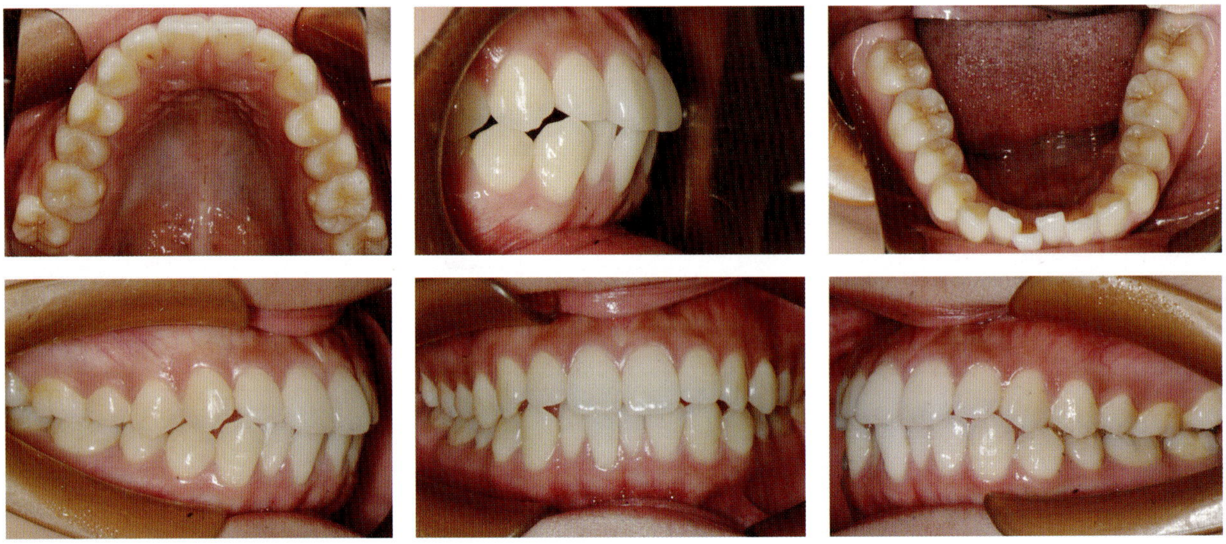

图2

一般影像学检查

骨性检查（关节形态初步评估，升支、体部是否对称等，生长发育评估）	关节形态无异常，下颌升支、体部发育对称，生长发育停止
牙齿异常（缺失牙、多生牙、牙根长短异常等）	牙齿数目、牙根长度、牙周情况正常，无牙槽骨吸收
预后较差的牙齿（根管治疗后，龋坏面积大、釉质发育不全等）	无
TMJ	双侧颞下颌关节对称，无吸收
其他影像学发现（气道、腺样体、扁桃体等）	无异常

治疗前模型（图3）

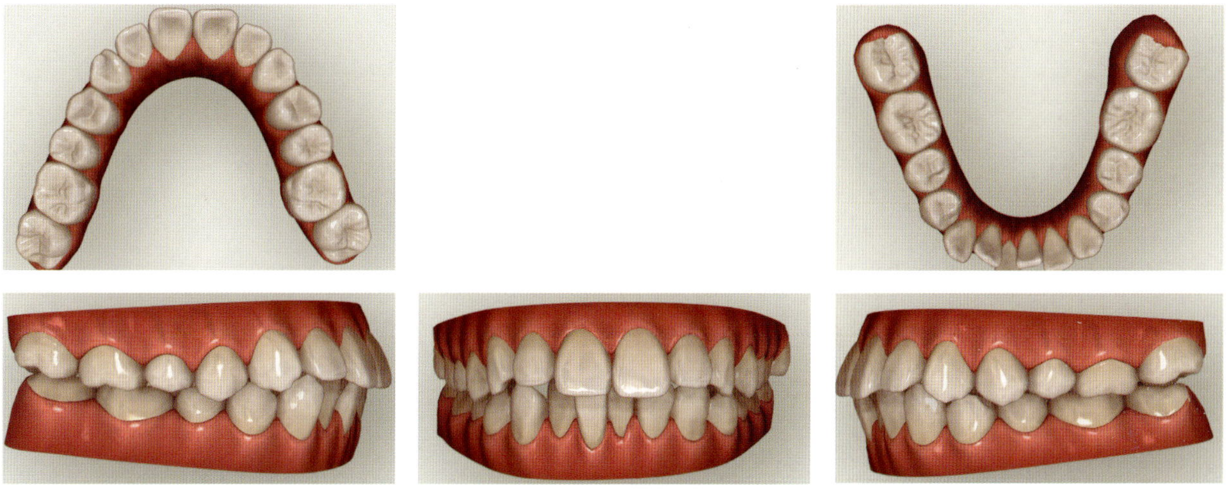

图3

治疗前X线片（图4）

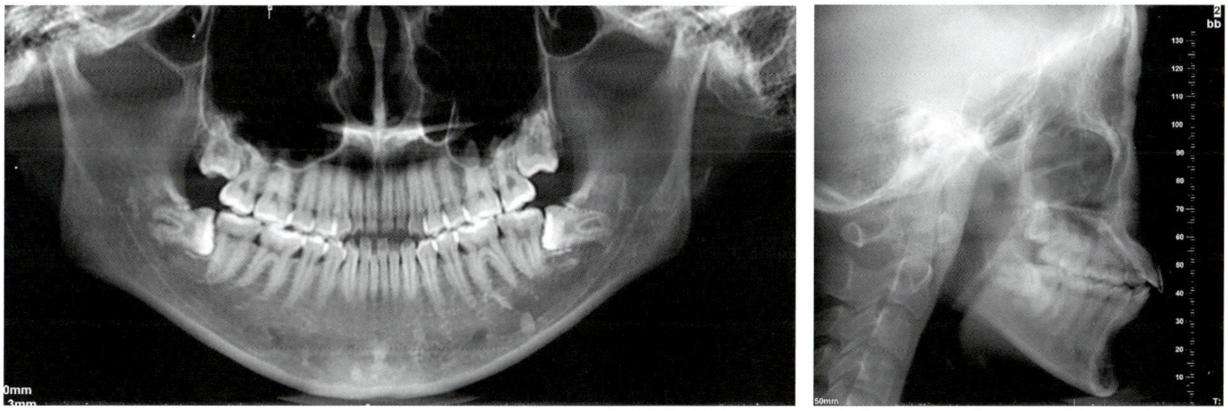

图4

治疗前头影测量描记图（图5）

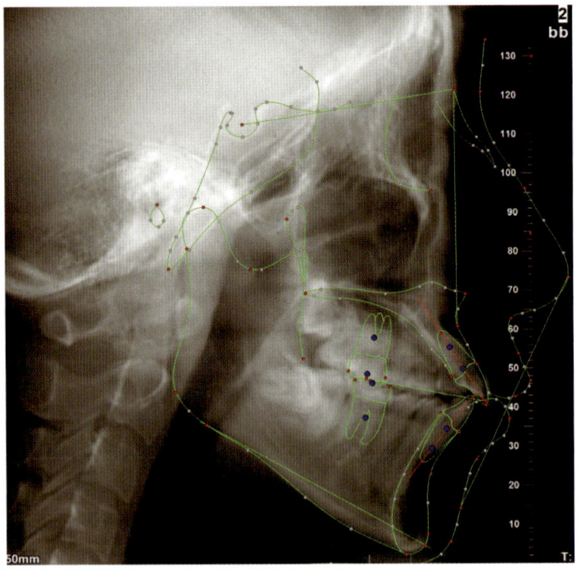

图5

治疗前头影测量分析

测量项目	标准值	T0
SNA（°）	81.6±3.5	84.3
SNB（°）	79.1±3.5	79.8
ANB（°）	2.5±1.8	5.0
Wits（mm）	1.0±1.0	2.2
U1-SN（°）	105.7±6.3	115
L1-MP（°）	93.9±6.2	100.2
U1-L1（°）	122.3±7.8	129.7
S-Go/N-Me（%）	54.0±3.6	54.5
LFH/TFH（%）	53.1±1.6	55.5
FMA（°）	26.0±5.0	32
UL-E line（mm）	2.5±1.7	2.5
LL-E line（mm）	3.7±1.8	2.5

头影测量异常数据解读

骨性Ⅱ类，下颌后缩，高角，上下前牙唇倾，Z角偏小。

诊断

1. 凸面型。
2. 骨性Ⅱ类。
3. 安氏Ⅰ类。
4. 高角。
5. 双牙弓前突。

问题列表

骨骼：矢状向：骨性Ⅱ类；垂直向：高角；横向：无。

牙齿：安氏Ⅱ类；Ⅰ度覆䴔覆盖。

软组织：凸面型，上下唇位于E线前，颏唇沟浅。

治疗计划

矫治器	隐适美成人矫治器（Invisalign）
拔牙牙位	14、24、34、44
支抗选择	上颌强支抗，上颌5、6之间植入支抗钉
治疗设计：横向考虑	后牙区宽度不变
治疗设计：矢状向考虑	前牙覆殆覆盖1mm，上下中线一致 磨牙及尖牙Ⅰ类关系
治疗设计：垂直向考虑	后牙高度不变，上下前牙压低1mm
其他设计要点	
如有几个方案请都列出，列出利弊，解释选择最终方案的理由	采用推磨牙向后+扩弓+IPR的方案 该患者为高角面型，不利于高角的解决
保持	长期保持

治疗进程

治疗时长	2年半
牙套更换频率/复诊频率	10天/副，7天/副（精调阶段）， 2个月复诊一次
重启/精调次数	2次
保持时长	2年

扫码关注后
输入yx02
观看视频

治疗
Treatment

生物力学原理

1. 上颌支抗钉间接支抗，近中有G6附件，利用支抗钉和16、26远中颊侧舌侧扣不锈钢丝连接。在关闭间隙过程中，16、26不易发生近中倾斜和近中扭转，最大限度保护支抗。

2. Ⅲ类牵引增加下颌支抗，后牙备抗过程中，前牙会受到唇倾力量，利用种植支抗和下颌前牙区施加Ⅲ类牵引抵消前牙唇倾力量，为了防止影响G6附件的效果，在34、44假牙空泡位置加精密切割进行牵引（图6）。

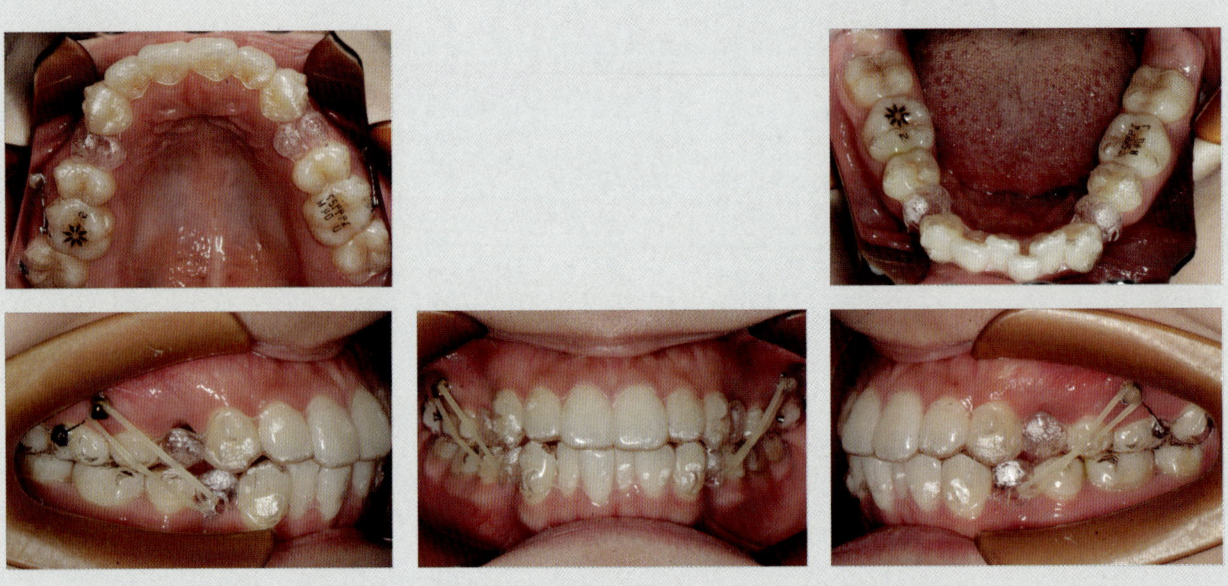

图6　第5步

生物力学考虑

利用G6的经典移动模式，尖牙远中移动1/3后，前牙开始整体内收。尖牙远中移动时，在尖牙牙冠上添加一对控根附件，防止尖牙远中移动时发生牙冠远中倾斜，防止“过山车”效应的出现，尖牙远中移动2mm后，有利于牙套材料进入牙齿间隙之间，从而增加牙套包裹性能；尖牙远中移动完成后，上前牙整体内收，内收时对上前牙施加根舌向转矩；下前牙有间隙后，前牙可以排齐；排齐完成后，再进行内收（图7）。

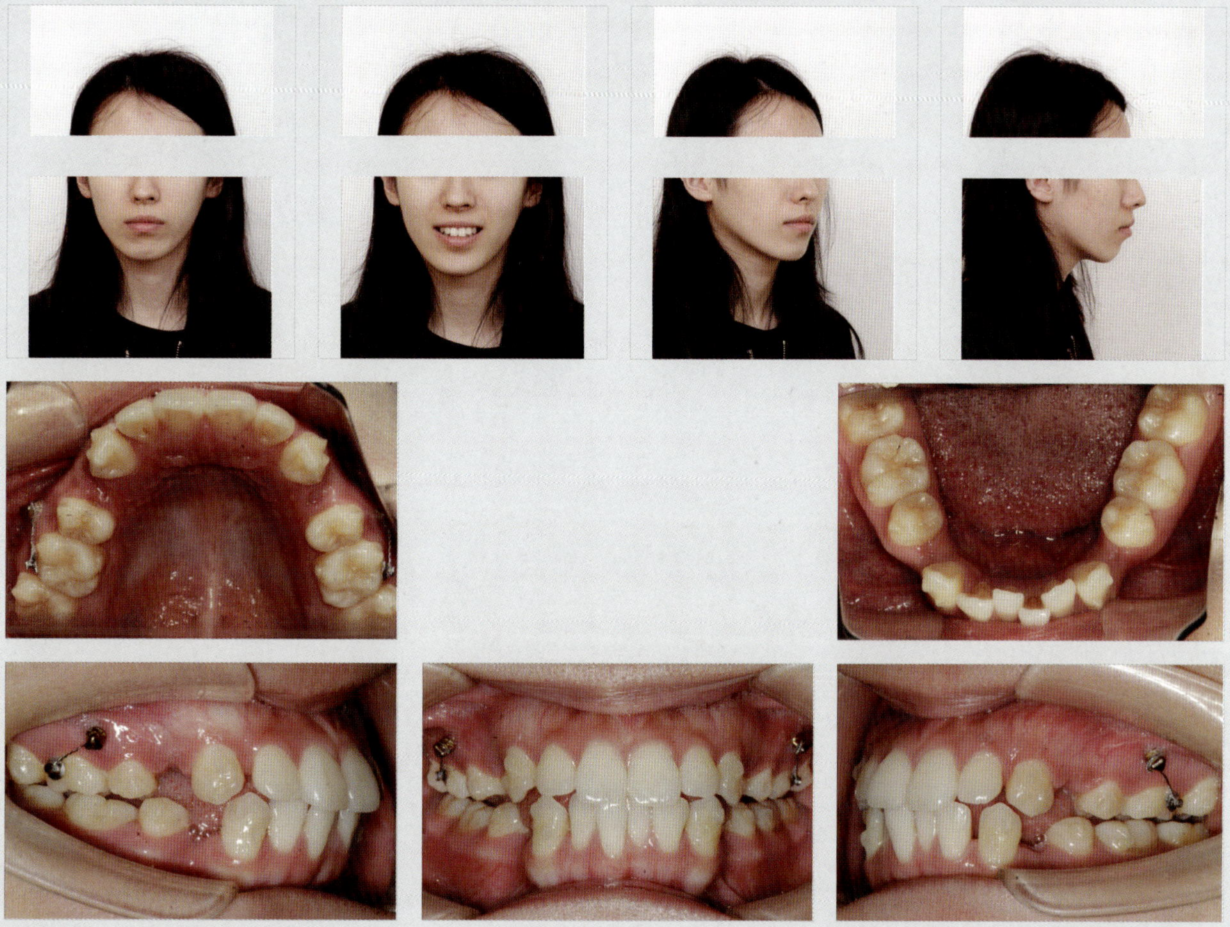

图7　第15步

第38步后，下牙列间隙基本关闭，上牙列13远中有少量间隙，覆𬌗加深，左侧后牙区出现均匀性开𬌗，右侧后牙区出现均匀性开𬌗，这可能与前牙转矩丢失有关（图8）。

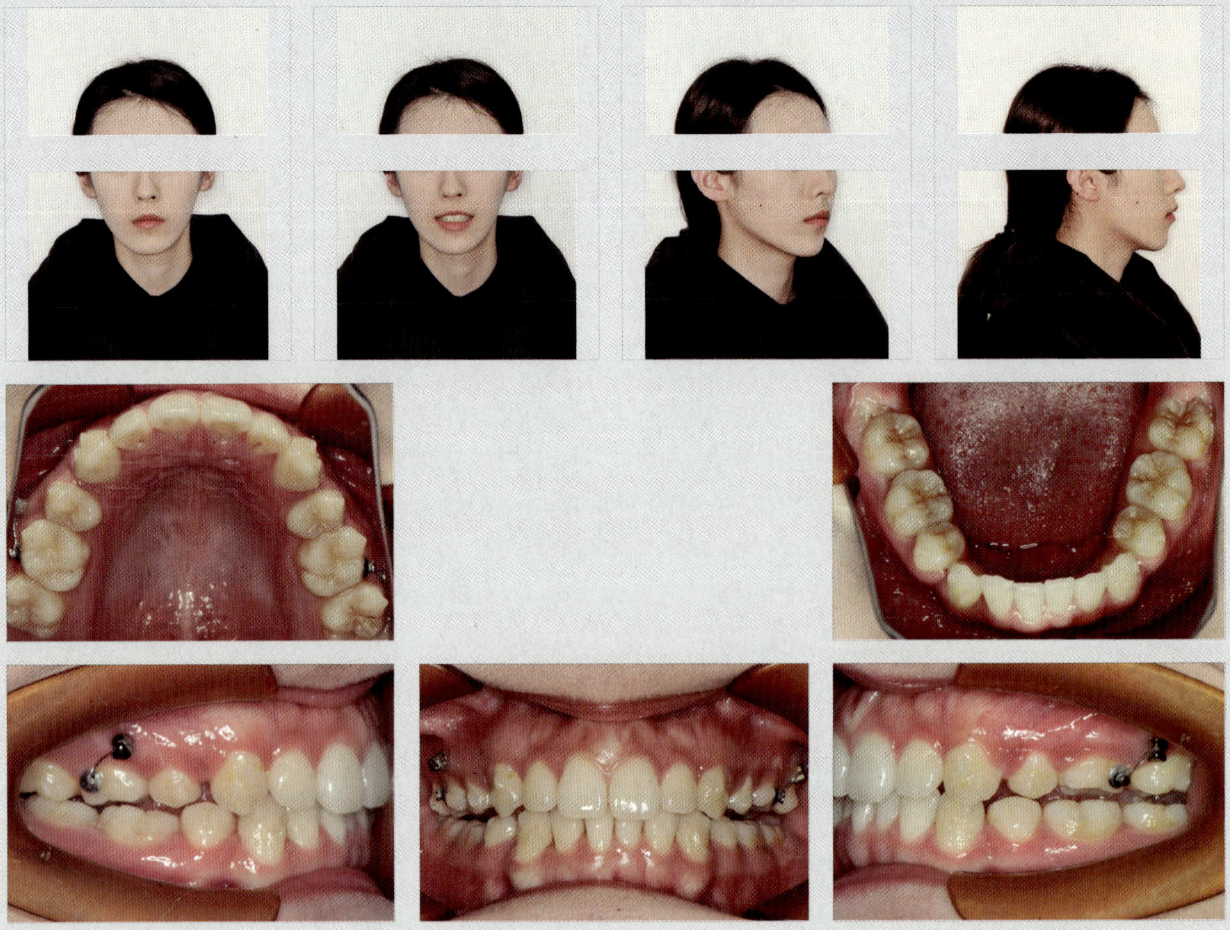

图8　第38步

第一次精调：前牙增加转矩，上下前牙压低，后牙伸长。第一次精调后，前牙转矩恢复，右侧后牙咬合改善，左侧咬合改善，但仍有开骀，左侧后牙区覆盖偏大（图9）。

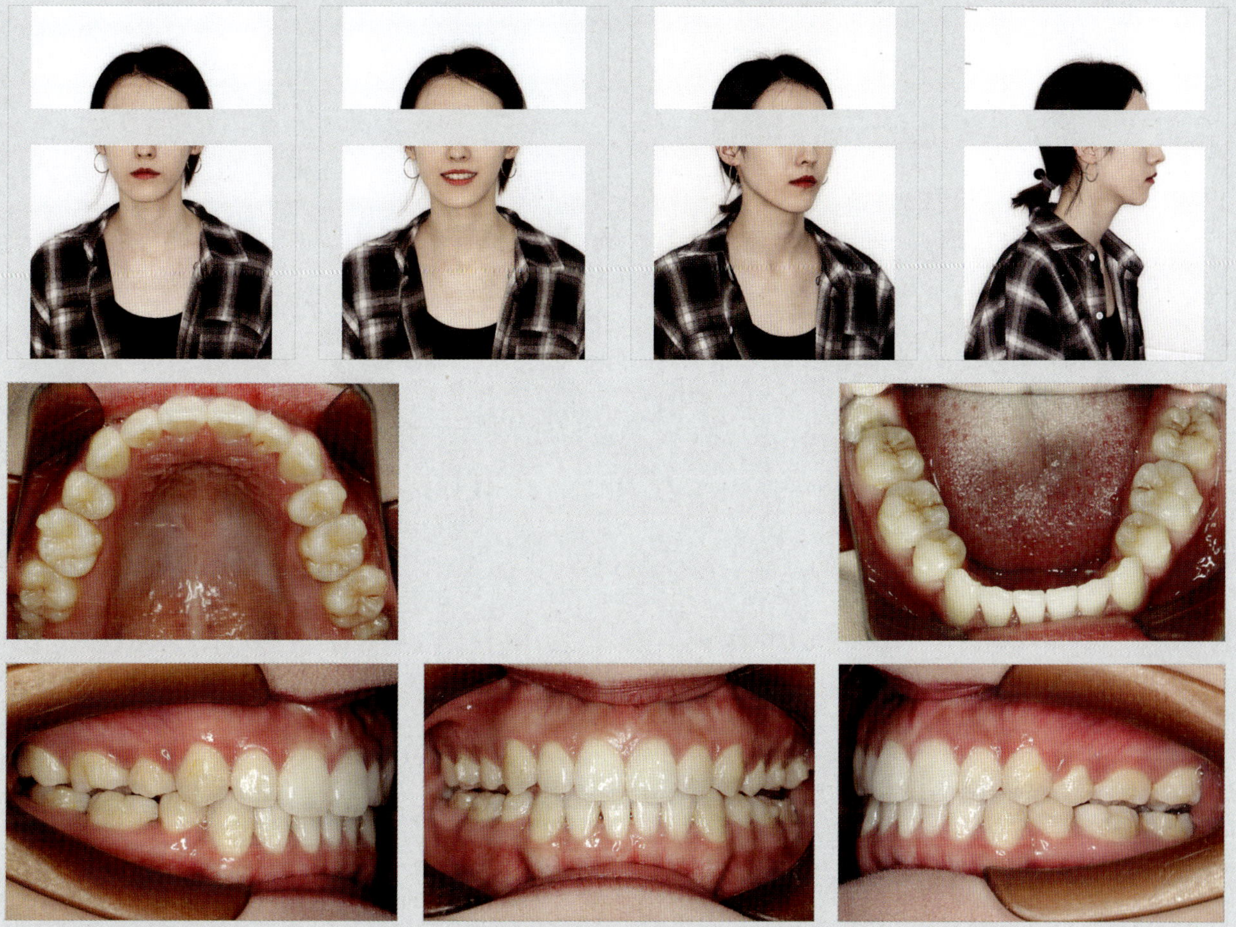

图9　第一次精调第24步

第二次精调：前牙增加转矩，上下前牙压低。第10步后，前牙转矩恢复，右侧后牙咬合改善，左侧咬合改善，但仍有开殆，左侧后牙区覆盖偏大，后牙颊侧倾斜，因此采用上下后牙交互牵引的方式改善后牙转矩，从而纠正开殆（图10）。

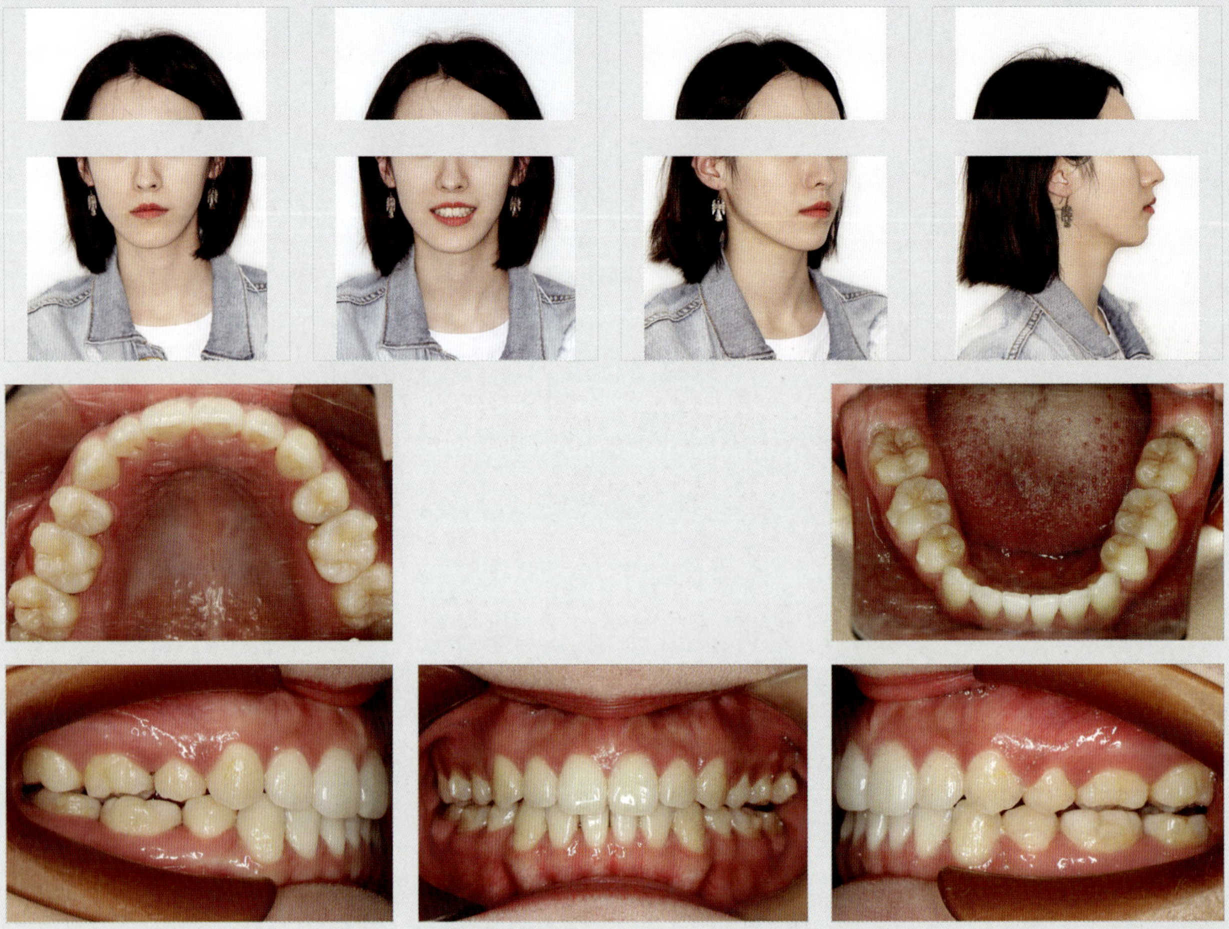

图10 第二次精调第10步开始上下后牙交互牵引纠正后牙转矩

治疗结束X线片（图11）

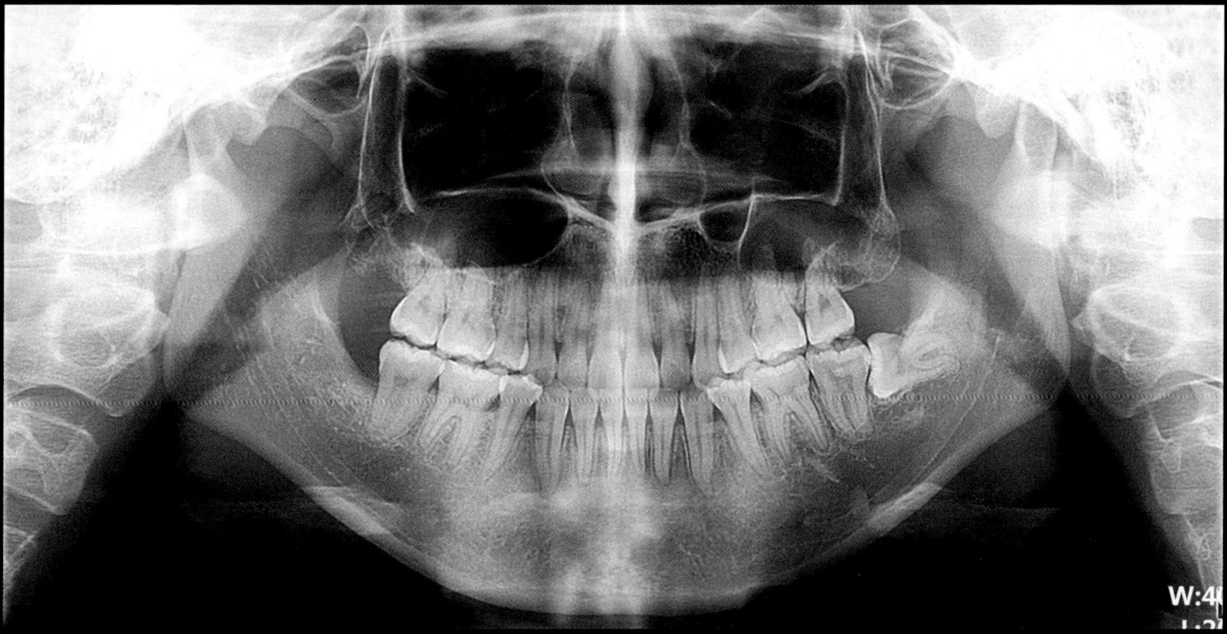

图11

治疗结束头影测量描记图（图12）

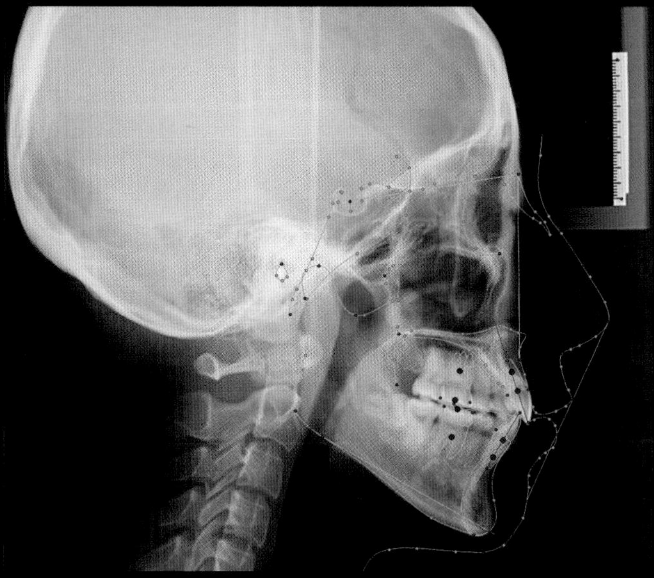

图12

治疗前后头影测量分析

测量项目	T0	T1
SNA（°）	84.3	84.0
SNB（°）	79.8	80.0
ANB（°）	5.0	4.0
Wits（mm）	2.2	2.2
U1-SN（°）	115	98.6
L1-MP（°）	100.2	92
U1-L1（°）	129.7	135
S-Go/N-Me（%）	54.5	55
LFH/TFH（%）	55.5	55
FMA（°）	32	31
UL-E line（mm）	2.5	1.0
LL-E line（mm）	2.5	1.0

头影重叠（图13）

治疗前（T0）：蓝色

治疗后（T1）：红色

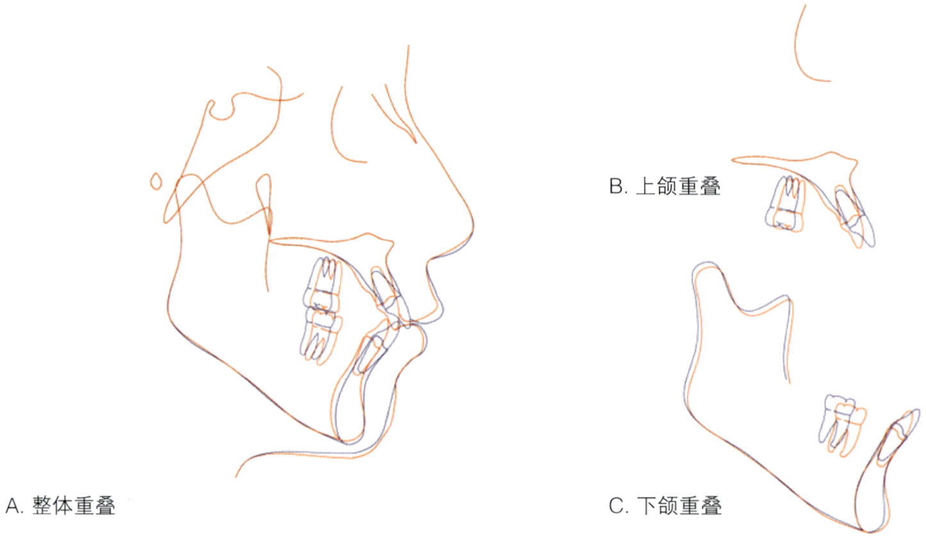

图13

治疗后评估
Post-treatment evaluation

结束模型（图14）

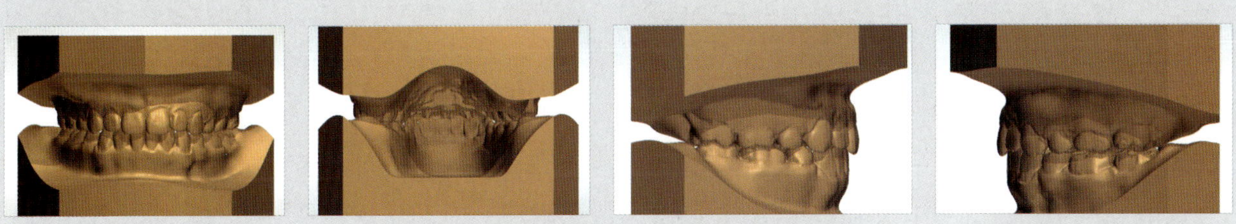

图14

治疗后照片（口内和口外，图15）

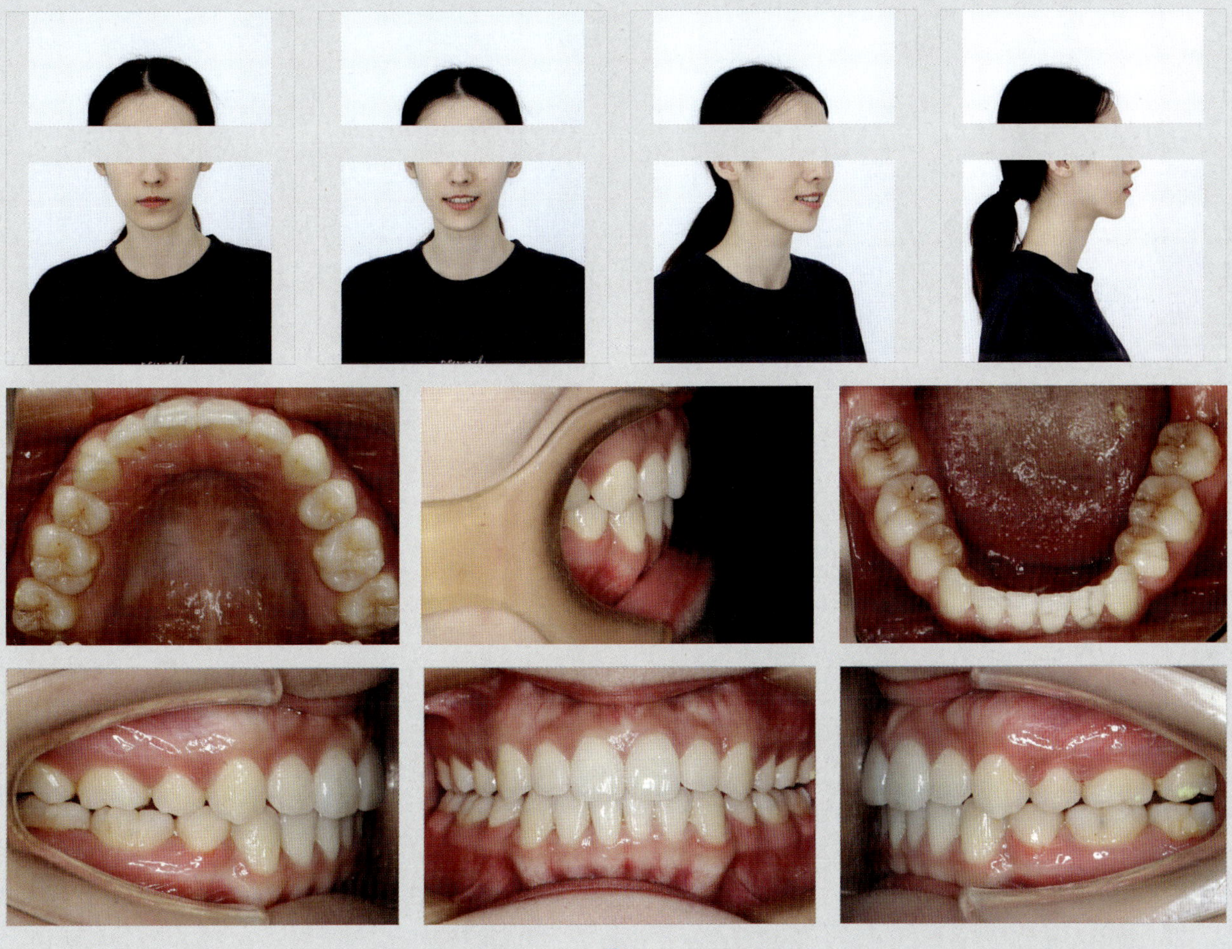

图15

病例总结及病例自我评价
Summary of case and self-evaluation

1. 该患者为高角面型，采用推磨牙向后+扩弓+IPR的方案不利于高角的解决，因此选用拔除14、24、34、44提供间隙排齐上下牙列，内收前牙。

2. 上颌5、6之间植入支抗钉，6与支抗钉刚性弓丝连接作为间接支抗。

3. 采用G6强支抗的设计模式可以有效内收前牙，改善前突。

4. 本患者在第一次矫正后牙齿基本排齐，但覆殆较正常加深，后牙区开殆，这可能与后牙颊倾、前牙舌倾有关。精调时，增加上前牙转矩，后期采用上颌6、7颊侧和下颌6、7舌侧交换牵引改善后牙区转矩，改善后牙区开殆。

专家点评

此类患者治疗难度较大，医生通过上颌支抗钉作为间接支抗同时挂Ⅲ类牵引增加下颌支抗，配合G6强支抗的设计模式可以看到有效地内收前牙，患者侧貌改善良好。医生如果能做一些垂直向的控制和干预，治疗效果可能会更好。但治疗后左侧咬合关系有待改善。

牙列拥挤、前突伴双侧第二磨牙正锁殆的隐适美矫治

Invisalign treatment of crowding, protrusion with bilateral second molar buccal crossbite

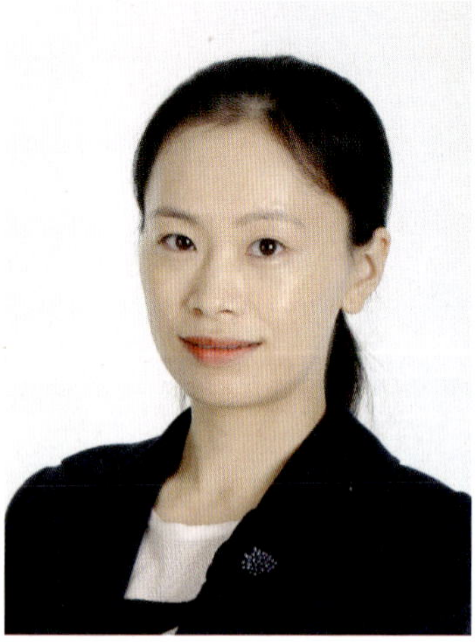

医生简介

张晟

医学博士

南方医科大学口腔医院（广东省口腔医院）正畸科副主任医师

病例简介

患者，女性，初诊时14岁。

主诉：牙齿前突数年，影响美观。

口外检查：正面观面部基本对称，面下1/3高度略短，轻微开唇露齿，笑线正常；侧面观凸面型，偏低角型，鼻唇角减小，颏部发育正常；颞下颌关节检查无异常。

口内检查：恒牙列，牙齿数目28颗；水平向：上牙弓呈尖圆形，下牙弓呈卵圆形，上下中线居中对齐；矢状向：双侧磨牙中性关系，双侧尖牙远中关系，前牙深覆盖Ⅱ度；垂直向：前牙深覆殆Ⅱ度，下颌Spee曲线深；上下牙列Ⅱ度拥挤，17、27颊向错位，47舌倾，7/7正锁殆。

头影测量结果：骨性Ⅰ类，偏低角型，上前牙唇倾度大。

关键词：牙前突，正锁殆

治疗前评估
Pre–treatment evaluation

患者信息

姓名	××
性别	女
初诊年龄/出生日期	14岁 / 2003年12月18日
主诉	牙齿前突数年，影响美观
病史（全身和局部，外伤、不良习惯等）	身体健康，否认外伤史，否认不良习惯史
其他相关病史	否认系统性疾病史、过敏史及家族遗传史

口外情况（图1）

矢状向	凸面型，鼻唇角锐角，颏唇沟略浅，颏部发育正常，偏低角型
垂直向	偏短面型，面下1/3高度略短，轻微开唇露齿
横向（颧骨、下颌角、颏部对称性）	颧骨、下颌角、颏部基本对称
软组织特征（唇厚度、唇突度等）	上唇肥厚，在E线前
微笑（上前牙暴露量、低位、中位、高位、笑弧等）	笑线正常
放松状态及微笑时口角高低情况	左右侧口角高度一致

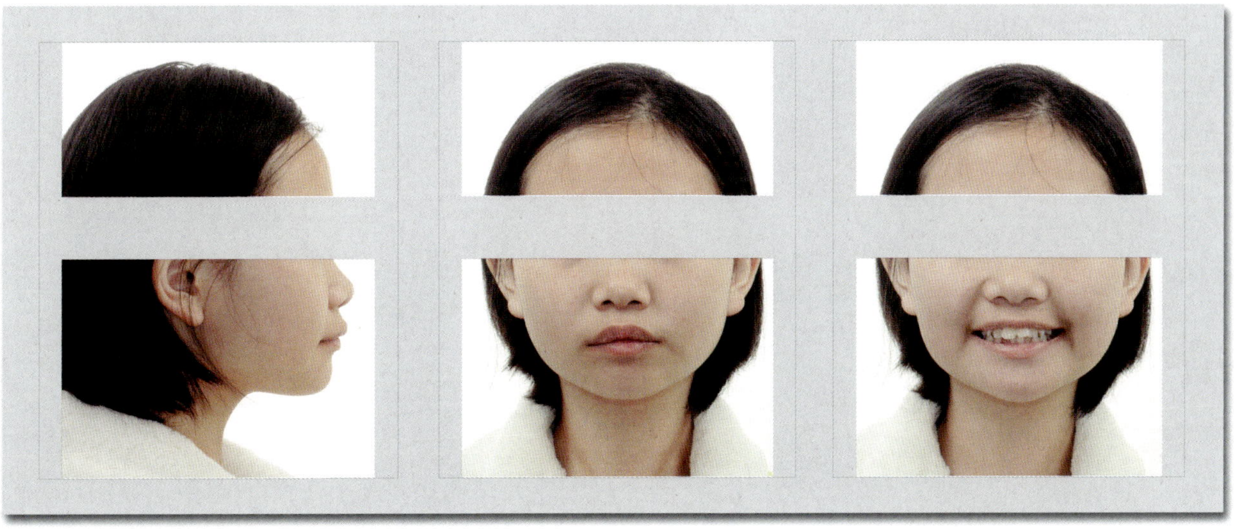

图1

口内情况（图2）

上颌拥挤度/间隙（mm）	7
下颌拥挤度/间隙（mm）	6
切牙关系	远中
前牙覆盖（mm）	7
前牙覆殆（mm）	5
后牙覆盖（mm）	7/7正锁殆
后牙覆殆（mm）	1
中线（和面中线关系）	上下中线对齐，与面中线一致
左侧咬合关系（磨牙）	中性
左侧咬合关系（尖牙）	远中
右侧咬合关系（磨牙）	中性
右侧咬合关系（尖牙）	远中
锁殆 (异位、扭转等)	7/7正锁殆
其他口内情况（畸形舌尖舌窝、过小牙等）	无
Bolton分析（3–3）	76.4%
Bolton分析（6–6）	91.9%
牙齿情况（氟斑牙、釉质发育不全等）	无
殆平面（是否有倾斜）	无偏斜

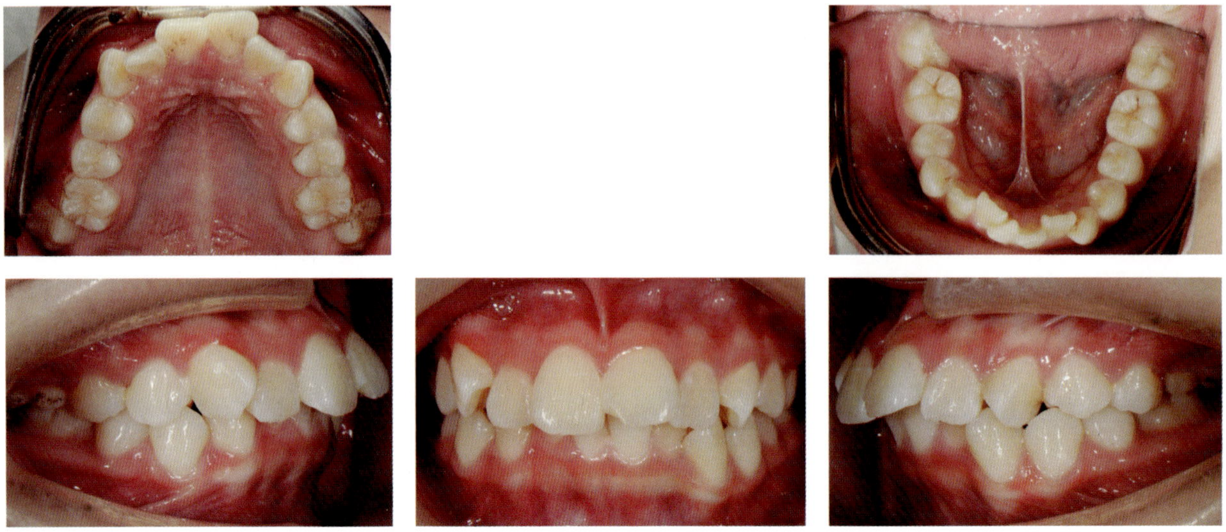

图2

一般影像学检查

骨性检查（关节形态初步评估，升支、体部是否对称等，生长发育评估）	关节形态正常，下颌升支及体部对称，已过生长发育高峰期
牙齿异常（缺失牙、多生牙、牙根长短异常等）	牙齿数目正常，牙根长度正常、无吸收，牙槽骨高度无降低
预后较差的牙齿（根管治疗后，龋坏面积大、釉质发育不全等）	无
TMJ	未见异常
其他影像学发现（气道、腺样体、扁桃体等）	气道偏窄，扁桃体肿大

治疗前模型（图3）

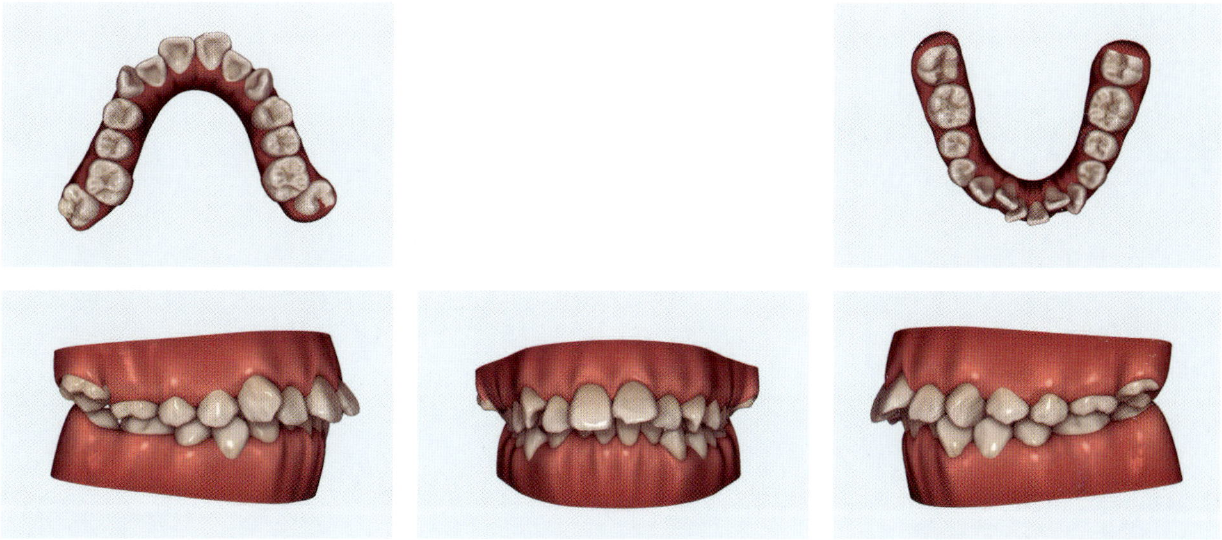

图3

治疗前X线片（图4）

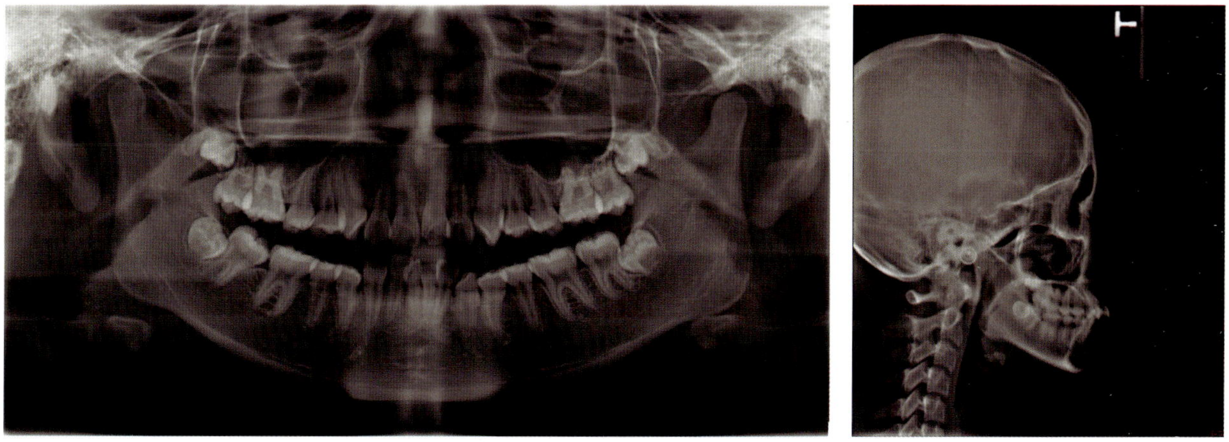

图4

治疗前头影测量描记图（图5）

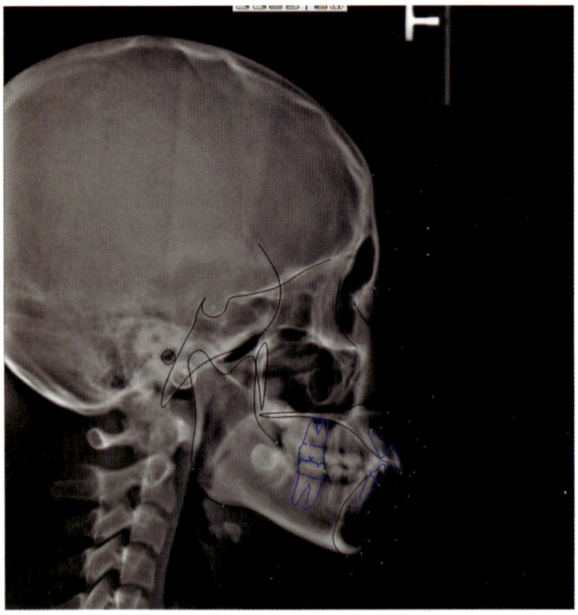

图5

头影测量异常数据解读

1. 上下颌骨矢状向发育基本正常，骨性Ⅰ类。

2. 偏低角型。

3. 颏部发育正常。

4. 上前牙唇倾度大，下前牙唇倾度正常。

5. 下颌骨体长度偏短。

6. 下颌骨为平均生长型，后前面高比正常。

诊断

1. 安氏Ⅰ类错殆。

2. 骨性Ⅰ类。

3. 上下牙列拥挤。

治疗前头影测量分析（图6）

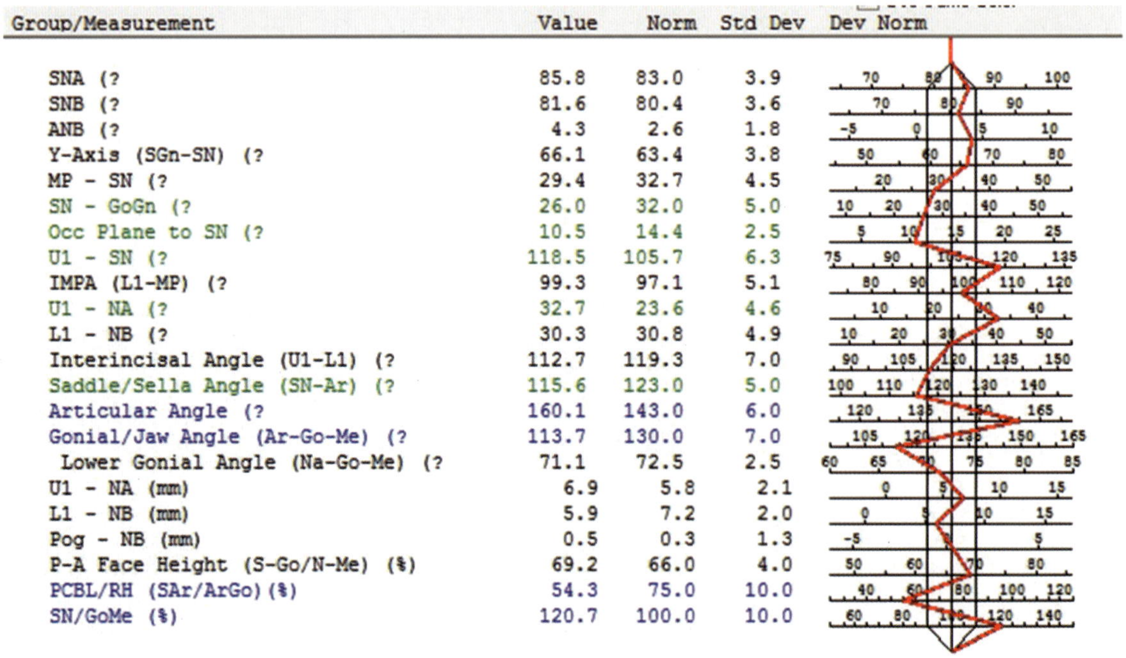

Group/Measurement	Value	Norm	Std Dev
SNA (?	85.8	83.0	3.9
SNB (?	81.6	80.4	3.6
ANB (?	4.3	2.6	1.8
Y-Axis (SGn-SN) (?	66.1	63.4	3.8
MP - SN (?	29.4	32.7	4.5
SN - GoGn (?	26.0	32.0	5.0
Occ Plane to SN (?	10.5	14.4	2.5
U1 - SN (?	118.5	105.7	6.3
IMPA (L1-MP) (?	99.3	97.1	5.1
U1 - NA (?	32.7	23.6	4.6
L1 - NB (?	30.3	30.8	4.9
Interincisal Angle (U1-L1) (?	112.7	119.3	7.0
Saddle/Sella Angle (SN-Ar) (?	115.6	123.0	5.0
Articular Angle (?	160.1	143.0	6.0
Gonial/Jaw Angle (Ar-Go-Me) (?	113.7	130.0	7.0
Lower Gonial Angle (Na-Go-Me) (?	71.1	72.5	2.5
U1 - NA (mm)	6.9	5.8	2.1
L1 - NB (mm)	5.9	7.2	2.0
Pog - NB (mm)	0.5	0.3	1.3
P-A Face Height (S-Go/N-Me) (%)	69.2	66.0	4.0
PCBL/RH (SAr/ArGo)(%)	54.3	75.0	10.0
SN/GoMe (%)	120.7	100.0	10.0

图6

问题列表

1. 凸面型，鼻唇角减小。

2. 上下牙列Ⅱ度拥挤。

3. 水平向：上牙弓呈尖圆形，上颌第一磨牙间宽度略狭窄，17、27颊向错位，47舌倾，7/7正锁船。

4. 矢状向：双侧尖牙远中关系，上前牙唇倾度大，前牙深覆盖7mm。

5. 垂直向：前牙深覆船5mm，下颌Spee曲线深。

6. 治疗难点在于支抗的控制、咬合的打开和7/7正锁船的纠正。

治疗计划

矫治器	隐适美（Invisalign）
拔牙牙位	14、24、34、44
支抗选择	上下颌强支抗
治疗设计：横向考虑	腭向移动17、27，竖直37、47，匹配上下牙弓宽度
治疗设计：矢状向考虑	维持磨牙关系，内收上下前牙，减小覆盖
治疗设计：垂直向考虑	压低下前牙，整平Spee曲线，打开深覆船
其他设计要点	前牙矢状向及垂直向上加过矫治
如有几个方案请都列出，列出利弊，解释选择最终方案的理由	
保持	Hawley保持器

治疗进程

治疗时长	25个月
牙套更换频率/复诊频率	10天/副牙套，每隔10周复诊
重启/精调次数	未中途重启，精调1次
保持时长	8个月

扫码关注后
输入yx03
观看视频

牙齿移动量（图7）

上颌	1.8	1.7	1.6	1.5	P	1.3	1.2	1.1	2.1	2.2	2.3	P	2.5	2.6	2.7	2.8
伸长(E)/压低(I)，mm		1.2 E	0.2 E	0.6 I		3.9 I	4.6 I	6.3 I	6.5 I	3.8 I	2.4 I		0.8 I	0.9 E	1.2 E	
整体移动(B)/舌侧(L)，mm		6.3 L	0.3 B	0.2 L		4.2 L	4.1 L	6.4 L	7.3 L	4.2 L	0.1 B		0.1 L	0.7 B	5.8 L	
整体移动 近中(M)/远中(D)，mm		4.2 D	0.9 D	1.0 D		7.8 D	4.7 D	1.3 D	2.5 D	6.1 D	7.6 D		1.3 D	1.4 D	3.4 D	
扭转(M)/远中(D)		20.9°D	7.3°D	8.9°M		48.6°M	5.1°D	4.9°D	13.3°D	9.8°M	**49.6°M**		11.1°M	1.2°D	3.1°M	
轴倾度(M)/远中(D)		0.2°M	2.8°D	4.9°D		7.8°D	3.3°D	3.0°D	2.7°D	3.6°D	**7.4°M**		4.1°M	0.3°D	2.7°D	
倾斜度 唇侧(B)/舌侧(L)		27.5°L	3.3°L	0.8°B		7.9°B	8.1°B	0.8°L	9.3°L	3.4°B	15.4°B		1.7°B	1.3°B	25.6°L	

上颌	1.8	1.7	1.6	1.5	P	1.3	1.2	1.1	2.1	2.2	2.3	P	2.5	2.6	2.7	2.8
伸长(E)/压低(I)，mm		1.2 E	0.2 E	0.6 I		3.9 I	4.6 I	6.3 I	6.5 I	3.8 I	2.4 I		0.8 I	0.9 E	1.2 E	
整体移动(B)/舌侧(L)，mm		1.9 B	1.3 B	0.5 L		7.3 L	6.7 L	6.2 L	4.3 L	5.3 L	6.2 L		0.6 L	0.3 B	1.9 B	
整体移动 近中(M)/远中(D)，mm		4.2 D	0	0.6 M		4.7 D	3.7 D	0.3 D	1.6 D	4.9 D	**10.5 D**		2.6 D	1.3 D	2.7 D	
扭转(M)/远中(D)		20.9°D	7.3°D	8.9°M		48.6°M	5.1°D	4.9°D	13.3°D	9.8°M	**49.6°M**		11.1°M	1.2°D	3.1°M	
轴倾度(M)/远中(D)		0.2°D	2.8°M	4.9°M		7.8°M	3.3°M	3.0°M	2.7°M	3.6°M	**7.4°D**		4.1°D	0.3°M	2.7°M	
倾斜度 唇侧(B)/舌侧(L)		27.5°B	3.3°B	0.8°L		7.9°L	8.1°L	0.8°B	9.3°B	3.4°L	**15.4°L**		1.7°L	1.3°L	25.6°B	

下颌	4.8	4.7	4.6	4.5	P	4.3	4.2	4.1	3.1	3.2	3.3	P	3.5	3.6	3.7	3.8
伸长(E)/压低(I)，mm		0.4 I	0.3 E	0.9 E		4.2 I	6.0 I	6.4 I	6.7 I	4.9 I	3.8 I		1.1 E	0	0.8 I	
整体移动(B)/舌侧(L)，mm		0.2 L	0	1.8 L		0.8 L	0.4 B	1.9 L	2.7 L	0.5 L	2.4 L		1.1 L	0.1 B	0.9 B	
整体移动 近中(M)/远中(D)，mm		0.9 D	0.2 D	0.2 M		4.8 D	4.0 D	0.9 D	0.9 D	3.1 D	5.7 D		0	0.1 D	0.1 D	
扭转(M)/远中(D)		12.0°M	3.6°M	26.6°M		2.4°D	10.8°M	35.5°D	7.5°M	6.7°D	28.9°M		5.2°M	3.3°D	1.6°M	
轴倾度(M)/远中(D)		**35.7°D**	5.6°D	8.7°M		13.1°M	3.0°D	5.4°M	2.1°M	7.2°M	8.1°M		0.6°D	7.1°D	2.4°D	
倾斜度 唇侧(B)/舌侧(L)		25.7°B	12.4°B	4.2°B		6.5°B	19.7°B	12.2°B	10.0°B	12.6°B	8.7°B		9.8°B	9.8°B	23.3°B	

下颌	4.8	4.7	4.6	4.5	P	4.3	4.2	4.1	3.1	3.2	3.3	P	3.5	3.6	3.7	3.8
伸长(E)/压低(I)，mm		0.4 I	0.3 E	0.9 E		4.2 I	6.0 I	6.4 I	6.7 I	4.9 I	3.8 I		1.1 E	0	0.8 I	
整体移动(B)/舌侧(L)，mm		7.7 L	4.0 L	3.2 L		3.3 L	5.6 L	5.6 L	5.6 L	4.3 L	5.8 L		4.4 L	3.0 L	6.1 L	
整体移动 近中(M)/远中(D)，mm		**8.2 M**	1.6 M	2.8 D		9.8 D	3.1 D	2.6 D	1.5 D	5.3 D	8.7 D		0.2 M	2.1 M	0.6 M	
扭转(M)/远中(D)		**12.0°M**	3.6°M	26.6°M		2.4°D	10.8°M	35.5°D	7.5°M	6.7°D	28.9°M		5.2°M	3.3°D	1.6°M	
轴倾度(M)/远中(D)		**35.7°M**	5.6°M	8.7°D		13.1°D	3.0°M	5.4°D	2.1°D	7.2°D	8.1°D		0.6°M	7.1°M	2.4°M	
倾斜度 唇侧(B)/舌侧(L)		**25.7°L**	12.4°L	4.2°L		6.5°L	19.7°L	12.2°L	10.0°L	12.6°L	8.7°L		9.8°L	9.8°L	23.3°L	

图7

牙齿移动分步（图8）

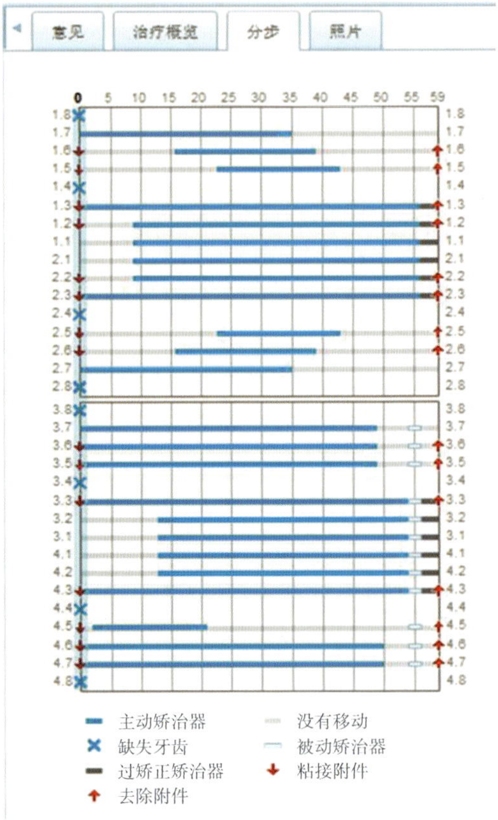

图8

治疗
Treatment

阶段关键照片/治疗中生物力学等

早期对上下牙弓进行宽度控制，13、23对应的矫治器上加精密切割，37、47舌侧粘接舌扣，挂Ⅱ类牵引，保护上颌支抗的同时辅助下后牙竖直（图9）。

1. 出现问题：13早期出现伸长不足，矫治器与牙尖存在少量间隙。解决方法：调磨13附件龈方，在牙冠唇面颈部粘接舌扣，继续挂牵引，嘱患者多咬咬胶，待13牙冠伸长后重新粘

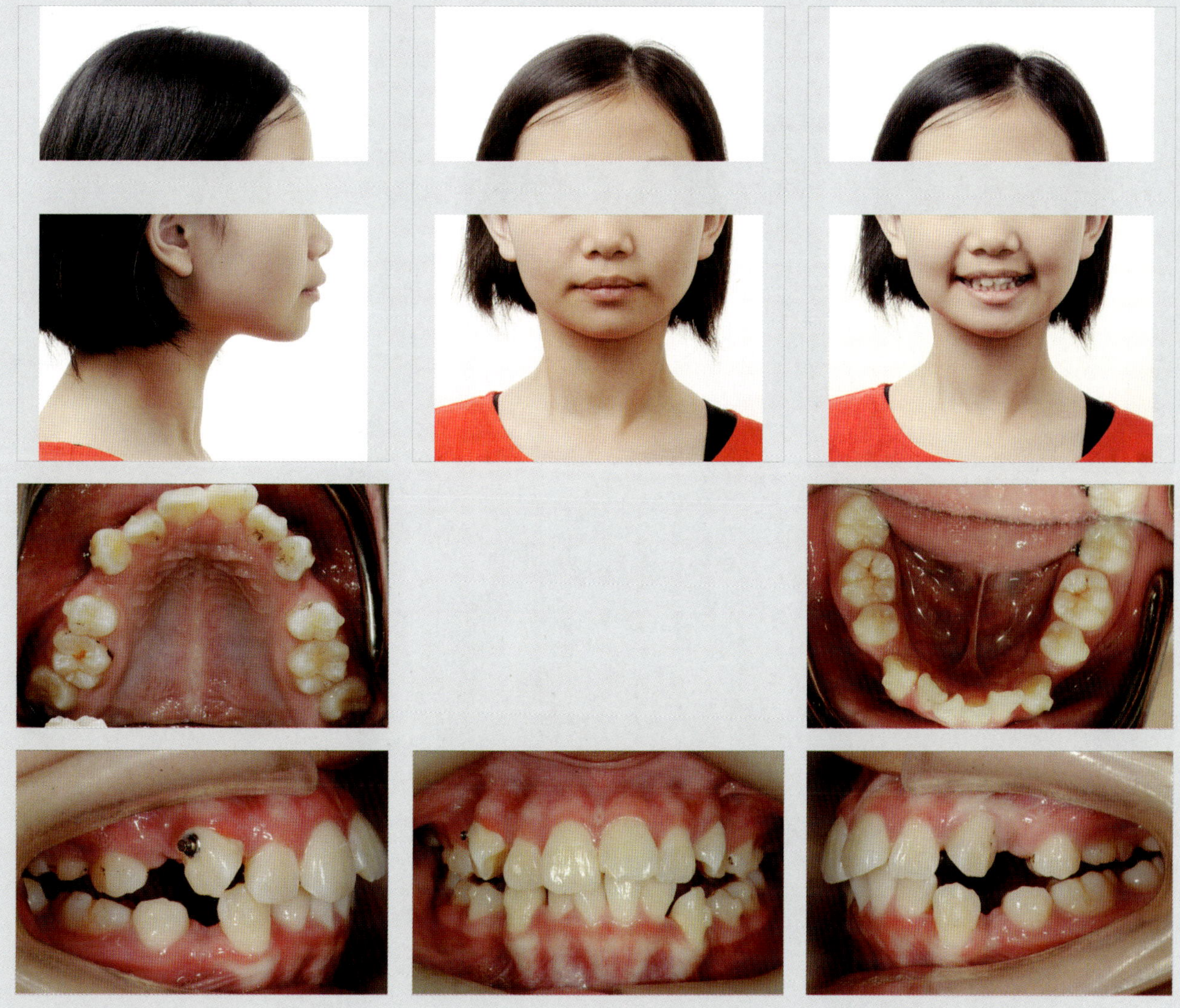

图9

接附件。

2. 后牙均匀小开𬌗：仔细检查矫治器贴合情况，发现矫治器与牙冠贴合，分析原因为下颌Spee曲线未充分整平，前牙出现早接触。解决方法：嘱患者继续佩戴矫治器，复诊时密切关注整平进展。

矫治器对牙弓宽度控制有效，7/7正锁𬌗纠正，将37、47舌扣位置改在颊侧继续牵引，随着33、43牙轴的纠正，下颌Spee曲线逐渐整平，后牙开𬌗减小（图10）。

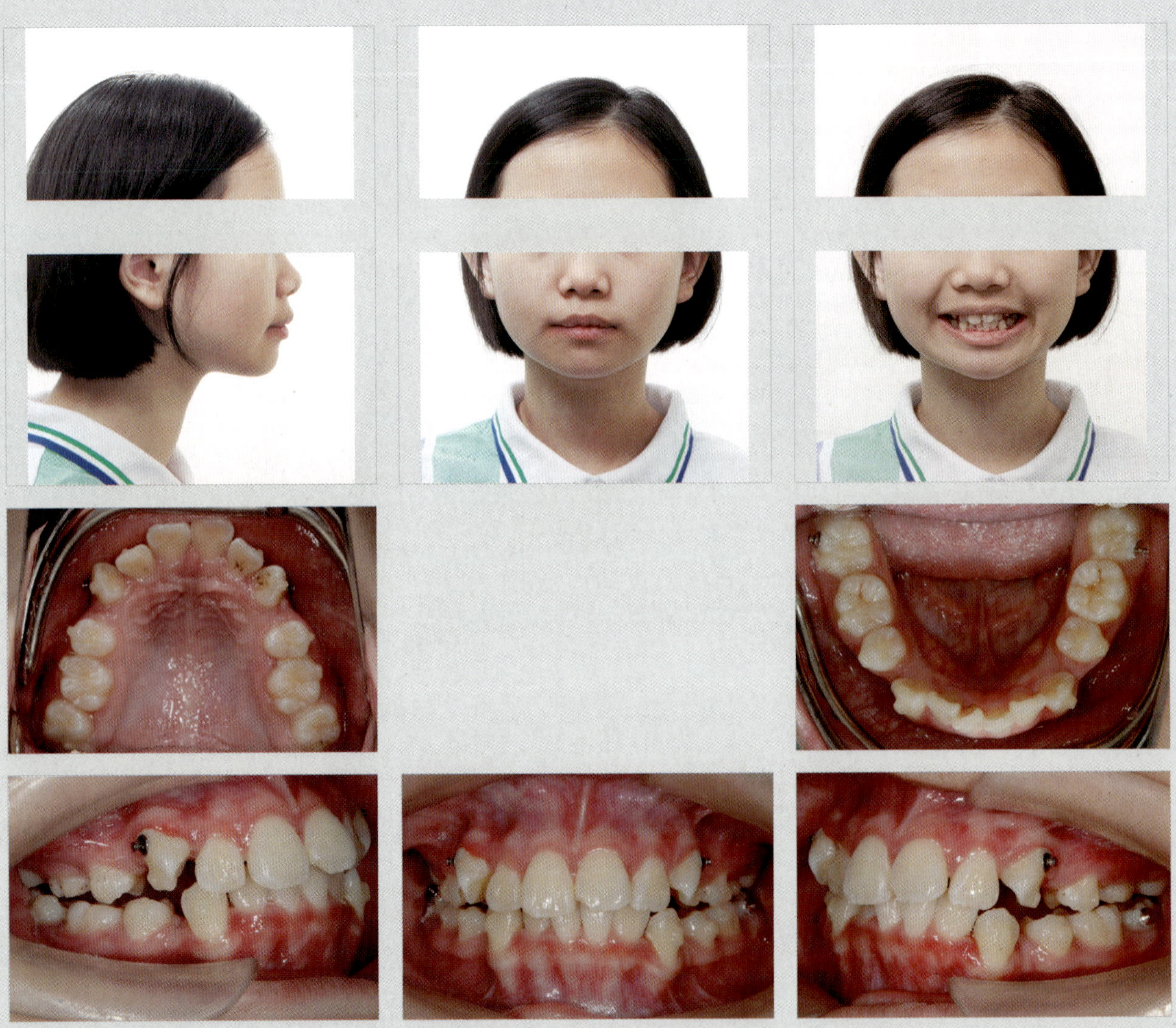

图10

患者侧貌突度开始改善。13伸长，重新粘接附件。随着下颌Spee曲线的继续整平，后牙开𬌗得以纠正，上下颌间隙关闭顺利，支抗控制良好，双侧磨牙关系偏近中，停挂Ⅱ类牵引（图11）。

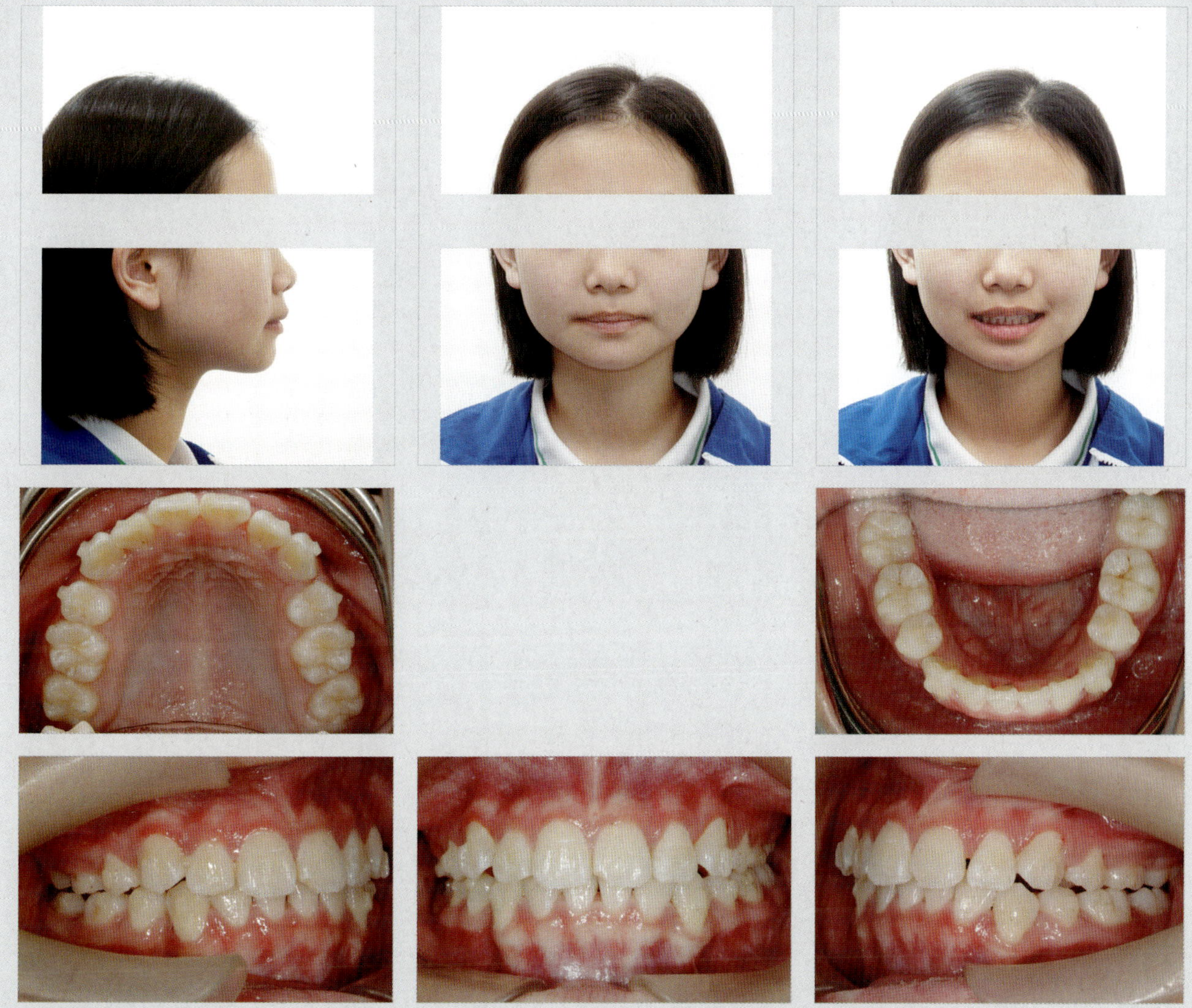

图11

第一阶段矫治器戴完，患者面型明显改善，双侧磨牙、尖牙关系为中性，前牙覆盖正常，下颌Spee曲线略深，覆𬌗深Ⅰ度，上前牙唇倾度正常，下前牙轻度舌倾，磨牙区咬合不紧密，7/7正锁𬌗纠正。在此基础上，拟取模精调以进一步调整咬合（图12）。

精调拟解决问题：覆𬌗深Ⅰ度， 12-22轻度伸长，下前牙压低不足，下颌Spee曲线略深；下前牙略舌倾，33、43牙冠略向远中倾斜。

解决方法的思考：下前牙加冠唇向转矩，33、43加冠近中轴倾；压低12-22、33-43，垂直向上加过矫治。

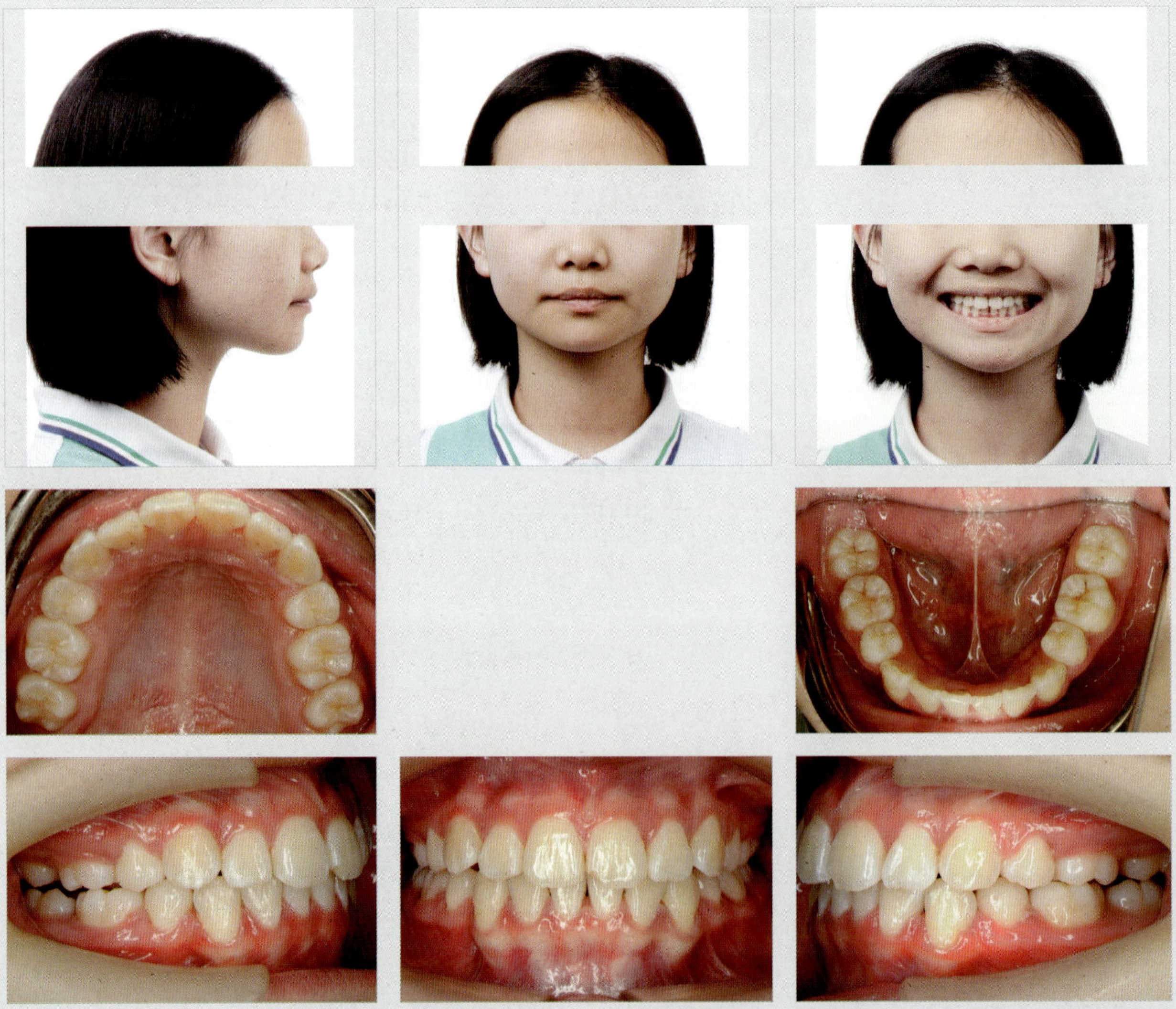

图12

治疗结束X线片（图13）

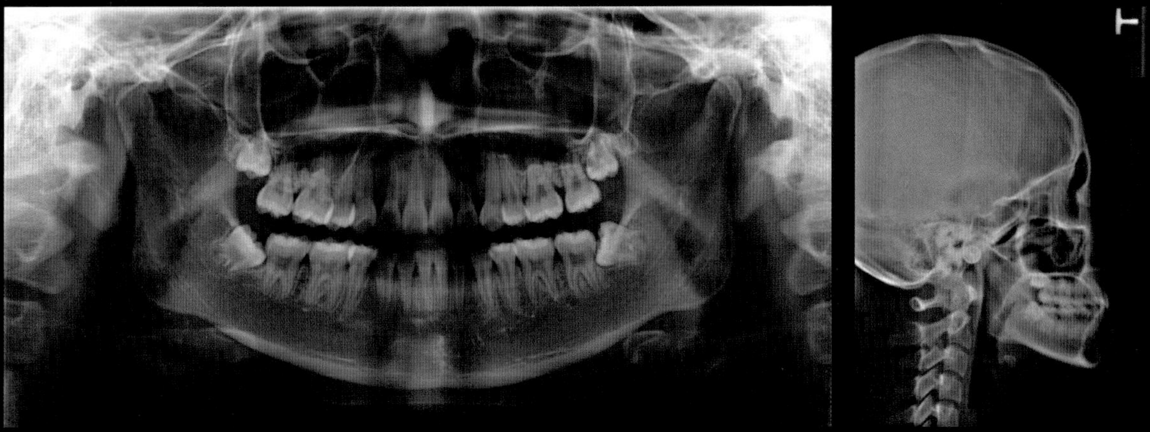

图13

治疗结束头影测量描记图（图14）

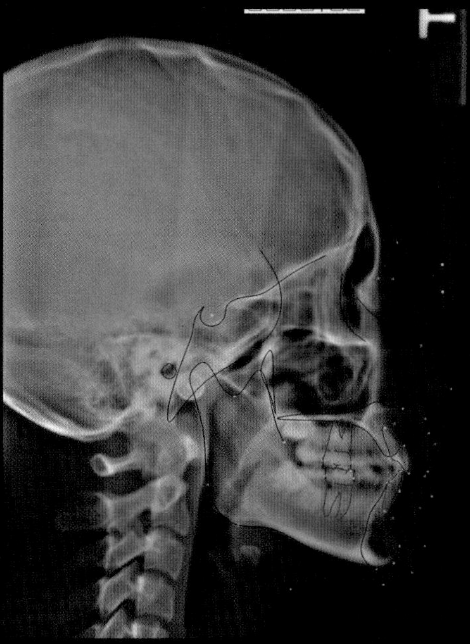

图14

治疗结束头影测量分析（图15）

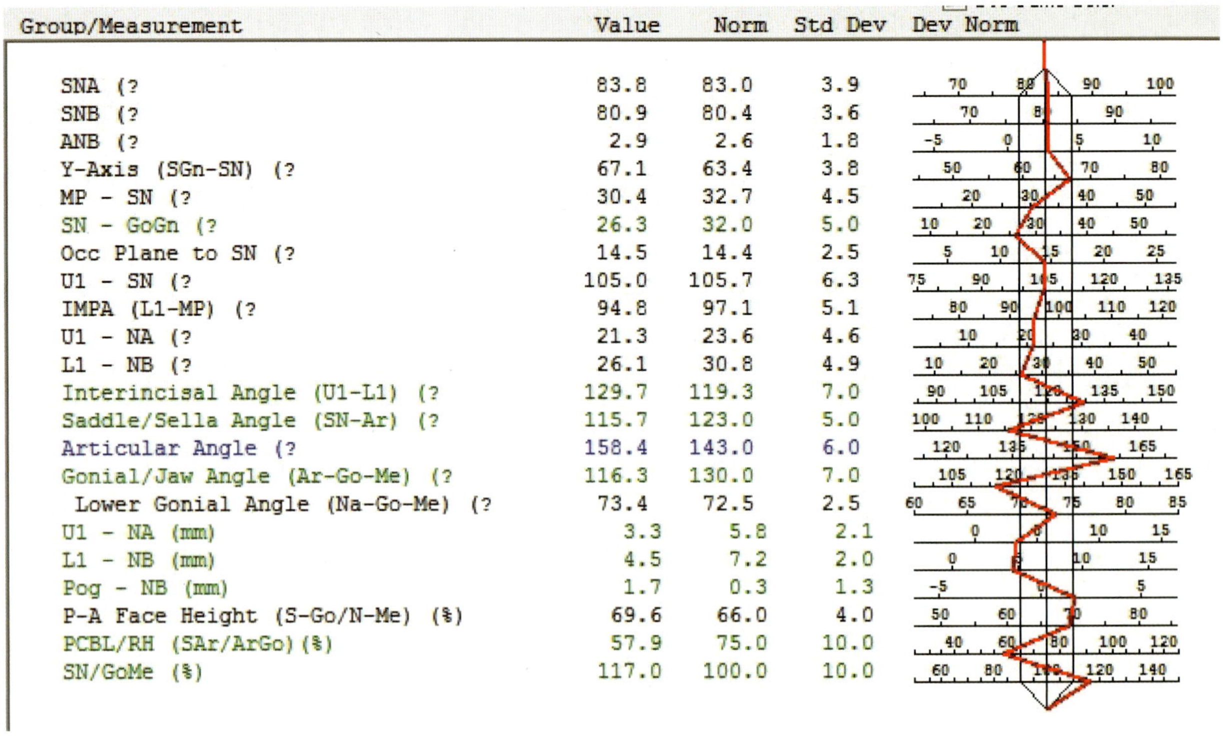

Group/Measurement	Value	Norm	Std Dev
SNA (?	83.8	83.0	3.9
SNB (?	80.9	80.4	3.6
ANB (?	2.9	2.6	1.8
Y-Axis (SGn-SN) (?	67.1	63.4	3.8
MP - SN (?	30.4	32.7	4.5
SN - GoGn (?	26.3	32.0	5.0
Occ Plane to SN (?	14.5	14.4	2.5
U1 - SN (?	105.0	105.7	6.3
IMPA (L1-MP) (?	94.8	97.1	5.1
U1 - NA (?	21.3	23.6	4.6
L1 - NB (?	26.1	30.8	4.9
Interincisal Angle (U1-L1) (?	129.7	119.3	7.0
Saddle/Sella Angle (SN-Ar) (?	115.7	123.0	5.0
Articular Angle (?	158.4	143.0	6.0
Gonial/Jaw Angle (Ar-Go-Me) (?	116.3	130.0	7.0
Lower Gonial Angle (Na-Go-Me) (?	73.4	72.5	2.5
U1 - NA (mm)	3.3	5.8	2.1
L1 - NB (mm)	4.5	7.2	2.0
Pog - NB (mm)	1.7	0.3	1.3
P-A Face Height (S-Go/N-Me) (%)	69.6	66.0	4.0
PCBL/RH (SAr/ArGo)(%)	57.9	75.0	10.0
SN/GoMe (%)	117.0	100.0	10.0

图15

头影重叠（图16）

治疗前（T0）：黑色

治疗后（T1）：红色

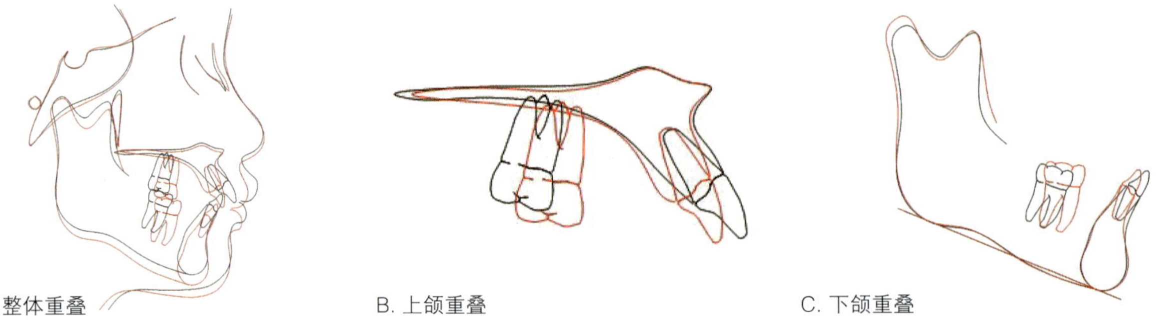

A. 整体重叠　B. 上颌重叠　C. 下颌重叠

图16

治疗后评估
Post-treatment evaluation

结束模型（图17）

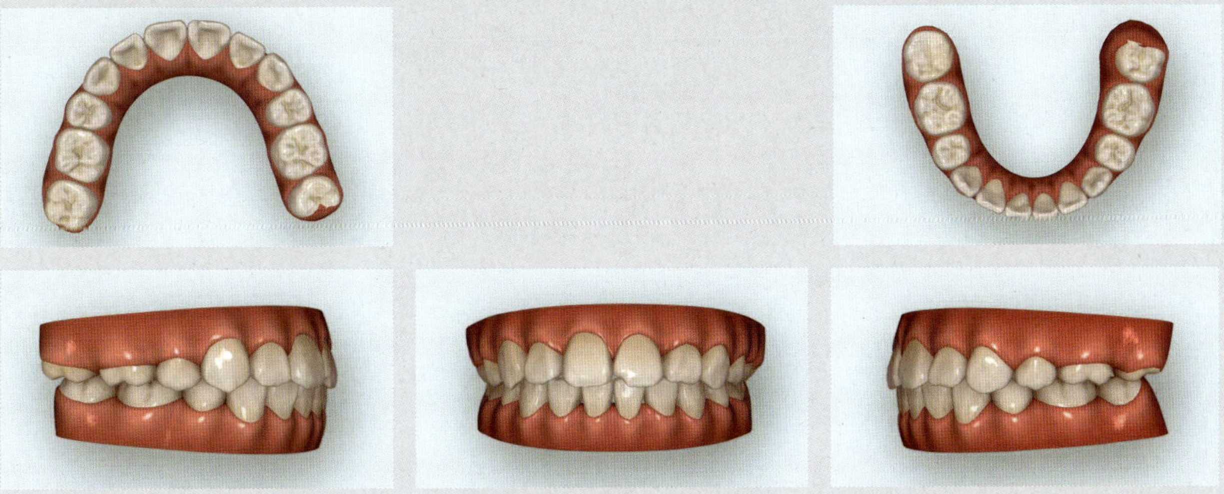

图17

治疗后照片（口内和口外，图18和图19）

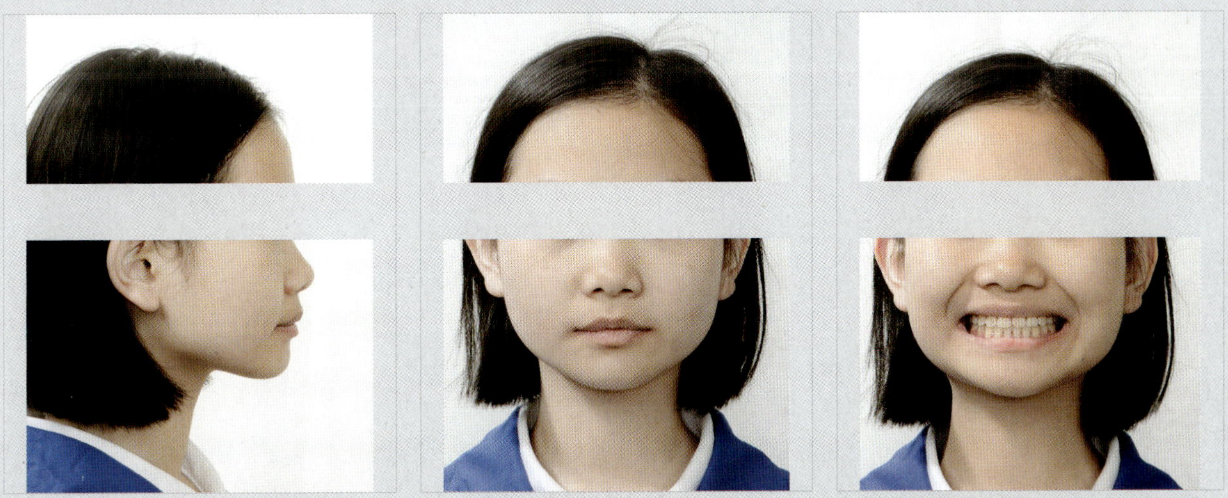

图18

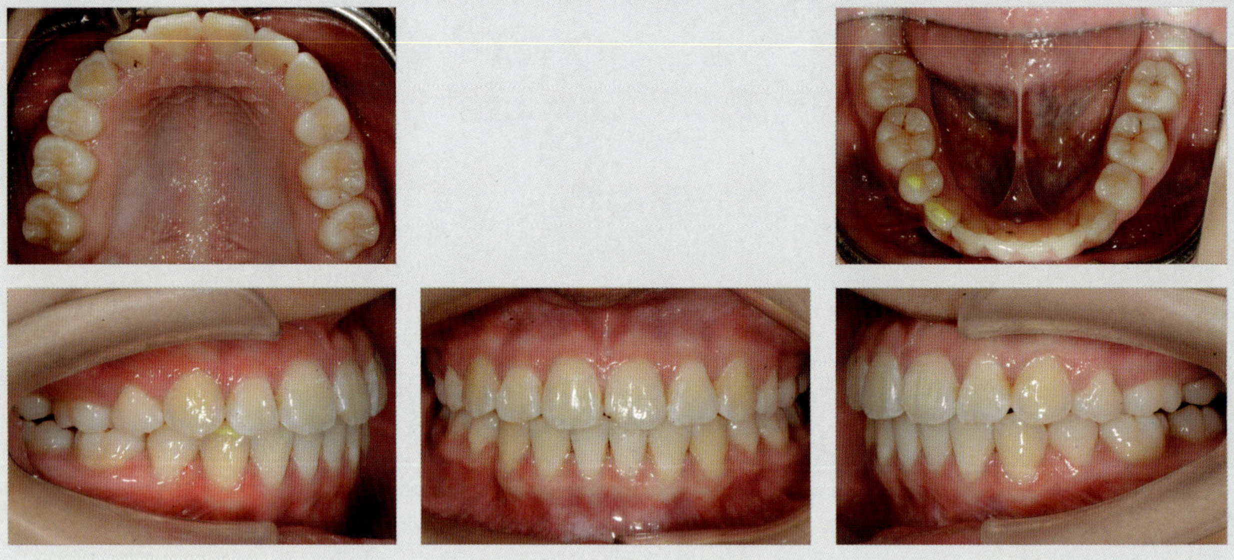

图19

保持期照片（图20和图21）

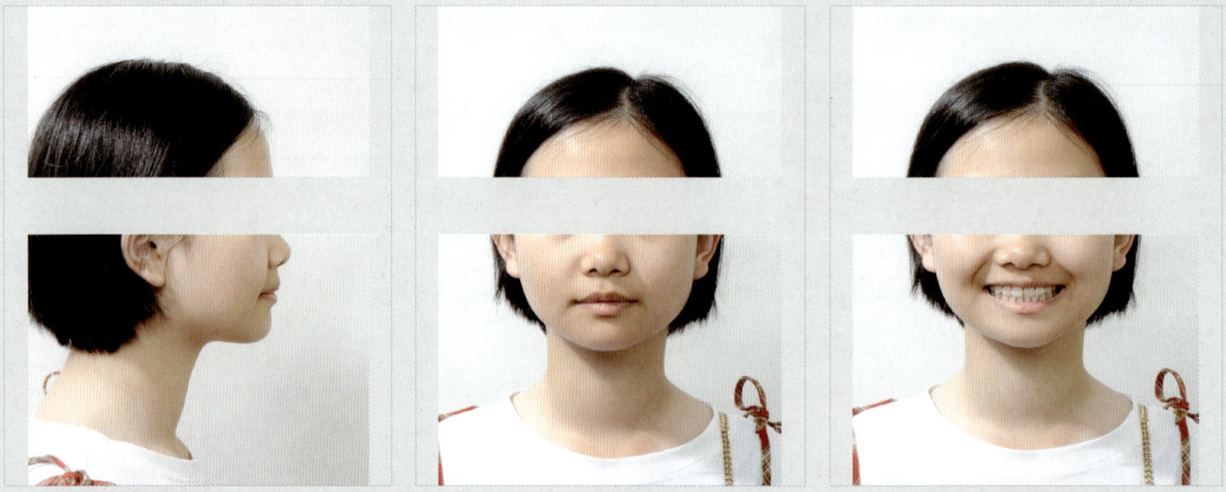

图20

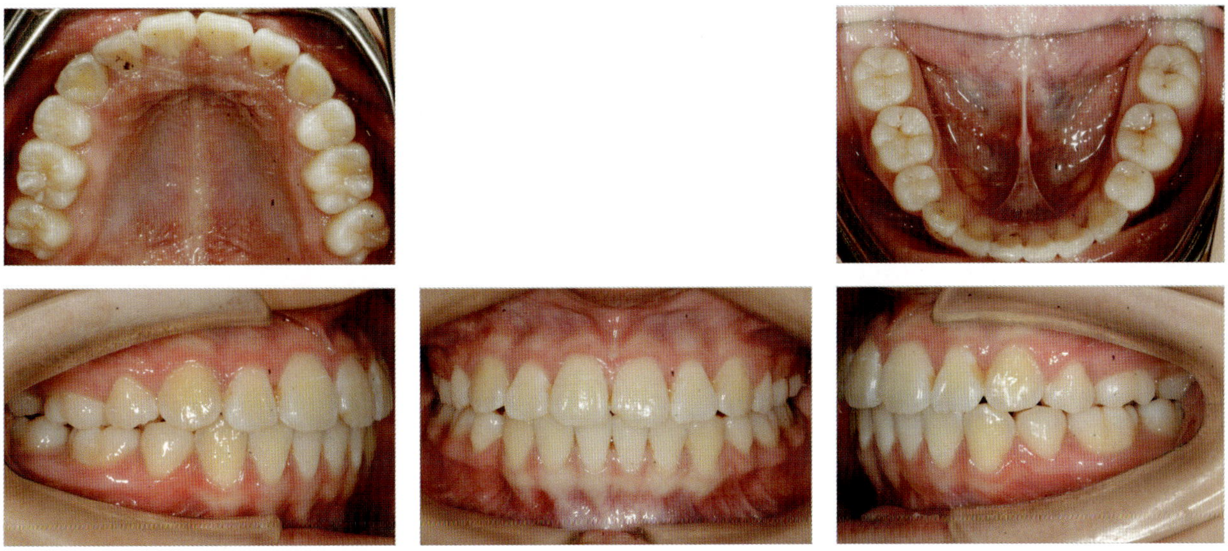

图21

病例总结及病例自我评价
Summary of case and self-evaluation

患者主诉为牙齿前突，主要问题为上颌第一磨牙间宽度略狭窄，上前牙唇倾度大，Ⅱ度深覆盖，下颌Spee曲线陡峭，Ⅱ度深覆殆，上下牙列Ⅱ度拥挤，7/7正锁殆。治疗难点在于支抗的控制和7/7正锁殆的纠正。

合理的ClinCheck方案设计是治疗成功的前提，以下切牙直立在基骨中为目标，在目标引导下制订治疗计划，确定牙齿目标位置，使上下牙弓在三维方向上匹配，并加合适的过矫治，同时检查牙齿移动步骤和附件设计是否合适。在设计ClinCheck方案时，水平向：少量扩宽上颌第一磨牙间牙弓宽度，维持下后牙宽度，匹配上下牙弓宽度，纠正7/7正锁殆，上颌第一磨牙加少量冠远中舌向扭转和冠远中轴倾对抗冠近中倾斜及冠近中舌向扭转倾向；垂直向：基本维持上下颌第一磨牙区高度，伸长下颌前磨牙，压低下前牙，整平下颌Spee曲线，前牙过矫治至开殆1mm；矢状向：上下颌磨牙不向近中移动，上前牙加根舌向转矩过矫治，整体内收上前牙，下前牙加10° 根舌向转矩，配合使用Ⅱ类牵引加强上颌支抗，保持双侧磨牙关系中性。牙齿移动步骤设计：先将上下颌尖牙远中移动1mm后同时内收6颗前牙，使牙套充分包裹尖牙。附件设计：上颌磨牙牙冠高度不足，使用水平矩形附件，下颌磨牙使用垂直矩形附件，下颌前磨牙使用水平矩形附件加强固位，37、47舌侧开窗以配合交互牵引。桥体（Pontic）设计为一半，使牙套充分包裹尖牙远中和前磨牙近中。

复诊监控是治疗过程的重要环节，每次复诊都要检查牙齿是否向目标位置平稳移动，发现问题要及时解决。

患者的配合也是必不可少的，需要对患者进行口腔卫生宣教并强调咬胶的重要性。

通过合理的ClinCheck方案设计、治疗过程中加强复诊监控，患者配合度良好，获得较好的矫治效果，患者面型改善，上前牙内收，下前牙直立在基骨中，颏部较前突显，磨牙保持中性关系，前牙覆殆覆盖恢复正常，上下颌牙齿尖窝锁结关系紧密，患者满意。

该病例尚存在不足，虽然考虑到纠正下尖牙牙轴并设计了垂直向及矢状向过矫治，但第一阶段矫治结束后，下颌Spee曲线未充分整平，可能与矫治器表达不足有关。若设计时减小牙齿移动步距，增加牙齿移动步数，可能会获得更好的效果。

专家点评

这是一例青少年拔牙病例，拥挤、深覆殆伴后牙正锁殆，医生设计早期先解决横向问题，通过37、47舌侧粘舌扣，挂Ⅱ类牵引竖直下后牙纠正锁殆的同时辅助增强上颌支抗，设计很有特色，上颌尖牙舌侧扣也可以放在舌侧辅助纠正扭转的同时不影响唇侧附件的放置。中途由于前牙早接触，后牙均匀开殆，但是医生没有盲目重启，仔细分析原因，在下颌Spee曲线整平后后牙开殆改善。临床设计应注意下颌应快于上颌整平内收，避免前牙早接触导致后牙开殆以及上颌后牙支抗的丧失。病例讨论比较充分，诊断与治疗目标清晰，方案设计合理，治疗后面型及咬合关系效果良好。

隐形矫治联合正颌手术治疗骨性Ⅲ类错𬌗一例

Invisalign treatment of skeletal Class III malocclusion with orthognathic surgery:A case report

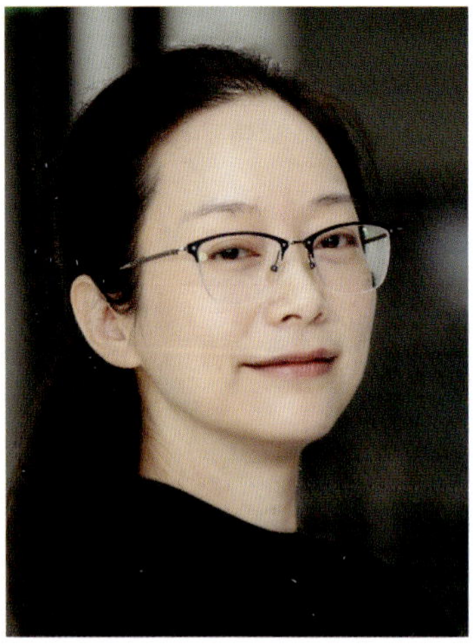

医生简介

刘楚峰

博士 / 主任医师

南方医科大学口腔医院（广东省口腔医院）正畸科副主任

病例简介

患者，女性，初诊时18岁。

主诉：牙列不齐、“地包天”求治。

病史：治疗初期患者否认过敏史并选择传统金属托槽固定矫治。但矫治开始4.5个月后，患者突然出现广泛性唇疱疹、面部皮疹，经皮肤科医生诊断为金属过敏。故拆除金属托槽，建议患者选用无托槽隐形矫治器进行后续治疗，患者同意并接受。否认系统病史，否认药物食物过敏史。

治疗计划：正畸-正颌联合治疗

拔除滞留乳牙及4颗第一前磨牙，排齐整平上下颌牙列，关闭拔牙间隙，协调上下颌牙弓形状及宽度，正颌手术前去代偿矫治。

因患者及家长希望尽量减少手术创伤欲施行单颌手术，已告知其无法完全纠正偏斜及面下1/3过长等问题，患者及家长表示理解并接受。故正颌治疗手术拟采用BSSRO后退下颌骨纠正反殆。

关键词：“地包天”，正畸-正颌联合治疗，金属过敏

治疗前评估
Pre–treatment evaluation

患者信息

姓名	××
性别	女
初诊年龄/出生日期	18岁 / 1998年10月
主诉	牙列不齐、“地包天”求治
病史（全身和局部，外伤、不良习惯等）	否认外伤史和不良习惯史
其他相关病史	否认系统性疾病史，治疗中发现对金属过敏

口外情况（图1）

矢状向	凹面型，颏唇沟过浅，鼻唇角偏小
垂直向	长面型，面下 1/3 过长，下颌平面角高
横向（颧骨、下颌角、颏部对称性）	颏部右偏，颧骨基本对称
软组织特征（唇厚度、唇突度等）	上唇在E线后
微笑（上前牙暴露量、低位、中位、高位、笑弧等）	中位微笑上前牙暴露量正常，微笑露龈约1mm
放松状态及微笑时口角高低情况	口角偏斜，左低右高

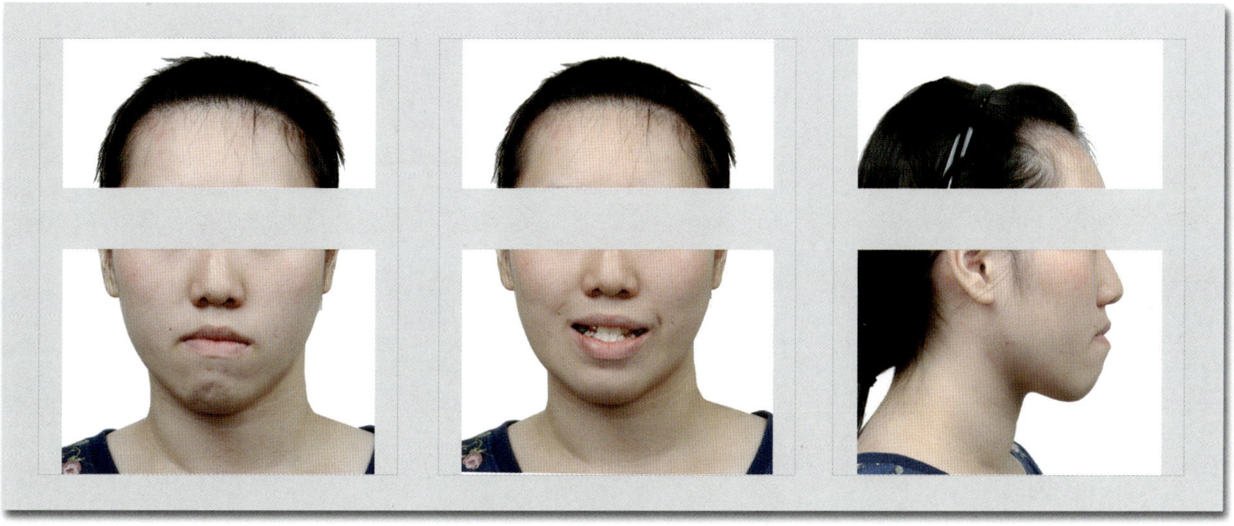

图1

口内情况（图2）

上颌拥挤度/间隙（mm）	12
下颌拥挤度/间隙（mm）	6
切牙关系	Ⅲ类，无法后退至对刃
前牙覆盖（mm）	–2
前牙覆殆（mm）	–4
后牙覆盖（mm）	1.5
后牙覆殆（mm）	1
中线（和面中线关系）	上下中线与面中线一致
左侧咬合关系（磨牙)	Ⅲ类
左侧咬合关系（尖牙)	Ⅲ类
右侧咬合关系（磨牙)	Ⅲ类
右侧咬合关系（尖牙)	Ⅲ类
锁殆（异位、扭转等)	12、13、22 舌向错位，43 颊向错位，23、33 近中扭转
其他口内情况（畸形舌尖舌窝、过小牙等）	52、53、83 乳牙滞留
Bolton分析（3–3）	80.5%
Bolton分析（6–6）	92.6%
牙齿情况（氟斑牙、釉质发育不全等）	46 釉质发育不良伴龋坏
殆平面（是否有倾斜）	殆平面无偏斜

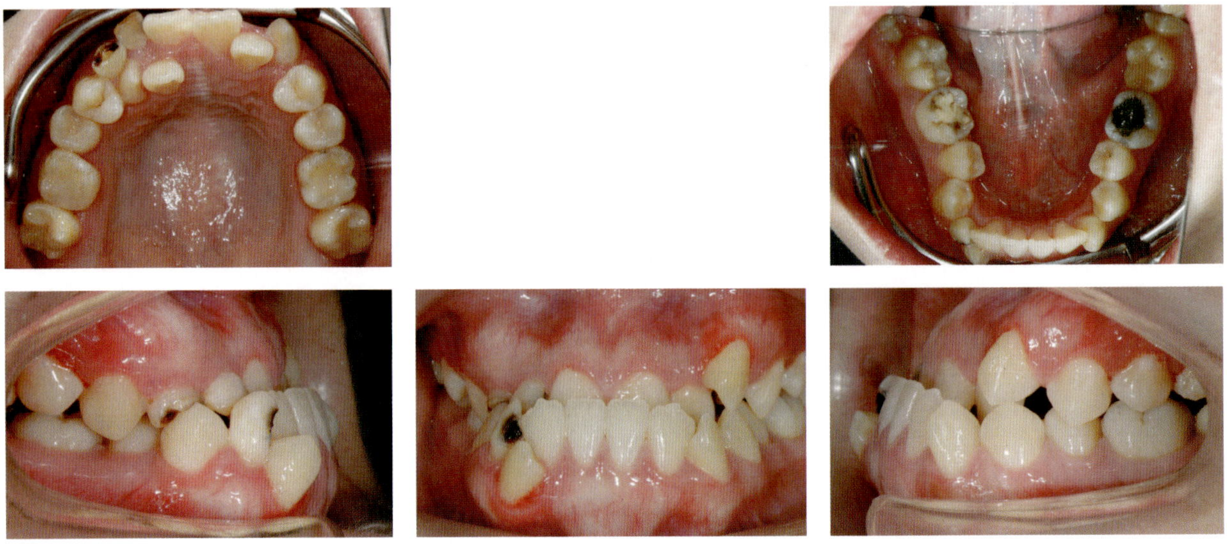

图2

一般影像学检查

骨性检查（关节形态初步评估，升支、体部是否对称等，生长发育评估）	生长发育基本完成，关节形态无明显异常，双侧下颌升支不对称
牙齿异常（缺失牙、多生牙、牙根长短异常等）	双侧下颌智齿阻生且牙根短小
预后较差的牙齿（根管治疗后，龋坏面积大、釉质发育不全等）	46釉质发育不全，牙冠部分缺损
TMJ	双侧颞下颌关节对称，无吸收
其他影像学发现（气道、腺样体、扁桃体等）	未见明显异常

治疗前模型及口内情况（图3和图4）

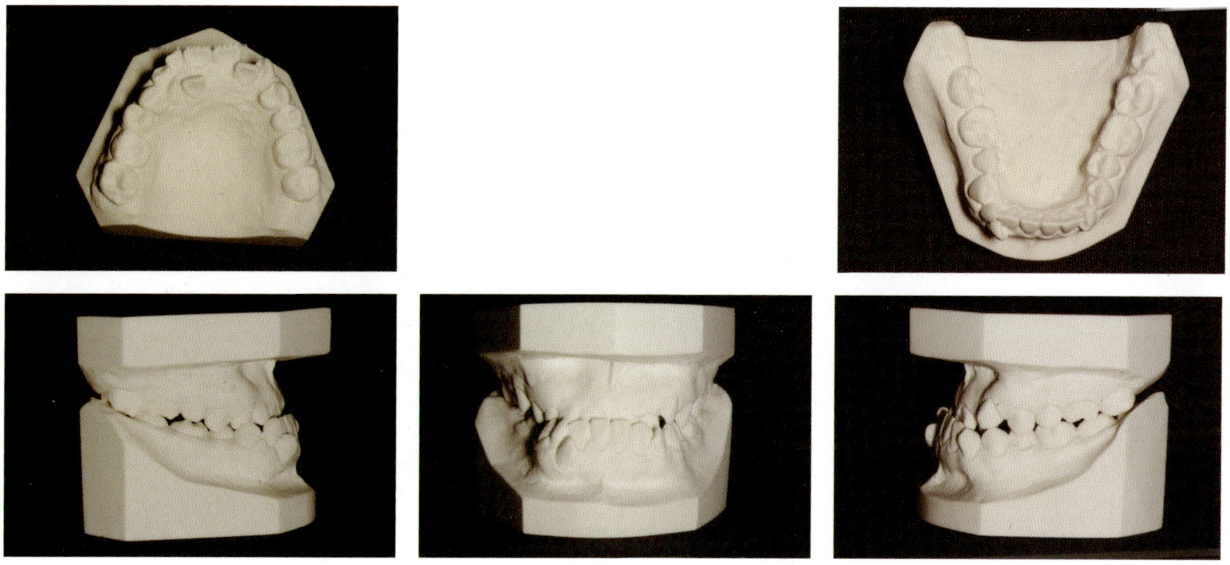

图3　治疗前模型

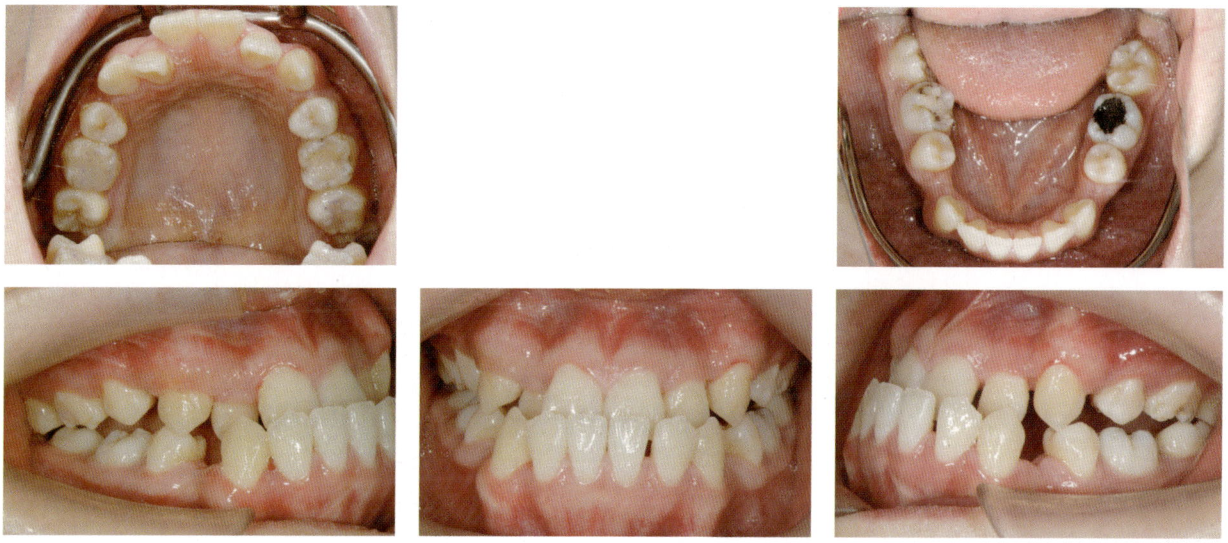

图4　隐形矫治前口内像

治疗前X线片（图5和图6）

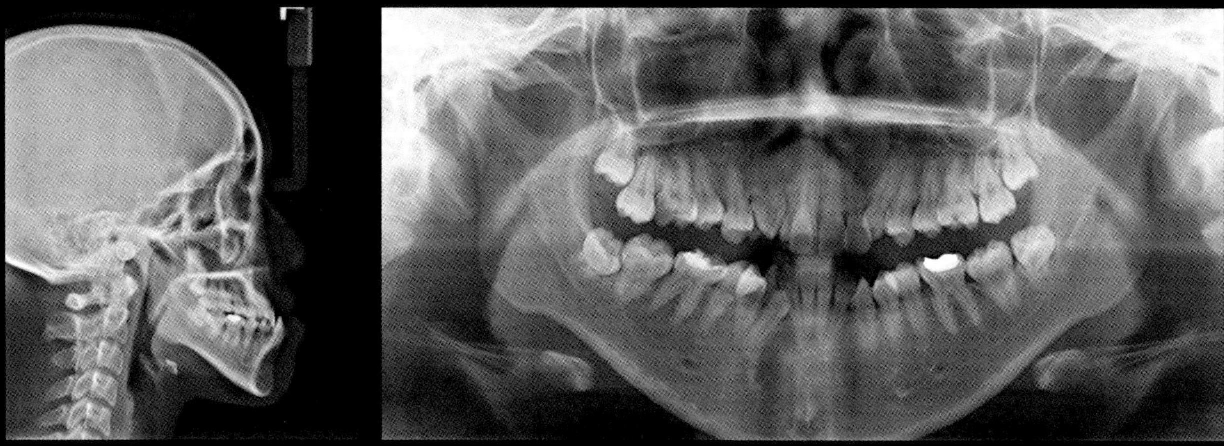

图5　治疗前侧位及曲面断层片

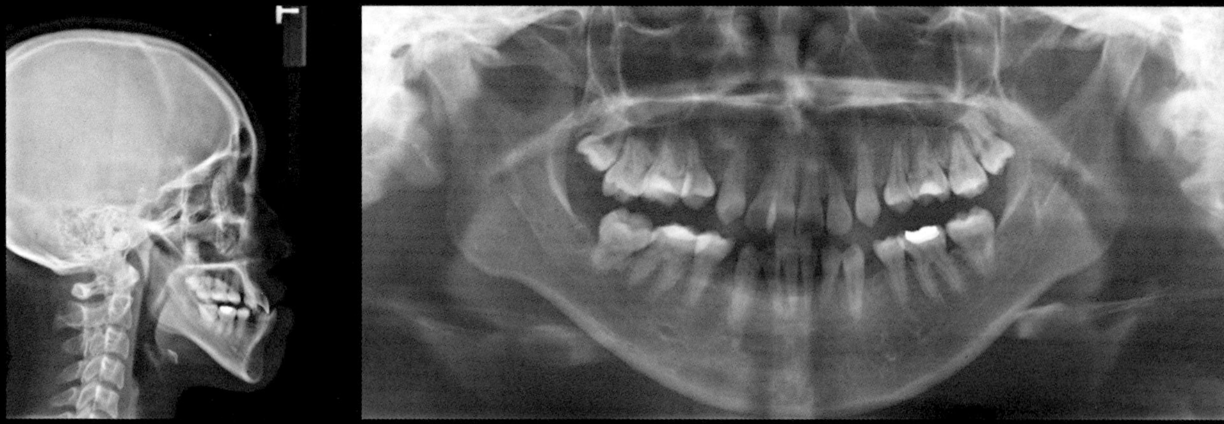

图6　隐形矫治前侧位及曲面断层片

治疗前头影测量描记图（图7）

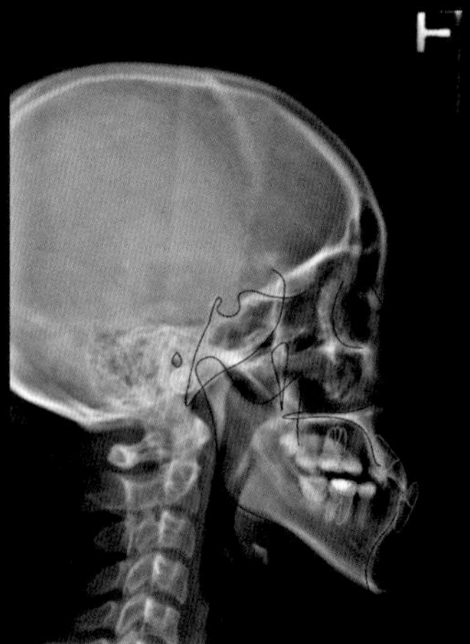

图7

治疗前头影测量分析

测量项目	标准值	T0
SNA（°）	82±3.5	78.6
SNB（°）	79±3	81.2
ANB（°）	3±2	-2.6
Wits（mm）	-4.5±3	-5.7
U1-SN（°）	102±5	106.0
L1-MP（°）	95±7	78
FMA（°）	26.0	34.8
S-Go/N-Me（%）	64±4	58.6
Y轴（°）	65±3	73.0
Go-Gn（mm）	65±4.4	80.1

头影测量异常数据解读

ANB及Wits值为负数，提示患者为骨性Ⅲ类错𬌗畸形。

FMA增大，后前面高比减小，Y轴角增大均提示患者为垂直生长型，高角病例。

U1-SN增大和L1-MP减小，提示患者前牙唇倾度均有一定程度代偿。

Go-Gn过大，提示下颌体发育过度，但因患者为垂直生长型，下颌后下旋转掩盖了矢状向过长的问题，使得SNB仍在临界值范围。

诊断

牙性：安氏Ⅲ类。

骨性：Ⅲ类高角伴面部偏斜。

问题列表

1. 上下颌牙列拥挤。

2. 前牙反覆盖2mm，反覆𬌗Ⅱ度，下颌前牙无法后退至对刃。

3. 咬合关系（尖牙磨牙）：Ⅲ类关系。

4. 上颌前牙唇倾，下颌前牙舌倾。

5. 上颌纵𬌗曲线反向，上下颌牙弓内乳牙滞留，46龋坏伴釉质发育不良。

6. 软组织侧貌下颌体发育过度，下唇前突，面下1/3过长，颏唇沟过浅，颏部右偏。

治疗计划

矫治器	因患者对金属过敏，故选择隐形矫治器（Invisalign）
拔牙牙位	滞留乳牙及4颗第一前磨牙
支抗选择	上颌后牙设计强支抗，以利于排齐并内收前牙，关闭拔牙间隙。下颌使用二类牵引辅助后牙前移，间隙关闭过程中下前牙逐渐添加根舌向转矩，设计过矫治增加前牙支抗，尝试通过在ClinCheck方案中远中移动前牙而后牙仅做颊舌向移动的方法关闭间隙，缩短矫治步数。虽然下颌的动画设计看似后牙强支抗，临床实际表达的是以后牙前移为主的弱支抗效果
治疗设计：横向考虑	以上颌后牙宽度为准，维持上颌后牙宽度不变，协调上下牙弓形态及宽度，尽早直立下后牙，调整下颌后牙宽度使矫治结束时后牙覆盖正常。间隙关闭时维持目标位下颌后牙宽度不变
治疗设计：矢状向考虑	间隙关闭完成后，通过终末咬合跳跃模拟下颌后退BSSRO手术，使尖牙及磨牙为中性关系，前牙覆殆覆盖2mm
治疗设计：垂直向考虑	上颌内收前牙时逐步压低切牙使前牙切端较治疗前压低3mm，整平上颌纵殆曲线。下颌间隙关闭过程中逐渐压低前牙，使间隙关闭后切缘较治疗前压低3mm，并伸长后牙整平Spee曲线
其他设计要点	重启时因间隙关闭已完成，而少量的Spee曲线对手术影响不大，故重启治疗初期即为患者施行手术，并尽早在术后开始后续矫治器的佩戴。方案设计中的咬合跳跃均匀分布在治疗过程中，模拟手术后退下颌
如有几个方案请都列出，列出利弊，解释选择最终方案的理由	下颌可考虑不拔牙矫治，通过唇倾下颌前牙排齐下牙列。但手术后退下颌量增大，可能增加气道阻塞风险，或需配合上颌手术才能完成。因患者及家长担心手术风险，希望尽量缩小手术范围，故选用单颌手术后退下颌改善前牙反殆问题。已提前告知单颌手术对面部偏斜及面高度问题无法完全解决，患者及家长理解并接受
保持	常规透明保持器保持

治疗进程

治疗时长	30个月
牙套更换频率/复诊频率	早期10～14天/副，术后7天/副
重启/精调次数	重启1次，精调1次
保持时长	6个月

扫码关注后
输入yx04
观看视频

移动前后对比图（图8）

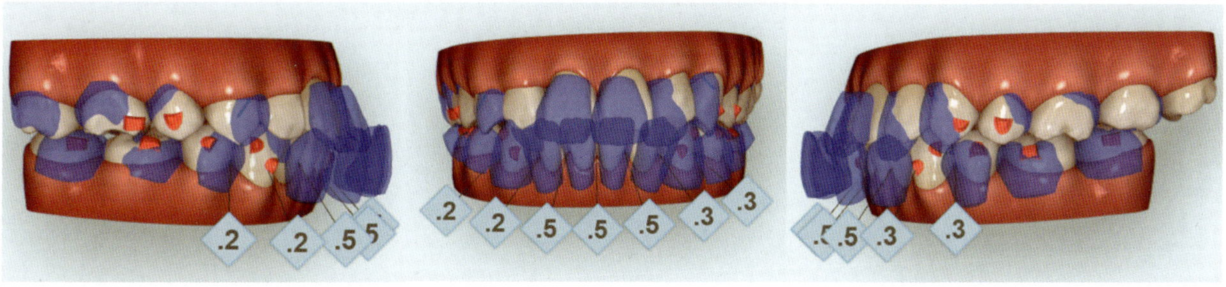

图8

牙齿移动量（图9）

上颌 / 下颌	1.8	1.7	1.6	1.5	1.4	1.3	1.2	1.1	2.1	2.2	2.3	2.4	2.5	2.6	2.7	2.8
伸长(E)/压低(I)，mm		0.4 E	1.4 E		2.1 E	0.4 I	2.6 I	3.0 I	3.6 I	2.7 I	1.2 I	1.2 E		1.8 E	0.3 E	3.1 E
整体移动(B)/舌侧(L)，mm		0.6 L	0.3 L		0.1 B	0.4 L	3.2 B	1.4 L	1.4 L	1.1 B	0.1 L	0.1 B		0.2 B	0.8 B	0.6 L
整体移动 近中(M)/远中(D)，mm		0.7 M	0.8 M		1.2 M	1.0 D	0.3 D	0.5 M	1.7 D	1.9 D	1.2 D	0.9 M		0.8 M	0.8 M	1.2 M
扭转(M)/远中(D)		1.9°D	4.3°M		7.9°D	0.9°M	32.6°D	0.2°M	10.0°D	14.9°D	3.8°M	2.3°M		7.1°M	7.3°M	16.4°M
轴倾度(M)/远中(D)		4.9°M	0.8°M		1.5°M	7.8°M	8.9°M	6.0°M	4.1°D	2.5°M	8.7°M	1.3°M		0.6°M	9.3°M	12.3°M
倾斜度 唇侧(B)/舌侧(L)		2.7°L	16.5°B		16.7°B	2.8°L	1.7°L	0°	2.5°L	6.6°B	1.1°L	6.9°B		8.3°B	7.2°B	7.7°L

最后一步 爱齐公司 医生 差异 牙齿基底部 冠 牙根

上颌 / 下颌	4.8	4.7	4.6	4.5	4.4	4.3	4.2	4.1	3.1	3.2	3.3	3.4	3.5	3.6	3.7	3.8
伸长(E)/压低(I)，mm		1.3 E	0.5 E		0.5 E	1.3 I	2.6 I	3.1 I	3.0 I	2.8 I	0.6 I	1.2 E		1.2 E	1.3 E	
整体移动(B)/舌侧(L)，mm		1.4 L	0.3 B		0.1 B	3.8 L	6.1 L	6.2 L	6.3 L	5.5 L	3.7 L	1.2 L		0.5 L	1.4 L	
整体移动 近中(M)/远中(D)，mm		0.3 M	0.7 M		0.6 M	4.1 D	2.5 D	0.6 D	0.5 D	1.0 D	2.8 D	0.6 M		0.4 M	0.7 M	
扭转(M)/远中(D)		4.4°D	0.4°D		8.3°M	10.0°M	7.2°D	0.7°M	3.2°M	2.3°D	9.2°M	12.0°M		0.1°D	1.7°M	
轴倾度(M)/远中(D)		1.1°D	0.7°D		2.6°D	0.8°D	6.5°M	0.4°M	0.4°D	15.8°M	9.3°M	2.5°D		0.8°M	0.1°D	
倾斜度 唇侧(B)/舌侧(L)		30.4°B	7.5°B		4.3°B	9.0°B	**18.8°B**	**20.9°B**	**20.5°B**	**19.1°B**	7.5°B	0.8°B		0.6°L	10.4°B	

最后一步 爱齐公司 医生 差异 牙齿基底部 冠 牙根

图9

牙齿移动分步（图10）

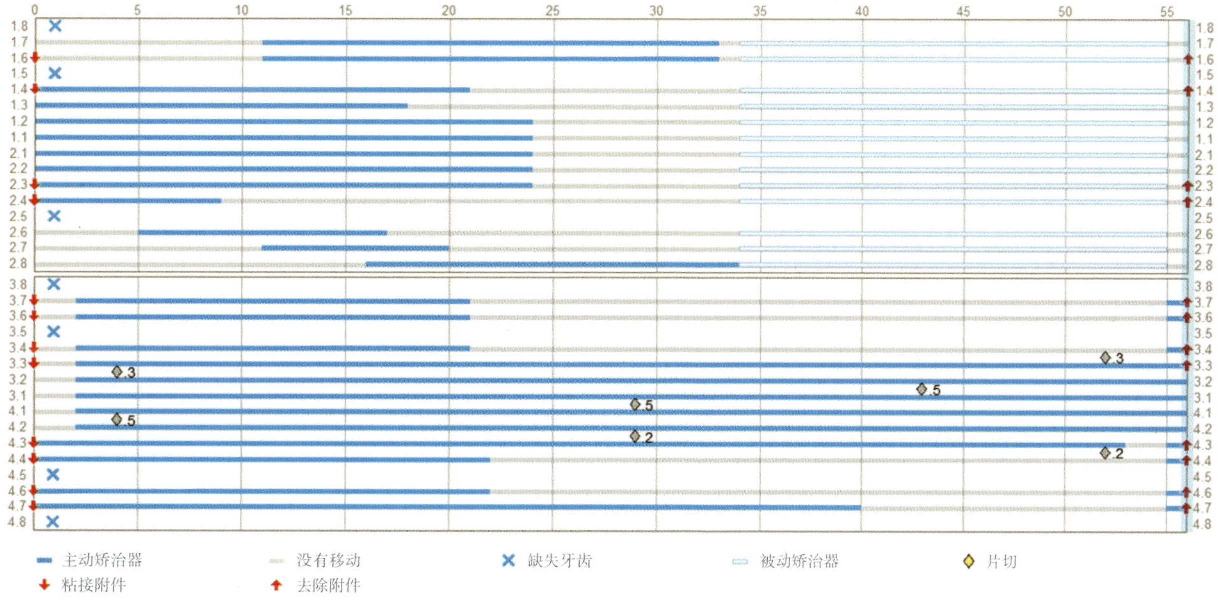

图10

治疗
Treatment

阶段关键照片/治疗中生物力学等（图11～图13）

前牙反覆𬌗、反覆盖使下颌前牙受上颌阻挡无法后退，后牙近中移动得以实现。

下颌前牙根舌向转矩的过矫治设计，可减少间隙关闭时的冠舌向、根唇向移动，避免因颊侧骨开窗、骨开裂造成的牙龈萎缩出现。

下颌第一磨牙舌侧的Ⅱ类牵引可辅助后牙宽度的维持，防止间隙关闭时后牙倾倒。

因矫治器本身为软弹性材料，间隙关闭过程中还是出现了类似固定矫治中的“过山车”效应。

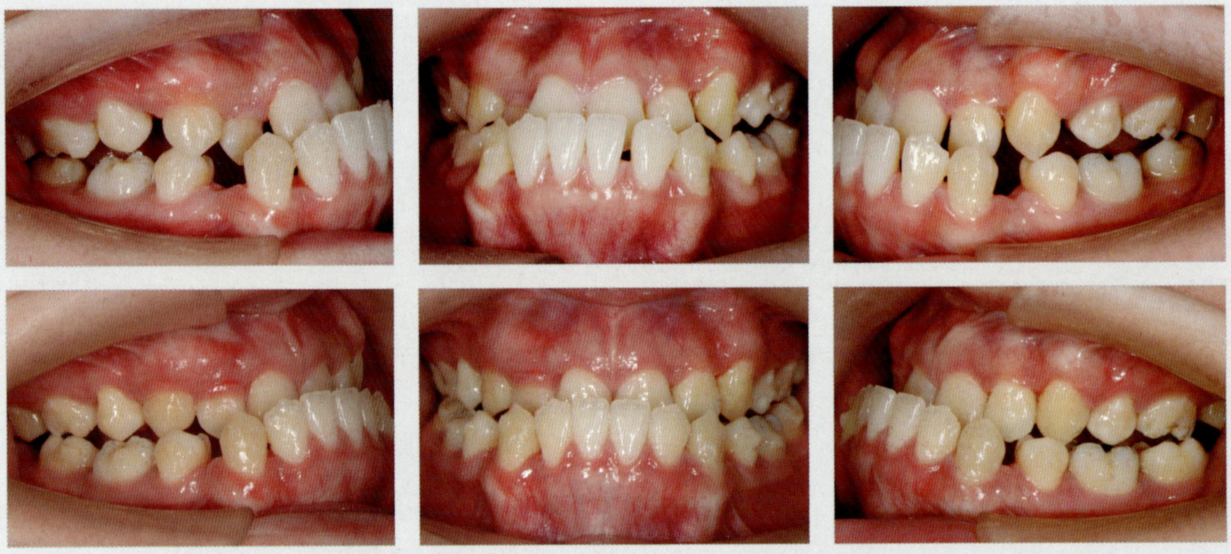

图11　间隙关闭过程中口内像

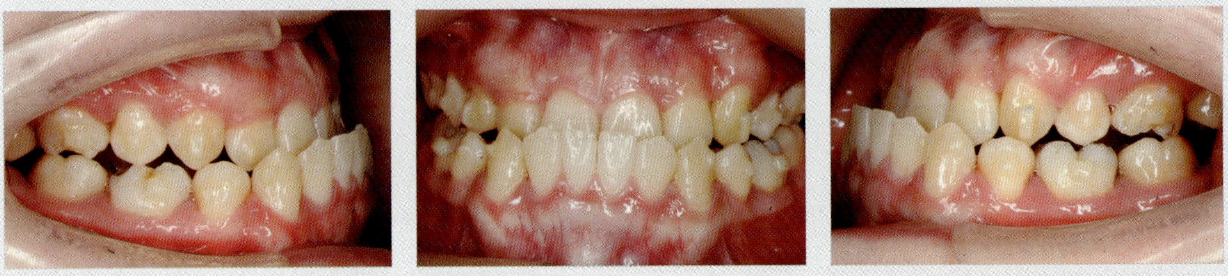

图12　手术前口内像

手术前Spee曲线可适当保留，有利于减少牙弓中段的早接触产生，使术后咬合更加稳定。

手术后可利用咬合力，压低前牙伸长前磨牙，快速整平Spee曲线。

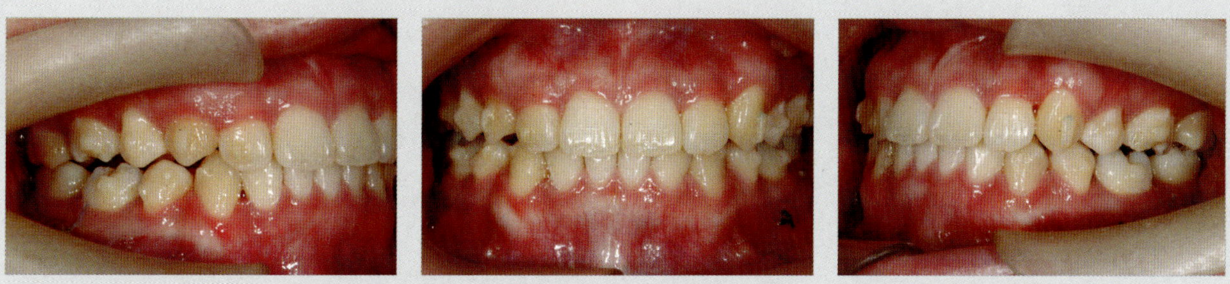

图13　手术后口内像

治疗中/接近治疗结束/治疗结束X线片（图14～图17）

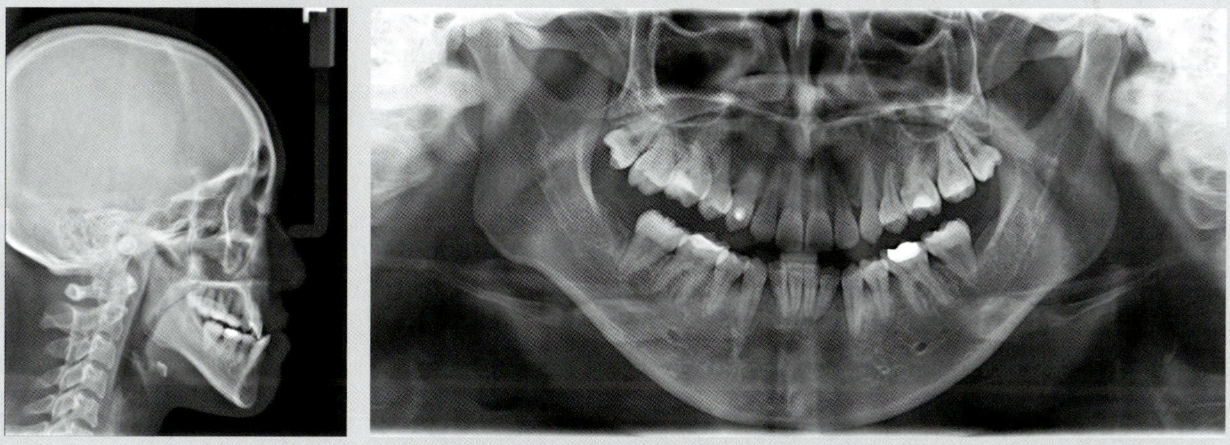

图14　第一次重启前侧位及曲面断层片

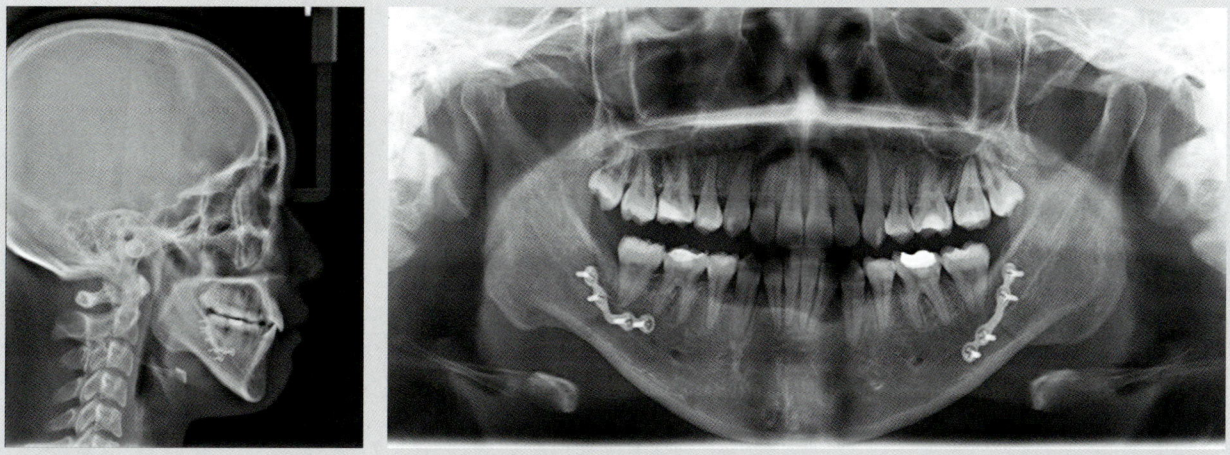

图15　手术后侧位及曲面断层片

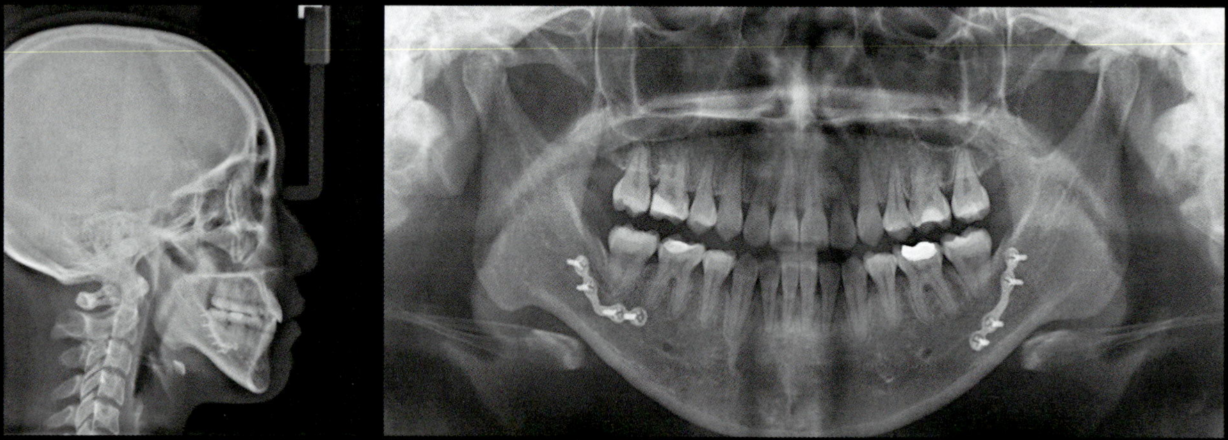

图16　治疗结束时侧位及曲面断层片

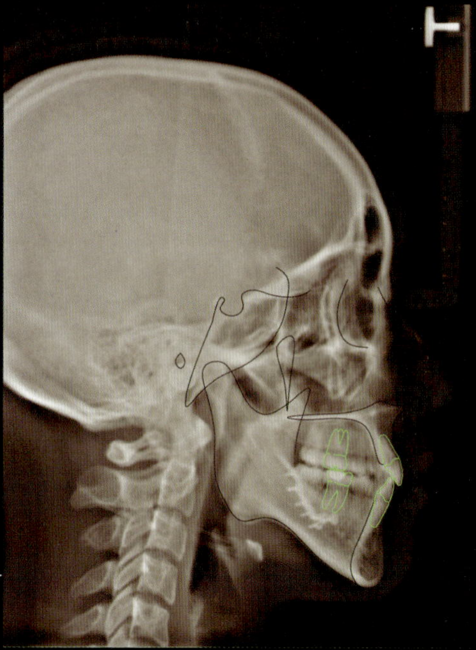

图17　治疗结束头影测量描记图

治疗前后头影测量分析

测量项目	标准值	T0	T1
SNA（°）	82 ± 3.5	78.6	78.9
SNB（°）	79 ± 3	81.2	76.6
ANB（°）	3 ± 2	−2.6	2.3
Wits（mm）	−4.5 ± 3	−5.7	−2.0
U1–SN（°）	102 ± 5	106.0	96.9
L1–MP（°）	95 ± 7	78	82.7
FMA（°）	26.0	34.8	30.4
S–GO/N–Me（%）	64 ± 4	58.6	64.1
Y轴（°）	65 ± 3	73.0	71.9
Go–Gn（mm）	65 ± 4.4	80.1	71.8

头影重叠（图18）

治疗前（T0）：蓝色

治疗后（T1）：红色

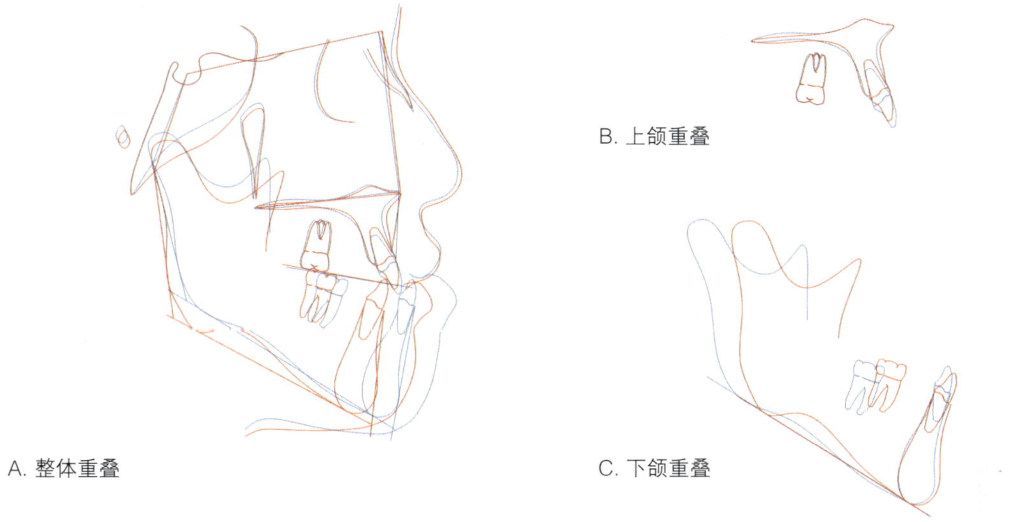

图18

治疗后评估
Post–treatment evaluation

结束模型（图19）

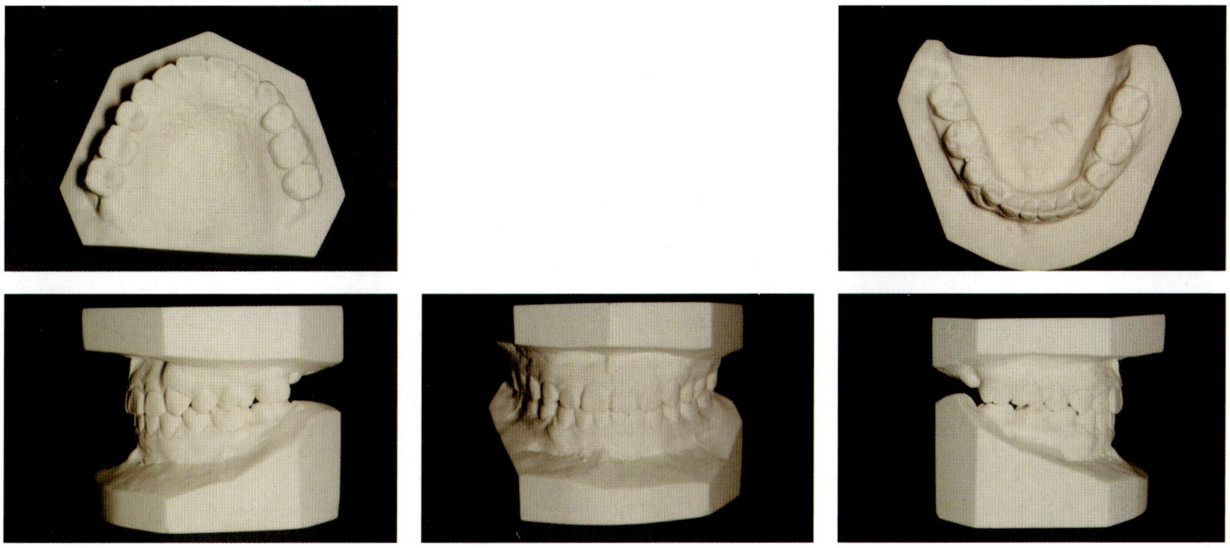

图19

治疗结束口外照片（图20）

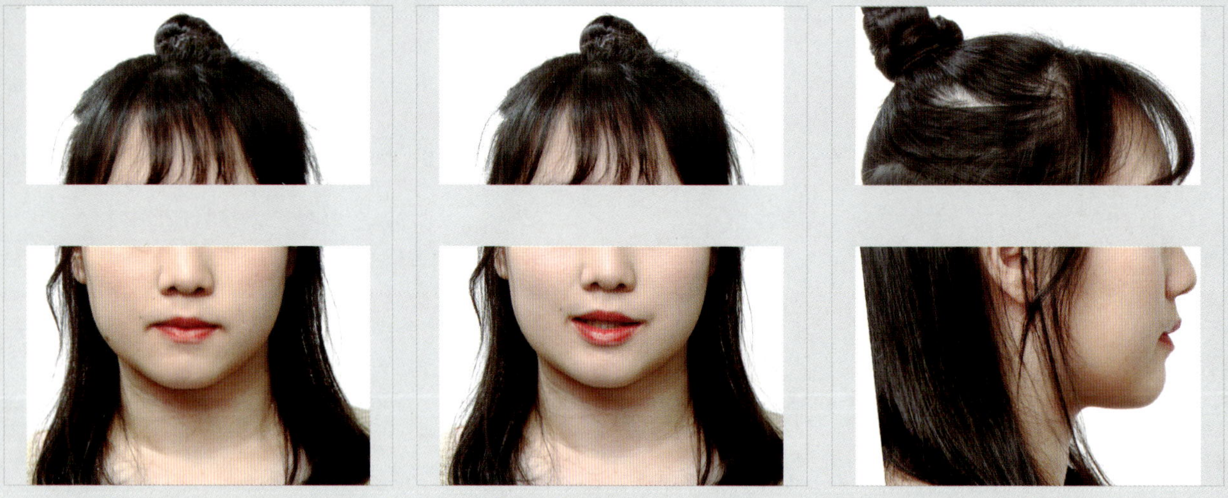

图20

治疗结束口内照片（图21）

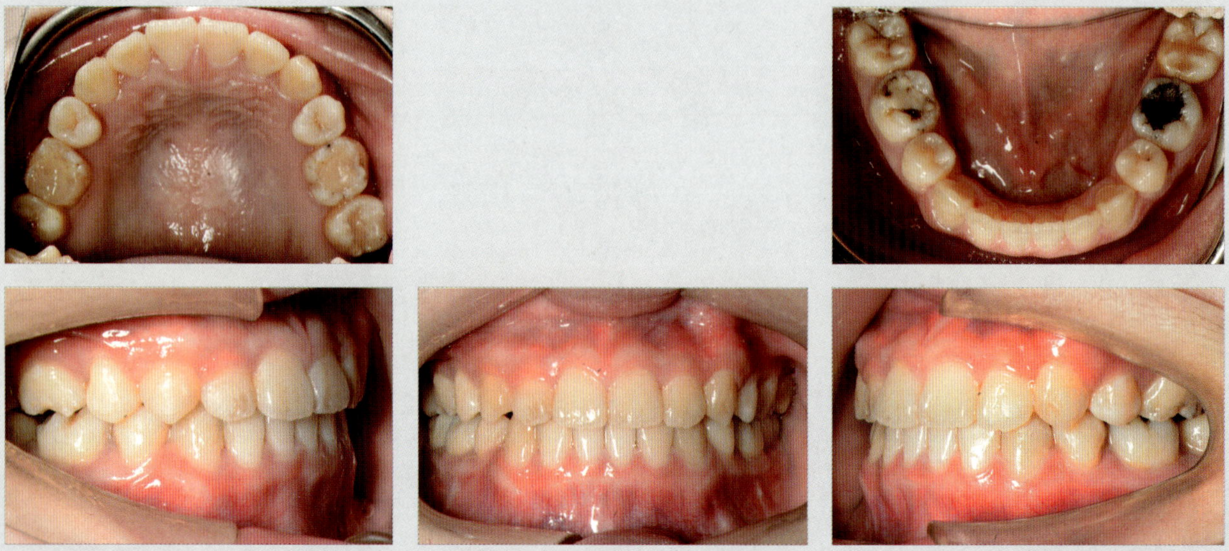

图21

病例总结及病例自我评价
Summary of case and self-evaluation

隐形矫治器的数字化设计使术前去代偿矫治更加便捷，尤其是在牙弓形态控制上的优势，大大减少了传统矫治只能通过取模观察牙弓匹配情况的不足。此外，方案设计中咬合跳跃的处理方式，使医生能灵活寻找时间点适时介入手术，提高了整个矫治过程的效率。

虽然下颌前牙的根舌向转矩过矫治设计可有效减少间隙关闭时的前牙冠舌向、根唇向移动，但下颌前牙区牙槽骨厚度是否允许过矫治设计是诊断时需明确的问题。

高角患者的后牙前移相对容易，间隙关闭时反覆盖减小后的前牙咬合阻挡可辅助增强下颌前牙矢状向支抗，配合Ⅱ类牵引，使后牙整体移动关闭间隙的方案得以实现。但对不同垂直生长型的患者，后牙前移关闭间隙的设计方案应酌情考虑。

对于只施行BSSRO类的单颌手术，术前Spee曲线可保留少量深度，手术后建立的正常覆殆覆盖可帮助Spee曲线整平。

正畸与正颌外科医生的顺利沟通与合作是正畸-正颌联合治疗成功的基础，在此要诚挚感谢正颌外科医生的大力支持，当然患者良好的配合度也是治疗成功的重要保障。

专家点评

非常好的多学科联合治疗复杂病例，病例难度大，治疗效果较好。

术前拔牙通过隐形矫治解决宽度和弓内问题，利用ClinCheck方案可以模拟设计出匹配牙列与牙槽骨的位置关系，再进行手术解决基骨位置关系，最后通过联合治疗获得的效果非常好，尤其下颌前牙的转矩控制非常到位。资料收集也比较齐全，是值得大家参考学习的病例。

5

双颌前突拔牙病例

An extraction case of bimaxillary protrusion

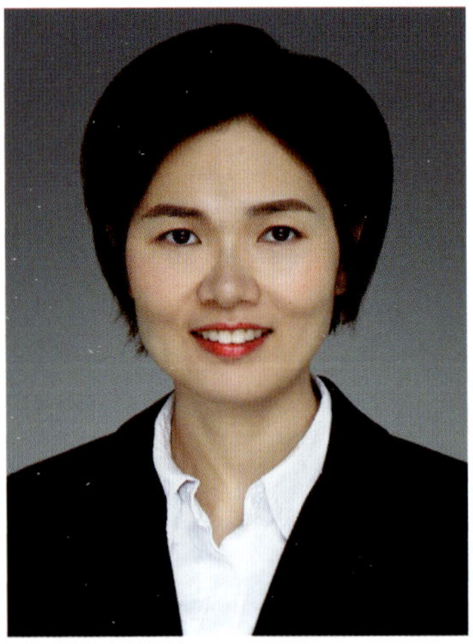

医生简介

王春阳

医学博士

中山大学附属口腔医院主治医师

病例简介

患者，女性，初诊时19岁。

主诉：啃牙。

经分析，患者为偏骨性Ⅲ类，安氏Ⅰ类，上下牙列轻度拥挤。因下颌发育稍过度，上前牙代偿性唇倾。要解决上前牙唇倾的问题，需要先内收下前牙，上前牙才有内收的空间，因此拔除4颗第一前磨牙。采用隐形矫治解决偏骨性Ⅲ类双颌前突的问题，需注意前牙覆𬌗控制和下前牙的转矩控制，在内收下前牙同时，进行下前牙压低和加根舌向转矩，防止覆𬌗加深以及下前牙舌倾太多导致牙根暴露。

设计：上颌用G6设计模式，下颌用G5的设计模式防止“过山车”效应使前牙覆𬌗加深。

关键词：偏骨性Ⅲ类双颌前突，拔牙矫治，垂直向控制，转矩控制

治疗前评估
Pre-treatment evaluation

患者信息

姓名	××
性别	女
初诊年龄/出生日期	19岁
主诉	哨牙
病史（全身和局部，外伤、不良习惯等）	无特殊
其他相关病史	无特殊

口外情况（图1）

矢状向	凸面型
垂直向	均角型
横向（颧骨、下颌角、颏部对称性）	对称
软组织特征（唇厚度、唇突度等）	下唇外翻
微笑（上前牙暴露量、低位、中位、高位、笑弧等）	低位
放松状态及微笑时口角高低情况	左高右低

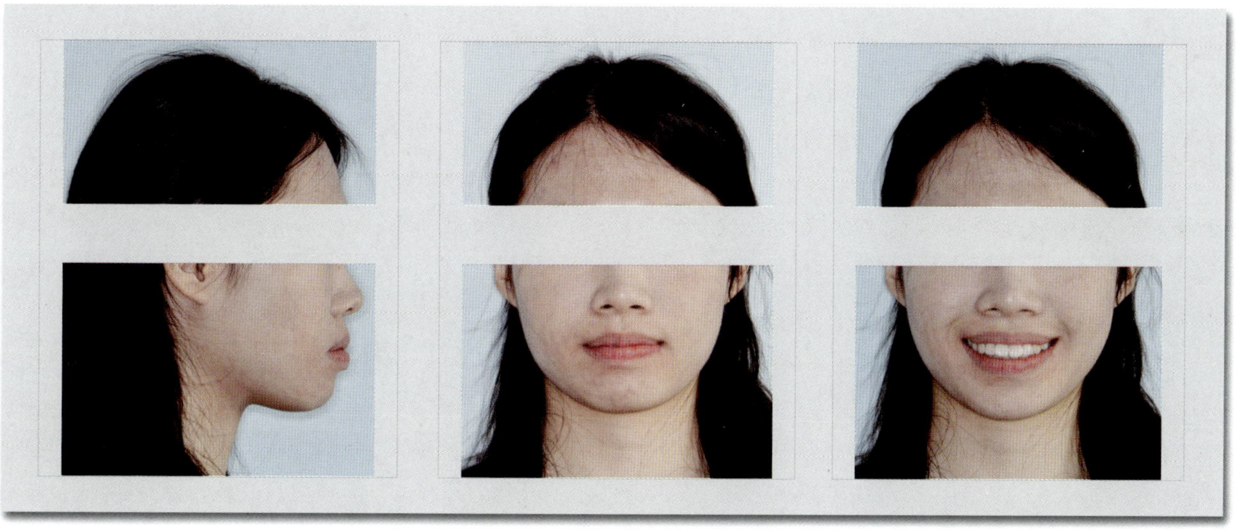

图1

口内情况（图2）

上颌拥挤度/间隙（mm）	2
下颌拥挤度/间隙（mm）	2
切牙关系	Ⅰ类
前牙覆盖（mm）	4
前牙覆殆（mm）	3
后牙覆盖（mm）	无异常
后牙覆殆（mm）	无异常
中线（和面中线关系）	对齐
左侧咬合关系（磨牙）	中性
左侧咬合关系（尖牙）	中性
右侧咬合关系（磨牙）	中性
右侧咬合关系（尖牙）	中性
锁殆（异位、扭转等）	无
其他口内情况（畸形舌尖舌窝、过小牙等）	无特殊
Bolton分析（3–3）	75.2%，上颌多于下颌1.39mm
Bolton分析（6–6）	90.5%，上颌多于下颌1.40mm
牙齿情况（氟斑牙、釉质发育不全等）	25畸形中央尖折断
殆平面（是否有倾斜）	无倾斜

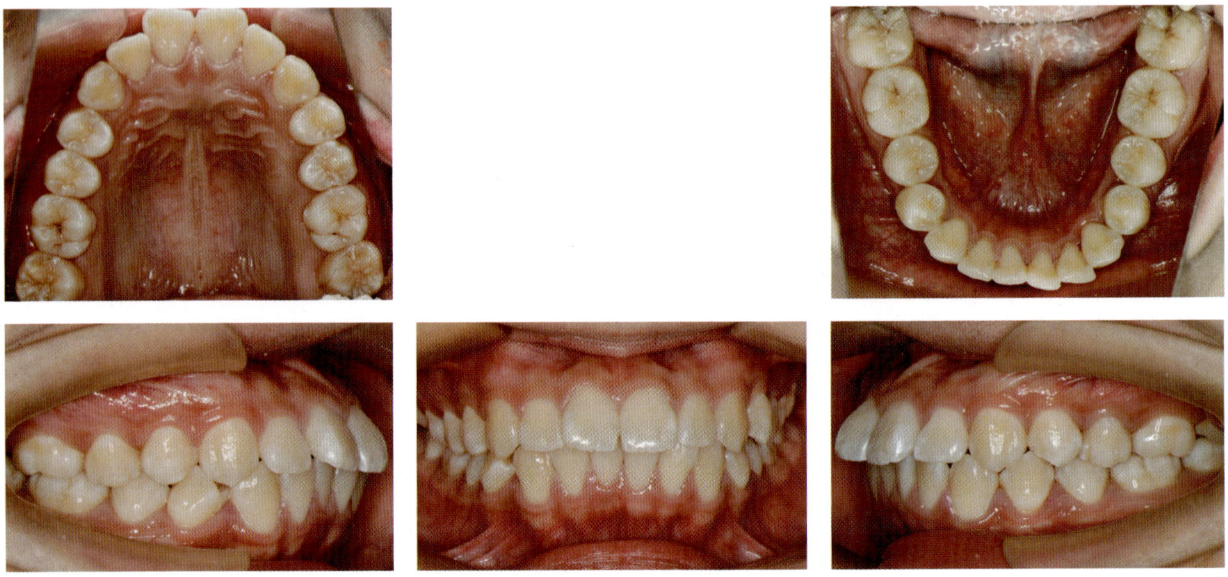

图2

一般影像学检查

骨性检查（关节形态初步评估，升支、体部是否对称等，生长发育评估）	未发现异常
牙齿异常（缺失牙、多生牙、牙根长短异常等）	38、48近中阻生
预后较差的牙齿（根管治疗后，龋坏面积大、釉质发育不全等）	25有根尖阴影
TMJ	未发现异常
其他影像学发现（气道、腺样体、扁桃体等）	未发现异常

治疗前模型（图3）

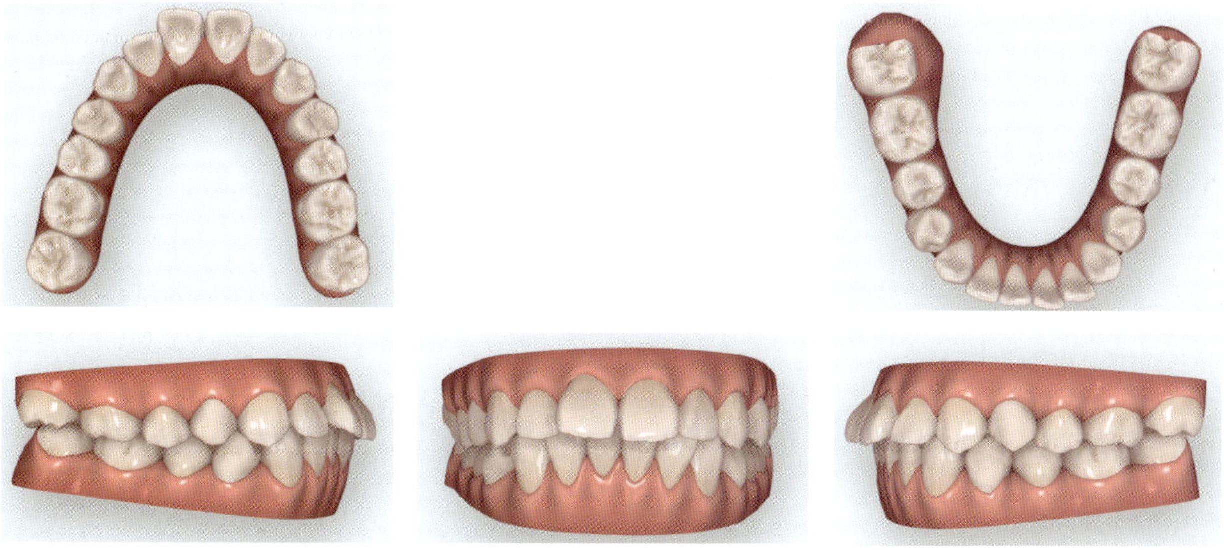

图3

治疗前X线片（图4）

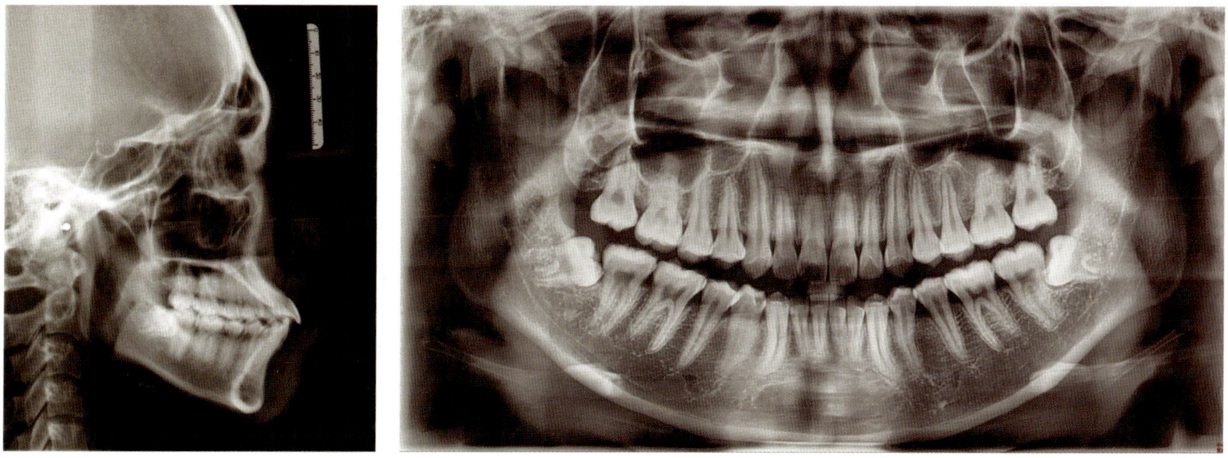

图4

治疗前头影测量描记图（图5）

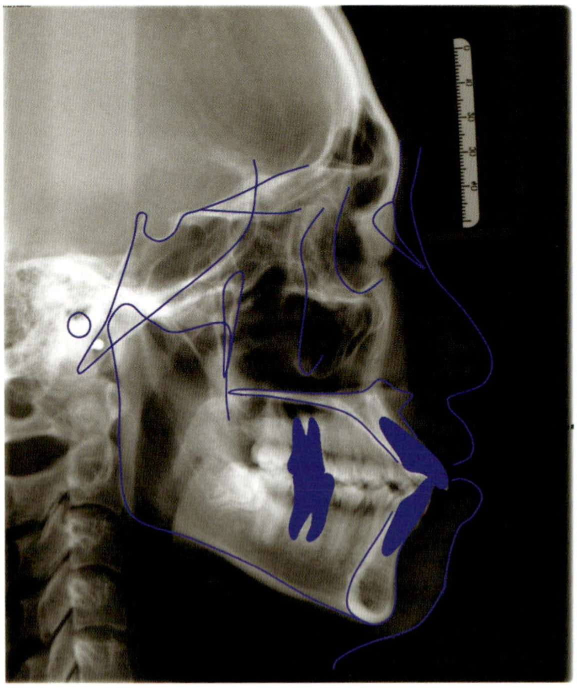

图5

治疗前头影测量分析

测量项目	标准值	T0
SNA（°）	83.0	86.6
SNB（°）	80.0	85.4
ANB（°）	3.0	1.2
SN-MP（°）	30.0	29.6
U1-SN（°）	106.0	128.3
L1-MP（°）	97.0	98.6

头影测量异常数据解读

1. SNA为86.6°，SNB为85.4°，双颌前突。

2. ANB为1.2°，骨性Ⅰ类。

3. U1-SN为128.3°，上前牙唇倾明显。

诊断

1. 安氏Ⅰ类。

2. 骨性Ⅰ类。

3. 均角型。

4. 双颌前突。

5. 38、48阻生。

6. 25根尖周炎。

患者主诉“啃牙”。经分析，患者为骨性Ⅰ类（偏骨性Ⅲ类），安氏Ⅰ类，上下牙列轻度拥挤。因下颌发育稍过度，上前牙代偿性唇倾。要解决这种类型患者上前牙唇倾的问题，需要先内收下前牙，上前牙才有内收的空间，因此拔除4颗第一前磨牙。采用隐形矫治解决偏骨性Ⅲ类双颌前突的问题，需注意前牙覆骀控制和下前牙的转矩控制，在内收下前牙同时，进行下前牙压低和加根舌向转矩，防止覆骀加深以及下前牙舌倾太多导致牙根暴露。全景片提示25有根尖阴影，其牙根长度发育尚可，根尖孔闭合，考虑到拔除14、25为两侧不对称拔牙，增加了此病例的难度，且左侧上颌可能需种植支抗辅助，患者长期在国外，如支抗钉有松脱则难以处理，同患者商议后，患者选择拔除4颗第一前磨牙，25行根管治疗。

问题列表

1. 双颌前突。
2. 偏骨性Ⅲ类，轻度下颌发育过度。
3. 上前牙唇倾明显。
4. 上下牙列轻度拥挤。
5. 38、48阻生。
6. 25根尖周炎。

治疗计划

矫治器	隐适美成人矫治器（Invisalign）
拔牙牙位	14、24、34、44、38、48
支抗选择	上下颌均为后牙中度支抗
治疗设计：横向考虑	维持上颌第一磨牙冠位置不变，根向舌侧1mm
治疗设计：矢状向考虑	维持上颌第一磨牙矢状向位置不变，上前牙分步远移，先移动尖牙
治疗设计：垂直向考虑	下颌垂直向控制是关键
其他设计要点	下前牙自始至终加压力嵴（Power Ridge）
如有几个方案请都列出，列出利弊，解释选择最终方案的理由	备选方案：拔14、25、34、44、38、48。此方案上颌为不对称拔牙，难度增加，左上颌可能需要种植支抗辅助。患者不接受
保持	透明保持器

治疗进程

治疗时长	2年5个月
牙套更换频率/复诊频率	10~14天一换，6~10个月复诊一次（因患者在国外）
重启/精调次数	0
保持时长	2019年8月结束

治疗
Treatment

附件设计

上颌采用G6的附件，下颌尖牙用垂直矩形附件有利于尖牙牙轴的控制和矢状向的移动，下颌第二前磨牙采用水平矩形附件有助于前磨牙的卡抱和下前牙的整平，下颌磨牙采用垂直矩形附件有利于其矢状向移动，防止其近中倾斜。

复诊中注意监控

1. 磨牙、尖牙关系有无维持中性。
2. 前牙覆𬌗有无加深。
3. 下前牙唇舌侧牙根的根形是否明显。

如果出现问题，则及时处理。

第一次复诊，戴牙套10个月后（图6和图7）

上颌：先远移尖牙，有利于保护后牙支抗、维持尖牙中性关系及牙套更好包裹尖牙。

下颌：下前牙整体内收，内收同时压低下前牙及加根舌向转矩，防止覆𬌗加深及下前牙舌倾。

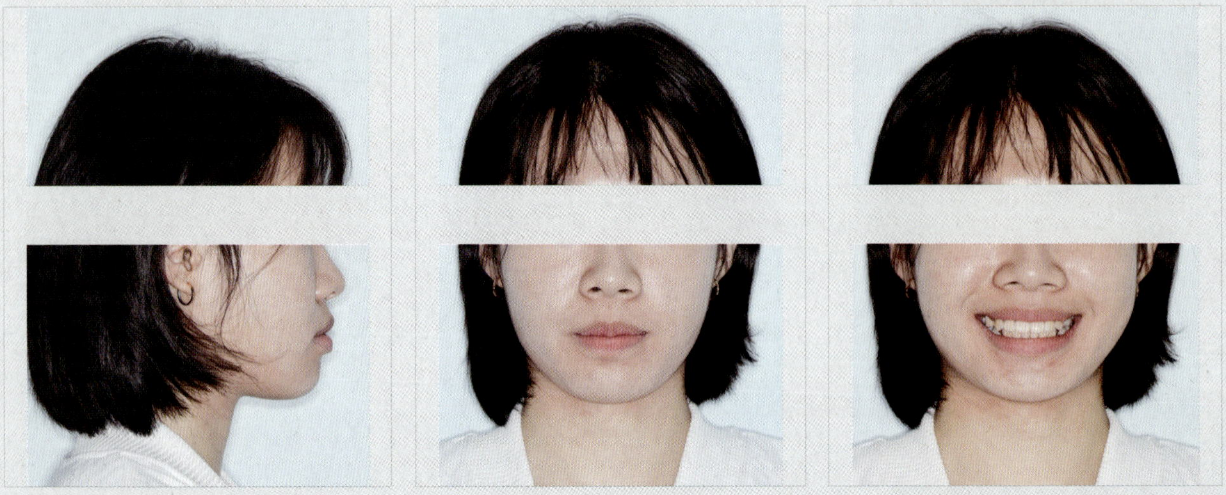

图6

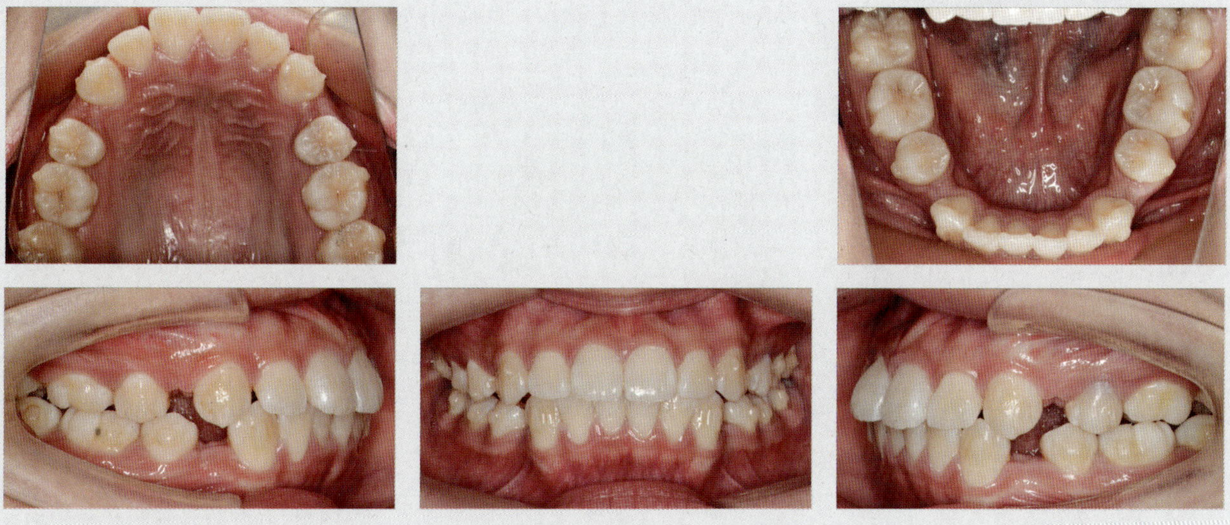

图7

第二次复诊，戴牙套15个月后（图8）

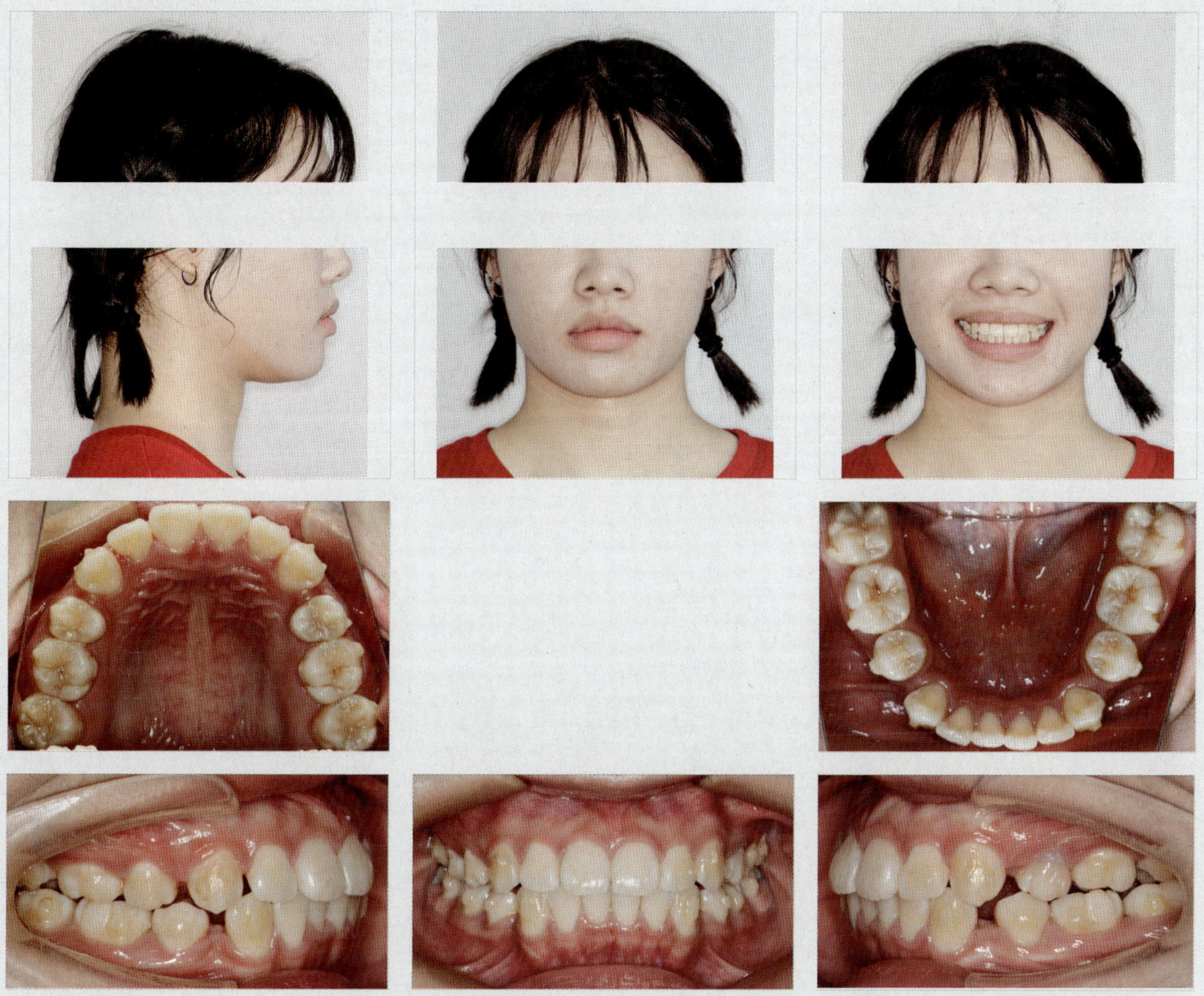

图8

第三次复诊，戴牙套22个月后（图9）

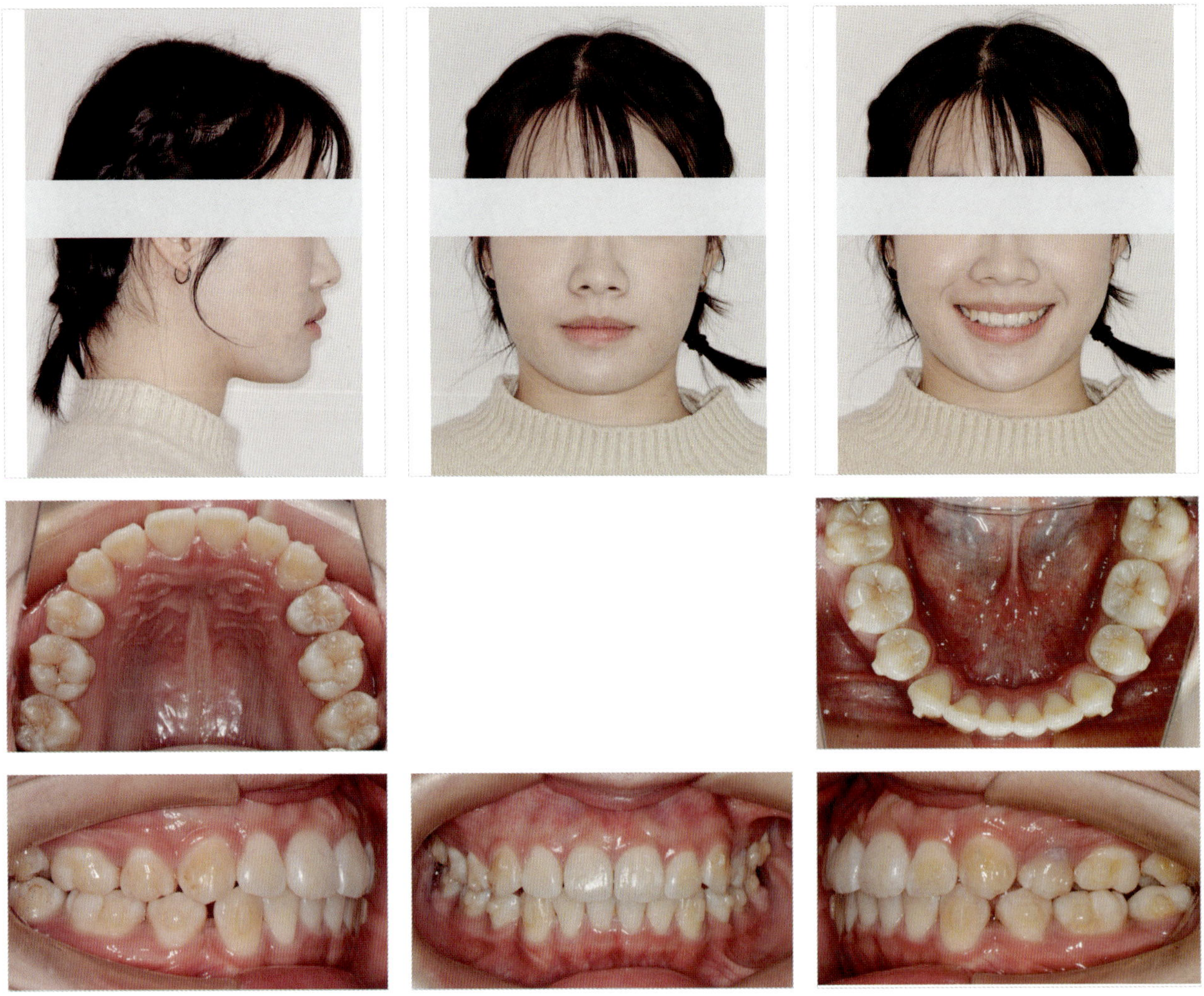

图9

治疗结束的全景片和头颅侧位片（图10）

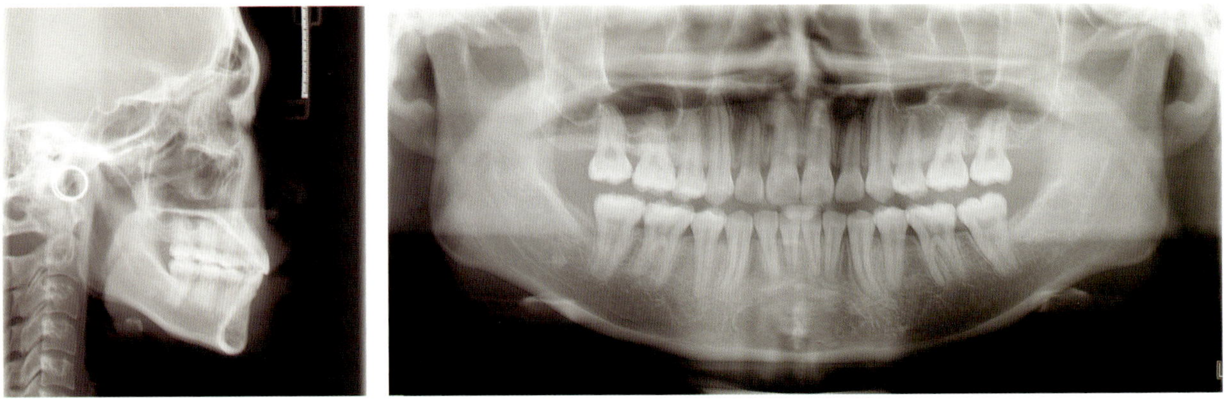

图10

治疗结束头影测量描记图（图11）

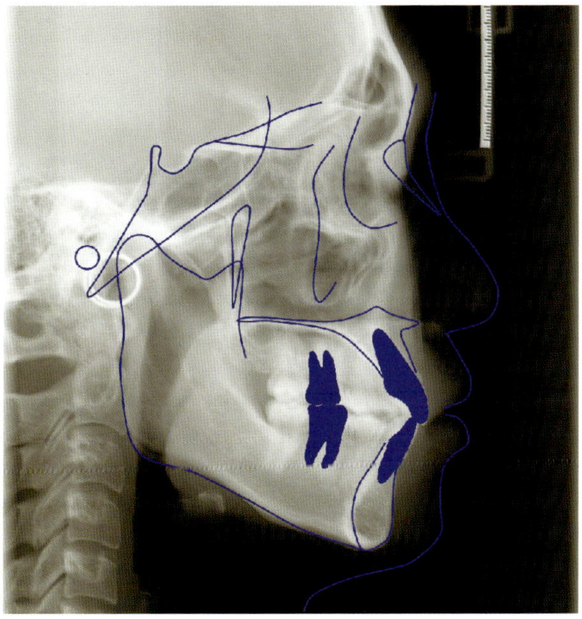

治疗前后头影测量分析

测量项目	T0	T1
SNA（°）	86.6	85.0
SNB（°）	85.4	84.3
ANB（°）	1.2	0.7
SN-MP（°）	29.6	27.4
U1-SN（°）	128.3	112.4
L1-MP（°）	98.6	95.1

图11

牙齿移动分步（图12）

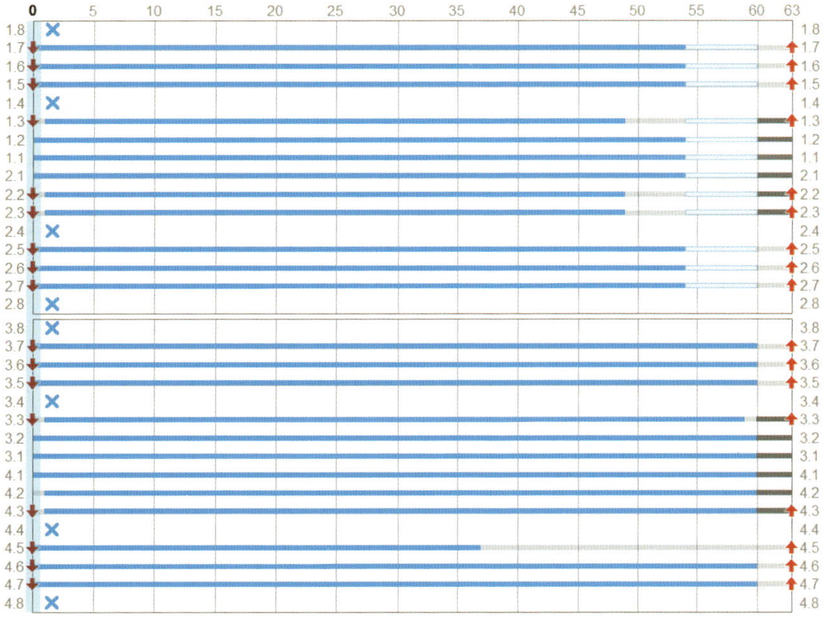

图12

牙齿移动量（图13）

上颌 / 下颌	1.8	1.7	1.6	1.5	P	1.3	1.2	1.1	2.1	2.2	2.3	P	2.5	2.6	2.7	2.8
伸长(E)/压低(I)，mm		0	0	0.1 I		3.8 I	5.9 I	9.0 I	9.2 I	6.5 I	4.2 I		0.3 I	0.4 I	0	
整体移动(B)/舌侧(L)，mm		0.6 L	0.7 L	1.0 L		2.0 L	5.6 L	7.5 L	7.1 L	5.3 L	1.4 L		1.6 L	0.4 L	0.2 L	
整体移动 近中(M)/远中(D)，mm		0.5 D	0.4 D	0.1 D		7.5 D	5.3 D	2.6 D	0.3 D	3.6 D	6.9 D		0.3 M	0.1 D	0.4 D	
扭转(M)/远中(D)		1.3°M	4.5°M	2.5°D		1.2°M	3.7°D	18.9°D	8.6°D	10.8°M	6.5°D		11.6°D	6.2°M	1.8°D	
轴倾度(M)/远中(D)		0.3°D	0.3°M	0.9°D		3.8°M	5.1°D	2.4°D	2.8°M	4.8°M	4.2°M		3.7°M	0.4°D	2.8°D	
倾斜度 唇侧(B)/舌侧(L)		1.7°B	2.0°B	6.9°B		12.0°B	2.9°L	7.1°L	4.7°L	4.8°L	8.9°B		4.0°B	4.4°B	2.6°B	

最后一步 爱齐公司 医生 差异 牙齿基底部 冠 牙根

上颌 / 下颌	1.8	1.7	1.6	1.5	P	1.3	1.2	1.1	2.1	2.2	2.3	P	2.5	2.6	2.7	2.8
伸长(E)/压低(I)，mm		0	0	0.1 I		3.8 I	5.9 I	9.0 I	9.2 I	6.5 I	4.2 I		0.3 I	0.4 I	0	
整体移动(B)/舌侧(L)，mm		1.1 L	1.3 L	3.2 L		6.7 L	4.7 L	5.3 L	5.7 L	3.8 L	4.9 L		2.8 L	1.7 L	0.9 L	
整体移动 近中(M)/远中(D)，mm		0.4 D	0.5 D	0.2 M		9.0 D	3.6 D	1.9 D	1.1 D	5.1 D	8.5 D		0.8 D	0	0.4 M	
扭转(M)/远中(D)		1.3°M	4.5°M	2.5°D		1.2°M	3.7°D	18.9°D	8.6°D	10.8°M	6.5°D		11.6°D	6.2°M	1.8°D	
轴倾度(M)/远中(D)		0.3°M	0.3°D	0.9°M		3.8°D	5.1°M	2.4°M	2.8°D	4.8°D	4.2°D		3.7°D	0.4°M	2.8°M	
倾斜度 唇侧(B)/舌侧(L)		1.7°L	2.0°L	6.9°L		12.0°L	2.9°B	7.1°B	4.7°B	4.8°B	8.9°L		4.0°L	4.4°L	2.6°L	

最后一步 爱齐公司 医生 差异 牙齿基底部 冠 牙根

上颌 / 下颌	4.8	4.7	4.6	4.5	P	4.3	4.2	4.1	3.1	3.2	3.3	P	3.5	3.6	3.7	3.8
伸长(E)/压低(I)，mm		0	0.1 E	0.3 E		6.0 I	6.9 I	8.2 I	8.3 I	7.3 I	5.2 I		0.5 E	0.2 E	0	
整体移动(B)/舌侧(L)，mm		0	0.4 L	1.7 L		3.6 L	4.9 L	3.8 L	4.2 L	4.5 L	3.4 L		1.5 L	0.3 L	0	
整体移动 近中(M)/远中(D)，mm		0.4 M	0.5 M	0.6 M		4.7 D	3.9 D	1.2 D	0.8 D	3.4 D	4.9 D		0.9 M	0.7 M	0.5 M	
扭转(M)/远中(D)		0°	0.3°M	10.7°M		**16.3°D**	11.0°D	7.8°D	19.4°D	25.2°D	12.3°D		5.6°D	0.4°D	2.1°D	
轴倾度(M)/远中(D)		0.1°D	1.5°D	7.2°D		14.0°M	1.8°M	2.2°D	2.7°M	3.6°M	**14.6°M**		6.1°D	2.2°D	0.2°D	
倾斜度 唇侧(B)/舌侧(L)		0.1°L	2.8°B	13.7°B		**9.1°B**	3.9°B	10.3°B	11.7°B	9.1°B	8.9°B		6.1°B	4.1°B	0.1°L	

最后一步 爱齐公司 医生 差异 牙齿基底部 冠 牙根

上颌 / 下颌	4.8	4.7	4.6	4.5	P	4.3	4.2	4.1	3.1	3.2	3.3	P	3.5	3.6	3.7	3.8
伸长(E)/压低(I)，mm		0	0.1 E	0.3 E		6.0 I	6.9 I	8.2 I	8.3 I	7.3 I	5.2 I		0.5 E	0.2 E	0	
整体移动(B)/舌侧(L)，mm		0	1.2 L	6.1 L		6.9 L	6.1 L	6.8 L	7.5 L	7.2 L	6.6 L		3.4 L	1.5 L	0	
整体移动 近中(M)/远中(D)，mm		0.4 M	0.9 M	2.9 M		**9.7 D**	4.4 D	0.5 D	1.6 D	4.4 D	**10.1 D**		2.8 M	1.3 M	0.6 M	
扭转(M)/远中(D)		0°	0.3°M	10.7°M		**16.3°D**	11.0°D	7.8°D	19.4°D	25.2°D	**12.3°D**		5.6°D	0.4°D	2.1°D	
轴倾度(M)/远中(D)		0.1°M	1.5°M	7.2°M		**14.0°D**	1.8°D	2.2°M	2.7°D	3.6°D	**14.6°D**		6.1°M	2.2°M	0.2°M	
倾斜度 唇侧(B)/舌侧(L)		0.1°B	2.8°L	13.7°L		**9.1°L**	3.9°L	10.3°L	11.7°L	9.1°L	**8.9°L**		6.1°L	4.1°L	0.1°B	

最后一步 爱齐公司 医生 差异 牙齿基底部 冠 牙根

图13

头影重叠（图14）

治疗前（T0）：蓝色

治疗后（T1）：红色

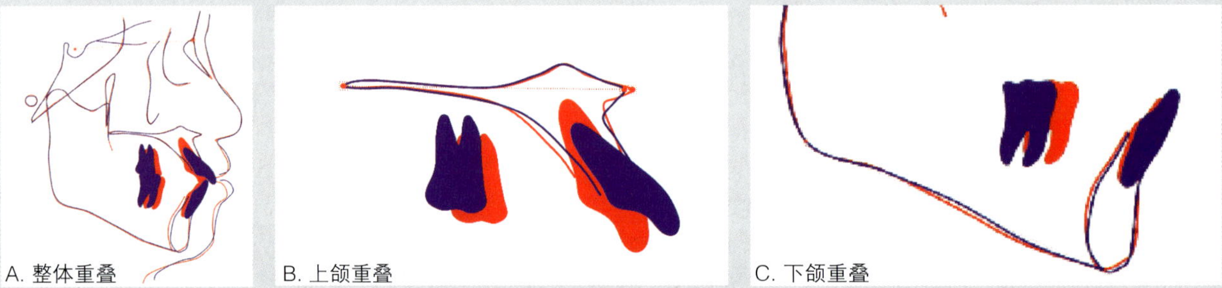

A. 整体重叠　B. 上颌重叠　C. 下颌重叠

图14

治疗后评估
Post-treatment evaluation

结束模型（图15）

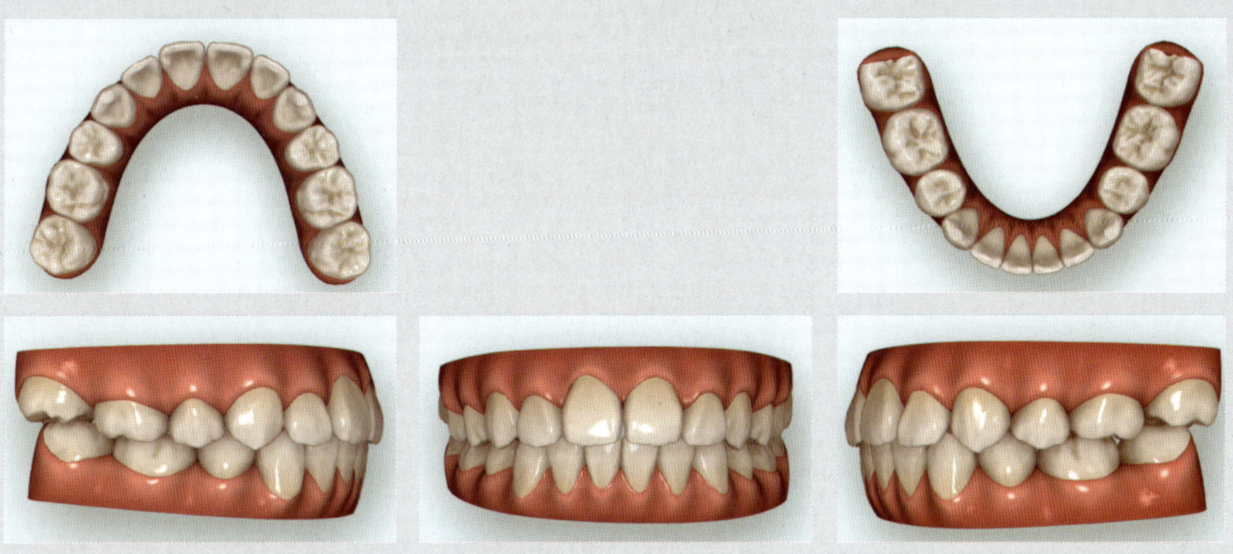

图15

治疗后照片（口内和口外，图16和图17）

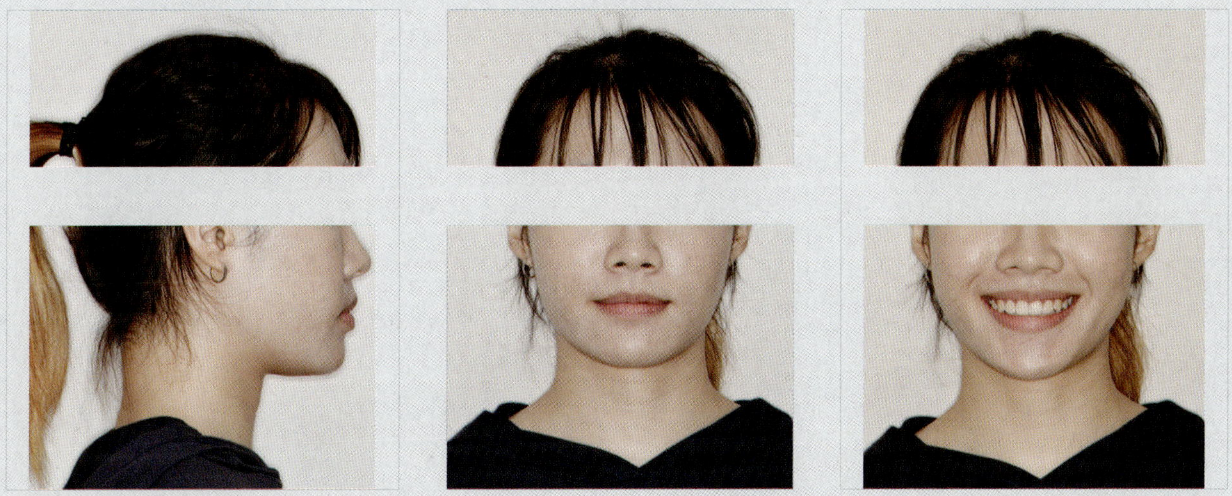

图16

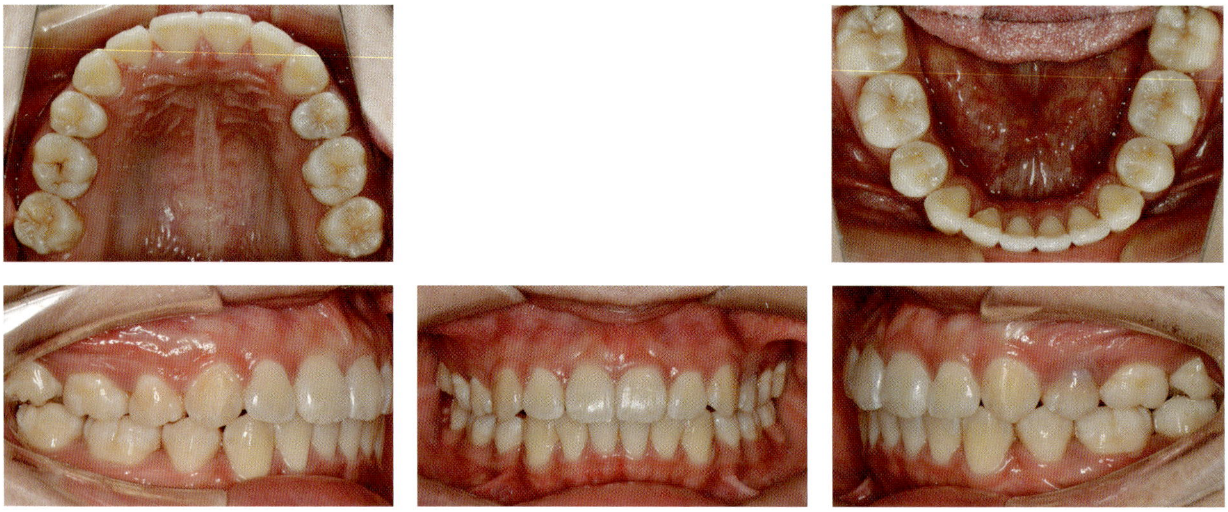

图17

病例总结及病例自我评价
Summary of case and self-evaluation

病例总结

1. 此病例的重点在于下颌的垂直向控制。下颌垂直向控制设计要点：①后牙良好的卡抱（矩形附件设计）；②尖牙的牙轴（近中倾斜）；③下切牙的转矩（下切牙自始至终加压力嵴）；④垂直向加入过矫治设计，前牙覆殆设计为开殆3～4mm。

2. 此病例难点在于下前牙内收过程中，防止下切牙舌倾出现骨开窗、骨开裂。处理办法：下前牙在内收时加根舌向转矩，同时加强复诊监控。

3. 此病例的缺憾：患者一直未行25的根管治疗，在治疗结束时25牙冠变色明显。以后遇到此类病例，会考虑左上象限拔除25，保留24；或者25行根管治疗后再拔除24。

病例自我评价

此病例未经重启和精调，方案为63步（其中后3步为过矫治），最终结果上下前牙有控制内收，侧貌得到明显改善，同时维持了尖牙磨牙中性关系，前牙达到Ⅰ度覆殆覆盖。解决了患者的主诉。

整个治疗过程平稳，达到预期效果，并且60副牙套能全部戴完，这除了与合理的方案设计相关外，离不开隐适美领先的SmartTrack、SmartForce和SmartStage技术，准确预测牙齿的移动效果，能够保证一次性生产的63副牙套能实现矫治目标。

专家点评

该病例难度偏大，未重启精调、一步到位，得益于方案设计中合理的过矫治措施，以及G6的应用，病例很顺畅完成。治疗结果良好，资料收集基本完整。术前下前牙直立且根形较明显，拥挤度不大，在内收过程中应注意下前牙牙槽骨开窗的风险，治疗设计及临床监控中应注意。总的来说，本病例完成度很高，是个值得大家学习的案例。

无托槽隐形矫治技术非对称拔牙模式矫治安氏Ⅱ类1分类错𬌗畸形病例报告

Invisalign treatment of an Angle Class II Subdivision 1 case with asymmetrical extraction protocol

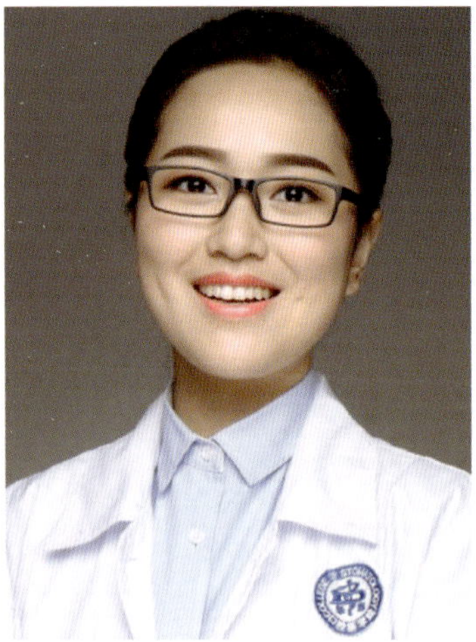

医生简介

金樱

博士 / 副教授

四川大学华西口腔医院副主任医师

病例简介

患者，女性，初诊时24岁。

轻度骨性Ⅱ类，偏高角，安氏Ⅱ类，上下前牙前倾，轻度拥挤， 殆平面倾斜。18、28、38、48已萌出。采用拔牙矫治，拔除14、24、34、45。全程采用无托槽隐形矫治器。该病例治疗过程中，仅仅在37出现少量脱套，未发生明显后牙开殆等拔牙病例常见问题。总共矫治时长为2年，其中包括两次精调。实现了前牙的内收，磨牙Ⅰ类关系的调整，殆平面倾斜的纠正以及面型的改善。由此可见，无托槽隐形矫治器选择好适应证，是可以对牙齿的移动实现良好的控制，实现矫治目标的。

关键词：轻度骨性Ⅱ类，偏高角，安氏Ⅱ类，上下前牙前倾，轻度拥挤，殆平面倾斜

治疗前评估
Pre-treatment evaluation

患者信息

姓名	××
性别	女
初诊年龄/出生日期	24岁 / 1993年10月
主诉	牙齿前突
病史（全身和局部，外伤、不良习惯等）	无特殊
其他相关病史	无

口外情况（图1）

矢状向	凸面型
垂直向	面下1/3基本正常
横向（颧骨、下颌角、颏部对称性）	颏部居中，右侧面部稍丰满
软组织特征（唇厚度、唇突度等）	唇部厚度正常
微笑（上前牙暴露量、低位、中位、高位、笑弧等）	颊旁间隙较小
放松状态及微笑时口角高低情况	无特殊基本正常

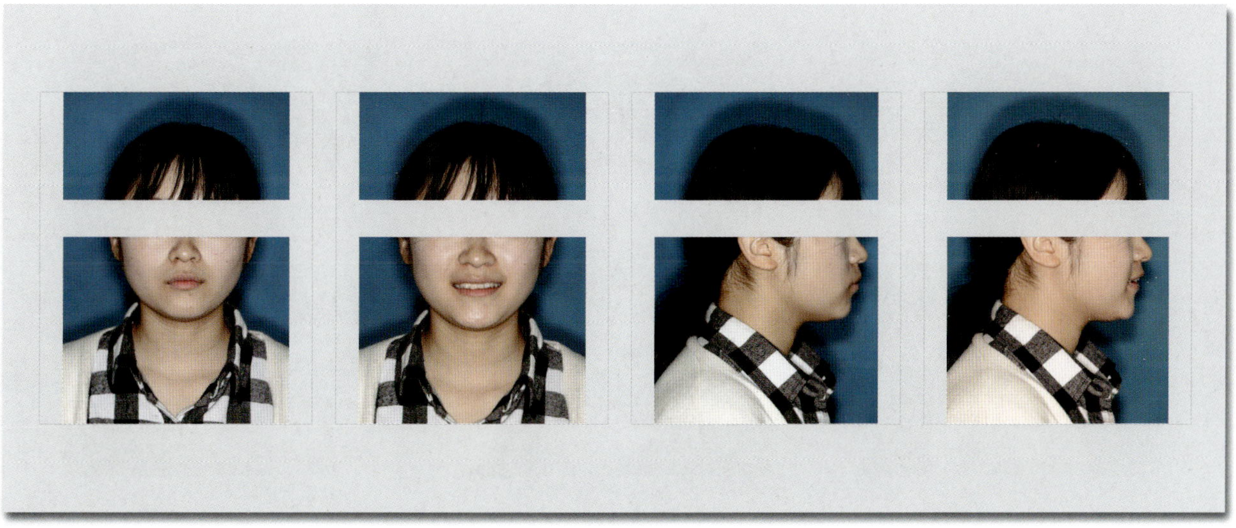

图1

口内情况（图2）

上颌拥挤度/间隙（mm）	1.5
下颌拥挤度/间隙（mm）	0
切牙关系	浅覆𬌗浅覆盖
前牙覆盖（mm）	3.5
前牙覆𬌗（mm）	2
后牙覆盖（mm）	1.5
后牙覆𬌗（mm）	1
中线（和面中线关系）	与面中线基本一致
左侧咬合关系（磨牙）	Ⅱ类
左侧咬合关系（尖牙）	Ⅱ类
右侧咬合关系（磨牙）	Ⅱ类
右侧咬合关系（尖牙）	Ⅱ类
锁𬌗（异位、扭转等）	无
其他口内情况（畸形舌尖舌窝、过小牙等）	无
Bolton分析（3–3）	下颌多于0.41mm
Bolton分析（6–6）	基本正常
牙齿情况（氟斑牙、釉质发育不全等）	无
𬌗平面（是否有倾斜）	左侧略高于右侧

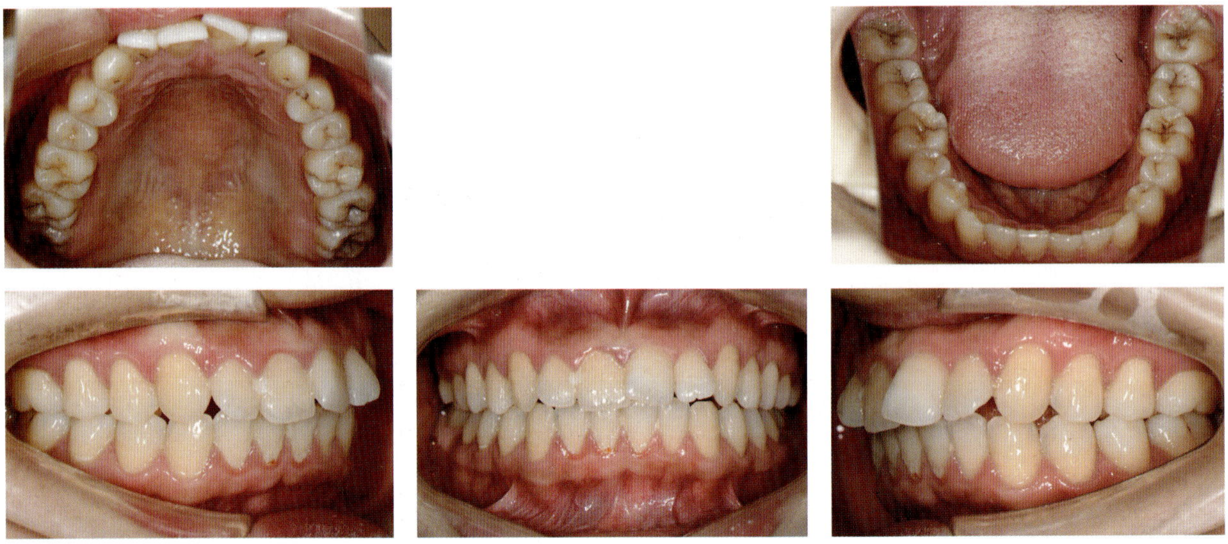

图2

一般影像学检查

骨性检查（关节形态初步评估，升支、体部是否对称等，生长发育评估）	轻度骨性Ⅱ类，关节形态基本正常
牙齿异常（缺失牙、多生牙、牙根长短异常等）	21牙根稍短于11
预后较差的牙齿（根管治疗后，龋坏面积大、釉质发育不全等）	18、28、38、48均已萌出
TMJ	无特殊
其他影像学发现（气道、腺样体、扁桃体等）	无特殊

治疗前模型（图3）

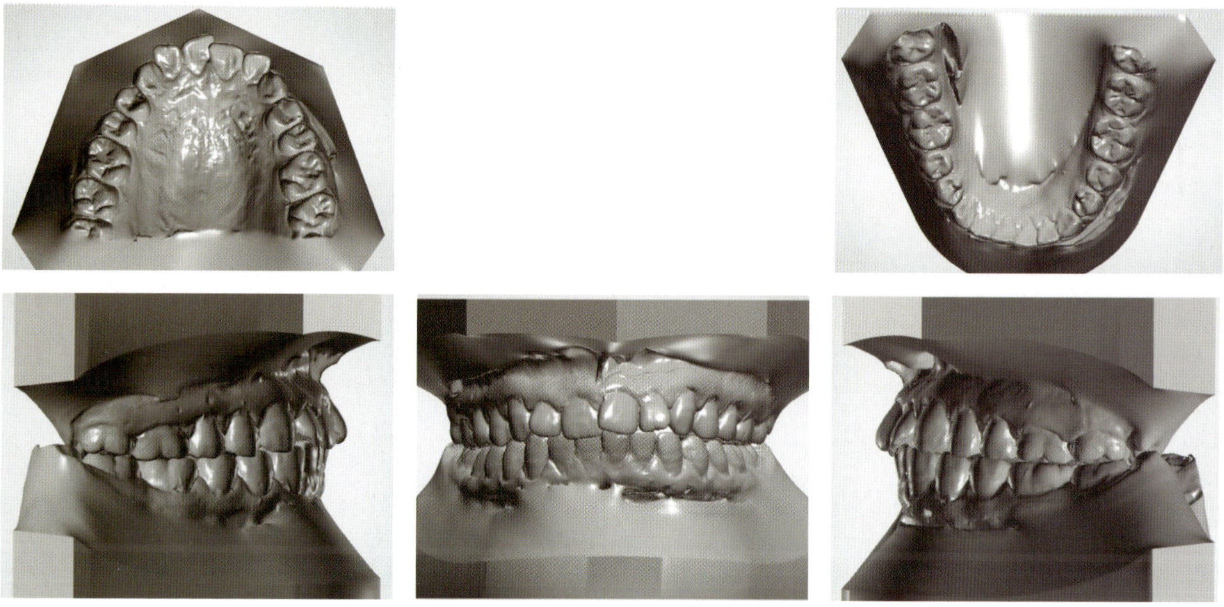

图3

治疗前X线片（图4）

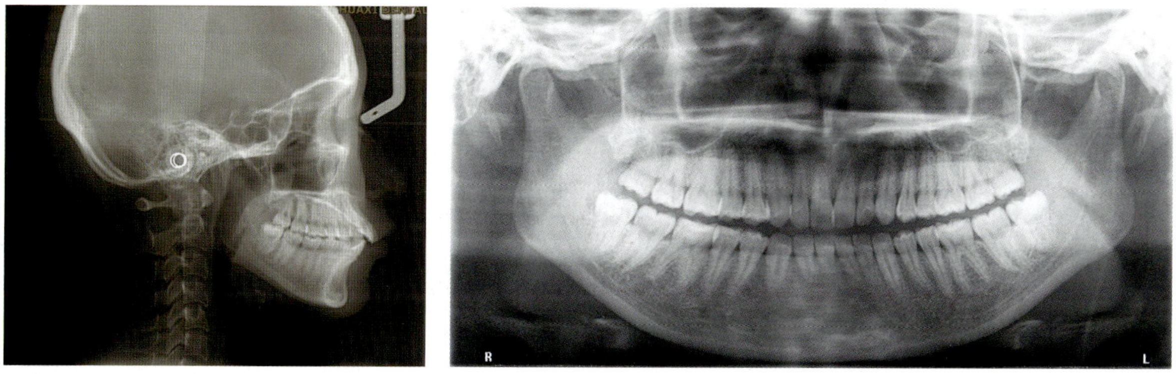

图4

治疗前头影测量描记图（图5）

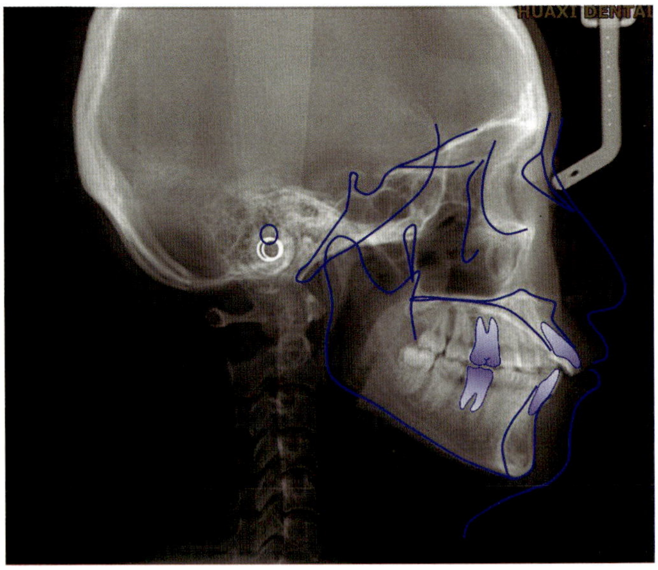

图5

治疗前头影测量分析

测量项目	标准值	T0
SNA（°）	83±4	83.9
SNB（°）	80±4	79.0
ANB（°）	3±2	4.9
SN-MP（°）	30±6	38.1
U1-L1（°）	124±8	106.9
U1-NA（°）	23±5	35.8
L1-NB（°）	30±6	32.4

头影测量异常数据解读

1. ANB大于4°。
2. 下颌平面角较大。
3. 上下中切牙角偏大。
4. 上下切牙倾斜角较大。

诊断

1. 安氏Ⅱ类。
2. 骨性Ⅱ类。
3. 高角。
4. 垂直生长型。

问题列表

1. 上下前牙前倾。
2. 尖牙磨牙远中关系。
3. 𬌗平面倾斜。
4. 牙列轻度拥挤。
5. 软组织上唇前突。

治疗计划

矫治器	隐适美（Invisalign）
拔牙牙位	14、24、34、45
支抗选择	上颌最大支抗，下颌中度支抗
治疗设计：横向考虑	根据WALA嵴，下颌牙弓做适当的减小，上颌与之相匹配
治疗设计：矢状向考虑	通过拔除45，利于右侧磨牙的近中移动，早期维持较为唇倾的切牙转矩，防止前牙过早丢失转矩
治疗设计：垂直向考虑	压低右侧磨牙，纠正𬌗平面的倾斜，同时远中倾斜双侧磨牙，防止磨牙的近中倾斜
其他设计要点	尽早建立双侧磨牙及尖牙的Ⅰ类关系，暂不挪动38、48，待精调时再考虑近中移动；前牙在尖牙基本到位后再设计冠舌向转矩
如有几个方案请都列出，列出利弊，解释选择最终方案的理由	若𬌗平面改善不佳，可考虑植入MIA辅助调整
保持	透明压膜保持器2年

治疗进程

治疗时长	2年
牙套更换频率/复诊频率	1周/副
重启/精调次数	2次
保持时长	1个月

牙齿移动量（2017-01-25，图6和图7）

Upper / Lower	1.8	1.7	1.6	1.5	P	1.3	1.2	1.1	2.1	2.2	2.3	P	2.5	2.6	2.7	2.8
Extrusion/Intrusion, mm	0	1.4 I	0.9 I	0.8 I		1.4 I	2.8 I	2.1 I	2.2 I	2.7 I	0		0.9 E	0.5 E	0	0
Translation Buccal/Lingual, mm	0	2.7 L	2.7 L	1.9 L		1.3 L	2.1 L	3.4 L	3.5 L	3.1 L	0.5 L		1.2 B	0.4 L	0.4 L	0
Translation Mesial/Distal, mm	0	2.2 M	4.6 M	6.2 M		3.7 D	0.5 M	1.3 M	1.7 D	2.4 D	6.0 D		6.4 M	2.8 M	0.1 D	0
Rotation Mesial/Distal	0°	4.2°M	4.1°M	1.2°D		8.0°M	29.7°D	0.7°D	19.3°M	21.2°D	19.5°M		8.1°M	9.1°M	8.8°M	0°
Angulation Mesial/Distal	0°	7.7°M	13.4°M	17.5°M		3.5°M	14.1°M	8.0°M	1.8°D	4.6°M	1.5°D		17.2°M	7.1°M	1.4°D	0°
Inclination Buccal/Lingual	0°	0.8°L	1.6°L	4.6°B		3.2°B	8.8°B	4.4°B	7.9°B	7.9°B	4.6°B		7.6°B	1.9°B	0.2°B	0°

Final Stage: Align / Doctor / Difference; Tooth Basis: Crown / Root

图6

Upper / Lower	4.8	4.7	4.6	P	4.4	4.3	4.2	4.1	3.1	3.2	3.3	P	3.5	3.6	3.7	3.8
Extrusion/Intrusion, mm	0	1.2 E	0.3 E		0.9 I	2.7 I	4.2 I	4.7 I	5.2 I	**5.4 I**	3.6 I		0.8 I	0.5 I	0.2 E	0
Translation Buccal/Lingual, mm	0	0.7 L	2.2 L		2.1 L	2.1 L	**5.8 L**	**5.6 L**	4.7 L	4.9 L	1.9 L		1.5 L	0.3 L	1.0 B	0
Translation Mesial/Distal, mm	0	4.3 M	3.8 M		4.6 D	4.8 D	2.2 D	1.9 D	0.6 M	2.0 D	3.9 D		6.7 M	2.6 M	5.3 M	0
Rotation Mesial/Distal	0°	6.1°M	15.9°M		5.0°D	5.6°M	2.5°D	**4.2°D**	6.8°D	1.3°D	8.0°M		4.5°M	8.1°M	3.1°D	0°
Angulation Mesial/Distal	0°	8.1°M	3.9°M		3.6°D	6.5°D	**2.4°D**	**5.9°D**	4.1°M	0.8°M	1.7°D		13.0°M	2.4°M	11.6°M	0°
Inclination Buccal/Lingual	0°	1.8°B	3.8°L		1.6°B	1.5°B	**11.7°L**	**12.3°L**	7.7°L	**9.6°L**	1.3°B		0.7°B	0.9°B	2.3°B	0°

Final Stage: Align / Doctor / Difference; Tooth Basis: Crown / Root

图7

牙齿移动分步（图8）

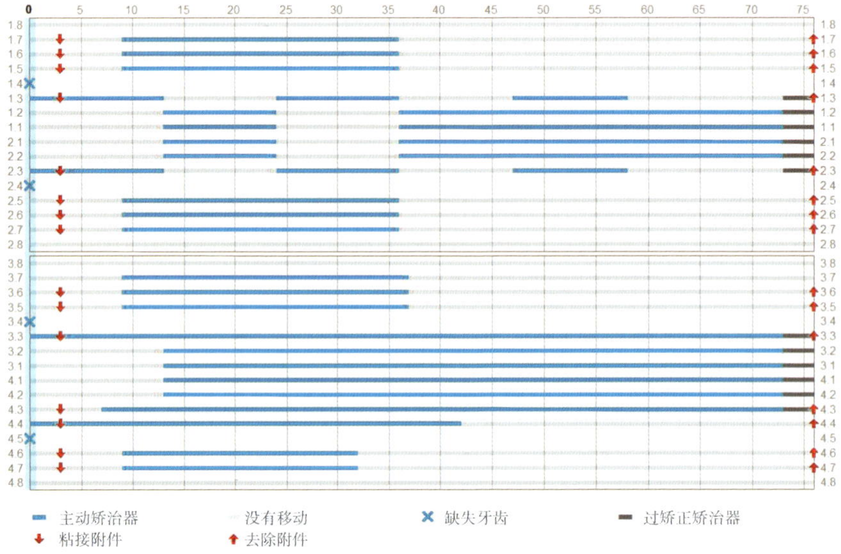

图8

1. 前牙内收采用蛙跳模式。

2. 前牙内收分为两个阶段：整体移动和倾斜移动。

3. 磨牙与尖牙尽早实现Ⅰ类关系。

4. 同时对磨牙进行远中倾斜（备抗）与近中移动。

5. 最后一颗磨牙未设计移动，避免牙套总长度的过快缩短，减少“过山车”效应。

治疗
Treatment

第55步以前阶段照片对比（图9）

从第30步开始观察到37近中倾斜，究其原因是37未放置任何附件导致。对侧远中关系更为严重的47设计了附件则未出现此情况。

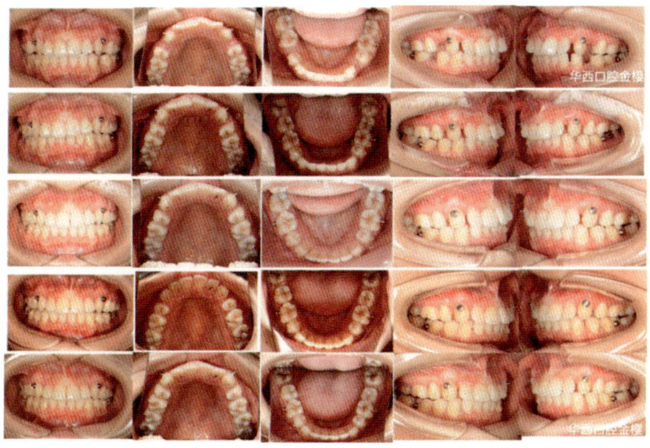

图9

曾尝试采用在37放置舌侧扣通过皮筋牵引纠正，但效果不佳。

从生物力学上分析，37近中施加Ⅱ类牵引，只有近中和垂直向上的分力，没有远中方向上的分力，故不能产生对37远中竖直的力矩。

由于观察37已经没有近中移动的需求，故选择暂时不纠正37的近中倾斜，待精调时再予以纠正。

第55步面型（图10）

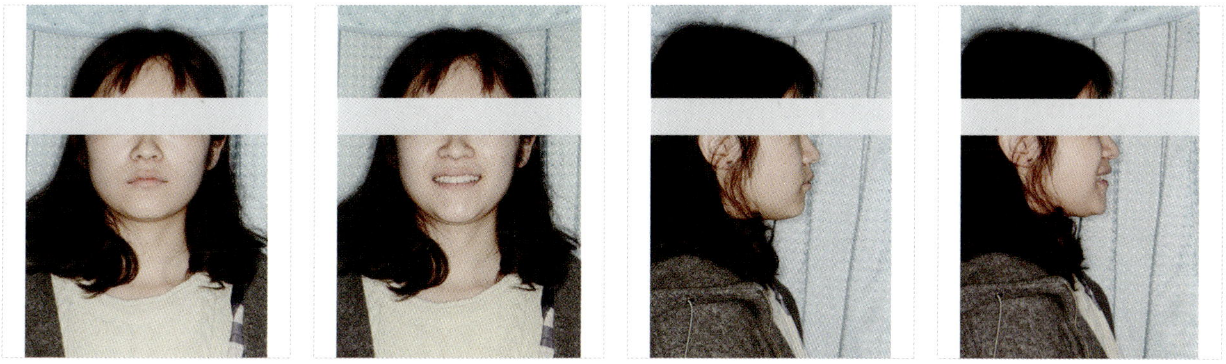

图10

侧貌对比（图11）

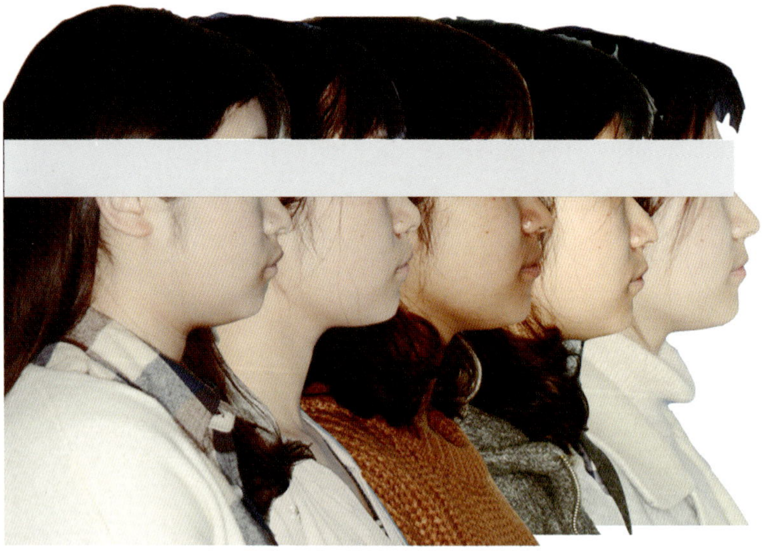

图11

设计第55步（图12）

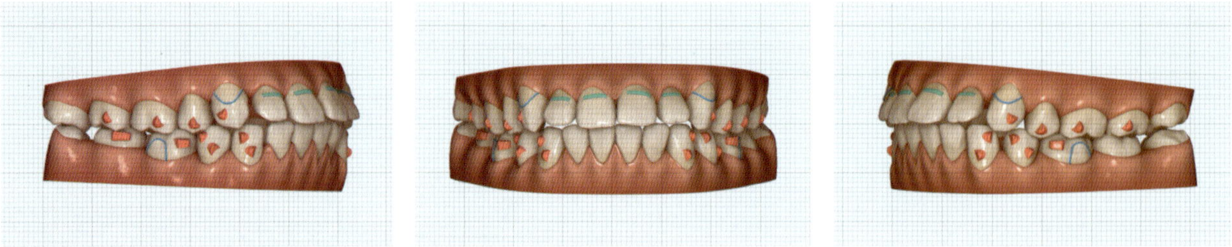

图12

实际第55步（图13和图14）

前牙由于加了足够的根舌向转矩，故内收过程对前牙的转矩控制良好，后牙没有出现明显开𬌗，仅仅由于37没有设计附件出现了少量的近中倾斜移动。

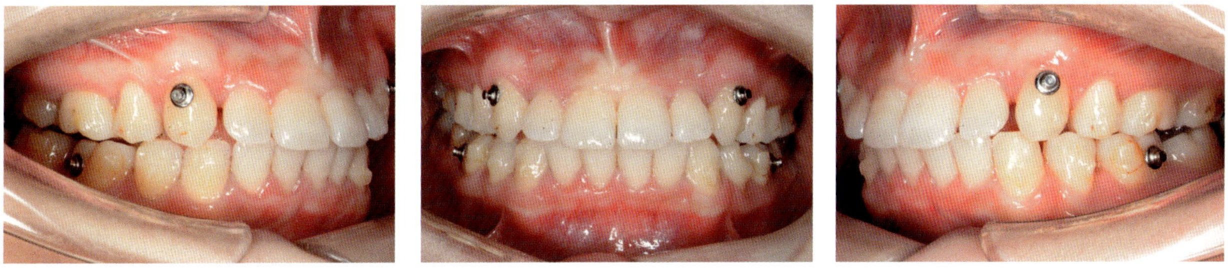

图13

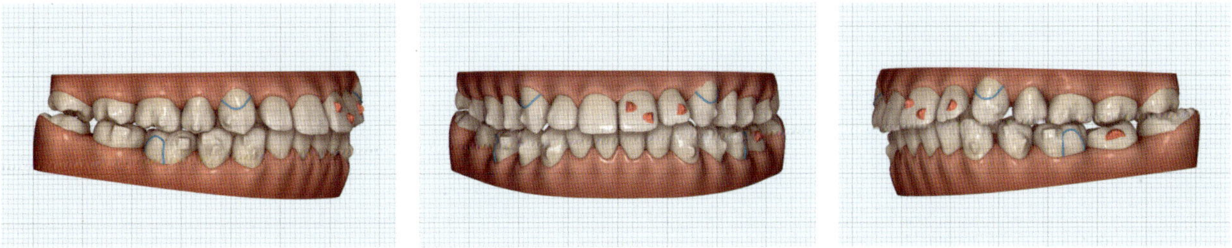

图14

第一次精调牙齿移动量（图15和图16）

Upper Lower	1.8	1.7	1.6	1.5	1.4	1.3	1.2	1.1	2.1	2.2	2.3	2.4	2.5	2.6	2.7	2.8	Final Stage
Extrusion/Intrusion, mm	0	0.1 E	0	0		0.2 I	0.8 I	1.5 I	1.5 I	0.1 I	1.0 E		0.4 E	0	0	0	Align
Translation Buccal/Lingual, mm	0	0.7 B	0.5 B	0.5 B		0.7 L	**3.0 B**	0.4 L	1.1 B	**3.6 B**	0.4 L		0.1 L	0	0	0	Doctor
Translation Mesial/Distal, mm	0	0.1 M	0	0.6 D		0.1 D	1.8 D	1.0 D	2.0 D	1.1 D	0.6 D		0	0	0	0	Difference
Rotation Mesial/Distal	0°	0°	0°	0°		10.2°M	**10.8°D**	4.1°M	6.5°M	**16.3°D**	5.3°M		0.2°M	0°	0°	0°	Tooth Basis
Angulation Mesial/Distal	0°	0.1°D	0°	1.9°D		1.4°M	**2.3°D**	2.8°D	5.0°D	1.2°M	1.0°M		0°	0°	0°	0°	Crown
Inclination Buccal/Lingual	0°	0°	0°	0.3°B		0.5°L	**13.6°B**	3.8°B	9.8°B	**16.9°B**	0.7°B		0.1°L	0°	0°	0°	Root

图15

Upper Lower	4.8	4.7	4.6	4.5	4.4	4.3	4.2	4.1	3.1	3.2	3.3	3.4	3.5	3.6	3.7	3.8	Final Stage
Extrusion/Intrusion, mm	0	0.1 E	0.3 E		0.2 E	0.1 E	0.9 I	1.2 I	1.2 I	1.6 I	0.6 I		0.1 E	0.1 I	0.5 E	0	Align
Translation Buccal/Lingual, mm	0	1.0 L	0.8 B		0.1 B	0.6 L	1.7 B	1.2 B	1.6 B	1.6 B	1.7 B		1.1 L	0.4 B	0.3 L	0	Doctor
Translation Mesial/Distal, mm	0	0.3 M	0.1 D		0.2 D	0.3 M	1.8 D	1.5 D	0.9 M	0.9 D	0.8 M		0.1 M	1.1 M	3.4 M	0	Difference
Rotation Mesial/Distal	0°	3.5°D	1.0°M		1.4°D	7.3°D	0.2°D	2.6°D	1.9°D	1.1°M	3.5°D		2.2°D	2.8°M	2.2°M	0°	Tooth Basis
Angulation Mesial/Distal	0°	1.4°M	0.1°M		0.6°M	1.7°M	5.1°D	4.5°D	3.2°M	2.4°D	2.8°M		1.5°D	1.4°M	10.6°M	0°	Crown
Inclination Buccal/Lingual	0°	5.1°L	2.6°B		1.9°L	1.5°L	4.9°B	4.4°B	5.7°B	5.0°B	3.9°B		3.1°L	1.4°B	0.4°L	0°	Root

图16

第一次精调牙齿移动分步（图17）

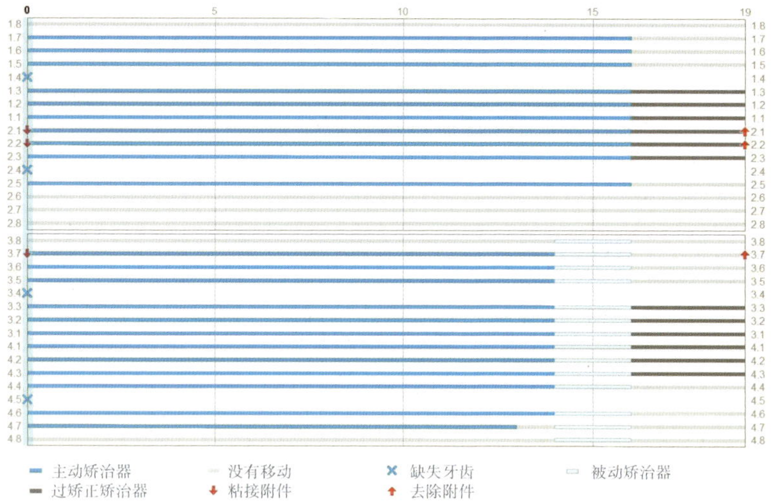

图17

针对近中倾斜的37采用优化伸长附件对其进行远中竖直移动，并保持37-38之间的足够间隙。

设计第16步（图18）

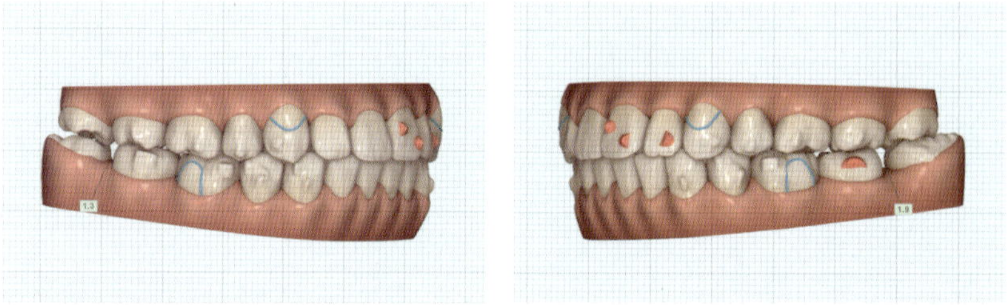

图18

实际第16步（图19）

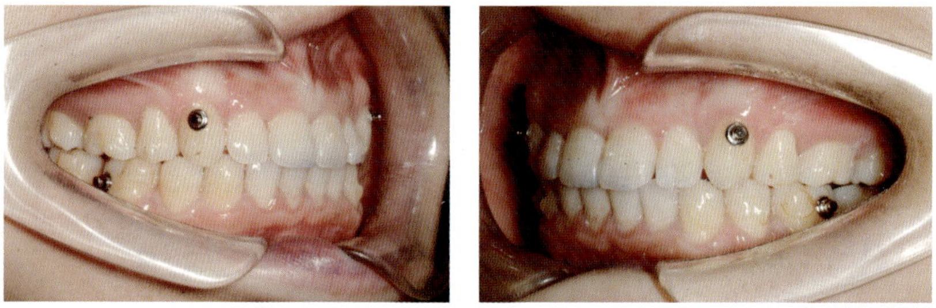

图19

通过此次精调，前牙内收良好，磨牙关系良好，37的近中倾斜也已经纠正。与患者沟通，进一步将38、48近中移动。

第二次精调牙齿移动量（图20和图21）

Upper / Lower	1.8	1.7	1.6	1.5	1.4	1.3	1.2	1.1	2.1	2.2	2.3	2.4	2.5	2.6	2.7	2.8
Extrusion/Intrusion, mm	0.3 E	0.2 E	0.1 E	0.3 E		0.2 I	0.2 I	0.2 I	0.1 I	0.1 E	0.8 E		0.3 E	0	0.2 I	0.2 E
Translation Buccal/Lingual, mm	1.0 B	0.1 B	1.1 L	2.0 L		0.3 B	0.1 L	0.3 L	0.2 B	2.2 B	0.3 L		0.9 B	0	0.4 L	0.6 L
Translation Mesial/Distal, mm	1.0 D	0.2 D	1.6 D	0.9 D		0.6 M	0	0.1 M	0.4 D	0.6 D	0.6 D		1.6 D	0.3 D	0.7 D	2.1 D
Rotation Mesial/Distal	6.3°M	3.5°M	0°	2.0°D		5.5°M	7.4°D	2.6°D	0.6°M	7.1°D	5.4°M		5.0°D	1.9°M	1.7°M	6.2°M
Angulation Mesial/Distal	4.4°D	0.6°D	5.2°D	3.5°D		1.5°M	0.2°D	0.1°M	1.0°D	1.4°D	1.4°D		4.7°D	0.4°D	0.8°D	6.8°D
Inclination Buccal/Lingual	4.3°B	0.4°L	2.7°L	6.3°L		0.2°B	0.3°L	1.7°L	0.2°B	6.6°B	0.1°L		2.8°B	0.2°B	0.3°L	3.3°L

Final Stage: Align / Doctor / Difference; Tooth Basis: Crown / Root

图20

Upper / **Lower**	4.8	4.7	4.6	4.5	4.4	4.3	4.2	4.1	3.1	3.2	3.3	3.4	3.5	3.6	3.7	3.8
Extrusion/Intrusion, mm	0.6 E	0.2 E	0.1 E		0.1 E	0	0.3 I	0	0.2 I	0.4 I	0.3 I		0	0.2 E	0.6 E	0
Translation Buccal/Lingual, mm	0.3 L	0.7 B	1.7 B		1.2 L	0.2 L	0.6 L	0	0.3 B	0	0.2 L		1.1 B	0.3 B	0.3 L	1.2 L
Translation Mesial/Distal, mm	0.1 M	0.1 D	1.3 D		0.1 D	0.8 M	0.9 M	0.4 D	1.4 M	1.2 M	0.4 M		0	0	1.1 M	**2.2 M**
Rotation Mesial/Distal	3.9°D	3.2°D	4.4°M		5.0°D	5.9°D	5.8°D	3.5°D	2.6°D	2.5°D	7.7°M		3.9°D	0.8°M	1.5°D	**3.3°D**
Angulation Mesial/Distal	1.4°D	1.6°M	2.6°D		0.9°M	3.3°M	4.3°M	0.7°D	3.6°M	3.2°M	0.8°M		0.3°D	0.1°D	3.7°M	**1.8°M**
Inclination Buccal/Lingual	2.7°B	1.8°B	4.7°B		2.8°L	0.4°B	0.9°L	0.2°L	0.8°B	0°	0°		4.4°B	1.1°B	0.3°L	**1.0°L**

Final Stage: Align / Doctor / Difference; Tooth Basis: Crown / Root

图21

第二次精调牙齿移动分步（图22）

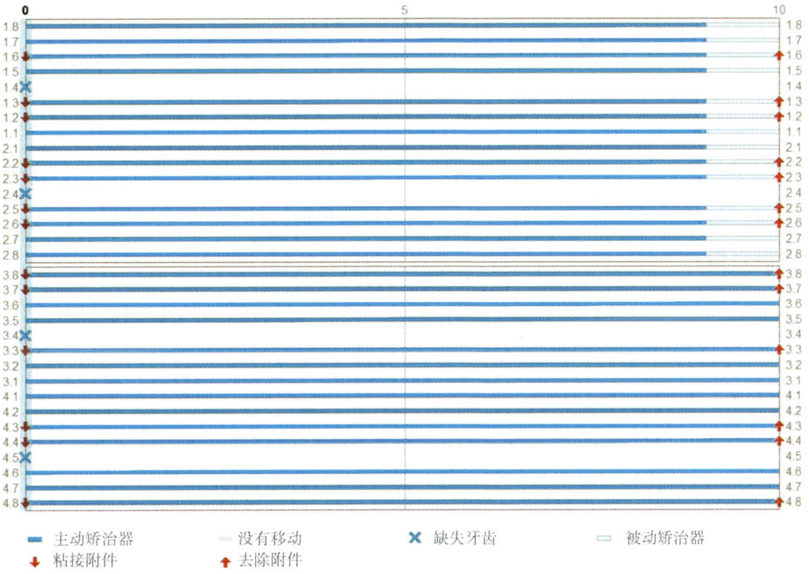

图22

治疗结束X线片（图23）

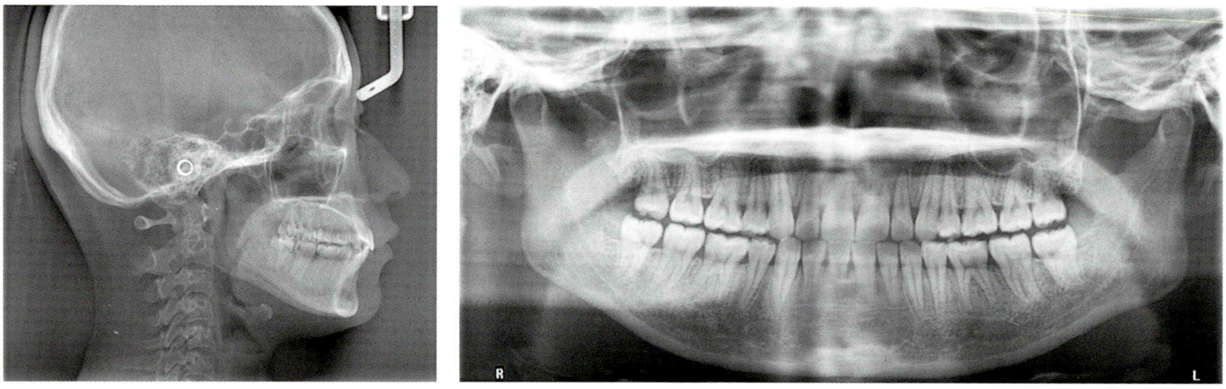

图23

治疗结束头影测量描记图（图24）

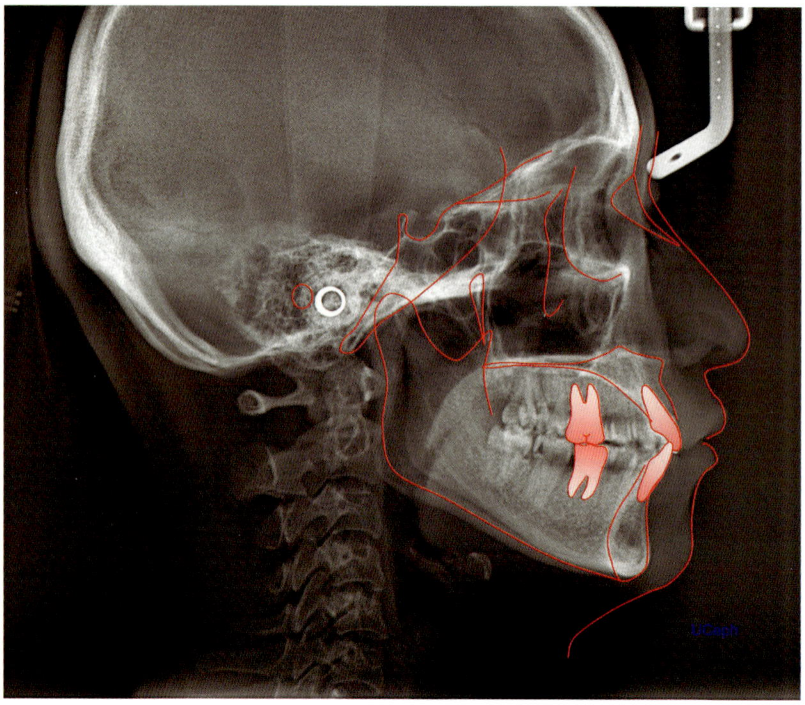

图24

治疗前后头影测量分析

测量项目	T0	T1
SNA（°）	83.9	83.9
SNB（°）	79.0	79.0
ANB（°）	4.9	4.9
SN-MP（°）	38.1	38.1
U1-L1（°）	106.9	123.1
U1-NA（°）	35.8	19.6
L1-NB（°）	32.4	32.4

头影重叠（图25）

治疗前（T0）：蓝色

治疗后（T1）：红色

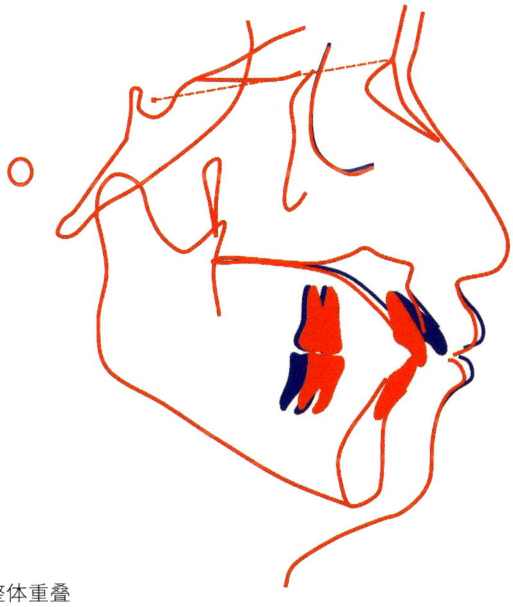

A. 整体重叠

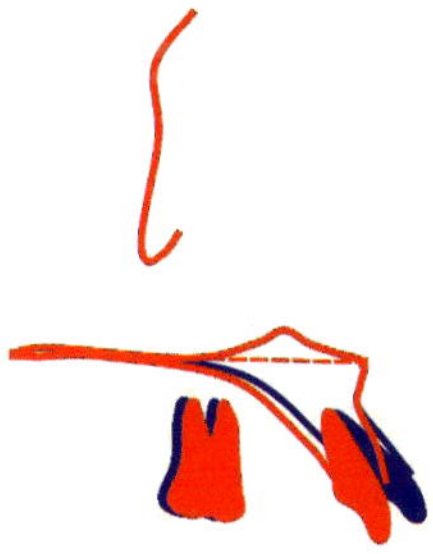

B. 上颌重叠

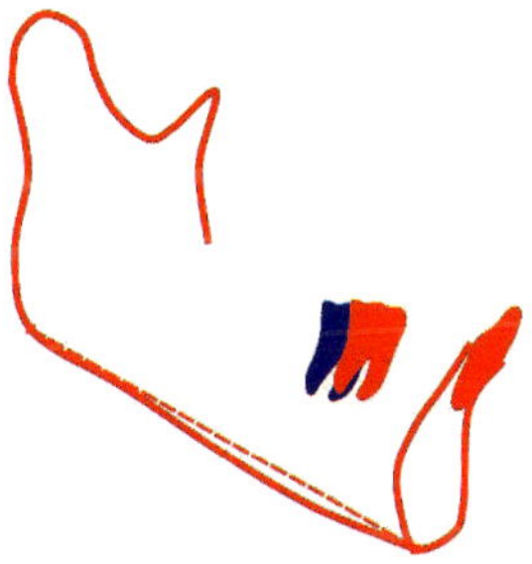

C. 下颌重叠

图25

治疗后评估
Post-treatment evaluation

结束模型（图26）

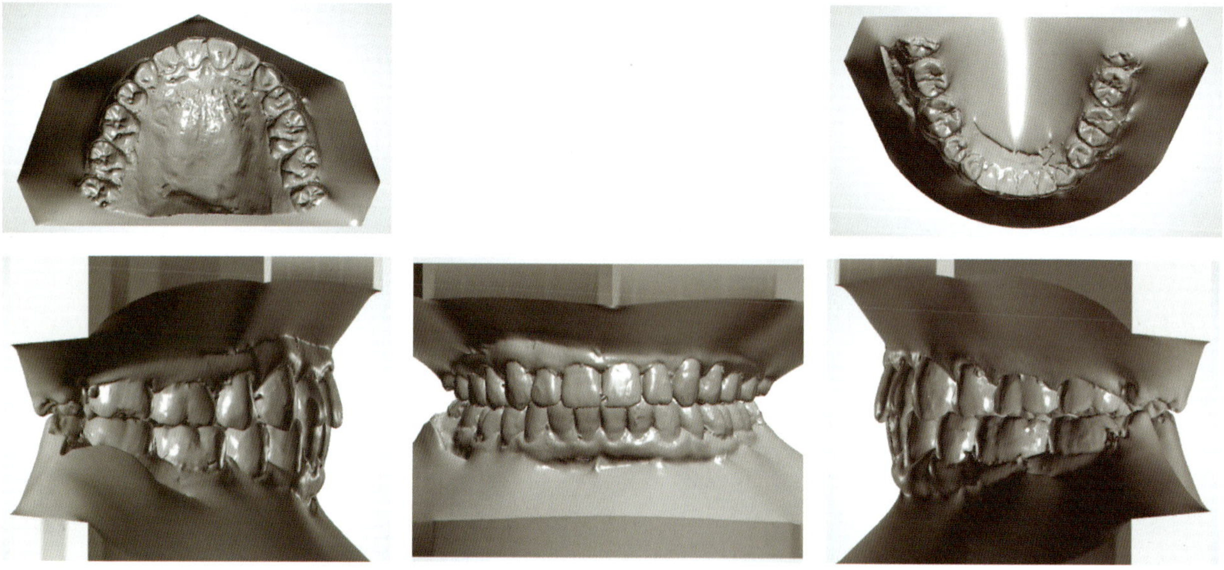

图26

治疗后照片（口内和口外，图27和图28）

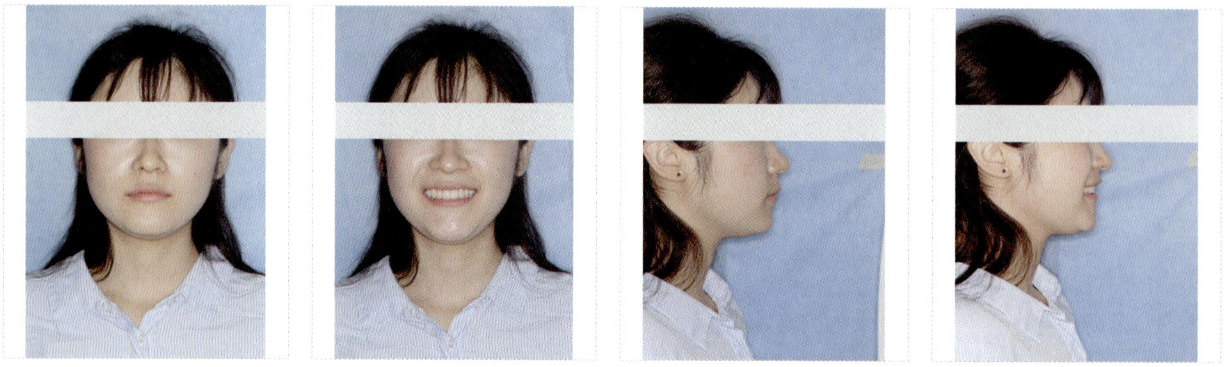

图27

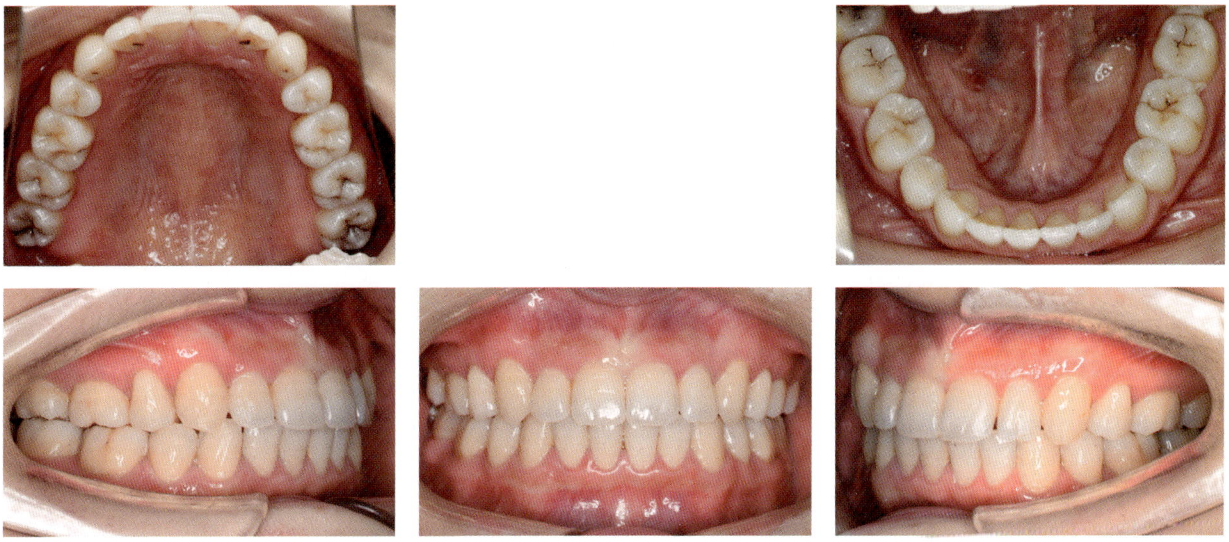

图28

病例总结及病例自我评价
Summary of case and self-evaluation

该病例是一个安氏Ⅱ类、骨性Ⅱ类，伴牙性前突的典型病例，同时4颗智齿均已萌出，个人认为非常适合采用无托槽隐形矫治器来做前牙的内收和磨牙关系的调整。

该病例在矫治过程中几乎没有出现过牙套脱轨现象，总结其原因，有以下几点：

1. 在前牙内收前期对前牙转矩的控制较为成功。

2. 在磨牙Ⅱ类关系较为严重的一侧，选择拔除第二前磨牙，并且在早期实现磨牙Ⅰ类和尖牙Ⅰ类对咬合关系的稳定起到重要作用。

3. 下颌智齿选择延后前移也减少了磨牙出现近中倾斜的概率。

4. 将双侧后牙的远中倾斜设计到整个矫治主要内收阶段，而把前牙的冠舌向转矩设计到内收末段，有效防止了Ⅱ类牵引对𬌗平面可能带来的破坏，没有导致下颌平面的顺时针旋转。

但由于第一次设计疏忽，37未放置附件，导致其近中倾斜，在后期采用优化伸长附件对37的纠正效果良好，同时也保证了病例完成时间的良好控制。

另外由于没有和患者及时沟通下颌智齿的拔除事宜，在第一次精调时没有设计移动下颌智齿，导致患者付出了第二次精调的等待，稍微延长了治疗时间。

专家点评

治疗前后，以及治疗中病例资料非常完善。治疗结果显示上下牙排列良好，前牙覆船覆盖正常，后牙咬合良好，完成度很高。

思考：下前牙似乎转矩控制过度，有些过于唇倾，这可能与长期挂Ⅱ类牵引有关。

成人骨性Ⅱ类高角病例的隐适美治疗

Invisalign treatment of a high angle skeletal Class II malocclusion in an adult

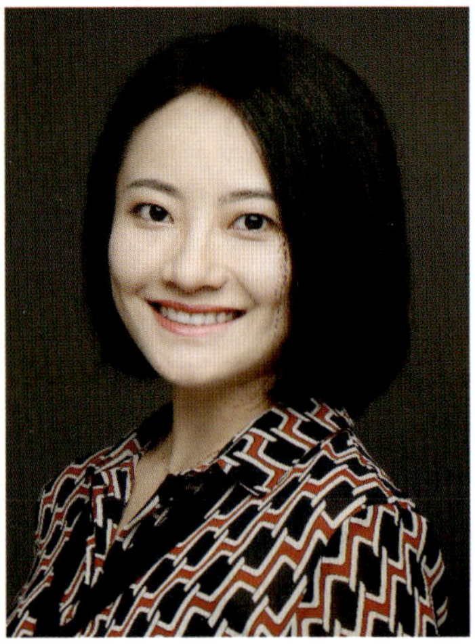

医生简介

肖岚

四川大学华西口腔医学院正畸学硕士

成都锦江置略马泷口腔门诊部正畸医生

病例简介

患者，女性，初诊时23岁。

因牙齿不齐，前突，闭唇困难就诊；均面型，颏部居中，凸面型，下颌后缩，上颌中线左偏3mm；口内检查右侧磨牙完全远中关系，左侧磨牙超完全远中关系，22缺失，覆盖6.5mm，水平向开骀，上颌拥挤度3mm，下颌拥挤度6mm；骨性Ⅱ类（ANB 9.2°），下颌发育不足，垂直生长型。

患者拒绝正畸-正颌联合治疗，接受单纯正畸治疗无法达到最完美治疗效果的结果。

拔除14、18、28、41，B区推磨牙向后，内收上牙，通过压低上颌后牙，使下颌逆时针旋转解除开骀及改善侧面美学。

隐形矫正（55+33+15）副，最终达到上下牙列整齐，双侧磨牙完全远中，上颌中线与面中线一致，覆骀覆盖正常，侧面型改善，ANB减小1.8°，MP平面逆时针旋转3.4°。

关键词：骨性Ⅱ类，垂直生长型，开骀，缺失牙

治疗前评估
Pre-treatment evaluation

患者信息

姓名	××
性别	女
初诊年龄/出生日期	23岁 / 1992年2月3日
主诉	牙齿不齐，前牙咬不上
病史（全身和局部，外伤、不良习惯等）	身体健康，否认外伤史，否认不良习惯史
其他相关病史	否认系统性疾病史、过敏史、遗传史等

口外情况（图1）

矢状向	凸面型，鼻唇角钝角，颏唇沟浅，颏部靠后，下颌平面角高
垂直向	均面型，开唇露齿，闭唇时颏肌紧张
横向（颧骨、下颌角、颏部对称性）	颧骨、下颌角、颏部基本对称
软组织特征（唇厚度、唇突度等）	上下唇丰满，上下唇在E线前
微笑（上前牙暴露量、低位、中位、高位、笑弧等）	中位微笑
放松状态及微笑时口角高低情况	右侧口角较左侧低

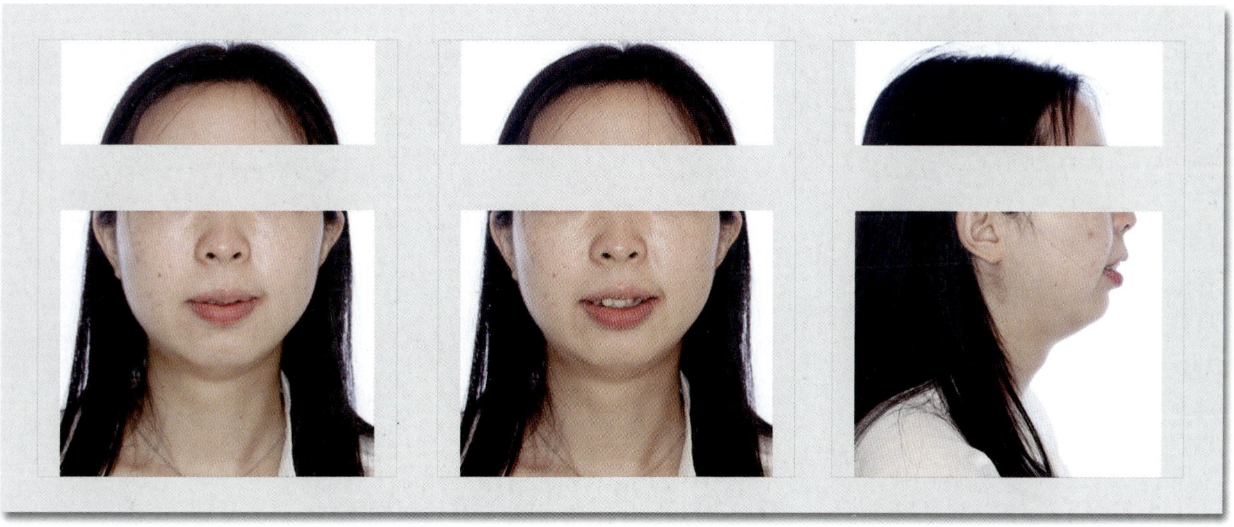

图1

口内情况（图2）

上颌拥挤度/间隙（mm）	3
下颌拥挤度/间隙（mm）	6
切牙关系	Ⅱ类关系
前牙覆盖（mm）	6.5
前牙覆殆（mm）	0.3
后牙覆盖（mm）	右侧正常，左侧偏小
后牙覆殆（mm）	右侧正常，左侧偏小
中线（和面中线关系）	上颌中线较面中线左偏3mm
左侧咬合关系（磨牙)	超完全远中关系
左侧咬合关系（尖牙)	远中关系
右侧咬合关系（磨牙)	完全远中关系
右侧咬合关系（尖牙)	远中关系
锁殆（异位、扭转等)	21近60° 扭转
其他口内情况（畸形舌尖舌窝、过小牙等）	22缺失
Bolton分析（3–3）	137.9%下颌多2.06mm
Bolton分析（6–6）	120%下颌多2.01mm
牙齿情况（氟斑牙、釉质发育不全等）	16、17、18、26、27、28、36、37、46、47 殆面窝沟龋
殆平面（是否有倾斜）	无偏斜

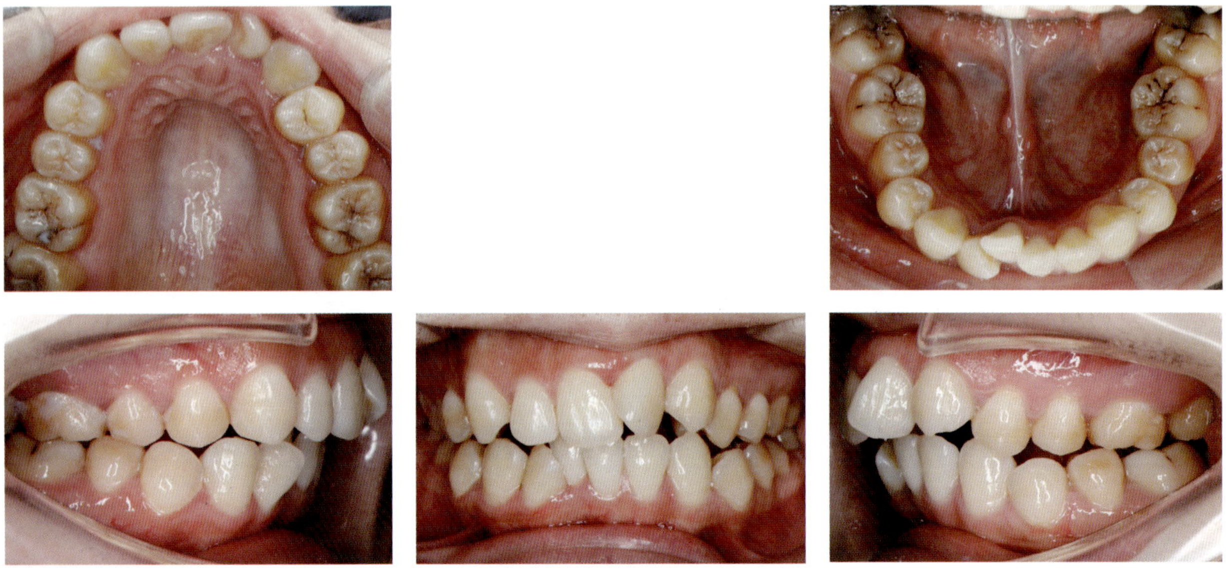

图2

一般影像学检查

骨性检查（关节形态初步评估，升支、体部是否对称等，生长发育评估）	双侧髁突细长，下颌升支、体部发育对称，生长发育已停止
牙齿异常（缺失牙、多生牙、牙根长短异常等）	22缺失
预后较差的牙齿（根管治疗后，龋坏面积大、釉质发育不全等）	无
TMJ	双侧颞下颌关节曾出现吸收，现处于稳定期，无关节区弹响、疼痛
其他影像学发现（气道、腺样体、扁桃体等）	气道偏狭窄，患者否认鼾症史

治疗前模型（图3）

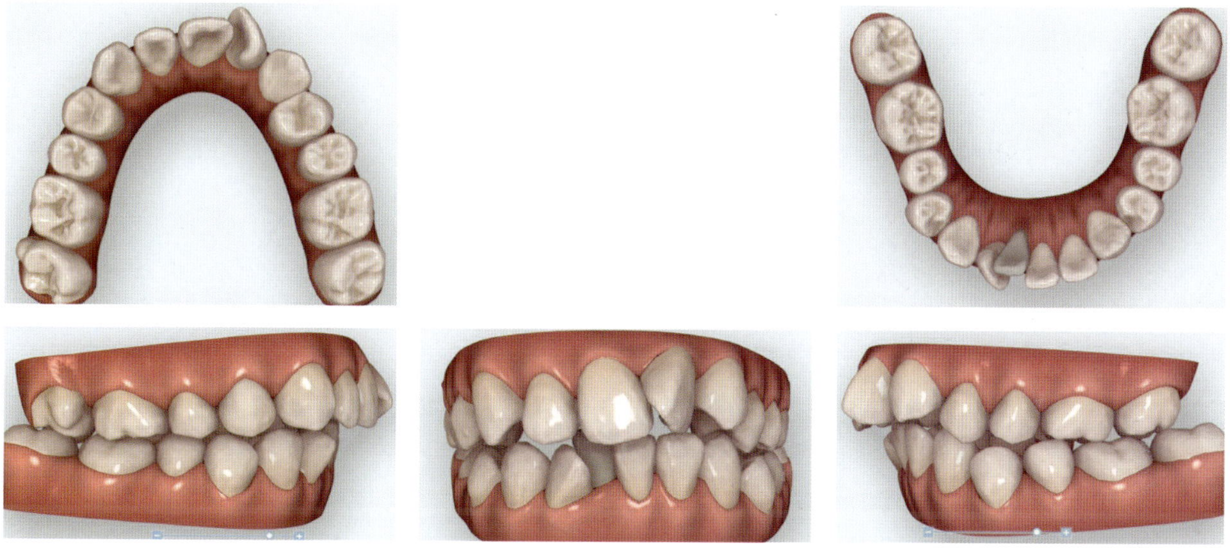

图3

治疗前X线片（图4）

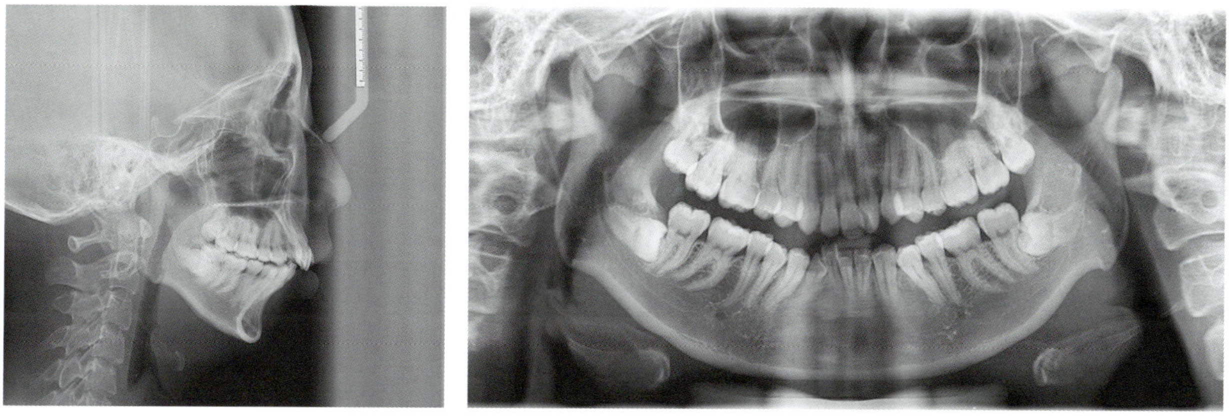

图4

治疗前头影测量描记图（图5）

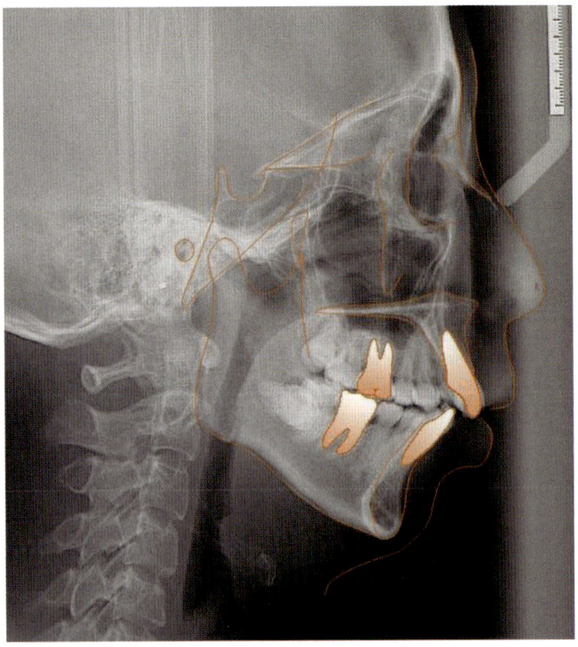

图5

治疗前头影测量分析

测量项目	标准值	T0
SNA（°）	83.0±4.0	79.8
SNB（°）	80.0±4.0	70.6
ANB（°）	3.0±2.0	9.2
S-Go/N-Me（%）	62	57.8
SN-OP（°）	16.1±5.0	24.3
MP-SN（°）	32.5±5.2	42.3
U1-L1（°）	125.0±8.0	112
SN-U1（°）	105.7±6.3	121.3
L1-MP（°）	92.6±7.0	109.1
PO-NB（°）	1.0±1.5	-2.9

头影测量异常数据解读

1. ANB 9.2°，骨性Ⅱ类。

2. SNA 79.8°、SNB 70.6°，下颌后缩。

3. S-Go/N-Me 57.8%，垂直生长型。

4. SN-OP 24.3°，殆平面陡。

5. MP-SN 42.3°，下颌顺时针旋转。

6. U1-L1 112°，上下中切牙突度偏大。

7. SN-U1 121.3°，上中切牙唇倾。

诊断

1. 凸面型，下颌后缩。

2. 骨性Ⅱ类，下颌发育不足，垂直生长型。

3. 安氏Ⅱ类，深覆盖，水平向开殆。

问题列表

1. 凸面型，鼻唇角钝角，颏唇沟浅，颏部靠后，下颌平面角高，均面型，开唇露齿，闭唇时颏肌紧张。

2. 中线不齐，牙列拥挤，21扭转，22缺失，上下中切牙唇倾，38、48骨埋伏阻生。

3. 16、17、18、26、27、28、36、37、

46、47殆面窝沟龋。

4. 上颌中线较面中线左偏3mm。

5. 水平向开殆，上颌拥挤度3mm，下颌拥挤度6mm。

治疗计划

矫治器	隐适美（Invisalign）
拔牙牙位	14、41、18、28、38、48
支抗选择	强支抗
治疗设计：横向考虑	颌内支抗
治疗设计：矢状向考虑	A区G6，B区种植支抗
治疗设计：垂直向考虑	颌内支抗及分步压低设计
其他设计要点	前牙微笑弧度的改善，以11高度为参考，调整其他牙
如有几个方案请都列出，列出利弊，解释选择最终方案的理由	正畸-正颌联合治疗：可以最大限度纠正患者的骨性畸形，改善气道狭窄，有利于气道的通畅，达到最好的矫正效果；治疗费用高，手术本身的风险性以及手术恢复期时间较长 单纯正畸治疗：可以解决患者口内的咬合问题，并在一定程度上纠正患者的骨性畸形及改善患者面型：无法最大限度地改善面型，无法改善患者的气道问题，后期有发生OSAHS的风险
保持	透明保持器保持

治疗进程

治疗时长	25个月（55+33+15）副
牙套更换频率/复诊频率	7天/副，6~8副/复诊
重启/精调次数	精调2次
保持时长	6个月

扫码关注后
输入yx07
观看视频

治疗
Treatment

阶段关键照片/治疗中生物力学等

失状向支抗：A区使用G6，B区使用种植支抗推磨牙向后（图6和图7）。

垂直向支抗：上颌在内收及推磨牙的同时合并有磨牙压低移动，因此在A区也使用种植支抗用于加强复合移动时的后牙支抗。

由于13初期设置正转矩量过小，为弥补设

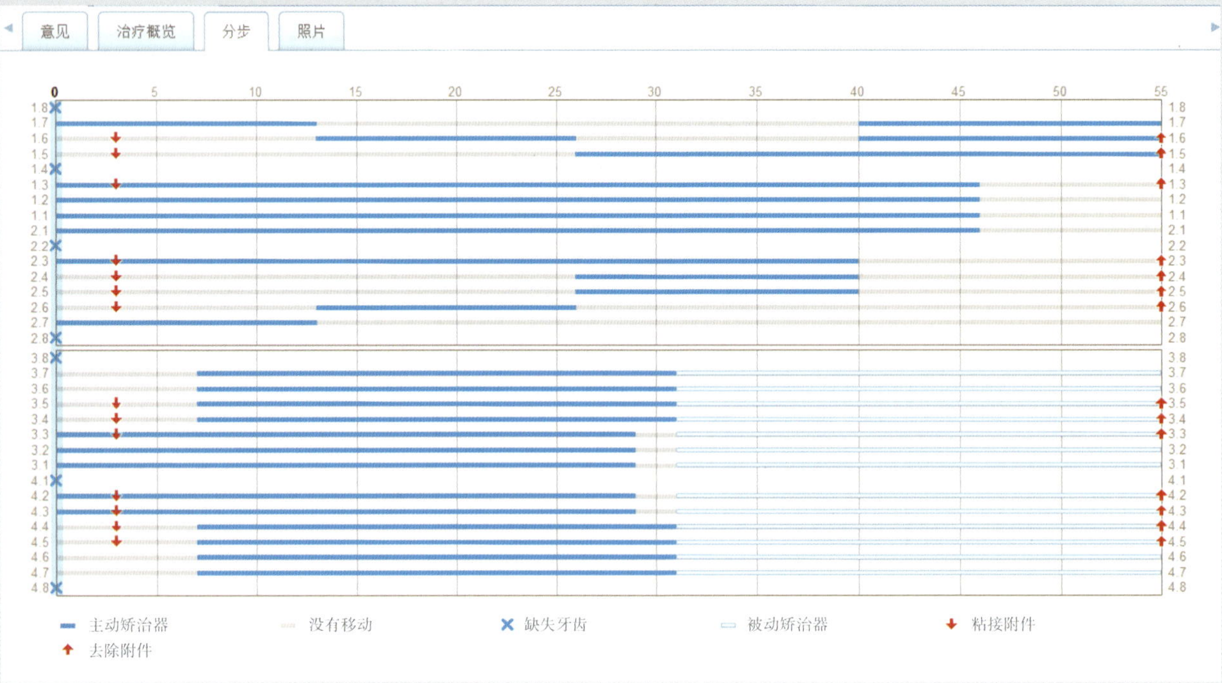

图6

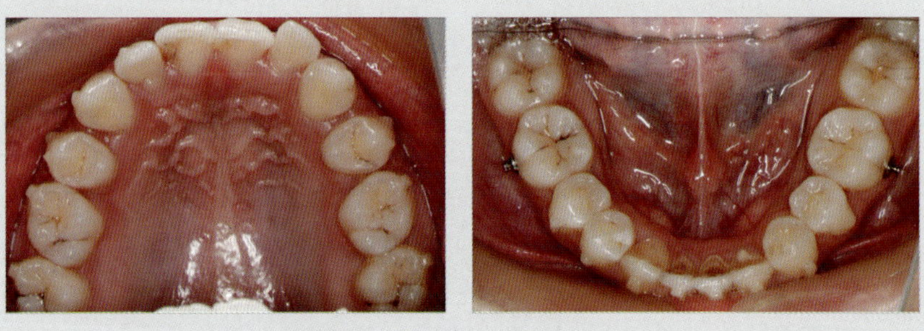

图7

计上的不足，上颌在使用支抗钉加强支抗的时候双侧使用了不同的加力方式，左侧常规使用支抗钉与牙套切口加力，右侧在13舌侧贴近颈部位置粘接舌侧扣，支抗钉与舌侧扣加力，可以给13牙冠一个唇向的力矩，同时由于牙套对牙冠的包裹可以给牙根一个舌向的力矩，从而达到增加正转矩的目的（图8）。

此外，此种加力方式也可以避免尖牙高位脱轨。

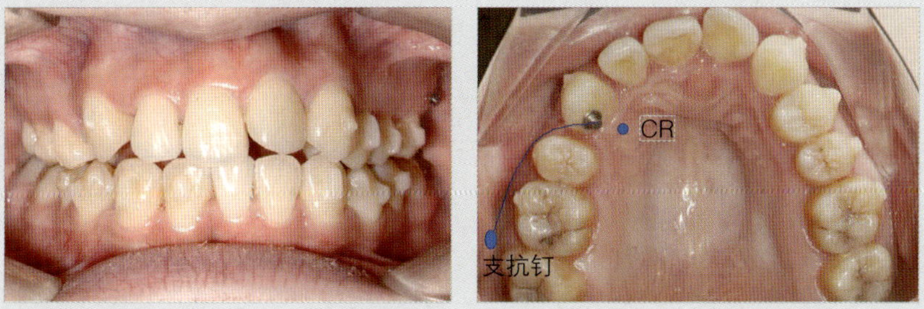

图8

在第一阶段治疗结束时，21扭转未完全解除，上前牙过于直立，后牙宽度切对切，33、34牙轴欠佳（图9）。

因此在第一次精调时主要解决以上问题。

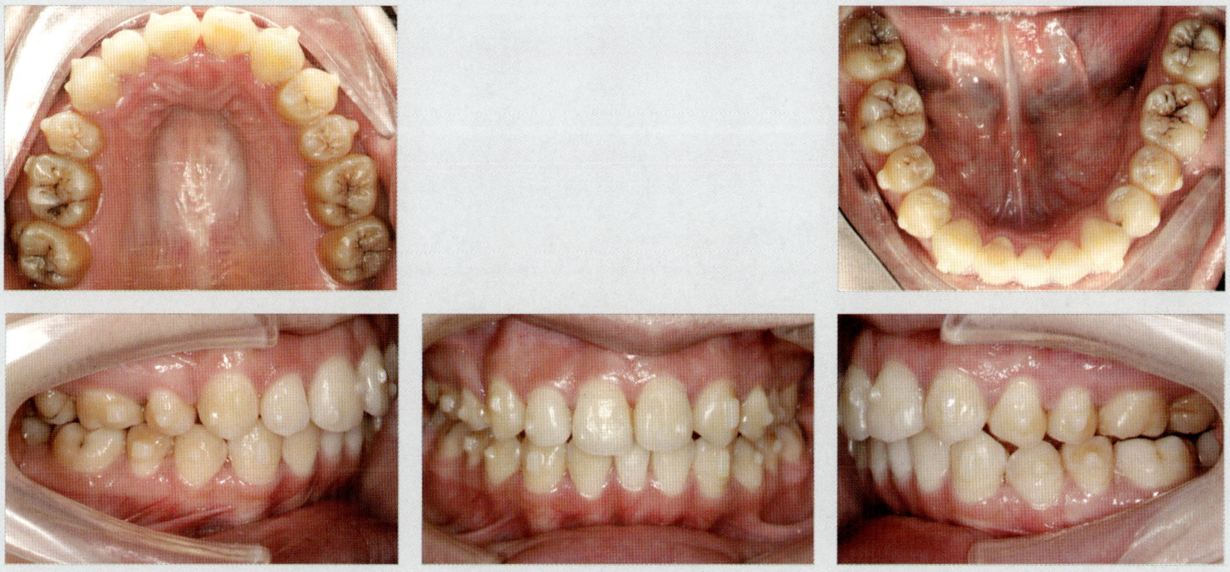

图9

在第一次精调接近结束时，上颌前牙细小散在间隙，33、34牙轴仍未纠正（图10）。

接近第一次精调结束时，添加了牵引臂（Power Arm）辅助纠正33、34牙轴，但由于使用时间过短仍未完全纠正两牙牙轴。

故进行了第二次精调，前牙散在间隙设计邻面去釉（即片切，但临床不做），33、34继续使用牵引臂。

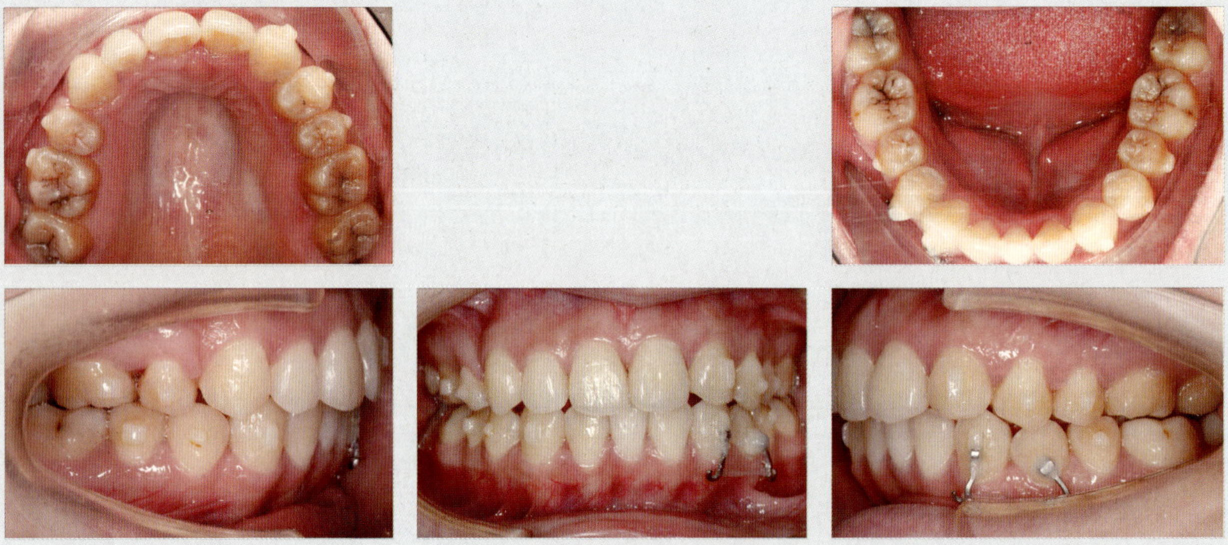

图10

由于34牙冠形态过于圆钝，33牙冠远中倾斜；故配合牵引臂纠正两牙倾斜，最终达到良好效果（图11）。

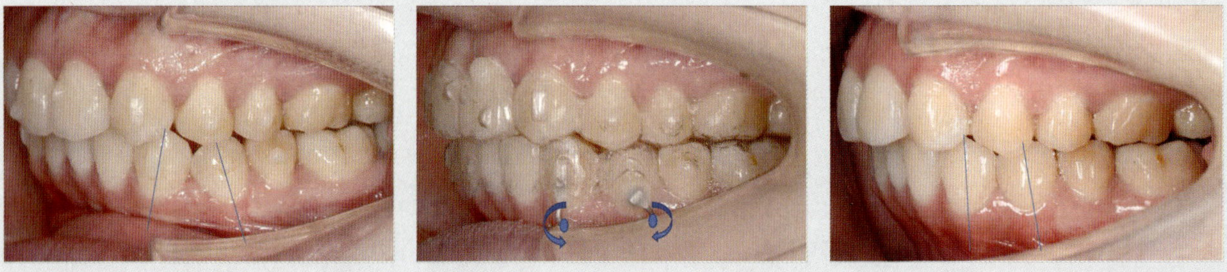

图11

治疗结束X线片（图12）

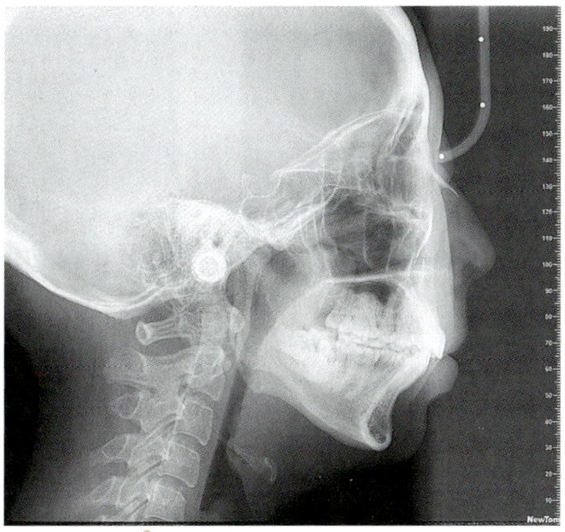

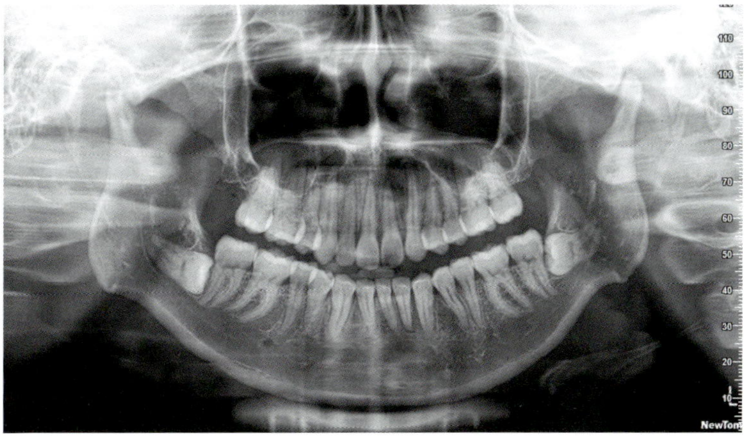

图12

治疗结束头影测量描记图（图13）

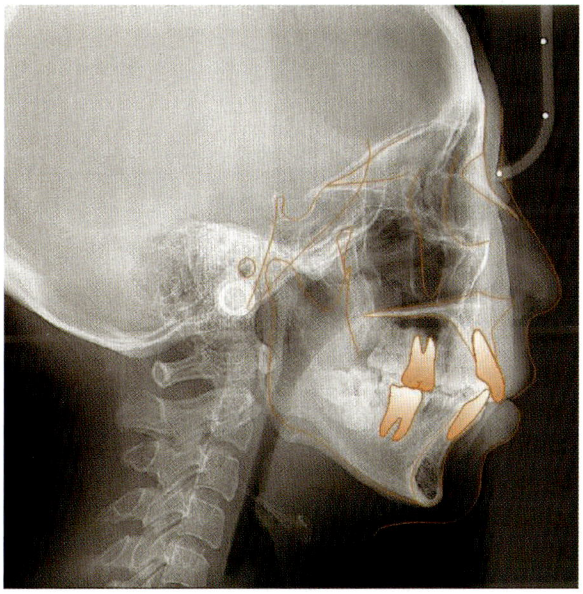

图13

治疗前后头影测量分析

测量项目	T0	T1
SNA（°）	79.8	78.7
SNB（°）	70.6	71.3
ANB（°）	9.2	7.4
S-Go/N-Me（%）	57.8	57.2
SN-OP（°）	24.3	19.5
MP-SN（°）	42.3	38.9
U1-L1（°）	112	131
SN-U1（°）	121.3	102.4

头影重叠（图14）

治疗前（T0）：蓝色、黑色

治疗后（T1）：红色

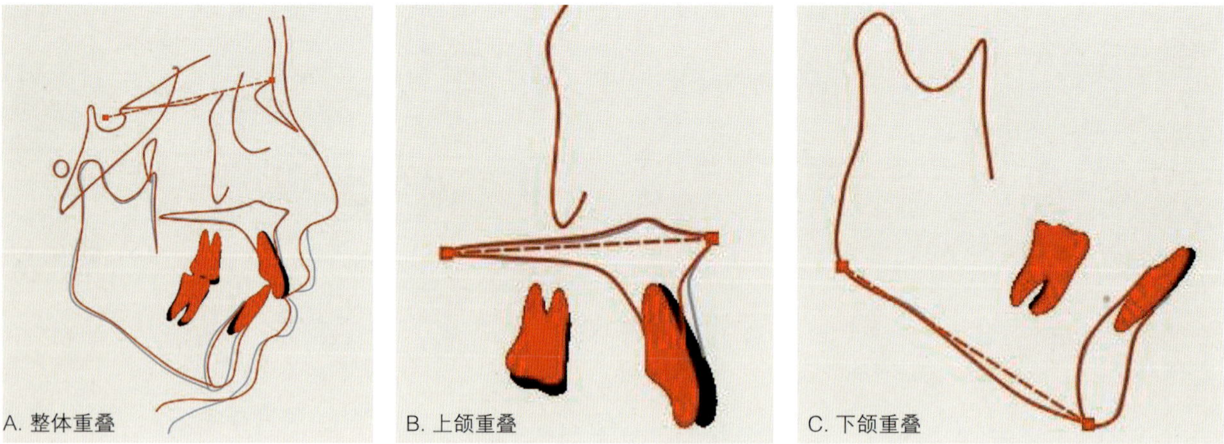

图14

治疗后评估
Post-treatment evaluation

结束模型（图15）

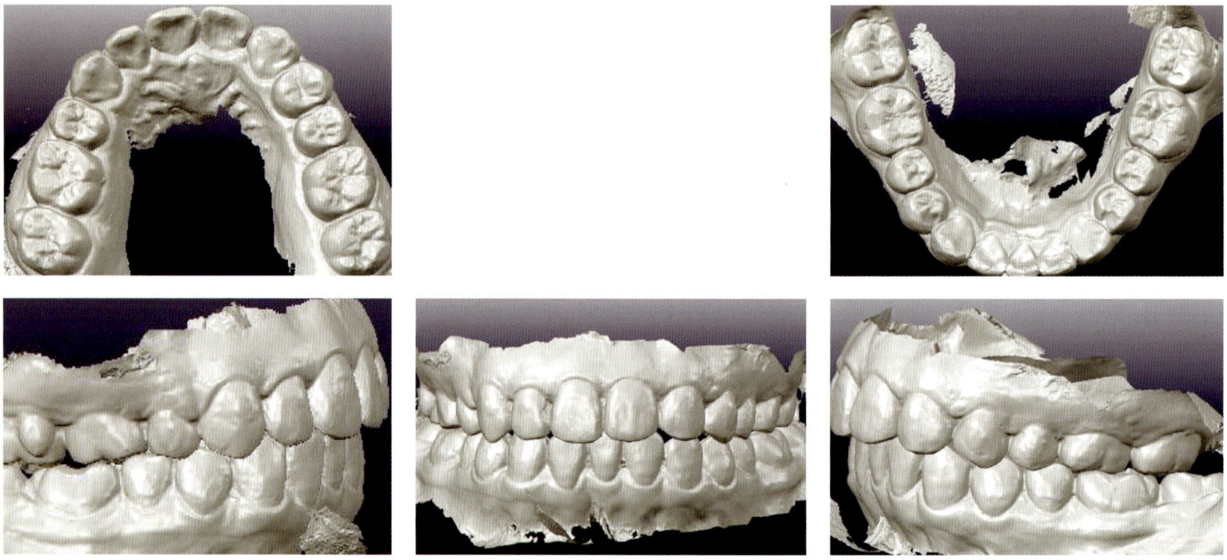

图15

治疗后照片（口内和口外，图16）

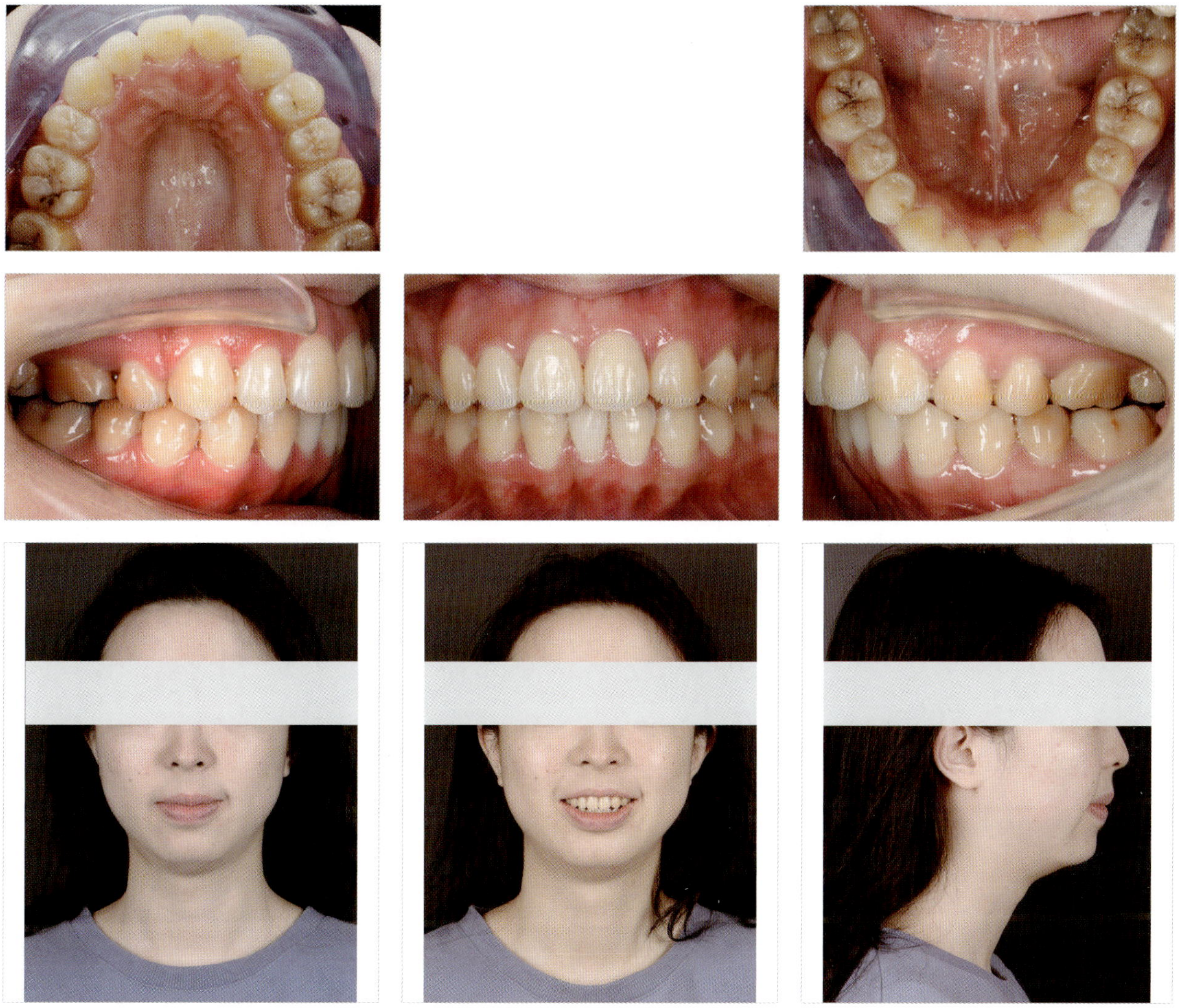

图16

病例总结及病例自我评价
Summary of case and self-evaluation

此病例是一个ANB为9.2° 的生长停滞期严重骨性Ⅱ类垂直生长型的高难度病例。如果正畸-正颌联合治疗将获得最完美的效果，患者在了解正颌手术过程及风险以后最终选择了单纯正畸代偿治疗，最终的正畸效果患者非常满意。达到最终理想的效果主要在于前牙内收、殆平面的垂直向控制及下颌骨的逆时针旋转（ANB减小1.8° ，MP平面逆时针旋转3.4° ）。

1. 前牙内收时的支抗设计：本病例采用了G6以及种植支抗。

2. 13的优化控根附件对于大量远中移动时的控根效果明显。

3. 上颌后牙的分步压低（7-6-5）以及下颌前牙的分步压低设计同时加上隐形矫治器的殆垫作用，几乎完美地实现了后牙的压低，达到了期望的下颌逆时针旋转目的，改善了患者的侧面型。

4. 基于微笑弧度的前牙美学设计，由于隐形矫正的精准设计以及SmartStage技术，前牙的垂直向控制良好，患者最终的微笑弧得到了完美改善。

虽然这名患者单纯正畸治疗取得了很好的效果，但我仍然担心患者在今后出现关节问题以及由于气道狭窄发生OSAHS的风险，因此大家在接诊此类高难度、高风险病例的时候，术前诊断及治疗计划制订非常的重要，同时治疗前的沟通也很重要，需要向患者说清楚不同治疗方案的优缺点及风险，再让患者做决定，而不是盲目地就开始正畸治疗。

专家点评

这是一例成年骨性Ⅱ类高角病例，治疗有一定的挑战性，治疗结束患者面型改变很大，垂直向控制良好，咬合理想，双侧达到标准的远中关系。医生设计上有自己的想法，扬长避短，在13腭侧粘舌侧扣以及在33、34上加牵引臂都是很好的想法，临床效果也很明显。分步压低的移动方式以及前牙附件的放置使隐形矫治器前牙压低表达率更好，前牙压低效果明显。

思考：上下颌后牙宽度匹配不良，后牙咬合切对切，下颌如拔除38、48则控制下颌宽度可能更有利。

成人上颌前突隐适美拔牙病例分析

Analysis of extraction cases of adult maxillary protrusion with Invisalign

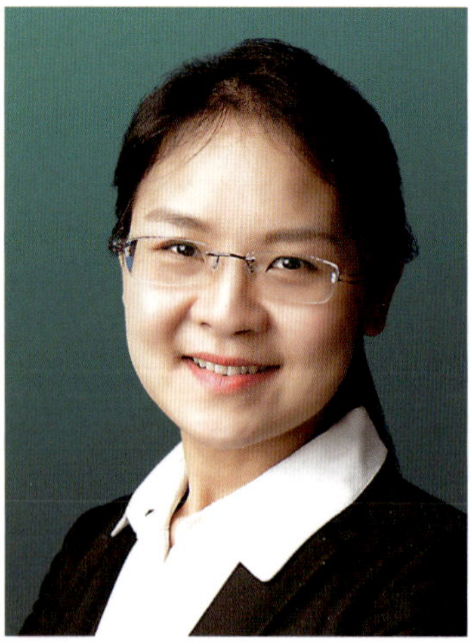

医生简介

雷菲菲

北京大学口腔正畸学博士

赛德阳光口腔医疗集团深圳门诊部主任、医疗总监

病例简介

患者，女性，初诊时29岁。

主诉：牙不齐、牙前突、嘴突多年求治。

现病史：牙齿不齐多年且近年自觉牙突加重，唇闭合紧张求治。

既往史：否认食物、药物过敏史，否认系统性疾病史和急慢性传染病史以及家族性遗传病史。

临床检查：面部不对称，开唇露齿；双侧磨牙中性关系，上中线左偏0.5mm，下中线右偏0.5mm，上下牙列Ⅱ度拥挤，前牙覆盖正常，开𬌗Ⅰ度，上下牙弓前段狭窄。

影像学检查：曲面断层片示：双侧髁突形态基本对称，牙根未查及明显异常，牙槽嵴顶水平丧失可见；38水平阻生。头颅侧位片：SNA 86.1°，SNB 80.3°，ANB 5.8°，SN-MP 34.8°。

诊断：凸面型，安氏Ⅰ类，骨性Ⅱ类均角。

矫治目标：排齐牙列，改善咬合，纠正前牙开𬌗，解除牙弓狭窄，改善嘴突达直面型。

矫治结果：上下牙列齐，咬合好。双侧磨牙中性关系，前牙开𬌗解除，覆𬌗覆盖正常。

治疗后头颅侧位片：SNA 85.2°，SNB 81.9°，ANB 3.4°，SN-MP 32.2°。侧貌改善，直面型。

疗程：35个月。

关键词：牙前突，开唇露齿，骨性Ⅱ类

治疗前评估
Pre-treatment evaluation

患者信息

姓名	××
性别	女
初诊年龄/出生日期	29岁
主诉	牙不齐、牙前突、嘴突多年求治
病史（全身和局部，外伤、不良习惯等）	身体健康，否认外伤史，否认不良习惯史
其他相关病史	否认食物、药物过敏史，否认系统性疾病史和急、慢性传染病史以及家族性遗传病史

口外情况（图1）

矢状向	凸面型，上颌前突，颏部后缩，鼻唇角锐
垂直向	下面高基本正常、开唇露齿、闭唇时颏肌紧张
横向（颧骨、下颌角、颏部对称性）	颧骨、下颌角基本对称，颏部正，正面观双侧软组织轮廓不对称，右侧较左侧大
软组织特征（唇厚度、唇突度等）	唇突、外翻，上下唇在E线前
微笑（上前牙暴露量、低位、中位、高位、笑弧等）	中位微笑，无露龈微笑
放松状态及微笑时口角高低情况	口角左高右低，微笑时加重

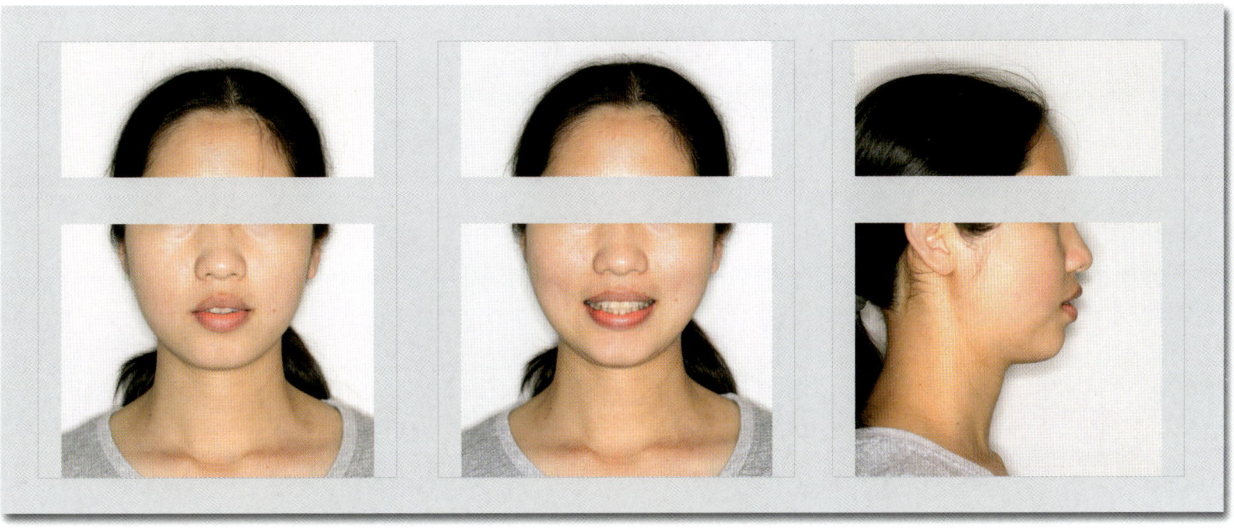

图1

口内情况（图2）

上颌拥挤度/间隙（mm）	6
下颌拥挤度/间隙（mm）	5
切牙关系	Ⅰ类
前牙覆盖（mm）	2
前牙覆殆（mm）	0
后牙覆盖（mm）	25覆盖4mm，其他后牙覆盖1～2mm
后牙覆殆（mm）	1
中线（和面中线关系）	上中线左偏0.5mm，下中线右偏0.5mm
左侧咬合关系（磨牙）	Ⅰ类
左侧咬合关系（尖牙）	Ⅰ类
右侧咬合关系（磨牙）	Ⅰ类
右侧咬合关系（尖牙）	Ⅰ类
锁殆（异位、扭转等）	无
其他口内情况（畸形舌尖舌窝、过小牙等）	无
Bolton分析（3–3）	81%
Bolton分析（6–6）	93.4%
牙齿情况（氟斑牙、釉质发育不全等）	无异常
殆平面（是否有倾斜）	无

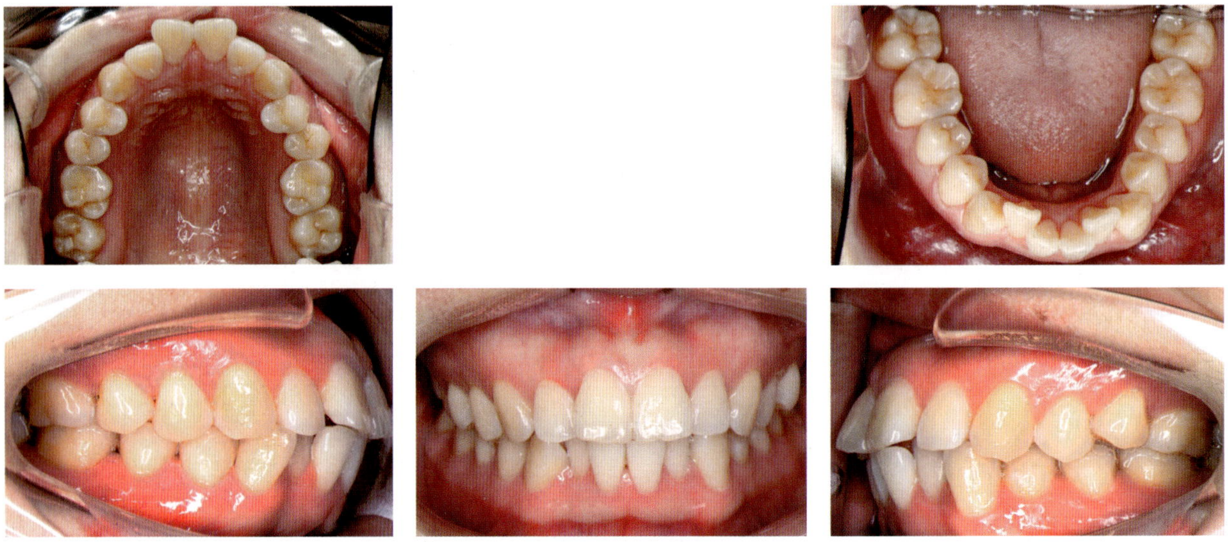

图2

一般影像学检查

骨性检查（关节形态初步评估，升支、体部是否对称等，生长发育评估）	双侧关节、下颌升支、体部形态基本对称，未查及明显异常，生长发育已停止
牙齿异常（缺失牙、多生牙、牙根长短异常等）	无
预后较差的牙齿（根管治疗后，龋坏面积大、釉质发育不全等）	无
TMJ	未查及明显异常
其他影像学发现（气道、腺样体、扁桃体等）	未查及明显异常

治疗前模型（图3）

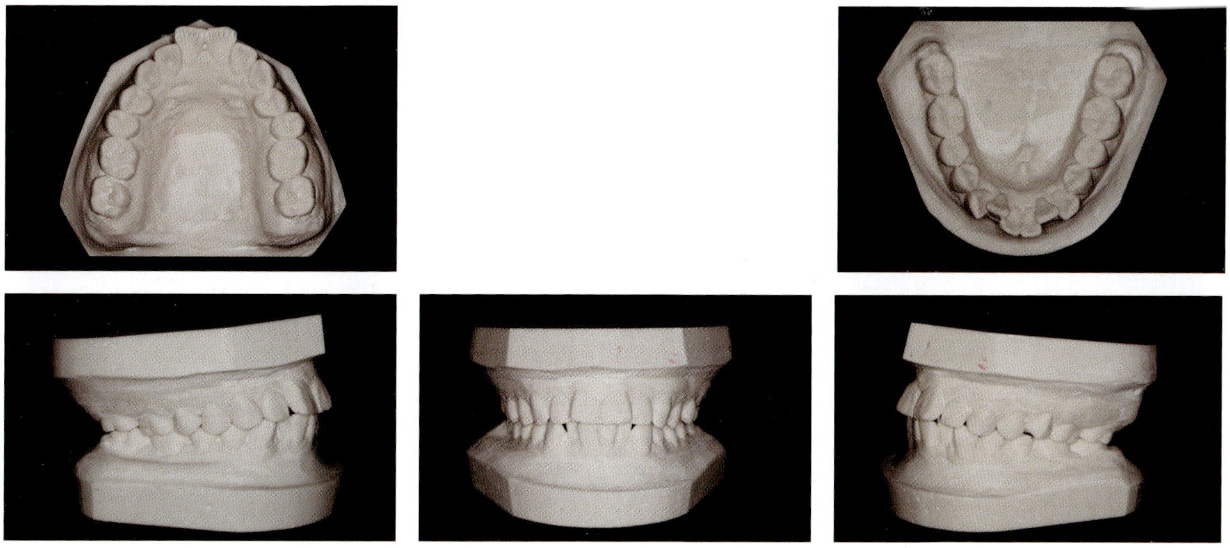

图3

治疗前X线片（图4）

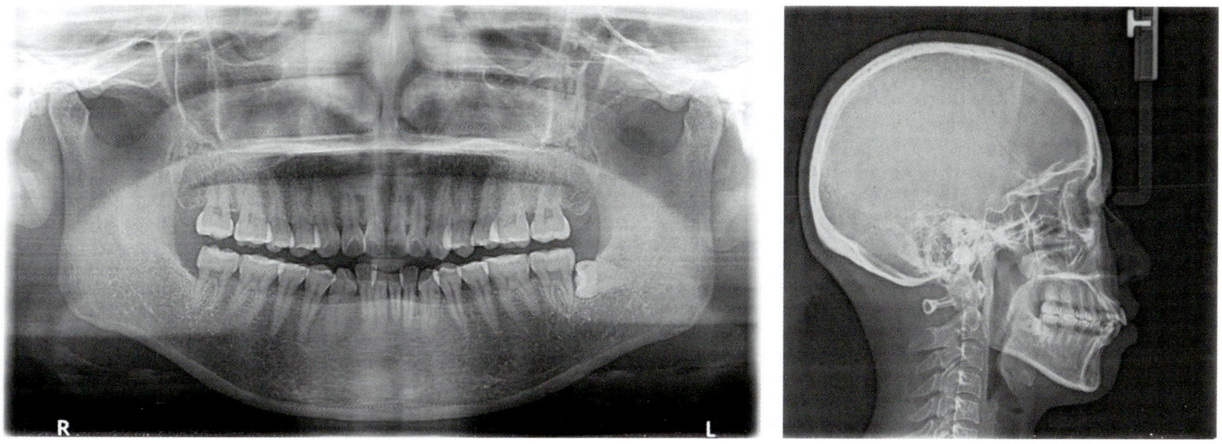

图4　曲面断层片示：双侧髁突形态基本对称，牙根未查及明显异常，牙槽嵴顶水平丧失可见；38水平阻生

治疗前头影测量描记图（图5）

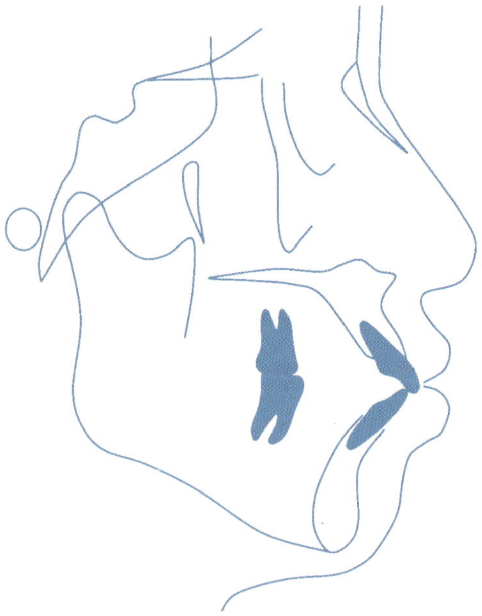

图5

头影测量分析异常数据解读

SNA、SNB在正常范围，ANB超出正常值示：本病例为骨性Ⅱ类，以上颌前突为主。U1-NA和L1-NB示：上、下前牙均唇倾。L1-NB（mm）异常示：下前牙相对于下颌基骨矢状向位置前突。SN-MP处于正常高值示：下颌有后旋和高角骨型的倾向。

治疗前头影测量分析

测量项目	标准值	T0
SNA（°）	83.0±4.0	86.1
SNB（°）	80.0±4.0	80.3
ANB（°）	3.0±2.0	5.8
FH-NPg（S.T. Facial Angle）（°）	85±3	83.7
NA-APo（convexity）（°）	6.0±4.0	12.9
U1-NA（mm）	5.0±2.0	6.2
U1-NA（°）	23.0±5.0	32.9
L1-NB（mm）	7.0±2.0	12.2
L1-NB（°）	30.0±6.0	47.4
U1-L1（Interincisal Angle）（°）	124.0±8.0	93.9
U1-SN（°）	106.0±6.0	119.0
SN-MP（°）	30.0±6.0	34.8
IMPA（L1-MP）（°）	97.0±6.0	112.3

诊断

1. 凸面型。
2. 安氏 I 类。
3. 骨性 II 类。
4. 38水平阻生。

问题列表

1. 侧貌突、开唇露齿。
2. 骨性 II 类。
3. 上下前牙唇倾。
4. 前牙开骀 I 度。
5. 上下牙列 II 度拥挤。
6. 上牙弓前段狭窄。
7. Bolton比不协调，下切牙偏大。
8. 上下中线均不正。
9. 38水平阻生。

治疗计划

矫治器	隐适美（Invisalign）
拔牙牙位	14、24、34、44、38
支抗选择	种植钉支抗：后牙强支抗控制磨牙无近中移动和伸长
治疗设计：横向考虑	扩展上前牙牙弓形态，后牙宽度维持
治疗设计：矢状向考虑	前牙整体内收，后牙不前移
治疗设计：垂直向考虑	控制垂直向前、后牙高度，避免下颌后旋，改善上下前牙唇倾度，从而改善开骀
其他设计要点	从矫治开始就对前牙进行转矩准备和垂直向控制，前牙增加7°～10°根舌向转矩且设计2mm的前牙压低，避免内收过程中过于直立和“过山车”效应
如有几个方案请都列出，列出利弊，解释选择最终方案的理由	无其他适合的备选方案
保持	压膜保持器

治疗进程

治疗时长	35个月
牙套更换频率/复诊频率	7～10天/副
重启/精调次数	1次重启，2次精调
保持时长	6个月

扫码关注后
输入yx08
观看视频

ClinCheck方案设计思路

1. 拔除14、24、34、44以及38，拔牙间隙全部用于内收前牙。

2. 先尖牙远中移动扩展前牙牙弓形态，改善牙弓狭窄的问题，然后2-2排齐。

3. 下前牙设计压低2mm同时上下切牙增加根舌向转矩7°～10°作为过矫治。

4. 3-3转矩准备（7°～10°根舌向）完成后再整体内收。

5. 下前牙设计0.8mm IPR改善“黑三角”，且协调Bolton比例。

6. 为了保证强有力的控制，全部使用矩形附件（磨牙水平矩形附件，其他垂直矩形附件）。

治疗
Treatment

初始方案的第48副复诊

初始方案的第48副复诊时发现：13脱轨。与23对比，13明显处于高位且根颊向突出。

分析原因：由于患者未认真咬胶且自己未发现脱轨。矩形附件脱轨后，矫治器边缘压在矩形附件上，对13产生了额外的垂直向压入和牙冠舌向移动的力量，导致13压低且牙根颊向突出。

处理：去除附件，重启（图6）。

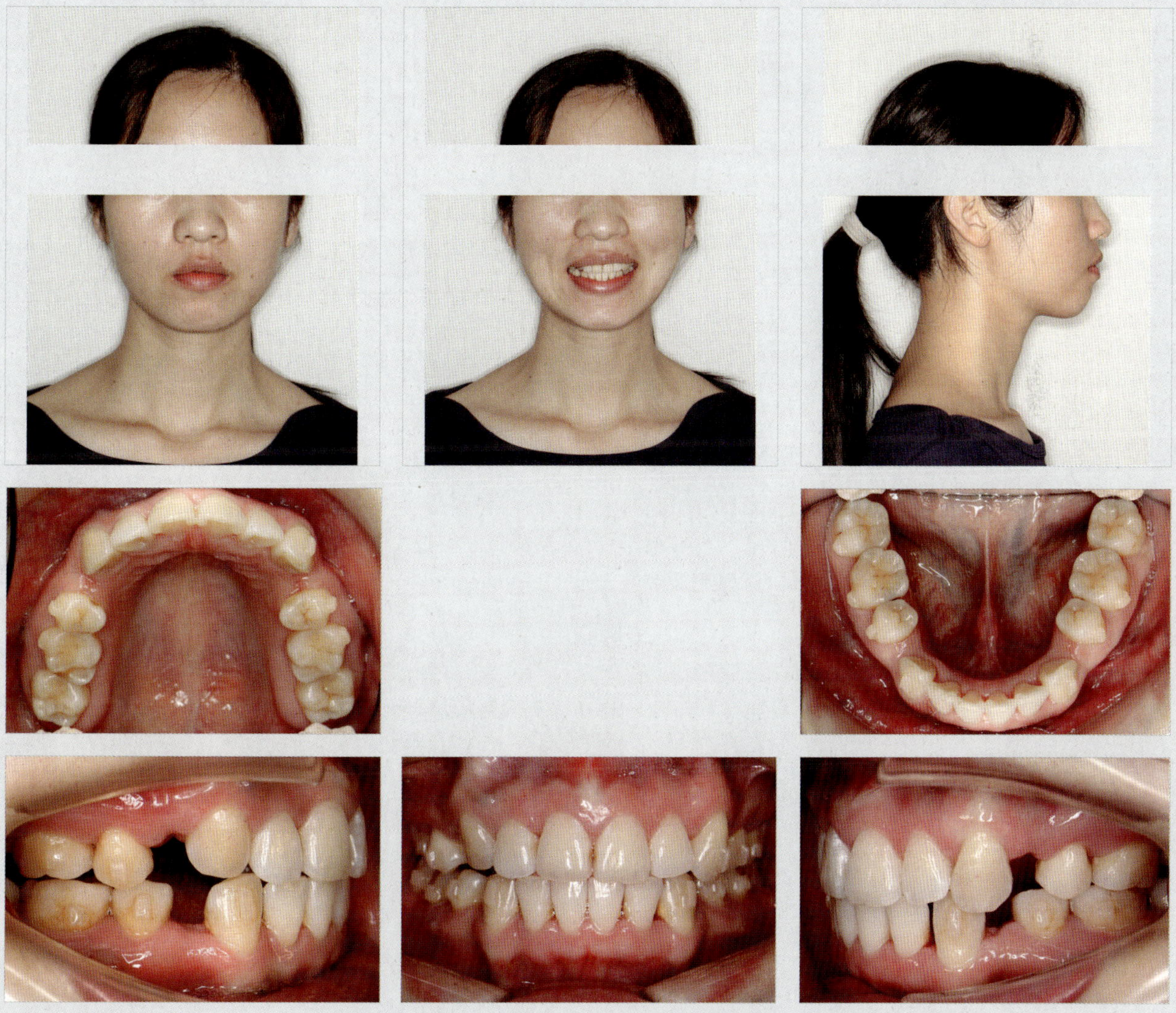

图6

本阶段总结：此方案设计早期以压低和排齐为主，牙齿内收量很少。

结果显示：排齐效果显著，压低量未达目标，右侧出现“过山车”效应。

提示：

1. 压低量应该与内收量保持一定的平衡，内收量不足也会对压低效果产生影响。建议技师转矩和内收量匹配为5° 和2mm，且同步压低。

2. 压低表达的结果个体差异大，与患者配合相关，建议对压低移动设计过矫治。

3. 右侧牙列的“过山车”效应与13脱轨有关。矩形附件发生脱轨后，矫治器边缘施加在脱轨附件上的压力会加重牙齿脱轨的程度和速度。

重启ClinCheck方案设计思路

1. 上下前牙早期分步远中移动，当尖牙与侧切牙间隔1.5mm时，上前牙整体内收。

2. 2-2一边内收一边加转矩和压低，每2mm内收对应5° 转矩改变，共增加根舌向转矩5° ~10°（包括过矫治）。

3. 上下前牙继续追加压低1.5~2mm（包括过矫治）。

4. 后牙垂直向高度维持，通过垂直向咬合跳跃达咬合接触。

5. 上后牙整体扩弓调整牙弓匹配。

6. 默认附件设计。

第48副（重启方案的最后一副），开始精调（图7）。

本阶段总结：总体来说移动目标基本达成，存在少量“过山车”效应。由于上颌尖牙在整个过程中移动量较大，所以后期出现轻微脱轨，咬胶后仍无法就位，故增加颊舌侧垂直牵引辅助就位，避免中途重启。

提示：尖牙需要增加根向远中的轴倾作为过矫治，且增加固位力，或者延长佩戴时间。如果患者配合良好，能够保证附件嵌合，矩形附件的嵌合能力会优于优化附件。但是矩形附件一旦出现不就位，矫治器边缘会对矩形附件的水平面施加压低力，加速矫治器脱轨的速度。 临床上应仔细检查尖牙的贴合，尖牙移动对矫治进程影响较大。

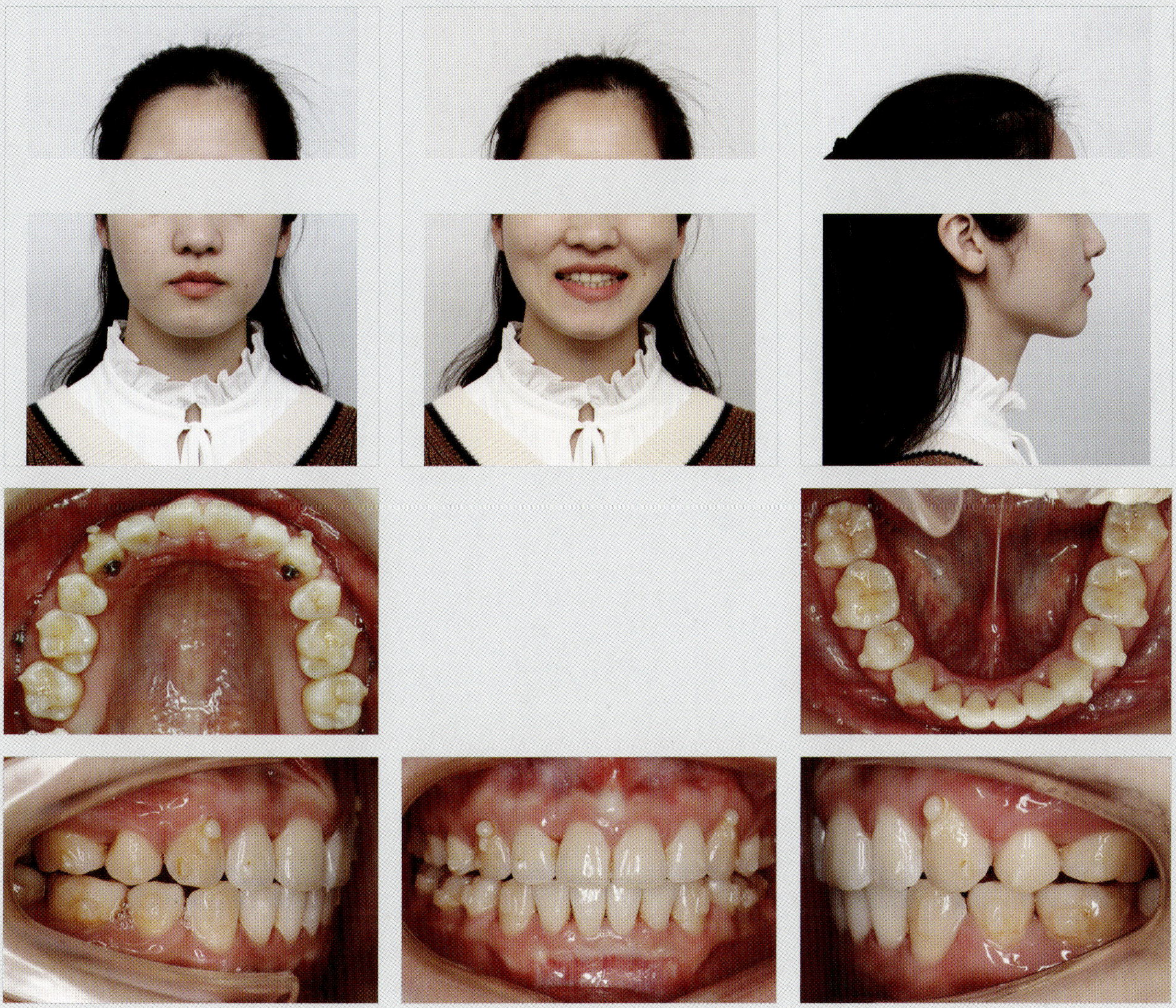

图7

精调ClinCheck方案设计思路

1. 结合X线片确定下前牙与基骨的位置关系，根据此设定目标位置，本病例上前牙追加了5° ~7° 正转矩，下前牙追加了2° ~5° 正转矩（包括过矫治）。

2. 上前牙追加压低1mm，下前牙追加压低1.5mm（其中下0.5mm作为过矫治）。

3. 15、16、25、26、35、36、45、46正轴后通过咬合跳跃达均匀咬合接触。

4. 采用默认附件设计。

第17副（精调方案的最后一副，图8和图9）。

本阶段遗留问题：

1. 四象限6、7间有少量余隙。

2. 前牙增加转矩后21轴倾度较之前欠佳。

3.下中线右偏1mm。

提示：精调时前牙加转矩需要增加附件控根防止轴倾改变。

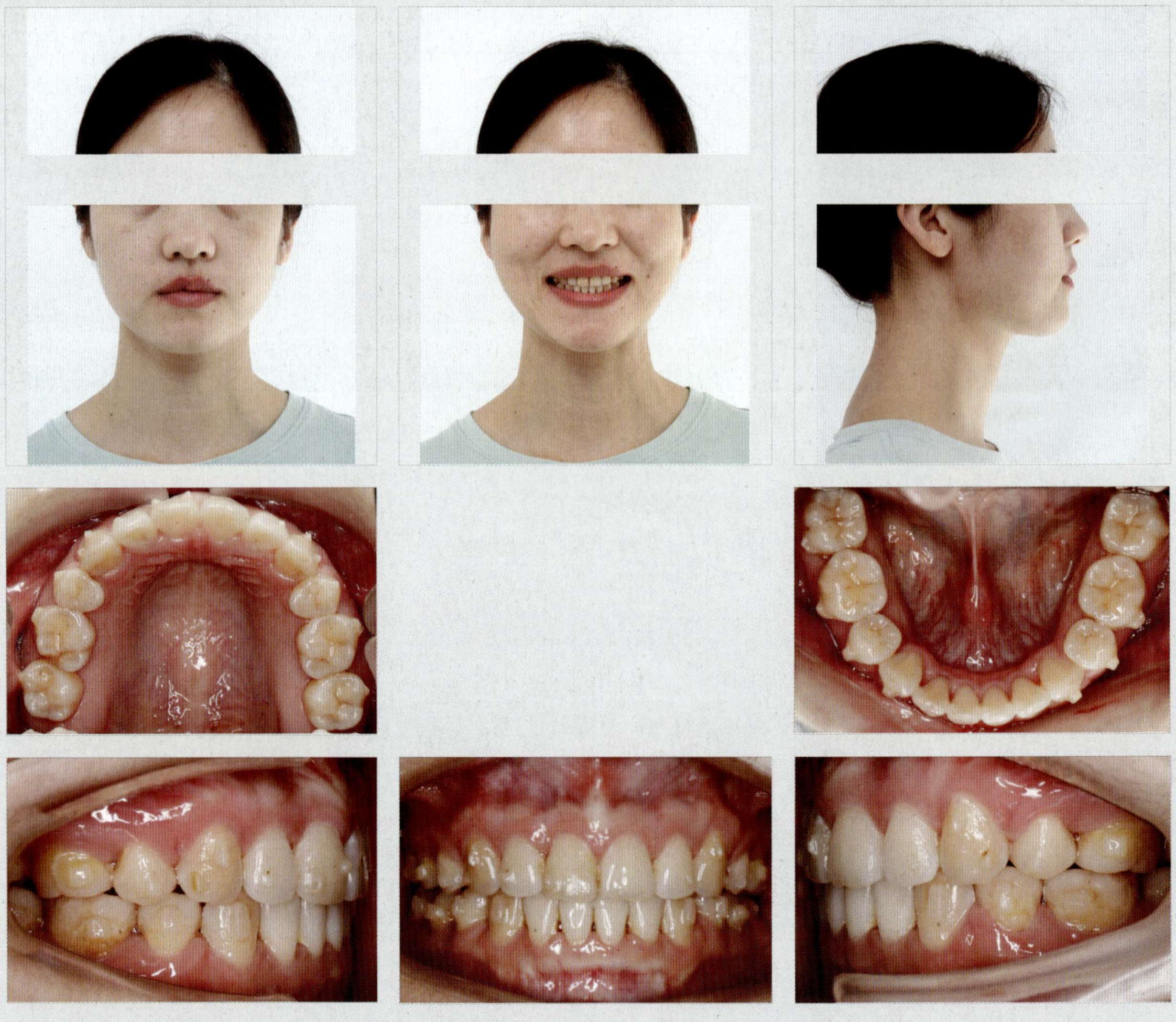

图8

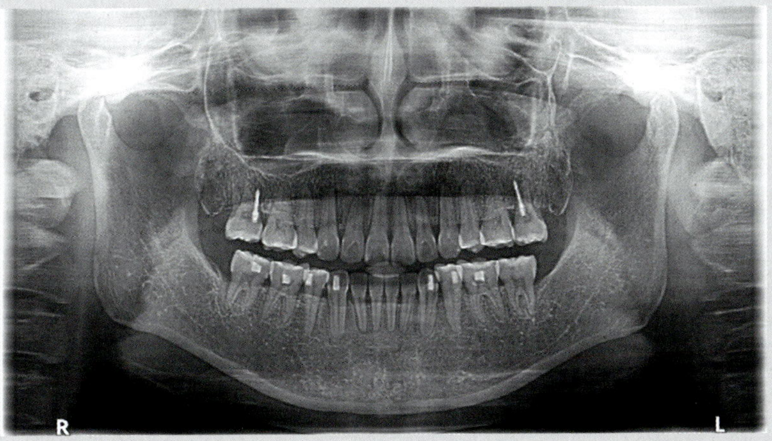

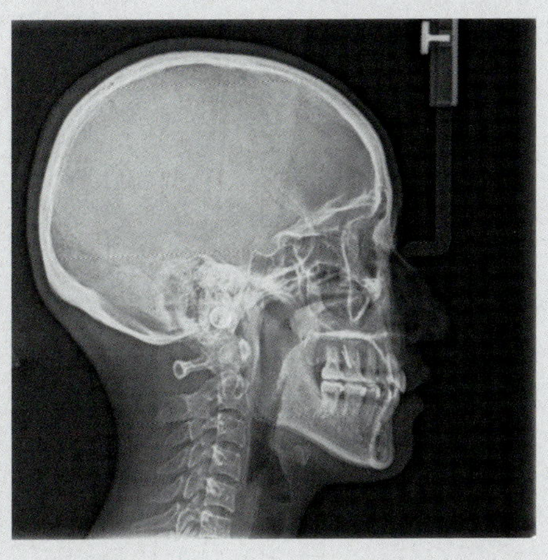

图9

第二次精调ClinCheck方案设计思路

1. 四象限6、7间有少量余隙，精调方案在四象限6、7间追加0.2mm片切作为精准的过矫治（临床上无须片切）。

2. 21牙轴稍欠佳，设计21根远中倾斜4°，但未设计附件。

3. 下中线右偏1mm，需要追加下前牙压低，临床上通过右侧Ⅱ类牵引调中线（位置：13和46）。

治疗结束X线片（图10）

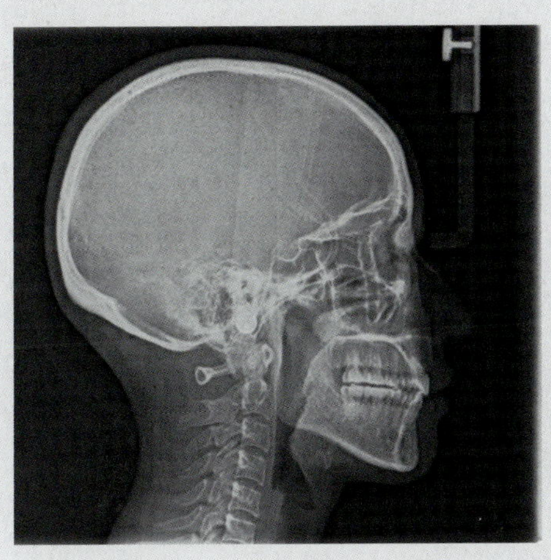
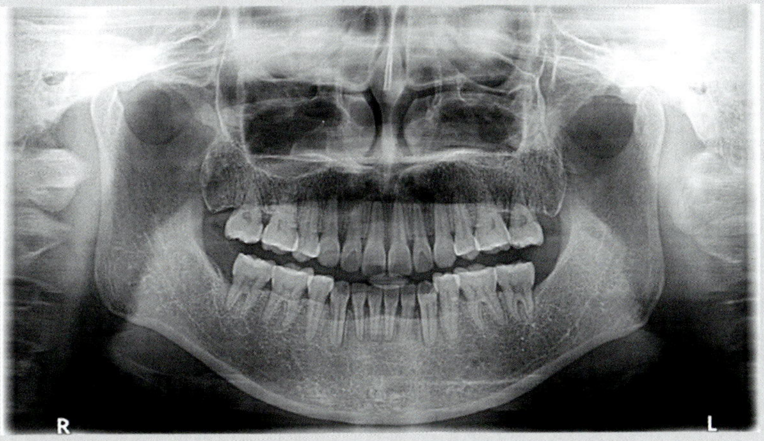

图10

治疗结束头影测量描记图（图11）

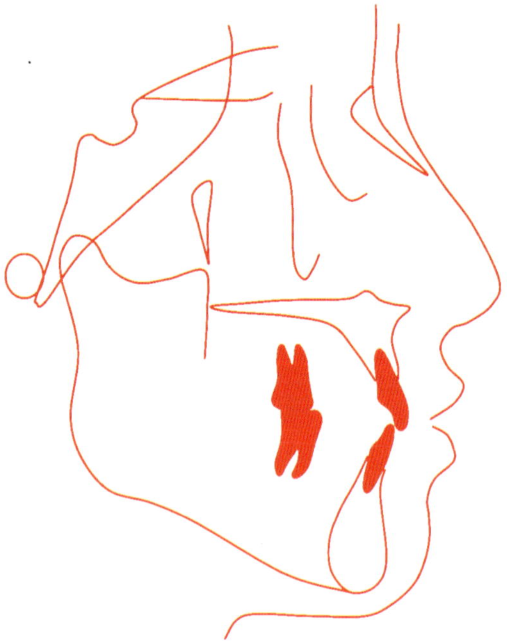

图11

治疗前后头影测量分析

测量项目	T0	T1
SNA（°）	86.1	85.2
SNB（°）	80.3	81.9
ANB（°）	5.8	3.4
FH-NPg（S.T. Facial Angle）（°）	83.7	82.1
NA-APo（convexity）（°）	12.9	6.0
U1-NA（mm）	6.2	0.5
U1-NA（°）	32.9	11.7
L1-NB（mm）	12.2	3.0
L1-NB（°）	47.4	25.1
U1-L1（Interincisal Angle）（°）	93.9	139.8
U1-SN（°）	119.0	97.0
SN-MP（°）	34.8	32.2
IMPA（L1-MP）（°）	112.3	91

头影重叠（图12）

治疗前（T0）：蓝色

治疗后（T1）：红色

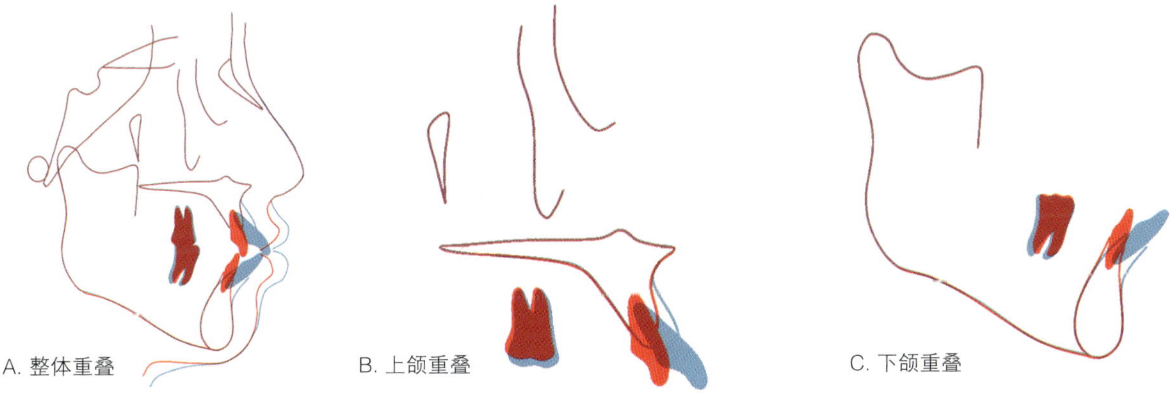

图12

治疗后评估
Post-treatment evaluation

结束模型（图13）

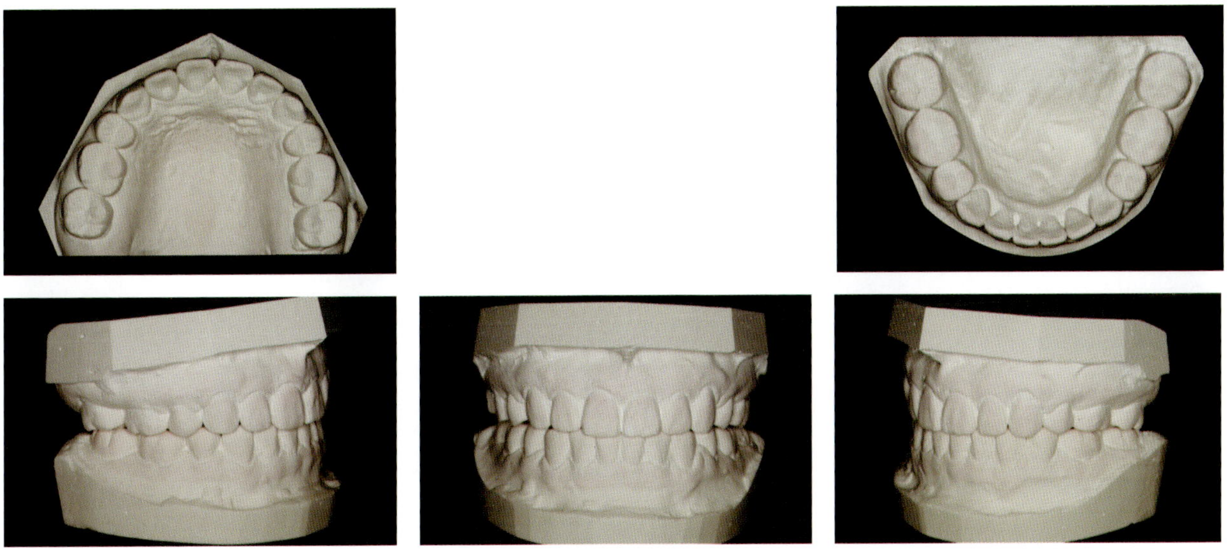

图13

治疗后照片（口内和口外，图14）

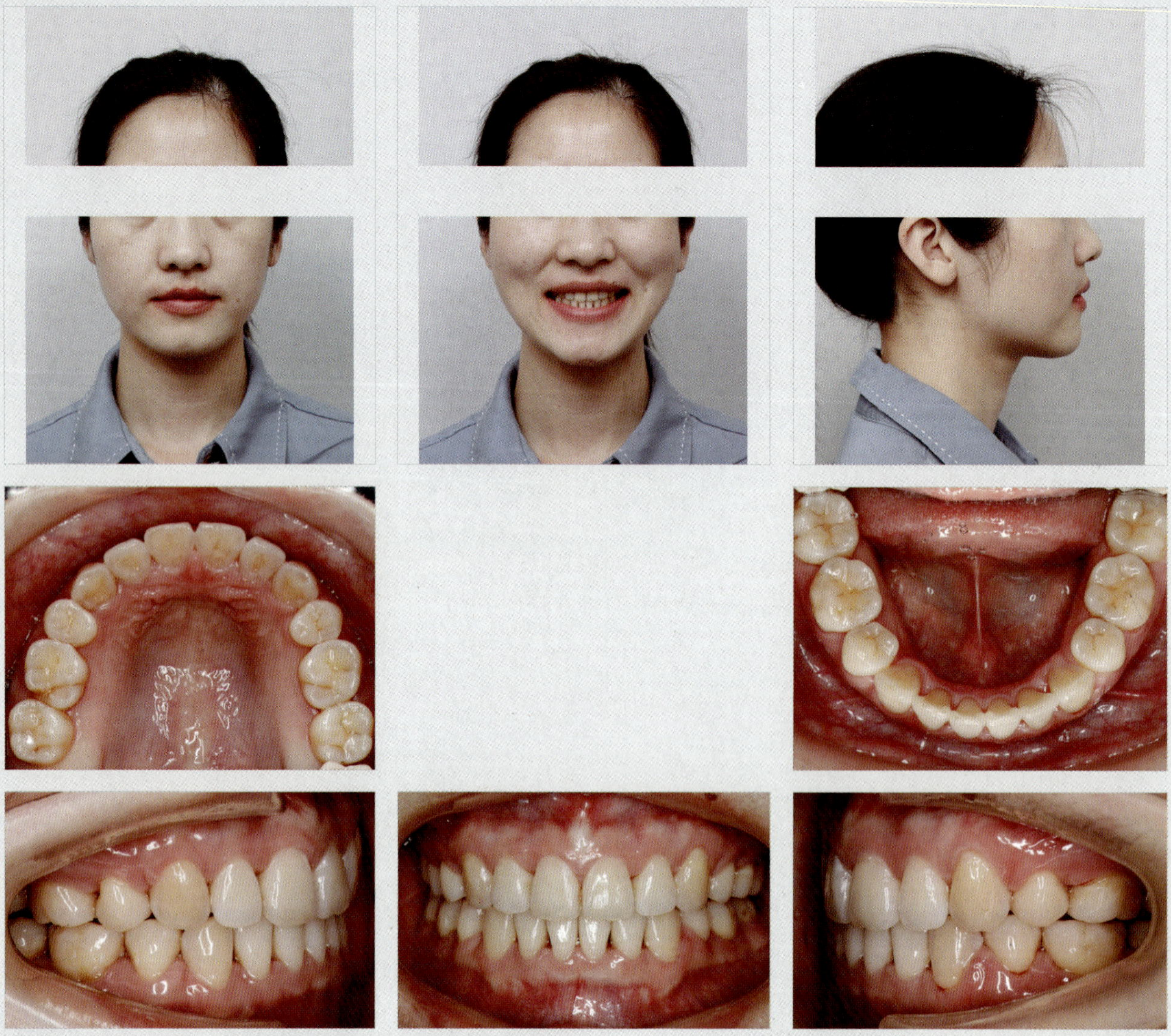

图14

保持期照片（图15）

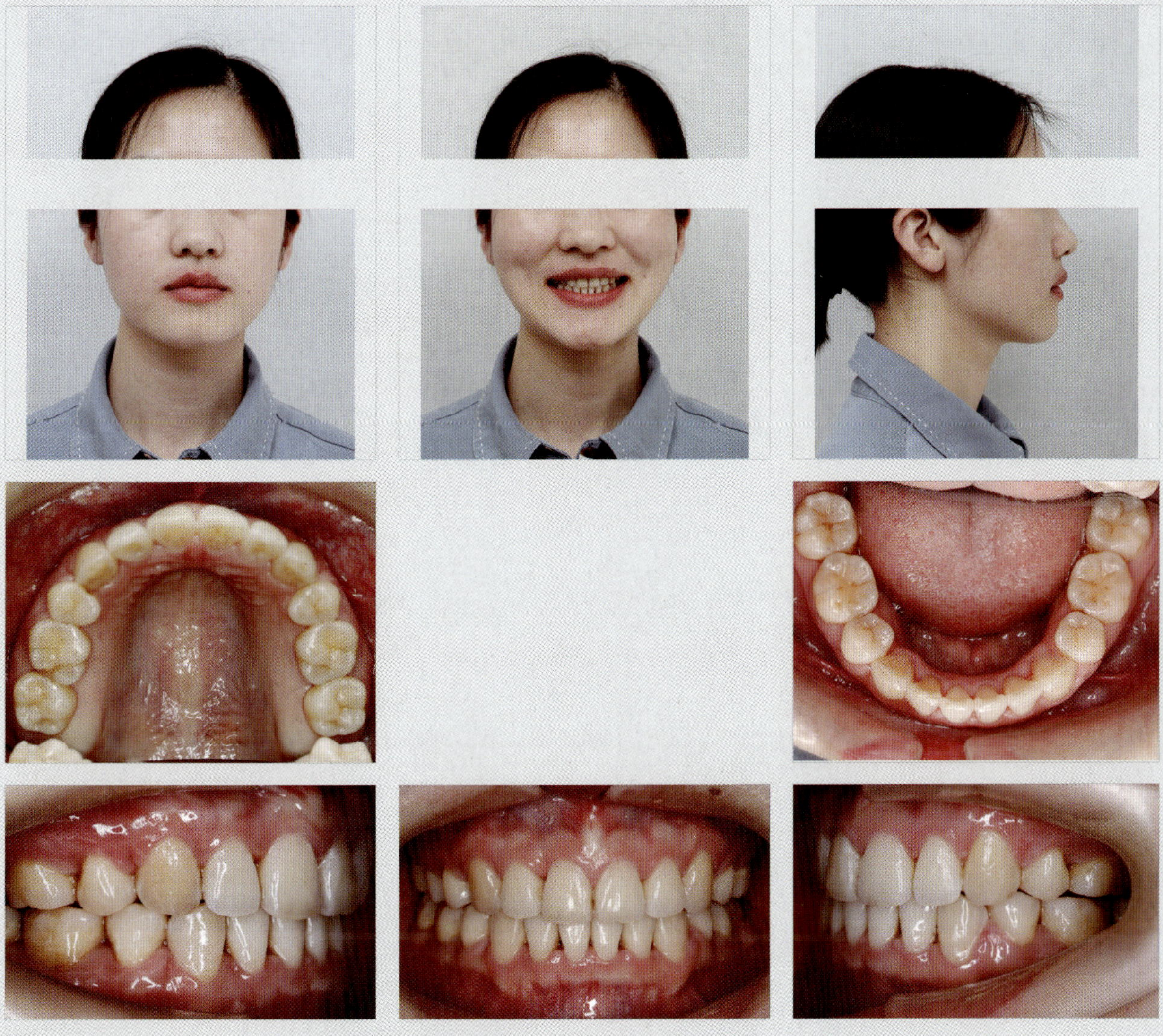

图15

病例总结及病例自我评价
Summary of case and self-evaluation

面型改变的分析

本病例为骨性Ⅱ类，以上颌前突为主，下颌有后旋和高角骨型的倾向。治疗前上下前牙均唇倾。所以，良好的面型需要改善前牙唇倾且整体内收，同时控制后牙垂直高度。支抗控制是关键，隐适美矫治器配合种植钉支抗可以更加便捷的同时完成前牙内收和垂直向控制。本病例种植钉位于上颌双侧颧牙槽嵴和下颌双侧外斜线。

隐适美的表达、设计与复诊监控

1. 患者的依从性：医生在早期需要反复强调足够重视。拔牙病例复诊时应仔细检查每颗牙齿的贴合情况尤其是尖牙，尖牙移动对矫治进程影响较大。对比ClinCheck方案，如果贴合度良好，结果差距很大，那么就要反思方案设计和附件设计是否有缺陷。

2. 方案设计：压低与内收同步，单纯压低是难以实现的。建议转矩和内收量匹配为5°和2mm，且同步压低。隐适美善于表达牙齿近远中向移动，但对前牙内收过程中尖牙的控根和轴倾移动以及切牙的转矩和压低移动表达较慢，建议增加过矫治，且延长佩戴时间。

3. 轻度脱轨的处理：个别牙齿少量脱轨较为常见，重启耗时耗力，如果不能通过咬胶就位时建议去除传统附件，颊侧舌侧各粘一个舌侧扣跨过矫治器进行垂直向牵引。

4. 转矩与轴倾：对切牙加转矩会影响切牙的轴倾度，精调时切牙加转矩需要考虑增加切牙附件防止牙轴倾斜。

5. 附件的选择：如果患者佩戴良好保证贴合，无论是优化附件还是矩形附件都可以达到目标。矩形附件的控制力会强于优化附件，但是矩形附件一旦出现不就位，矫治器边缘会对矩形附件的水平面施加压低力，加速矫治器脱轨的速度。

6. 基骨的考虑：牙根的终末位置取决于基骨的位置和宽度，后牙宽度的扩开和前后牙转矩的改变需要谨慎，谨防骨开窗。

自我评价和设计反思

1. 关于终末前牙转矩：从咬合上看，治疗后前牙覆殆覆盖正常，磨牙中性关系，后牙咬合好。头影测量分析示：骨性Ⅱ类得以纠正，治疗后前牙唇倾改善，下前牙转矩正常，上前牙较正常范围直立，上前牙牙根处于上颌基骨中央，下颌垂直向控制良好。全景片示：前牙未出现明显牙根吸收。由此可见该病例骨性Ⅱ类的掩饰性治疗是通过上前牙直立来代偿的。

2. 关于脱轨和疗程：本病例设计的第一个方案虽然因为尖牙脱轨而重启，但是从第48副的结果上看也远远没有达到设计预期，反思原因在于步骤设计的失误。早期进行转矩和压低准备时未设计内收，导致结果表达不充分和时间浪费。由于延续了传统矫治的思维模式，没有充分认识隐适美矫治器对牙弓长度的绝对控制，也就是说牙弓长度的丝毫变化都需要提前去设计。如果重新设计会改为：内收、压低、转矩同时进行，且内收2mm过程中逐渐完成5° 转矩。根据表达结果调整佩戴时间。

3. 关于上前牙转矩的表达：治疗过程中多次增加上前牙转矩进行过矫治，说明在治疗过程中上前牙转矩表达欠佳。至于附件的选择，尖牙优化附件对于上前牙转矩的表达有无影响值得临床上进一步观察和探讨。但我们发现下前牙转矩表达优于上前牙，下尖牙使用的是垂直矩形附件。上尖牙由于出现过垂直矩形附件脱轨，所以后面都使用了默认附件——优化附件。如果是重新思考这个问题，这里3点改进：①尖牙用系统自动生成的优化附件；②上尖牙牙轴改变（转矩或者轴倾改变）单独完成，不与切牙转矩同步；③设计时减慢尖牙的移动速度。

4. 关于下中线和“黑三角”：下前牙余留少量“黑三角”，追加IPR既有助于改善“黑三角”，也有助于中线的纠正。

5. 关于精调和疗程：早期为了更加充分地了解隐适美的特点，尽量不设计颌间牵引。本病例未使用后牙垂直牵引精调咬合。如果重新设计，后牙精调咬合和少许间隙，完全可以通过1～2周的垂直牵引以及颌内牵引完成，优化疗程。另外，第一次精调后由于上切牙加转矩21出现轴倾改变，临床上这个问题出现的概率较高。

提示：凡是上切牙转矩改变的精调方案，都增加上切牙附件辅助，保持牙根平行和切端整齐。

专家点评

优点：病例难度高，分析全面，完成度较好，对临床指导意义较大，矫正结果显示面型改善良好，磨牙及尖牙关系均为中性。

思考：患者最后的结果看上前牙还是有些直立，覆𬌗较浅覆盖较小，前牙是否有咬合干扰？是否对功能𬌗有影响？会不会影响长期稳定性，若在设计时加强前牙转矩、尖牙倾斜的控制，效果及治疗疗程会更好。

9

拔除4颗前磨牙应用隐适美矫治成人“嘴突”

Extraction of four premolars to treat the adult mouth protrusion by Invisalign

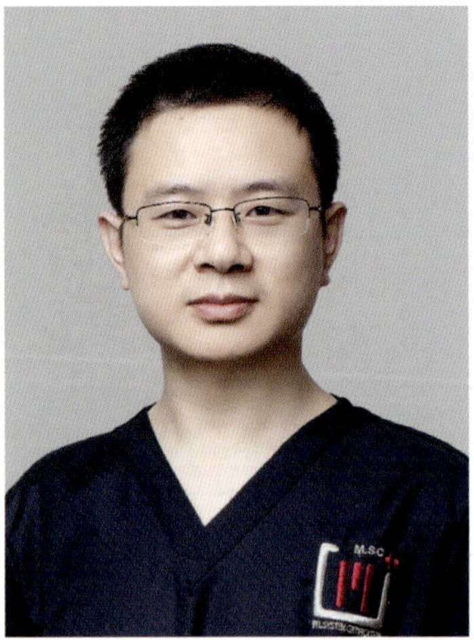

医生简介

许长记

福州维乐口腔正畸医疗总监　鼓楼店院长

病例简介

患者，女性，初诊时26岁。

主诉：嘴突数年，影响美观，要求隐形矫治。病史无特殊。

检查：侧貌突，颏部形态不明显；面部不对称，右侧较丰满，颏左偏；恒牙列，尖牙磨牙中性关系，前牙覆𬌗覆盖正常，上下牙列轻度拥挤，上前牙较直立，下前牙唇倾，Bolton指数正常。侧位片提示：下颌平面角高，下颌后缩。

建议患者行正畸-正颌联合治疗，同时改善嘴突及颏部偏斜，患者不接受正颌手术，最终决定采用隐适美无托槽隐形矫治，拔除4颗第一前磨牙，支抗钉加强后牙支抗，内收上下前牙，改善侧貌。告知患者面部不对称问题无法解决。该患者矫治中途重启2次，精调1次。共历时42个月，除去重启等待时间，主动矫治时间约37个月。矫治后侧貌得到明显改善，咬合关系良好。

关键词：嘴突，下颌后缩，高角，隐适美无托槽隐形矫治，拔牙，4颗第一前磨牙，支抗钉

治疗前评估
Pre–treatment evaluation

患者信息

姓名	××
性别	女
初诊年龄/出生日期	26岁
主诉	嘴突数年，影响美观
病史（全身和局部，外伤、不良习惯等）	无特殊
其他相关病史	无

口外情况（图1）

矢状向	凸面型，颏部后缩，颏部形态不明显，颏唇沟浅，颏肌紧张
垂直向	面上1/3 稍短，面中、下1/3高度一致
横向（颧骨、下颌角、颏部对称性）	面部左右欠对称，颏部向左偏约3mm，右侧面颊部较丰满
软组织特征（唇厚度、唇突度等）	上下唇长度比例协调，唇厚度正常，上下唇在E线外
微笑（上前牙暴露量、低位、中位、高位、笑弧等）	中位微笑， 微笑时牙龈无暴露
放松状态及微笑时口角高低情况	对称

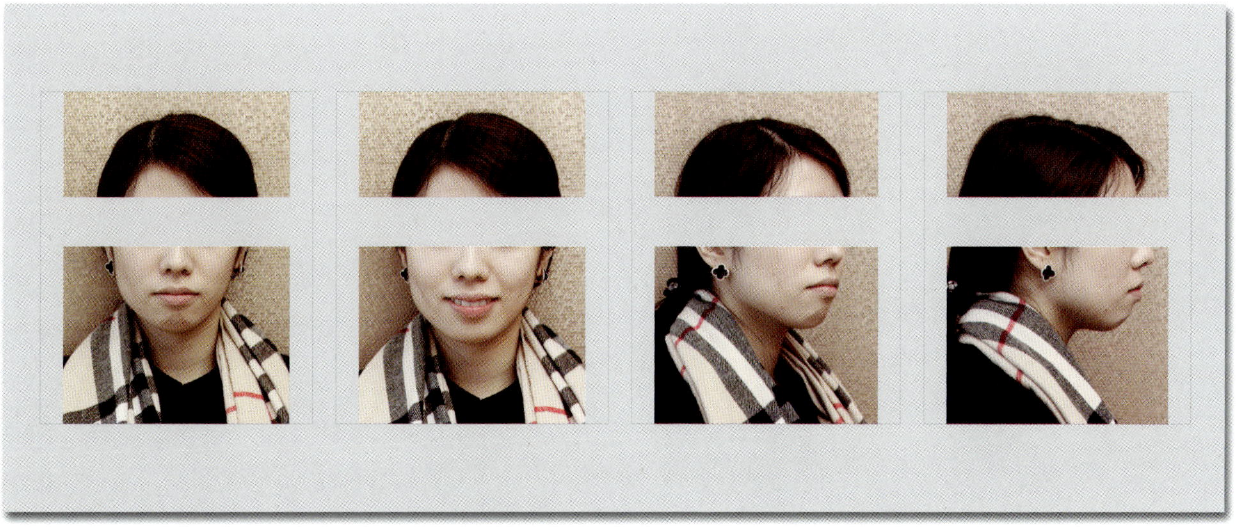

图1

口内情况（图2）

上颌拥挤度/间隙（mm）	1.5
下颌拥挤度/间隙（mm）	2
切牙关系	Ⅰ类
前牙覆盖（mm）	2.5
前牙覆𬌗（mm）	2
后牙覆盖（mm）	正常
后牙覆𬌗（mm）	正常
中线（和面中线关系）	上下中线居中
左侧咬合关系（磨牙）	Ⅰ类
左侧咬合关系（尖牙）	Ⅰ类
右侧咬合关系（磨牙）	Ⅰ类
右侧咬合关系（尖牙）	Ⅰ类
锁𬌗（异位、扭转等）	12、45、44、43、42、32轻度扭转，43伴远中倾斜，34稍颊倾
其他口内情况（畸形舌尖舌窝、过小牙等）	无
Bolton分析（3–3）	78.4%
Bolton分析（6–6）	92.2%
牙齿情况（氟斑牙、釉质发育不全等）	12、11、21、22、26、27龋坏 17、16、36、37、46、47𬌗面见银汞样充填物，未见继发龋
𬌗平面（是否有倾斜）	无偏斜

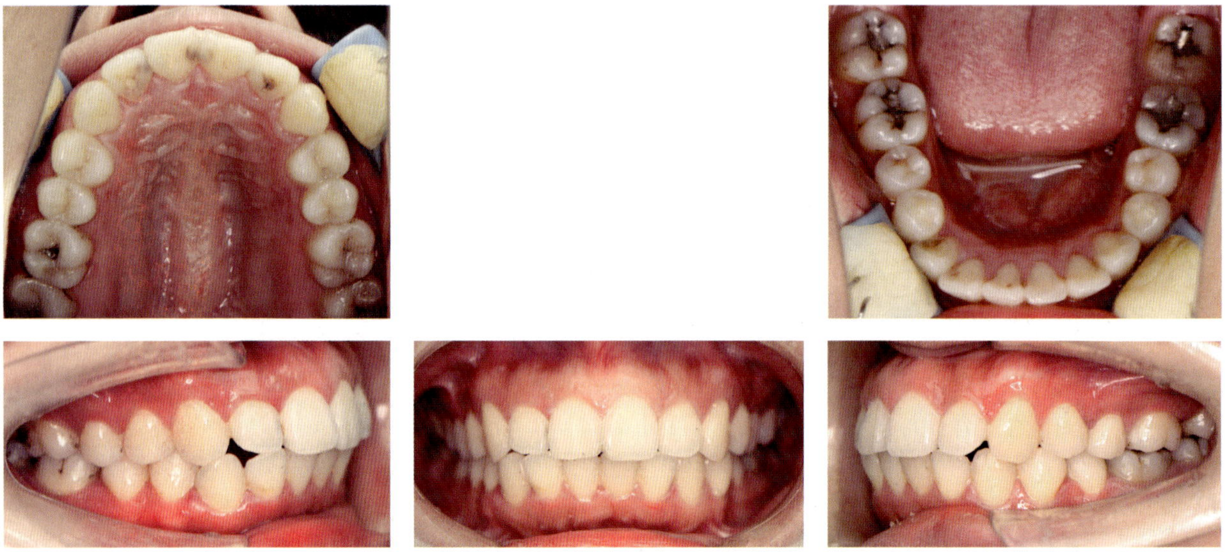

图2

一般影像学检查

骨性检查（关节形态初步评估，升支、体部是否对称等，生长发育评估）	曲面断层片示：双侧髁突形态不对称，上颌窦底偏低
牙齿异常（缺失牙、多生牙、牙根长短异常等）	牙槽骨高度无明显降低，牙根长度无明显异常 28、38阻生，18、48缺失
预后较差的牙齿（根管治疗后，龋坏面积大、釉质发育不全等）	36见根充影像，根尖区未见阴影
TMJ	临床检查双侧 TMJ无弹响、无压痛，开口型、开口度正常 全景片显示：双侧髁突形态不对称
其他影像学发现（气道、腺样体、扁桃体等）	无异常

治疗前模型（图3）

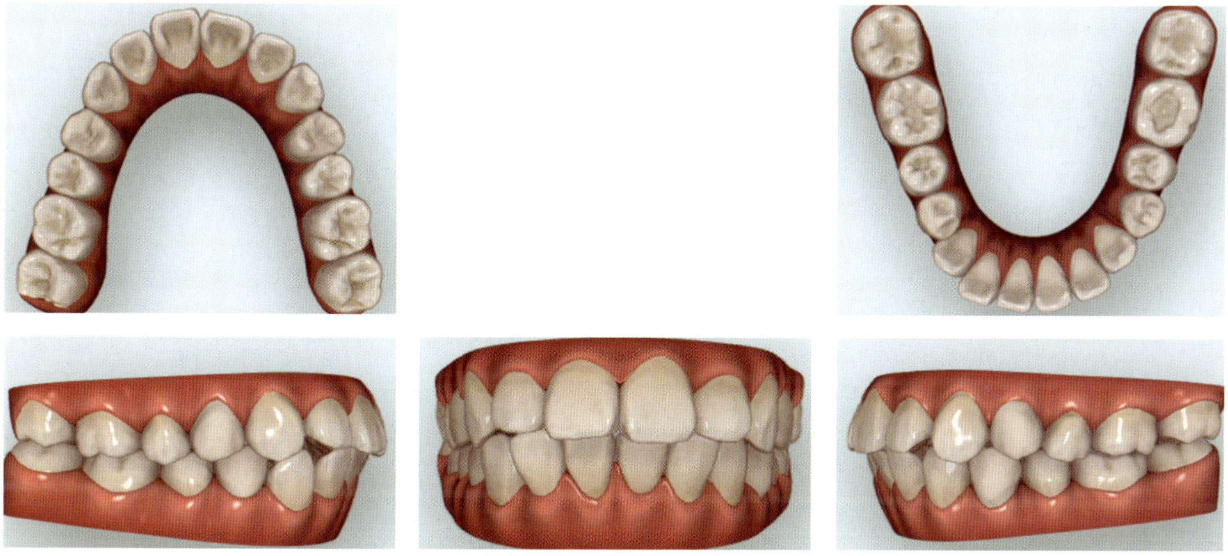

图3

治疗前X线片（图4）

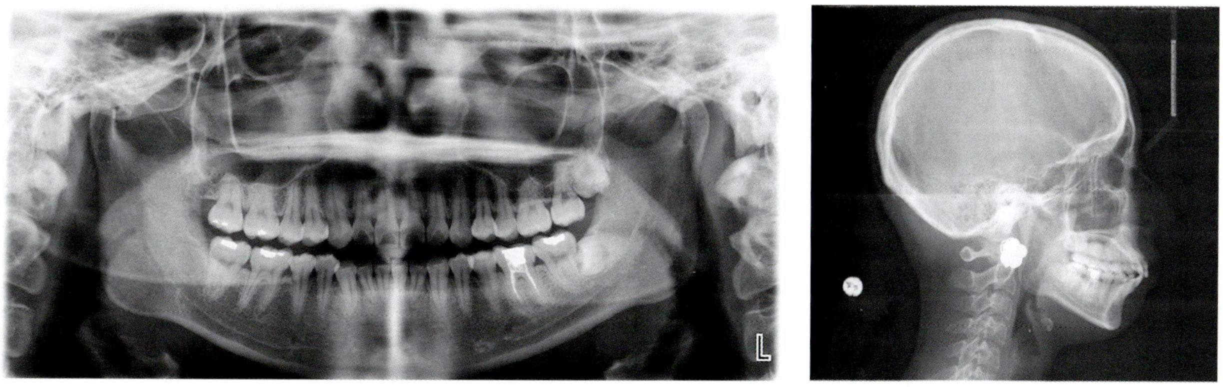

图4

治疗前头影测量描记图（图5）

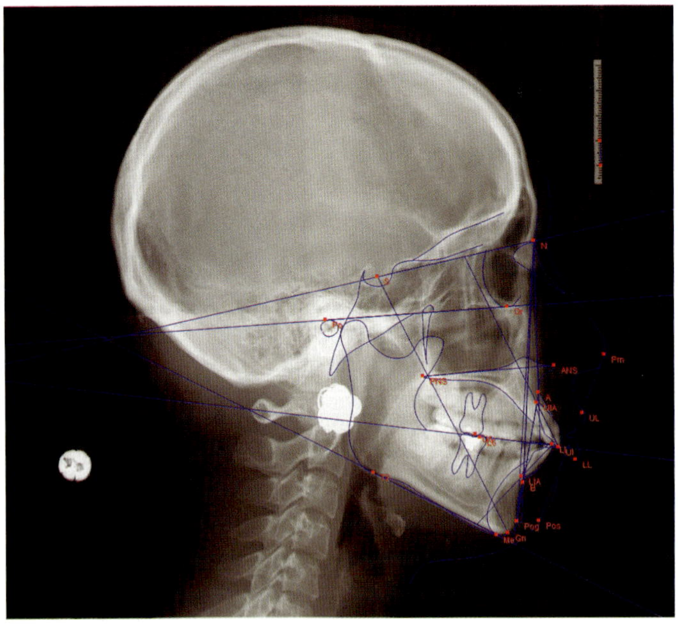

图5

治疗前头影测量分析

测量项目	标准值	T0
SNA（°）	81.60 ± 3.10	79.03
SNB（°）	79.10 ± 3.00	74.34
ANB（°）	2.40 ± 1.80	4.69
SN–MP（°）	33.30 ± 5.16	40.84
U1–SN（°）	107.00 ± 6.00	102.95
FMA（°）	24.20 ± 4.60	31.42
IMPA（°）	91.40 ± 3.78	106.80
FMIA（°）	59.80 ± 6.40	41.78
U1–NA（mm）	7.30 ± 2.40	6.32
L1–NB（mm）	7.80 ± 2.30	10.26
UL–EP（mm）	–0.86 ± 2.15	0.53
LL–EP（mm）	0.56 ± 2.30	4.74

头影测量异常数据解读

1. SNB偏小、ANB偏大提示：下颌后缩、骨性Ⅱ类。

2. SN-MP、FMA偏大提示：下颌平面角过高。

3. IMPA、L1-NB（mm）均过大提示：下前牙唇倾、前突。

4. LL-EP（mm）过大提示：下唇前突。

诊断

1. 安氏Ⅰ类错殆。

2. 骨性Ⅱ类错殆。

3. 12、11、21、22、26、27龋齿。

4. 28、38埋伏阻生。

5. 36根管治疗术后。

6. 17、16、37、46、47充填术后。

问题列表

1. 侧貌突。

2. 下颌后缩。

3. 下颌平面角高。

4. 颏部向左偏斜3mm，右侧面颊部较丰满。

5. 下前牙唇倾。

6. 上下牙列轻度拥挤。

7. 12、11、21、22、26、27龋齿。

8. 28、38埋伏阻生。

9. 36根管治疗术后。

治疗计划

矫治器	隐适美（Invisalign）
拔牙牙位	14、24、34、44
支抗选择	强支抗（支抗钉）
治疗设计：横向考虑	维持牙弓宽度
治疗设计：矢状向考虑	维持尖牙、磨牙中性关系，强支抗内收上下前牙
治疗设计：垂直向考虑	后牙高度维持，压低前牙预防深覆殆
其他设计要点	28、38建议拔除 12、11、21、22、26、27龋齿转综合科治疗

续表

如有几个方案请都列出，列出利弊，解释选择最终方案的理由	1. 建议患者首选正畸–正颌联合治疗，同时改善嘴突及颏部偏斜，患者不能接受正颌手术，并且对面部不对称及颏部偏斜问题不是很介意。所以最终选择单纯正畸 2. 对于左下区拔34或者36的考量：因38水平埋伏阻生，牵引利用难度极大，若拔36则只剩37一颗磨牙，且36虽然已行根管治疗，但是根充影像及根尖区影像均无异常，故选择决定拔除34，建议正畸结束后36行嵌体或冠修复
保持	透明压膜保持器1年，后改为Hawley保持器夜间佩戴

治疗进程

治疗时长	主动矫治时间：37个月
牙套更换频率/复诊频率	更换频率：第一次重启之前：2周/副，之后：1周/副 复诊间隔：2.5～3个月
重启/精调次数	3 次
保持时长	目前仍在继续保持

扫码关注后
输入yx09
观看视频

治疗
Treatment

此方案设计要点

1. 采用G6拔牙设计方案。

2. 上下颌均使用支抗钉加强后牙支抗，前牙内收采用先远移尖牙约2mm（加强矫治器对尖牙的包裹和控制），再整体内收6颗前牙的方式进行。

第 31步/49副（第一次重启，图6～图8）

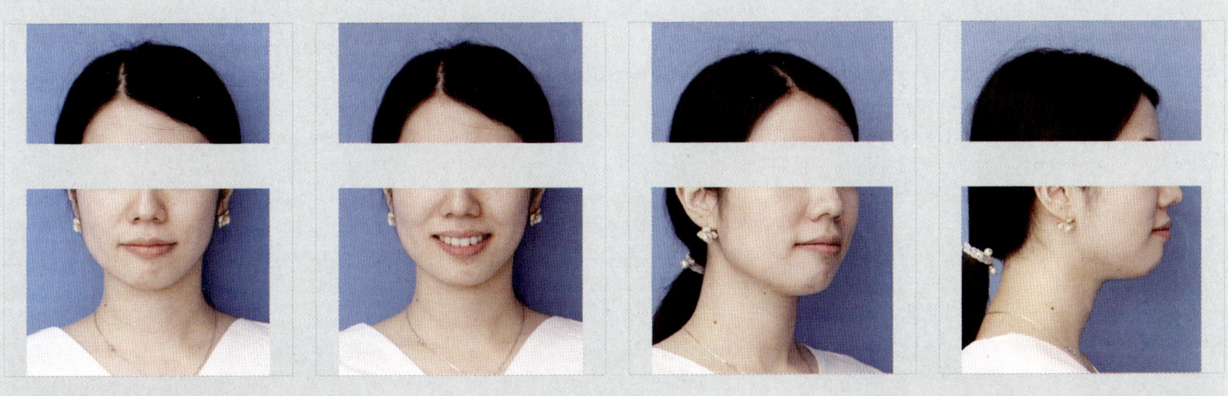

图6

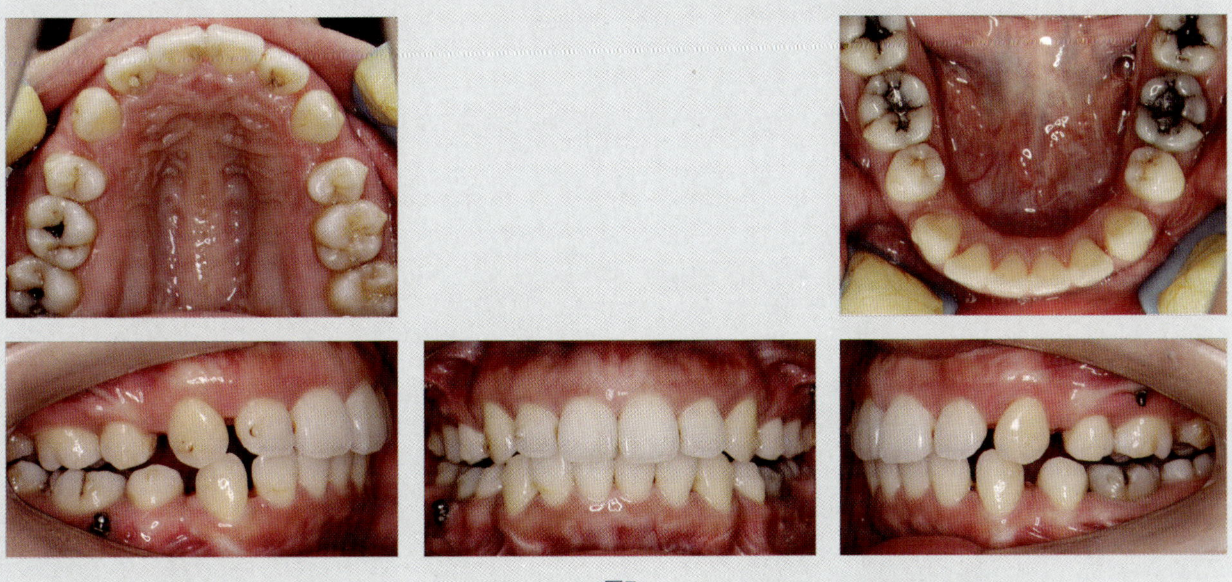

图7

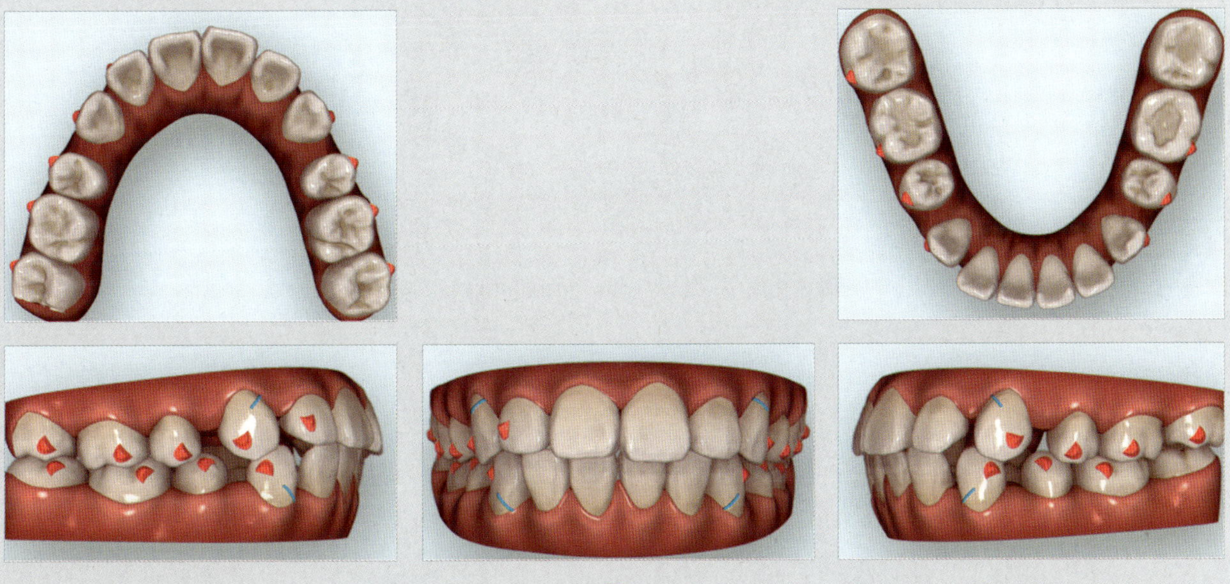

图8

出现问题：

1. 上下前牙比ClinCheck动画设计偏舌倾，尤其上前牙。前牙覆殆加深，双侧后牙开殆，下颌尖牙向远中倾斜，右侧尤为明显。

2. 磨牙关系稍偏远中。

3. 左下支抗钉脱落。

分析原因：

1. 因为透明矫治器本身较软的原因，尖牙远移无法实现冠根平行移动，出现牙冠向远中倾斜；同时在ClinCheck设计时，尖牙做了向近中倾斜的"过设计"，导致牙齿和矫治器之间尖牙轴倾度出现偏差（即尖牙轴倾度表达不足）。并且第一前磨牙拔除，尖牙远中矫治器失去支持，此处极易发生形变（尤其在矫正中期无法添加假牙空泡时），通过咬胶等方式使矫治器就位后，矫治器在尖牙远中出现弯折，使矫治器前牙段出现伸长和舌倾，从而引起前牙伸长和舌倾，即"过山车"效应（图9～图12）。

2. 此方案中对上下前牙转矩和压低的设计均存在不足：转矩方面上下前牙设计了不同程度舌倾（11舌倾5.3°，21唇倾2.2°，41舌倾5.1°，31舌倾17.1°），前牙压低设计不足，终末位前牙设计为正常覆殆。导致前牙转矩丢失，覆殆加深，加重"过山车"效应。

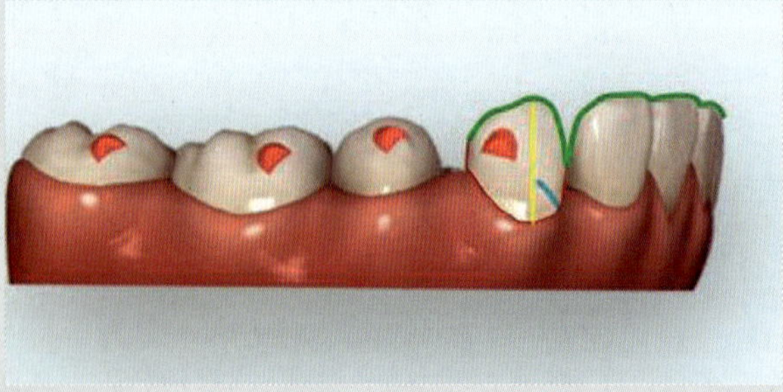

图9　ClinCheck（即矫治器）第31步尖牙长轴（黄线）和矫治器前牙段切端位置（绿线）

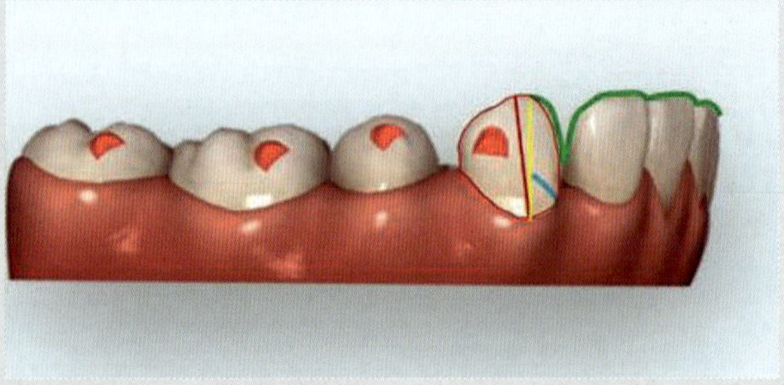

图10　口内尖牙轴倾度（红线）和矫治器尖牙轴倾度（黄线）出现偏差

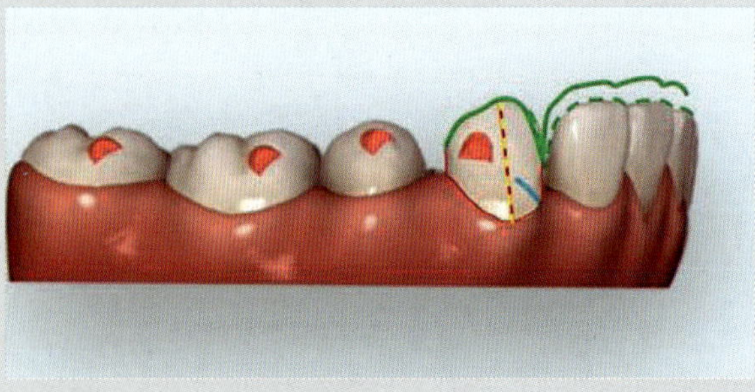

图11　矫治器戴入后，前牙段发生弯折

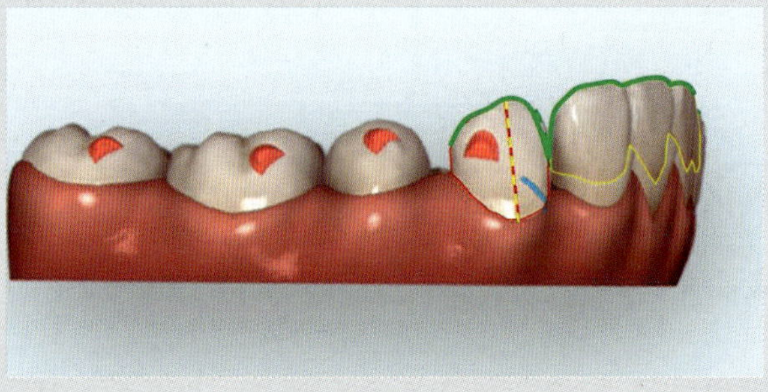

图12　前牙出现伸长和舌倾

解决思路：

1. 因上述原因，尖牙继续远移过程中不可避免会继续发生轴倾度与ClinCheck动画（即矫治器）不一致情况，势必加重“过山车”效应。此次调整的主要目的是继续内收前牙，关闭拔牙间隙。随着拔牙间隙的减小，矫治器发生弯折的程度会逐渐减小，矫治器对尖牙轴倾度的控制也会逐渐加强。因此，计划在尖牙远移基本到位、拔牙间隙基本关闭时再次重启，届时因尖牙轴倾度表达不足引起的“过山车”效应会大幅减弱。

2. 此次重启对上下前牙转矩和压低均做了“过设计”：上前牙转矩增加约15°，此时口内下前牙仍为唇倾状态，下前牙转矩设计为大致维持；上下前牙压低至覆𬌗为0。以期望能部分抵消因尖牙轴倾度表达不足引起的“过山车”效应。

3. 此时口内双侧磨牙关系稍偏远中，故下颌停止使用支抗钉，上颌继续支抗钉加强支抗。

第41步/68副（第二次重启，图13和图14）

出现问题：

1. 前牙覆𬌗进一步加深，后牙开𬌗，上下前牙舌倾，13、43、33向远中倾斜。

2. 磨牙关系仍稍偏远中。

解决思路：

1. 调整尖牙轴倾度（13、43向近中倾斜约15°，33向近中倾斜约10°）。此时尖牙远移已基本到位（43、33已到位，13、23尚需远移约1mm），排除（或减小）了尖牙向远中倾斜移动对轴倾度表达的不利影响；同时，因为拔牙间隙大部分已关闭，矫治器发生弯折的程度会相对减小，即尖牙轴倾度的表达率会相对增加。从而因尖牙轴倾度表达不足引起的“过山车”效应会大幅减弱。

2. 此次重启的重点是对上下前牙进行唇倾和压低，并做一定程度的“过设计”（上前牙唇倾约12°、下前牙唇倾约15°、终末位前牙为浅覆𬌗），以解除前牙深覆𬌗和后牙开𬌗。

3. 继续关闭剩余拔牙间隙，并调整磨牙关系：上颌继续支抗钉增加后牙支抗，同时，36、46舌侧设计舌扣与13、23唇侧矫治器切割进行Ⅱ类牵引。

4. 后牙设计传统附件和优化伸长附件，增加矫治器固位，即增加后牙垂直向支抗，以保证前牙压低能有效表达。

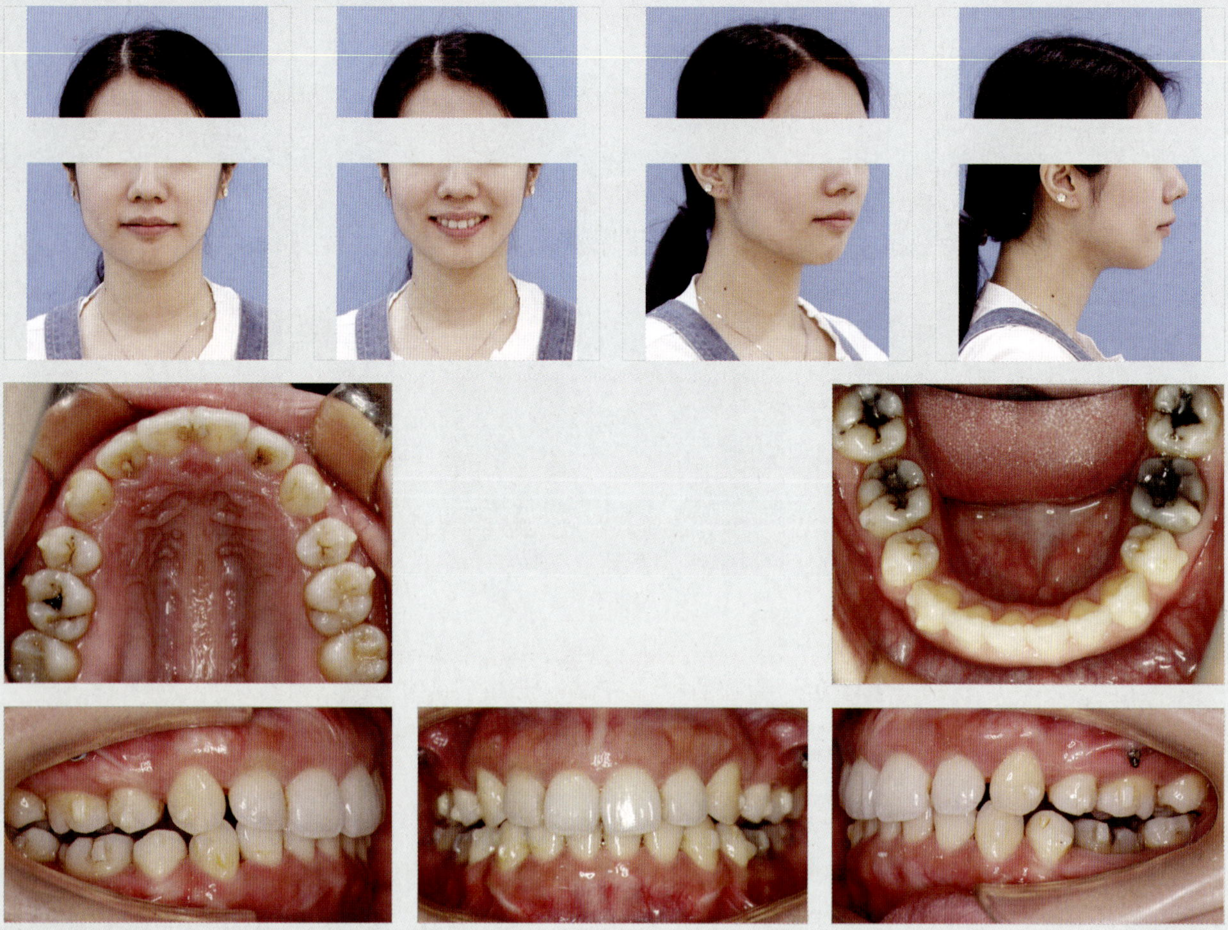

图13

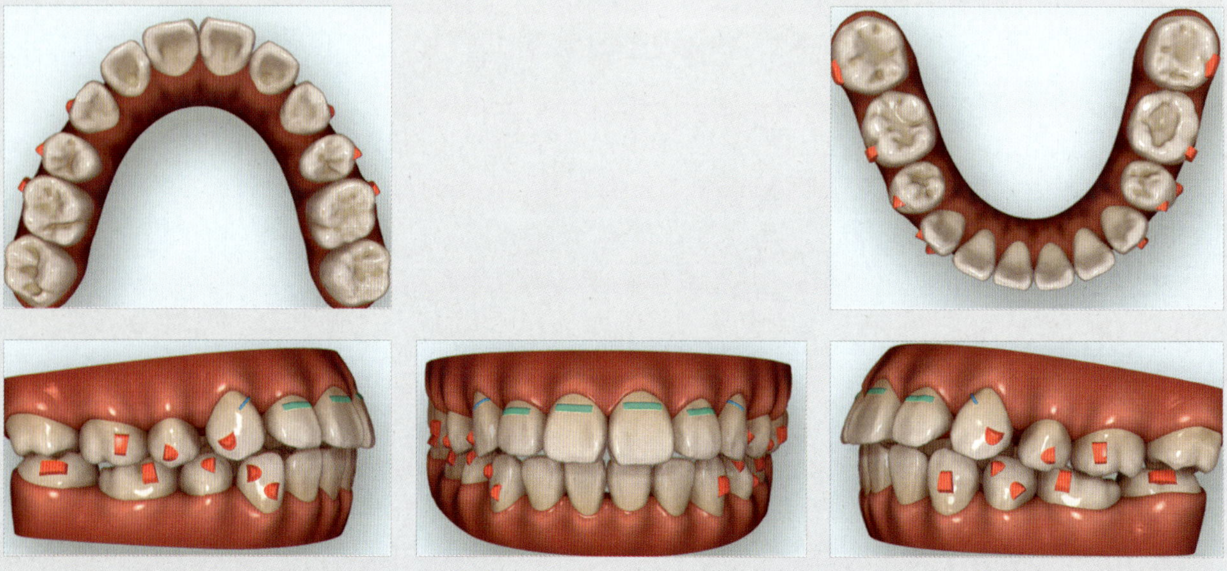

图14

第30步/30副（精调，图15和图16）

存在问题：

1. 后牙仍稍开殆。

2. 上颌双侧中切牙远中倾斜。

解决思路：

1. 此时拔牙间隙已关闭，前牙深覆殆已打开，上下尖牙轴倾度良好。故此次精调主要解决后牙开殆问题。具体设计为：上颌前牙区设计平导，继续唇倾上下前牙（5° ~8° ），压低下前牙（1~1.5mm），后牙应用传统附件少量伸长上下后牙，并配合36、46颊侧舌扣与13、23唇侧矫治器切割进行Ⅱ类牵引。第22副后改为双侧后牙垂直牵引。最后4副矫治器改为夜间佩戴，以期望后牙能自然建殆。

2. 摆正双侧中切牙牙轴。

3. 收紧散在微小间隙，防止食物嵌塞。

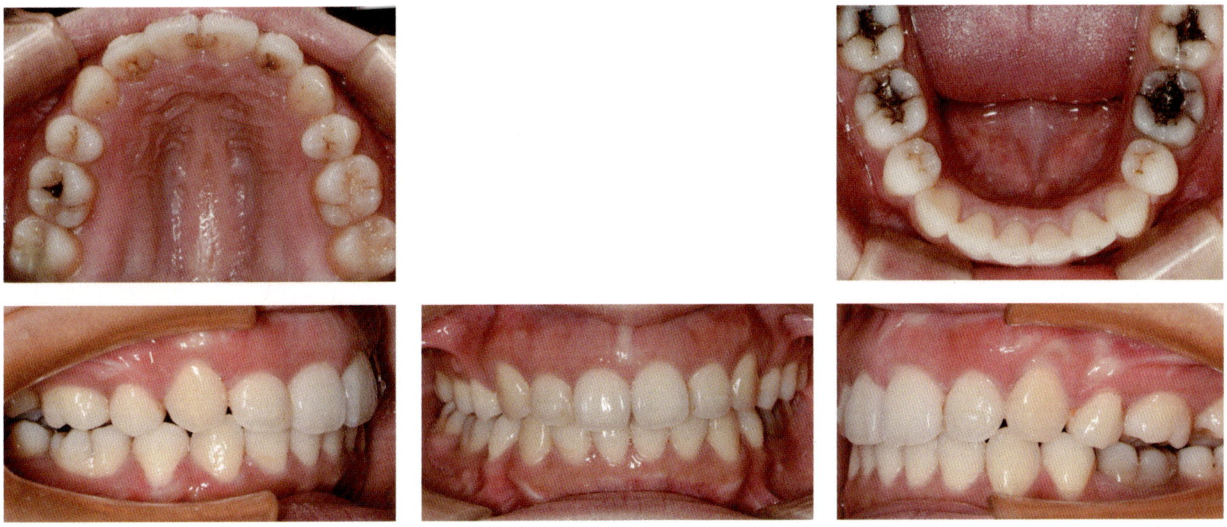

图15

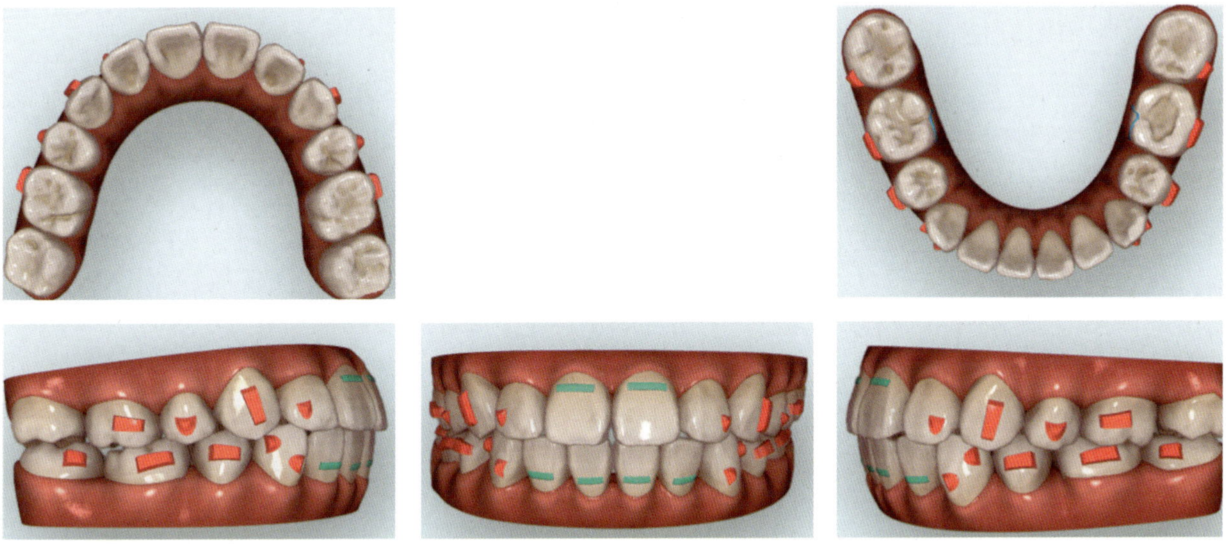

图16

治疗结束X线片（图17）

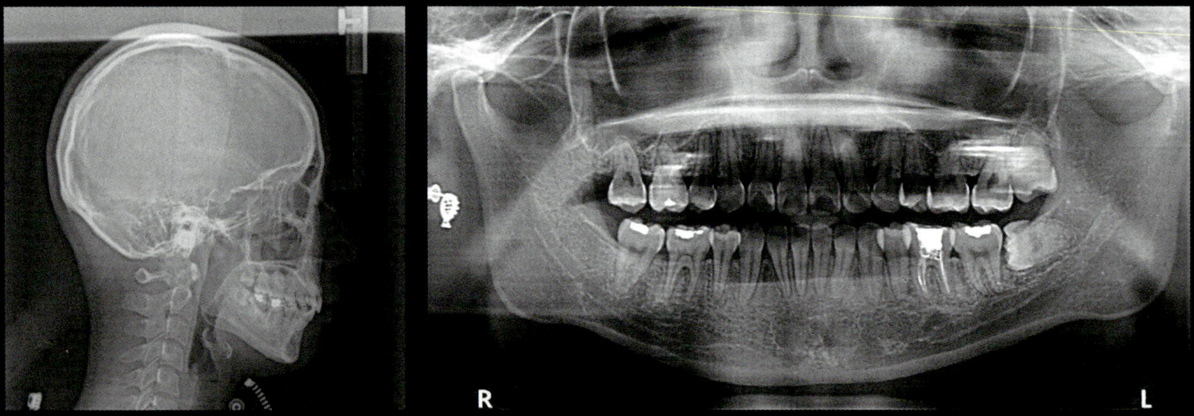

图17

治疗结束上下前牙牙根CBCT截图（图18～图21）。

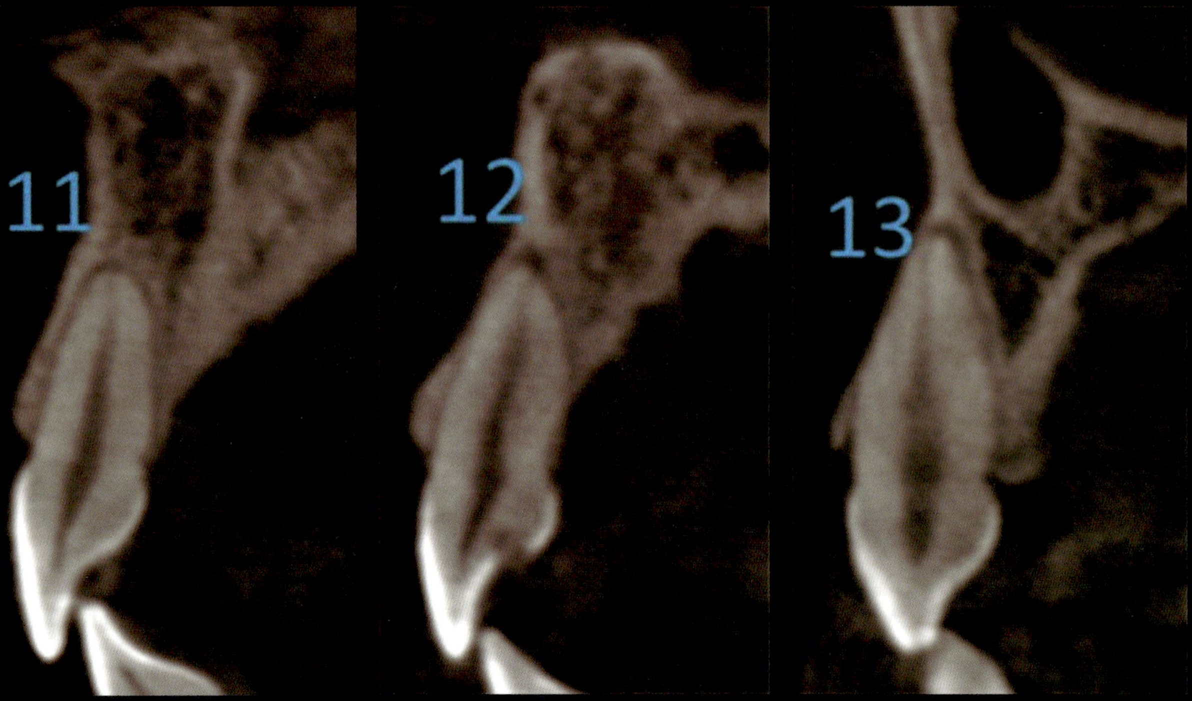

图18

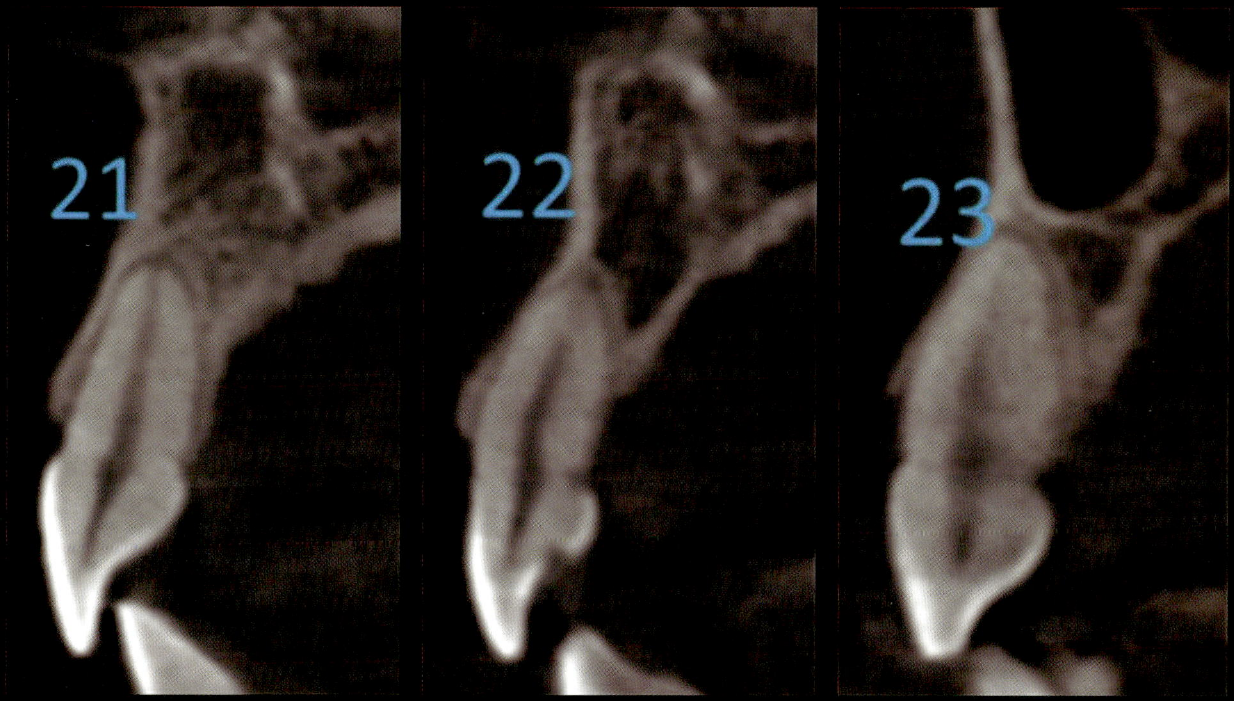

图19

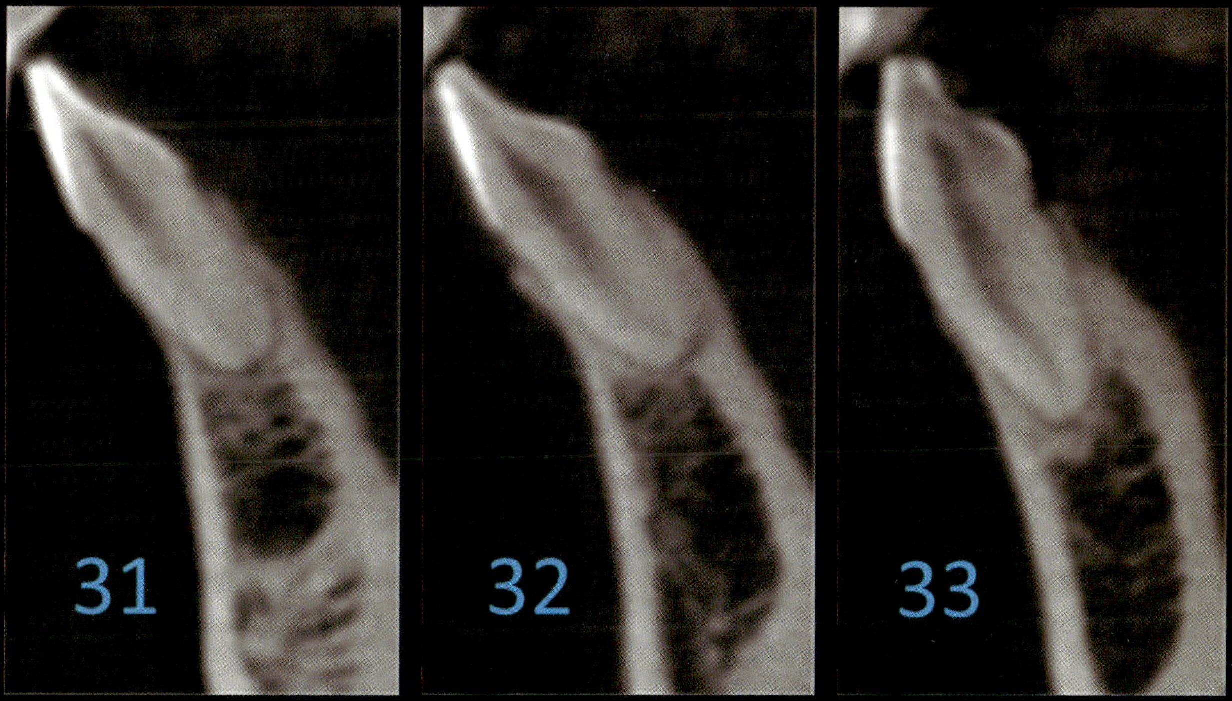

图20

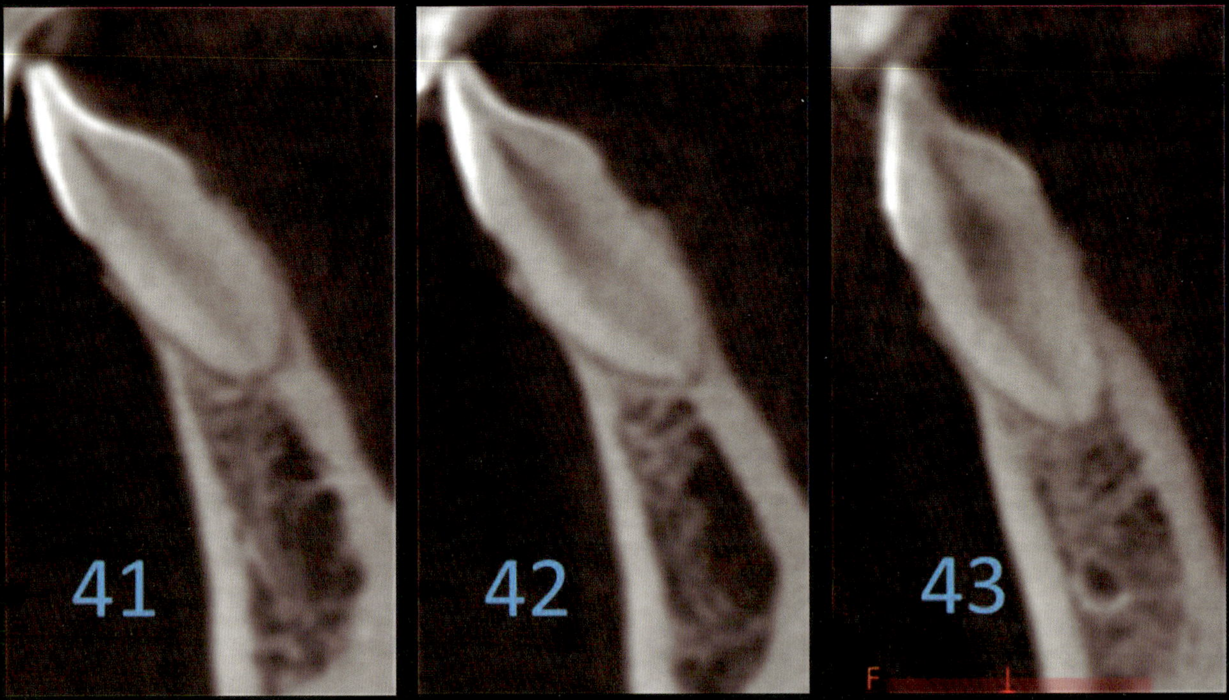

图21

治疗结束头影测量描记图（图22）

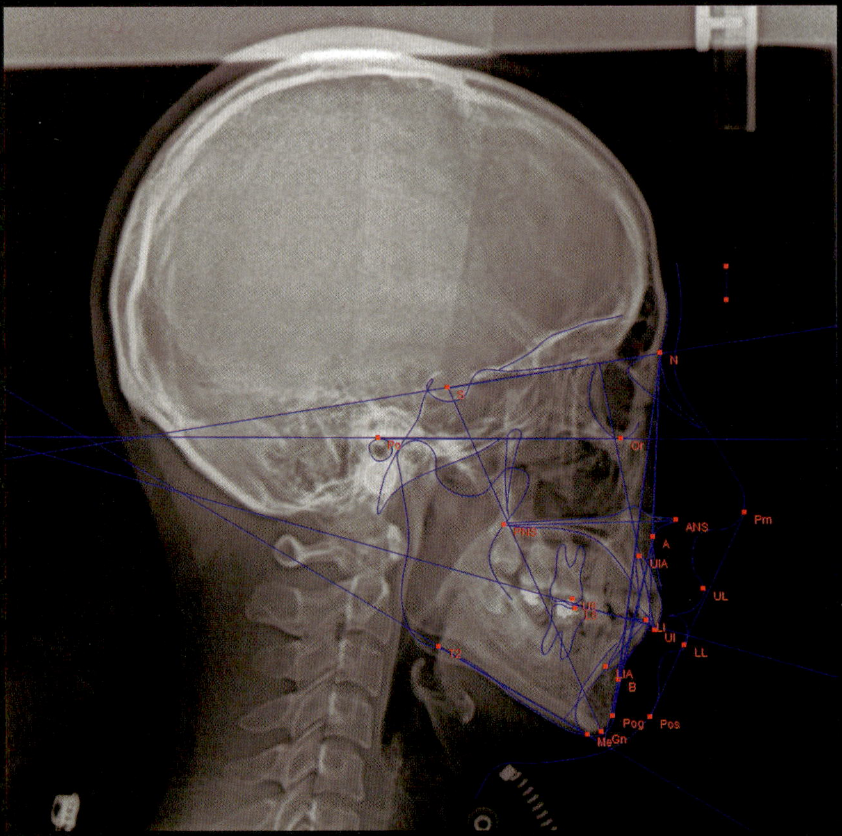

图22

治疗前后头影测量分析

测量项目	T0	T1
SNA（°）	79.03	78.79
SNB（°）	74.34	74.08
ANB（°）	4.69	4.72
SN-MP（°）	40.84	40.22
U1-SN（°）	102.95	92.40
FMA（°）	31.42	30.46
IMPA（°）	106.80	98.55
FMIA（°）	41.78	50.99
U1-NA（mm）	6.32	2.00
L1-NB（mm）	10.26	6.00
UL-EP（mm）	0.53	-1.25
LL-EP（mm）	4.74	0.53

治疗前后变化较大项目：

1. U1-SN减小提示上前牙发生舌倾。

2. IMPA减小提示下前牙发生舌倾，但是仍较正常值偏大，即下前牙仍唇倾。

3. U1-NA、L1-NB减小提示上下切牙发生内收。

4. UL-EP、LL-EP减小提示上下唇发生内收。

头影重叠（图23）

治疗前（T0）：红色

治疗后（T1）：绿色

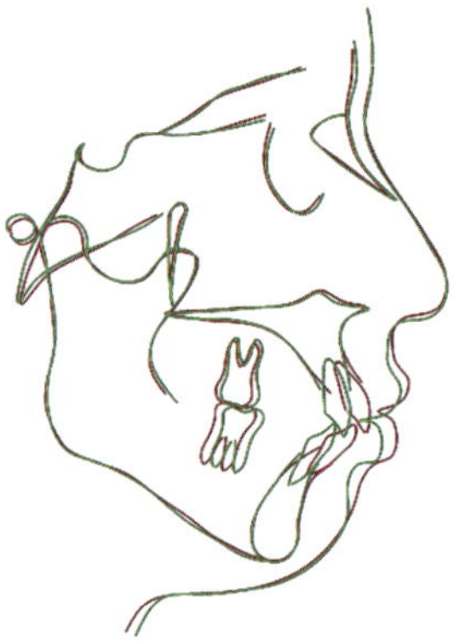
A. 整体重叠

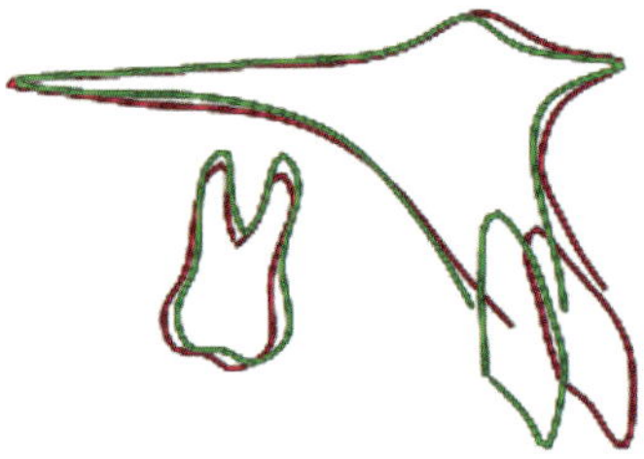
B. 上颌重叠

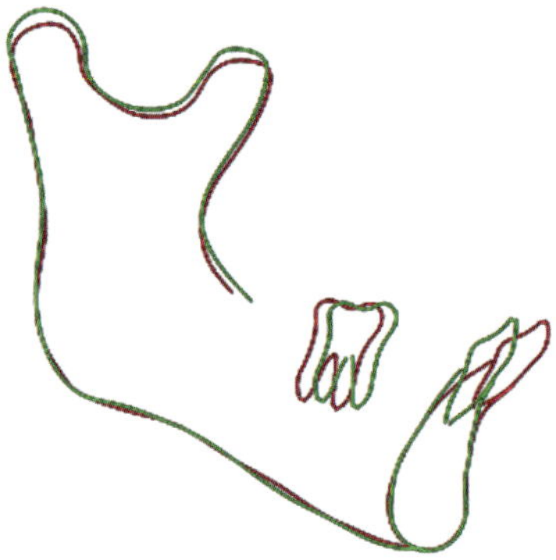
C. 下颌重叠

图23

治疗后评估
Post-treatment evaluation

结束模型（图24）

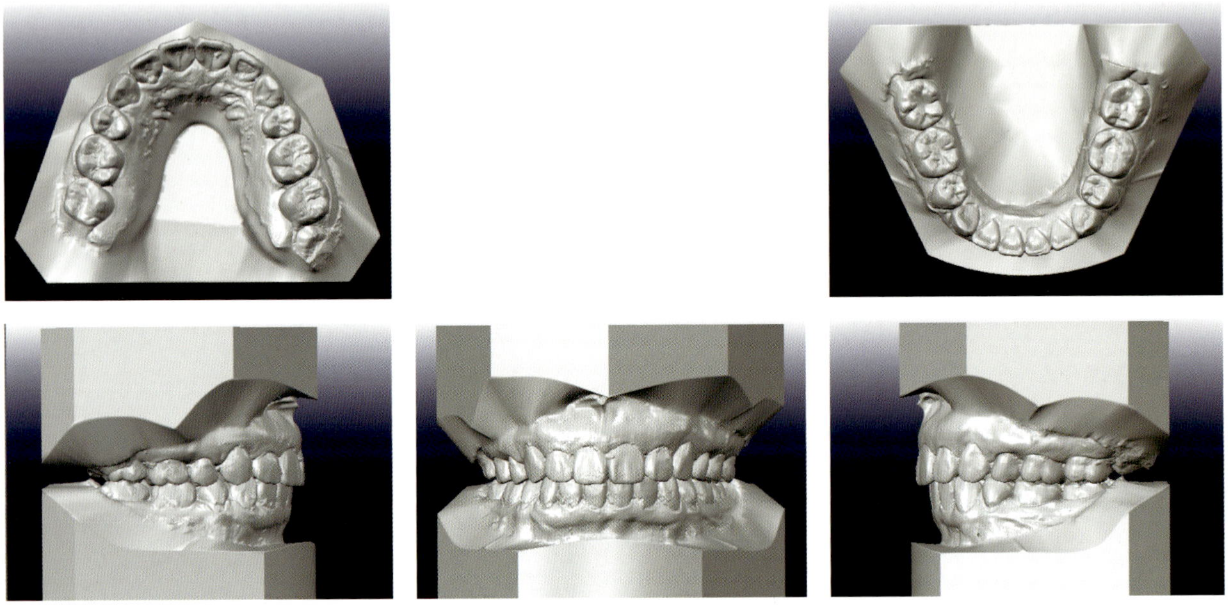

图24

治疗后照片（口内和口外，图25）

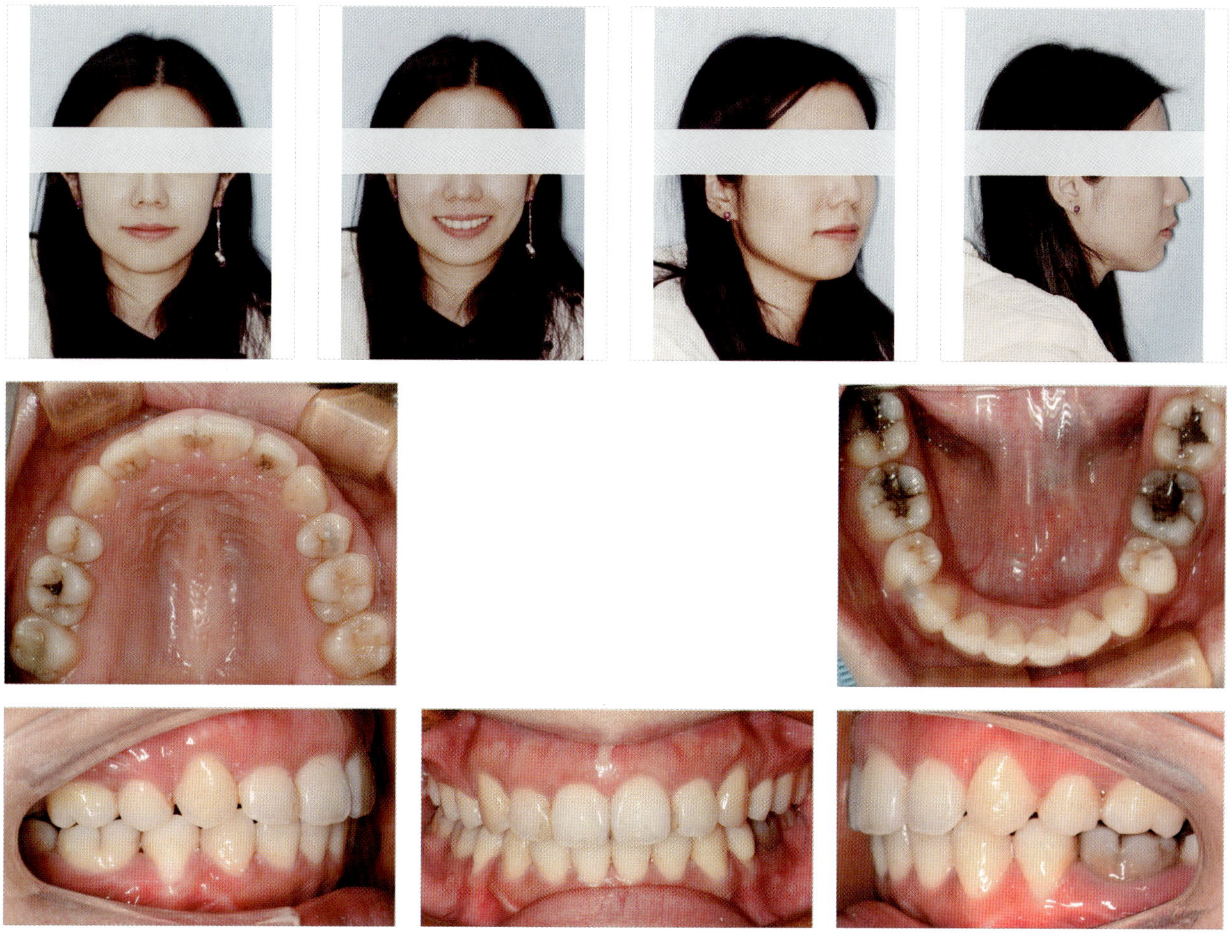

图25

病例总结及病例自我评价
Summary of case and self-evaluation

1. 拔牙内收病例中预防“过山车”效应是成功的关键。减小口内尖牙轴倾度与相应的ClinCheck中尖牙轴倾度的差值（即提高尖牙轴倾度表达率），可以有效预防“过山车”效应。该病例中43矫治前即向远中倾斜，矫治中需大量控根移动，所以更容易发生口内轴倾度与设计出现偏差，从而加重“过山车”效应。如果该病例43在第一次及第二次设计中应用牵引臂（Power Arm），则可以加强尖牙的控根移动（原理见图26～图29），从而减小下颌

“过山车”效应的发生。

2. 该病例在第一次及第二次ClinCheck中，对上下前牙转矩及压低量的设计均过于保守。如果上下前牙转矩及压低量均做足够的“过设计”（比如第一次ClinCheck，上下前牙转矩可设计比动画中终末位增加20°甚至更多，前牙可设计压低至开骀2mm左右），则可以抵消部分“过山车”效应，矫治疗程可能会缩短。

3. 该病例虽然经历2次重启+1次精调，治疗周期偏长，但是最终治疗效果显著，尤其侧貌得到极大改善。

4. 患者良好的配合是矫治成功的基础，尤其对于隐形矫治更是如此。

5. 矫治结束时13、14间尚有少许间隙，原本计划再次重启或者应用环绕式保持器关闭该间隙，但是患者认为该间隙无影响，要求直接结束矫治。

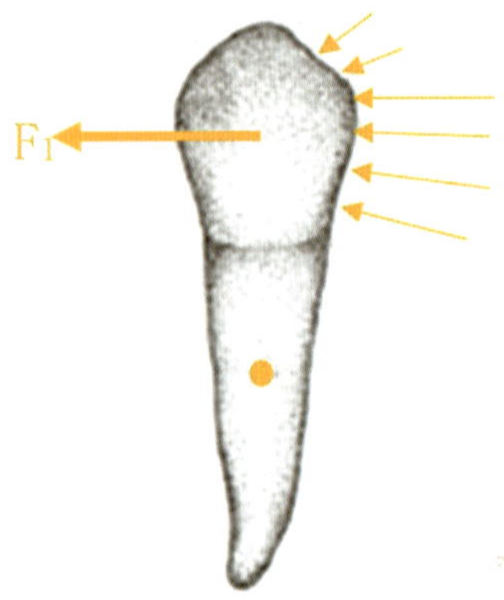

图26 矫治器对牙冠施加远移的力量F_1

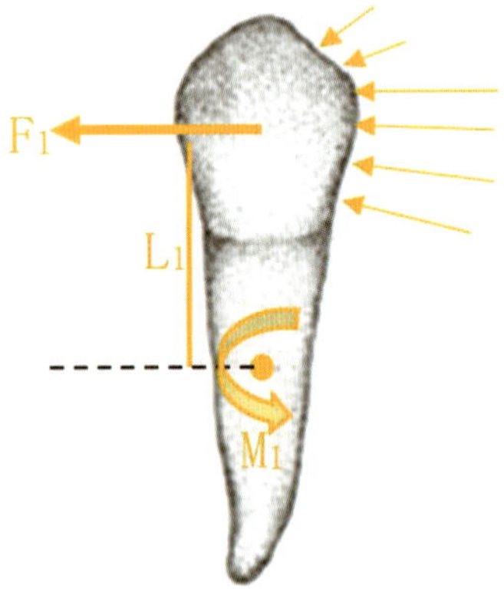

图27 因为牙齿阻力中心在根方，所以F_1会对牙齿产生一个旋转的力矩 $M_1=F_1\times L_1$

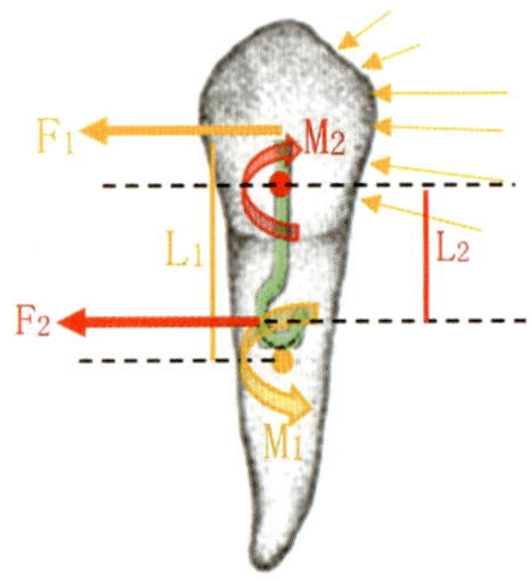

图28 使用牵引臂时，在牵引臂上施加向远中牵引力F_2，会对牙齿产生一个与M_1方向相反的旋转力矩 $M_2=F_2\times L_2$

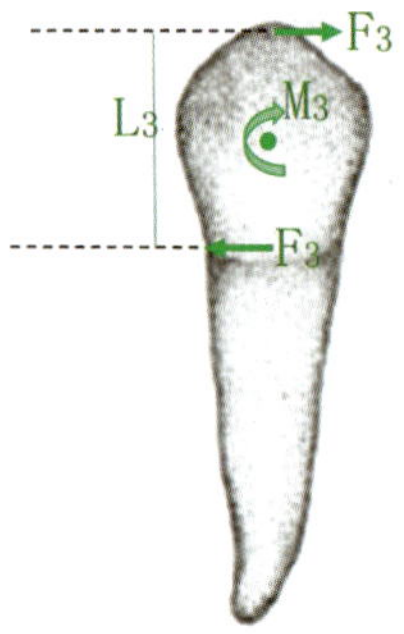

图29 附件系统和矫治器本身会对牙齿产生一个与M_1方向相反的力偶矩 $M_3=F_3\times L_3$

若$M_1>M_2+M_3$，则牙齿仍向远中倾斜移动，但是倾斜幅度减小。

若$M_1=M_2+M_3$，则牙齿向远中平移。

若$M_1<M_2+M_3$，则牙齿向远中移动同时冠向近中倾斜。

因此，加长牵引钩长度（L_2），可加强牙齿的控根移动。

专家点评

这是一例骨性下颌后缩病例，治疗有一定的挑战，治疗后面型及咬合关系改善明显，病例完成度高，患者面型突度改善很大。前牙内收时可考虑多次分步内收。对于后期重启前牙压低时是否考虑到分步压低及添加附件控制。

思考：重启次数较多，在第一阶段前牙转矩丢失、前牙覆殆加深。 治疗周期较长，治疗结束时上颌仍有少量间隙未关闭。

10

危处重生——一例中度牙周病的隐形矫治

Reconstruction—A case of moderate peridontal disease treated by Invisalign approach

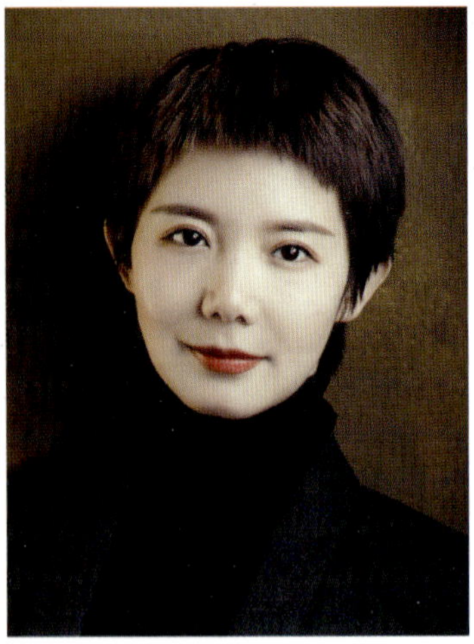

医生简介

丁睿啟

正畸学硕士

郑州洁美齿科主治医师

病例简介

患者，女性，初诊时38岁。

自觉牙齿拥挤，前突，面型以及牙齿形态颜色不美观就诊，未做过口腔检查以及治疗，牙周牙体情况较差，刷牙易出血。

凸面型，面下1/3稍短，开唇露齿，闭唇时肌肉紧张，双侧磨牙尖牙Ⅱ类关系，上下颌前牙唇倾，牙列拥挤，35、45低位阻生，多个牙位牙龈退缩明显，氟斑牙，患者自觉牙齿拥挤不美观。

关键词：牙周病，牙龈退缩，拔牙矫正

治疗前评估
Pre-treatment evaluation

患者信息

姓名	××
性别	女
初诊年龄/出生日期	38岁 / 1980年08月22日
主诉	牙齿前突，拥挤不美观
病史（全身和局部，外伤、不良习惯等）	身体健康，否认外伤史，否认不良习惯史
其他相关病史	否认系统性疾病史、过敏史、遗传史等

口外情况（图1）

矢状向	凸面型，下颌后缩，鼻唇角锐角，颏部靠后，下颌平面角高
垂直向	面下1/3较短，开唇露齿，闭唇时颏肌紧张
横向（颧骨、下颌角、颏部对称性）	颧骨基本对称，颏部不对称，颏部左偏
软组织特征（唇厚度、唇突度等）	唇厚正常，上下唇前突，颏肌紧张
微笑（上前牙暴露量、低位、中位、高位、笑弧等）	中等笑线，笑弧平坦
放松状态及微笑时口角高低情况	微笑状态下口角偏斜，右侧低

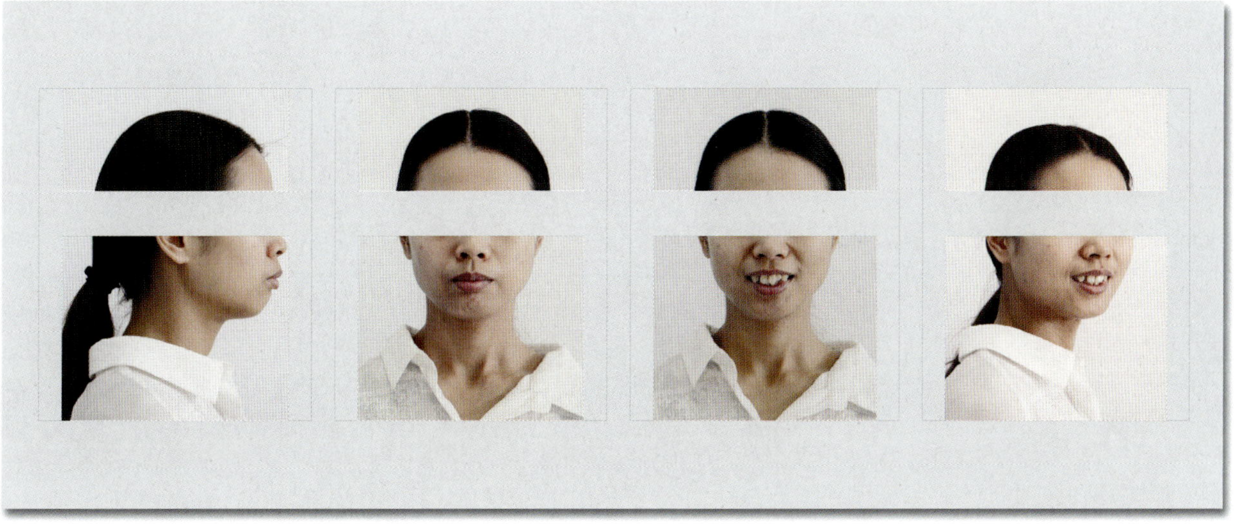

图1

口内情况（图2）

上颌拥挤度/间隙（mm）	7
下颌拥挤度/间隙（mm）	11
切牙关系	Ⅰ类
前牙覆盖（mm）	5
前牙覆𬌗（mm）	3.5
后牙覆盖（mm）	1
后牙覆𬌗（mm）	1
中线（和面中线关系）	上中线右偏2mm
左侧咬合关系（磨牙）	Ⅱ类
左侧咬合关系（尖牙）	Ⅱ类
右侧咬合关系（磨牙）	Ⅱ类
右侧咬合关系（尖牙）	Ⅱ类
锁𬌗（异位、扭转等）	12腭侧位
其他口内情况（畸形舌尖舌窝、过小牙等）	12、22过小
Bolton分析（3-3）	78.77%
Bolton分析（6-6）	92.11%
牙齿情况（氟斑牙、釉质发育不全等）	全口氟斑牙，上颌3-3牙面中部氟斑明显，全口牙龈退缩明显，牙石（++），23、31、33 、35牙根暴露，23、35牙颈部楔状缺损
𬌗平面（是否有倾斜）	咬合平面倾斜，右侧稍低

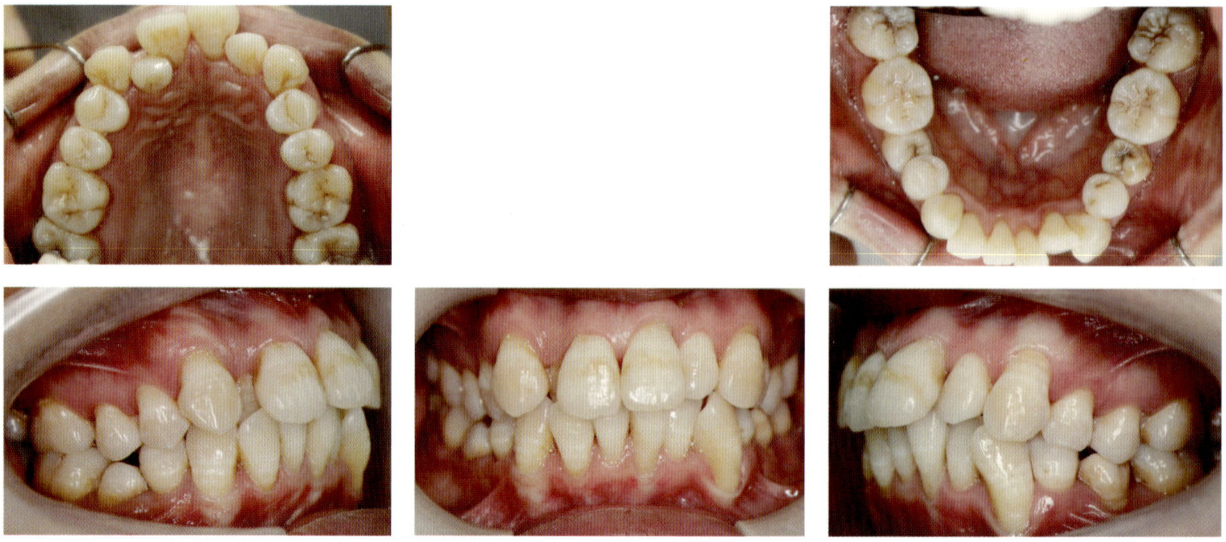

图2

一般影像学检查

骨性检查（关节形态初步评估，升支、体部是否对称等，生长发育评估）	两侧髁突形态不对称，左侧髁突稍短，两侧髁突骨皮质连续
牙齿异常（缺失牙、多生牙、牙根长短异常等）	45牙根短，18、28、38、48存在
预后较差的牙齿（根管治疗后，龋坏面积大、釉质发育不全等）	35殆面龋坏，45近中阻生
TMJ	双侧关节骨皮质连续
其他影像学发现（气道、腺样体、扁桃体等）	气道等未见异常

治疗前模型（图3）

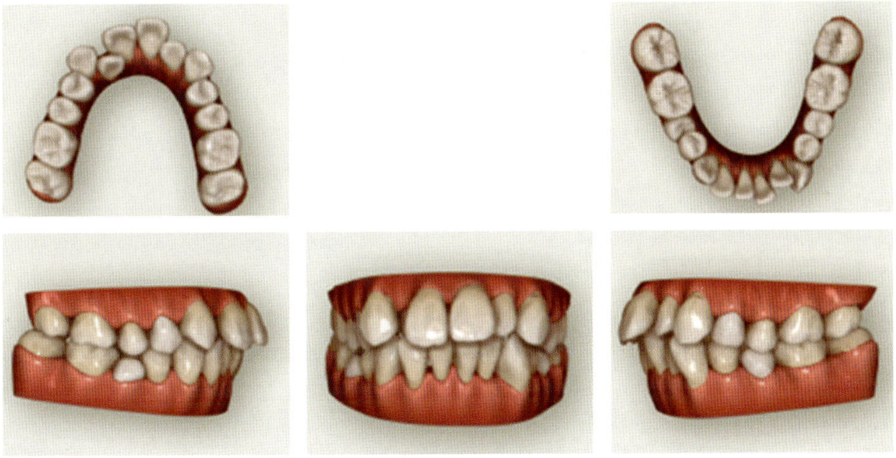

图3

治疗前X线片（图4和图5）

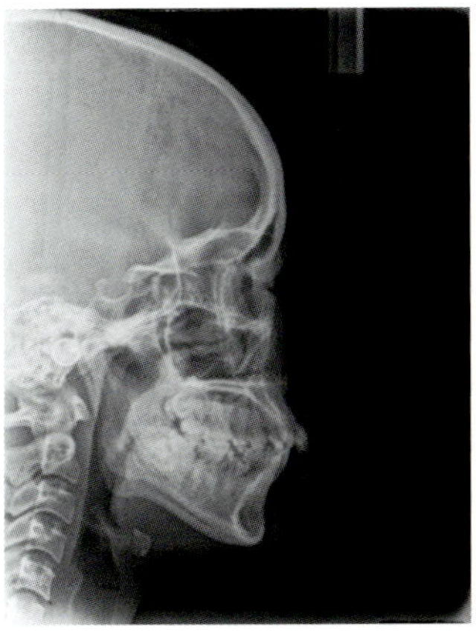

图4　头颅侧位片

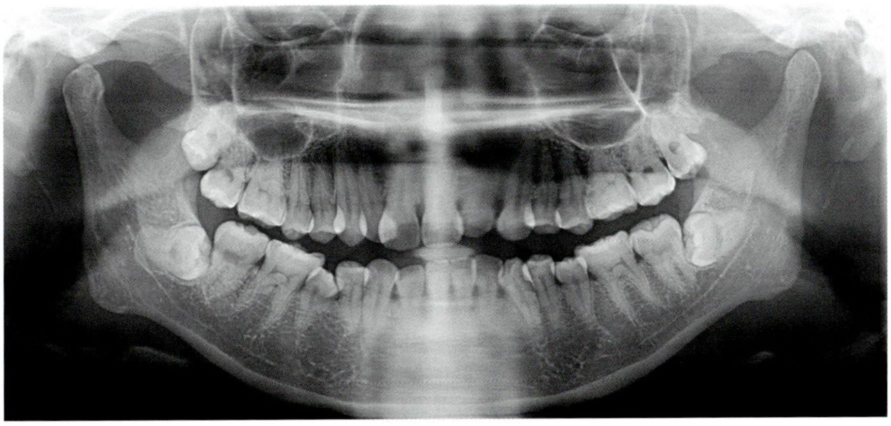

图5　曲面断层片

治疗前头影测量描记图（图6）

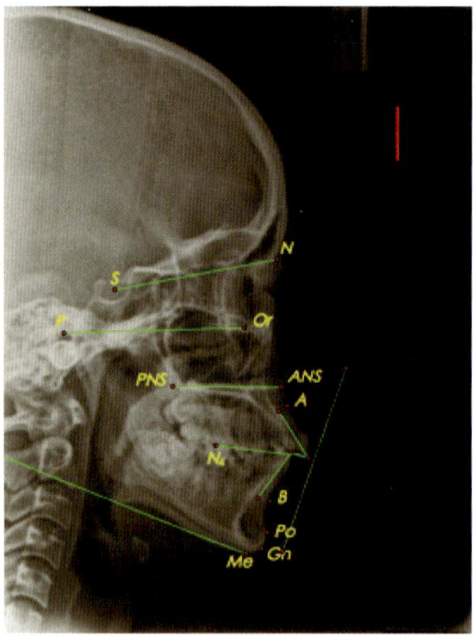

图6

治疗前头影测量分析

测量项目	标准值	T0
SNA（°）	83	85.12
SNB（°）	80	79.48
ANB（°）	3	5.64
NP–FH（°）	85	87.99
NA–PA（°）	6	12.92
U1–NA（mm）	5	6.5
U1–NA（°）	23	28.72
L1–NB（mm）	8	7.2
L1–NB（°）	30	35.36
U1–L1（°）	125	110.28
U1–SN（°）	105	113.85
MP–SN（°）	33	36.90
FH–MP（°）	31	27.66
L1–MP（°）	93	98.97
Y轴（°）	66	60.77
PO–NB（mm）	1	1.3
FMIA（°）	67	53.36
FMA（°）	25	27.66
IMPA（°）	88	85.12
AO–BO（mm）	0	1.8
OP角（°）	10	6.86
Z角（°）	75	60.07
后面高（mm）	45	40.7
前面高（mm）	65	65
面高比	0.7	0.65

头影测量异常数据解读

凸面型，下颌稍后缩， 上切牙唇倾 ，下切牙唇倾， 面下1/3短。

诊断

1. 凸面型，下颌后缩。
2. 骨性安氏Ⅱ类。
3. 牙性安氏Ⅱ类；牙列拥挤。
4. 牙周病。
5. 氟斑牙。
6. 第三磨牙、第二前磨牙阻生。

问题列表

1. 凸面型，面下1/3稍短，开唇露齿，闭唇时肌肉紧张。
2. 双侧磨牙尖牙Ⅱ类关系。
3. 上下前牙唇倾，牙列拥挤。
4. 35、45低位阻生，38、48低位阻生。
5. 多颗牙牙龈退缩明显。
6. 氟斑牙。
7. 患者自觉牙齿拥挤，不美观。

治疗计划

矫治器	隐适美（Invisalign）
拔牙牙位	14、24、35、45
支抗选择	上下颌强支抗
治疗设计：横向考虑	维持上颌后牙宽度，排齐上牙列改善两侧牙弓对称性
治疗设计：矢状向考虑	上颌拔牙间隙内收上前牙，保持上颌磨牙位置，下颌拔牙间隙用于解除拥挤，内收下前牙，整平Spee曲线，引导下颌逆旋
治疗设计：垂直向考虑	增加上前牙根舌向转矩，压低下前牙，直立下颌后牙
其他设计要点	下颌磨牙近中移动增加牙冠向远中的倾斜，用来对抗内收前牙以及磨牙近中移动的近中倾斜。23 、31、33控根，前牙直立在牙槽骨中间
如有几个方案请都列出，列出利弊，解释选择最终方案的理由	
保持	压膜保持器和Hawley保持器

治疗进程

治疗时长	3年（50+40+35）副
牙套更换频率/复诊频率	1周
重启/精调次数	2
保持时长	6个月

扫码关注后
输入yx10
观看视频

治疗
Treatment

治疗开始前先对牙周进行了彻底的龈上以及龈下洁治，拔除14、24、35、45，开始正畸治疗。

以下为治疗进展。

2016-08至2017-10为第一阶段治疗

牙齿移动量（图7）

上颌 / 下颌	1.8	1.7	1.6	1.5	P	1.3	1.2	1.1	2.1	2.2	2.3	P	2.5	2.6	2.7	2.8
伸长(E)/压低(I)，mm		0.4 E	0	0.3 I		0.6 I	0.3 E	1.2 I	2.0 I	0	0.6 I		0.5 I	0.3 E	1.4 E	
整体移动(B)/舌侧(L)，mm		0.6 B	0.3 L	0.3 B		2.2 L	1.2 B	4.6 L	6.3 L	3.0 L	2.6 L		0.2 B	0.7 L	0.8 B	
整体移动 近中(M)/远中(D)，mm		0.4 D	0.5 D	0.5 D		7.6 D	4.6 D	0.5 D	2.1 D	5.5 D	6.8 D		0.2 D	0.2 D	0.1 D	
扭转(M)/远中(D)		3.3°M	3.5°M	0.2°M		32.0°D	21.4°D	1.9°M	7.8°D	33.7°D	17.5°D		9.6°M	7.0°M	2.1°M	
轴倾度(M)/远中(D)		1.4°M	2.8°D	14.2°D		16.1°D	13.7°D	4.0°M	5.4°D	23.9°D	17.1°D		6.8°D	2.5°D	12.7°M	
倾斜度 唇侧(B)/舌侧(L)		5.6°L	2.7°B	2.0°L		6.1°L	21.1°B	0.2°L	7.5°L	2.4°B	3.4°L		2.2°L	2.0°B	4.3°B	

最后一步 爱齐公司 医生 差异 牙齿基底部 冠 牙根

上颌 / 下颌	4.8	4.7	4.6	P	4.4	4.3	4.2	4.1	3.1	3.2	3.3	3.4	P	3.6	3.7	3.8
伸长(E)/压低(I)，mm		0.5 I	0.1 E		0.5 I	2.5 I	3.5 I	4.3 I	5.5 I	3.6 I	3.5 I	0.9 I		0.6 I	1.0 I	
整体移动(B)/舌侧(L)，mm		0.1 B	0.8 L		0	0.1 L	1.2 L	0.4 L	1.0 L	0.7 B	1.4 L	0.7 B		0.1 L	0.2 B	
整体移动 近中(M)/远中(D)，mm		1.8 M	1.9 M		2.5 D	2.2 D	1.2 D	0.2 D	0.3 D	1.3 D	3.5 D	3.5 D		3.0 M	2.7 M	
扭转(M)/远中(D)		4.0°M	2.9°M		12.1°D	3.0°D	20.4°D	8.7°D	12.6°M	21.4°D	15.3°M	12.1°D		1.6°M	10.6°D	
轴倾度(M)/远中(D)		4.9°D	5.5°D		7.8°M	1.2°D	4.4°D	0°	3.2°M	3.4°M	13.2°D	4.4°D		5.5°D	3.0°D	
倾斜度 唇侧(B)/舌侧(L)		15.6°B	3.2°B		0.1°B	1.5°B	3.7°B	5.1°B	5.6°B	13.2°B	3.1°L	3.8°B		5.8°B	**31.4°B**	

最后一步 爱齐公司 医生 差异 牙齿基底部 冠 牙根

图7

牙齿移动分步（图8）

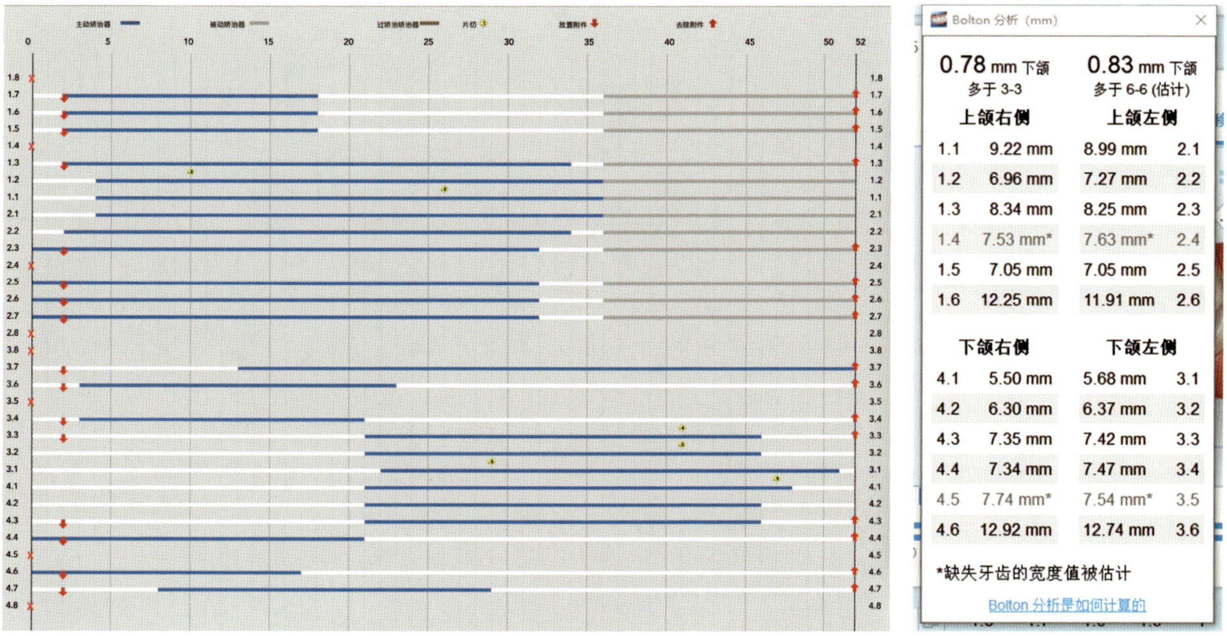

Bolton 分析（mm）

0.78 mm 下颌 多于 3-3

0.83 mm 下颌 多于 6-6 (估计)

上颌右侧		上颌左侧	
1.1	9.22 mm	8.99 mm	2.1
1.2	6.96 mm	7.27 mm	2.2
1.3	8.34 mm	8.25 mm	2.3
1.4	7.53 mm*	7.63 mm*	2.4
1.5	7.05 mm	7.05 mm	2.5
1.6	12.25 mm	11.91 mm	2.6

下颌右侧		下颌左侧	
4.1	5.50 mm	5.68 mm	3.1
4.2	6.30 mm	6.37 mm	3.2
4.3	7.35 mm	7.42 mm	3.3
4.4	7.34 mm	7.47 mm	3.4
4.5	7.74 mm*	7.54 mm*	3.5
4.6	12.92 mm	12.74 mm	3.6

*缺失牙齿的宽度值被估计

Bolton 分析是如何计算的

图8

第8副（图9）

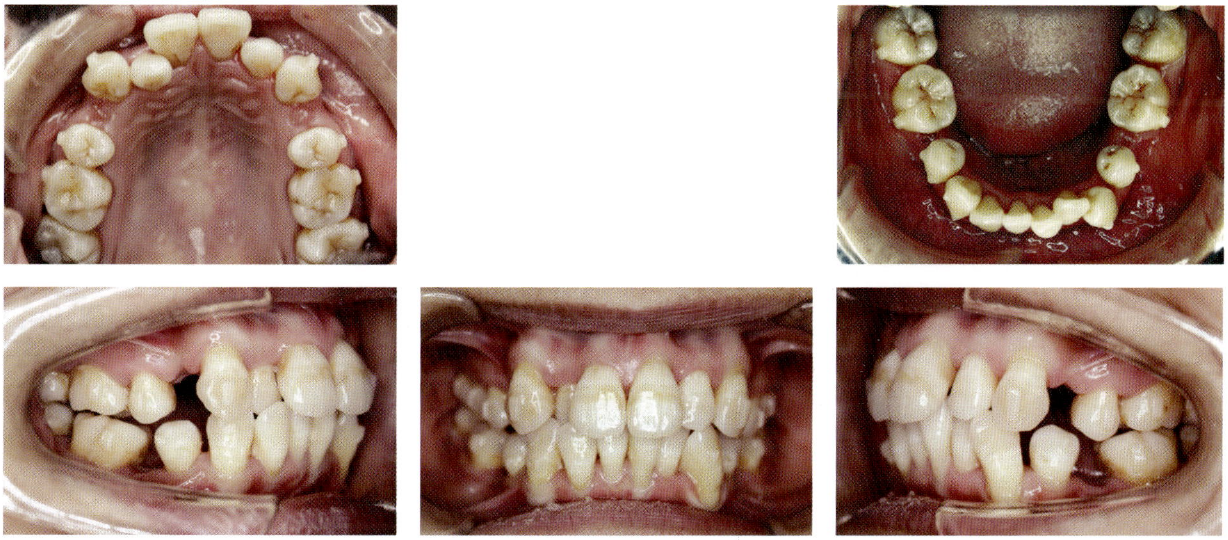

图9

第8副口内像与第8步ClinCheck对照（图10）

此时两侧磨牙开始近中倾斜，前磨牙区已经有些脱套，调磨44附件使牙面上附件不影响牙套就位。治疗继续。

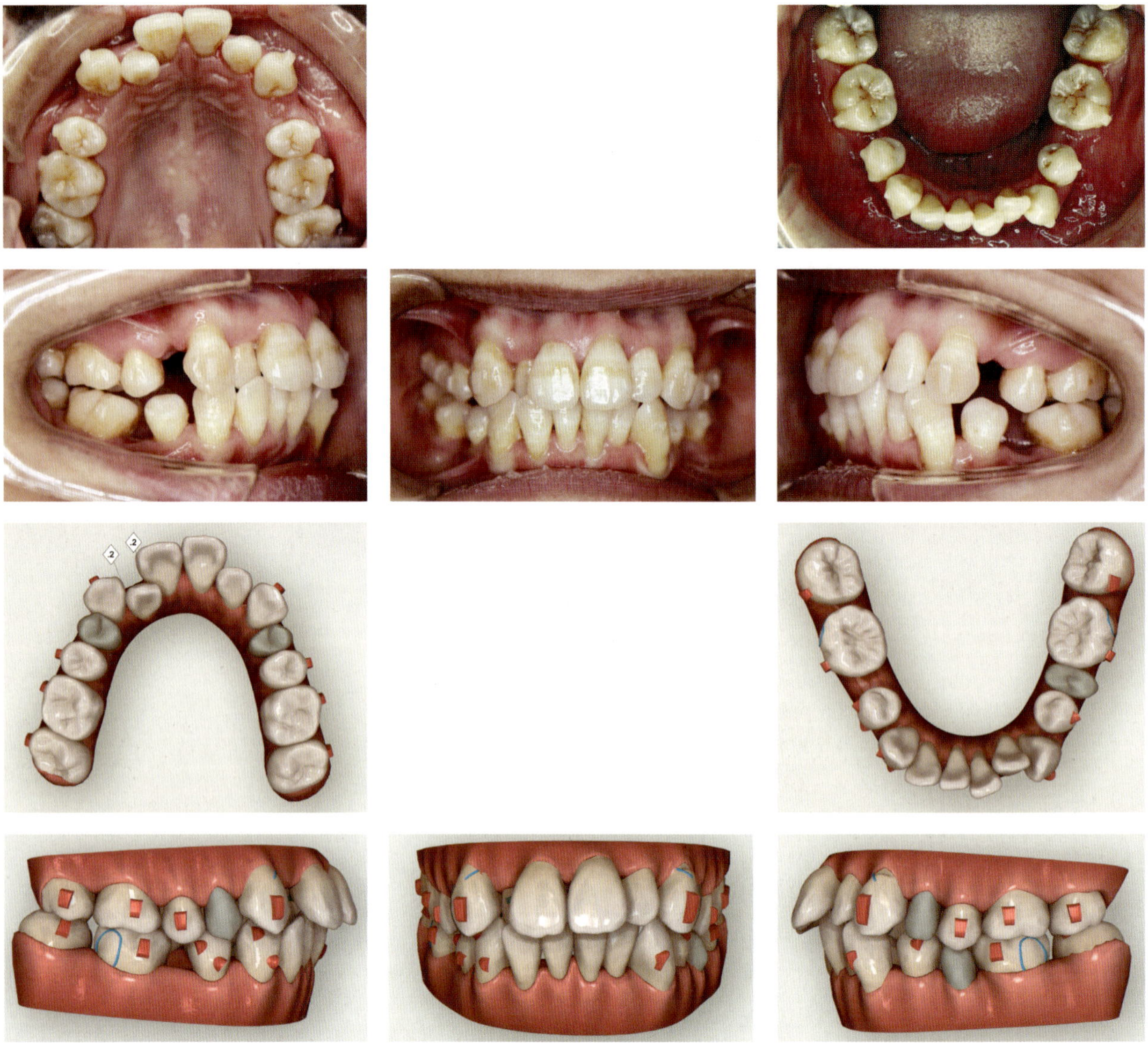

图10

第29副口内像（图11）

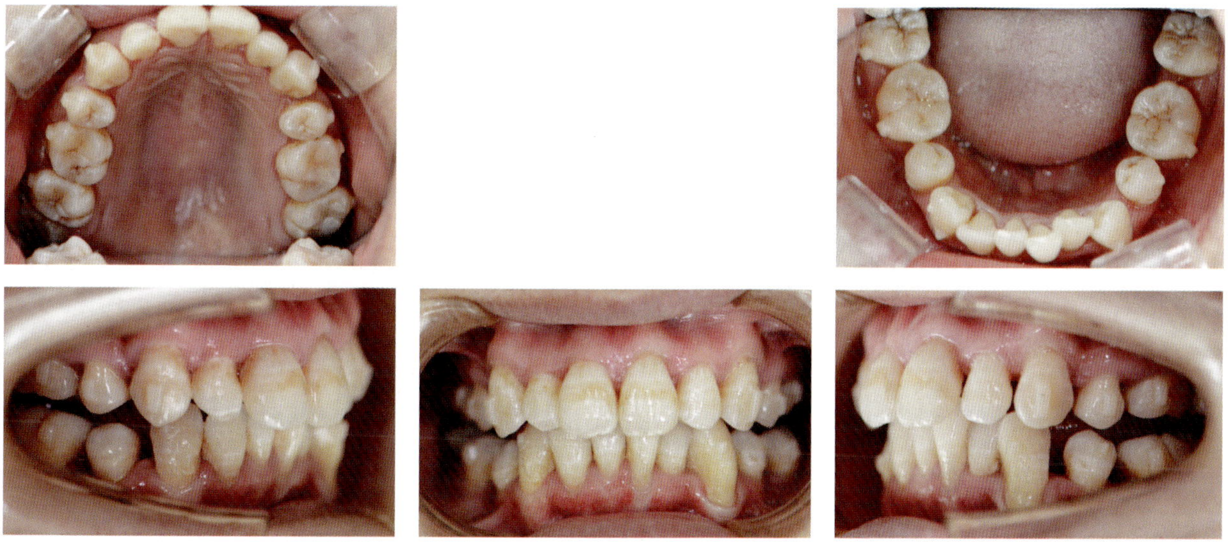

图11

第29副口内像与第29步ClinCheck对照（图12和图13）

此时上前牙排列基本整齐，前牙转矩表达开始不足，下颌磨牙36、46有些近中倾斜，44远中倾斜明显，下颌咬合曲线加深，前牙早接触。

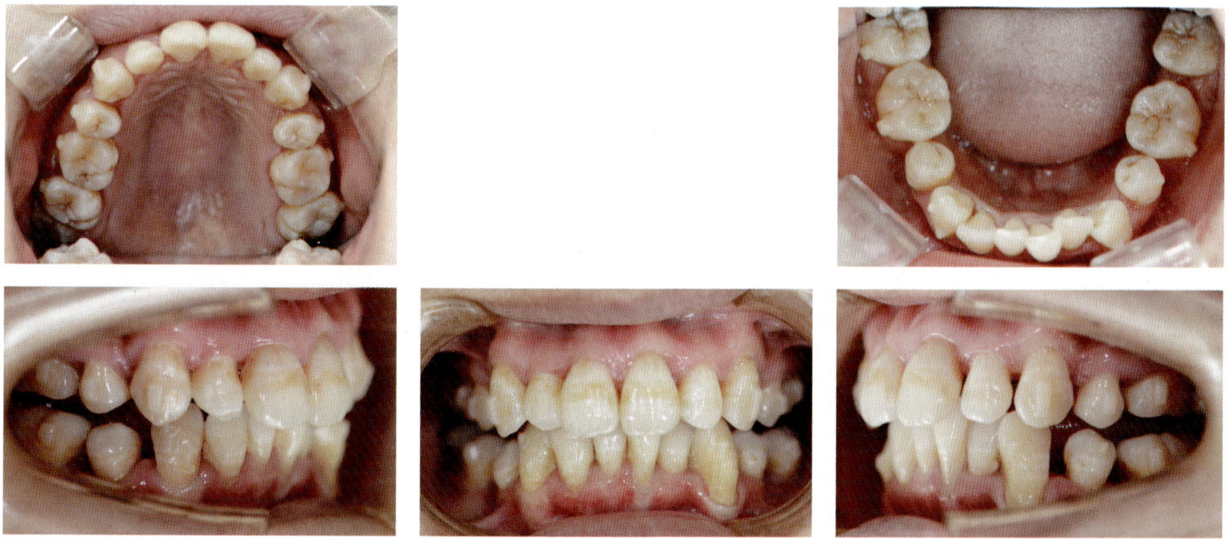

图12

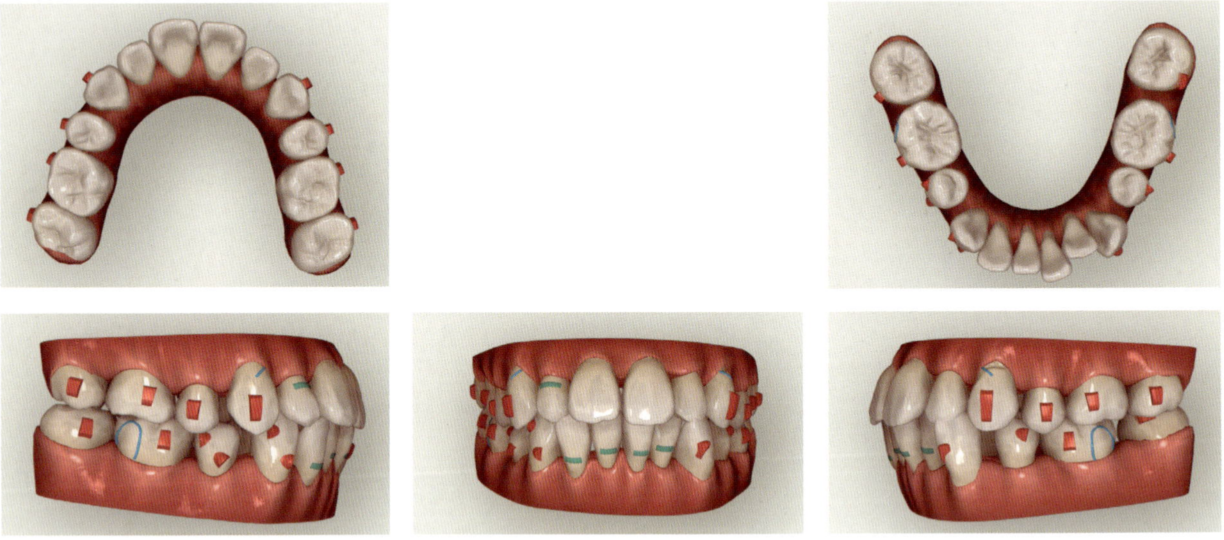

图13

2017-10-20：第43副（图14和图15）

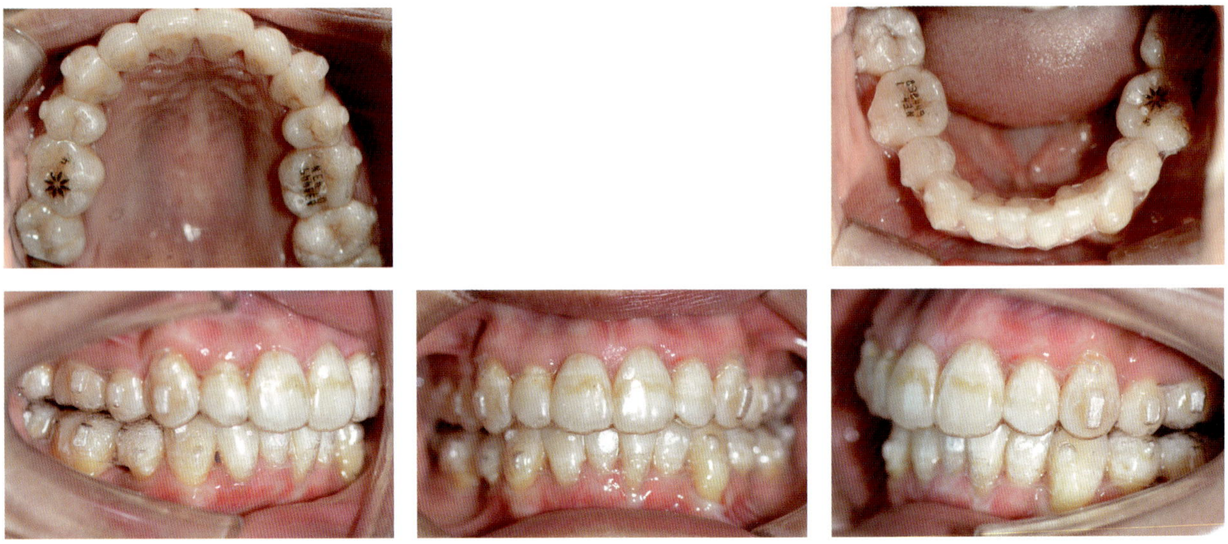

图14

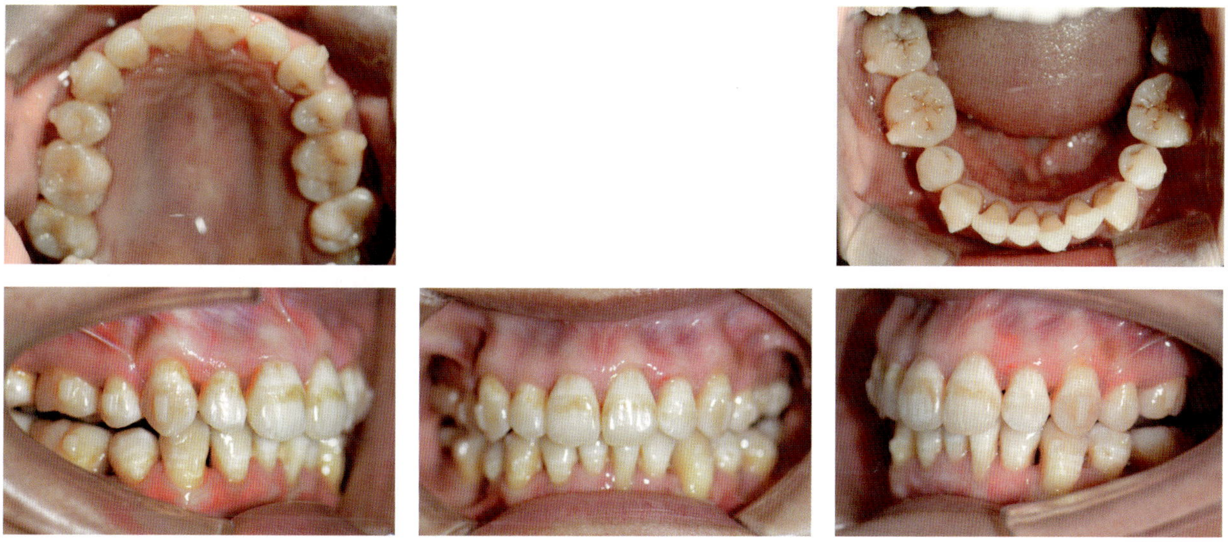

图15

第43副口内像与第43步ClinCheck对比（图16和图17）

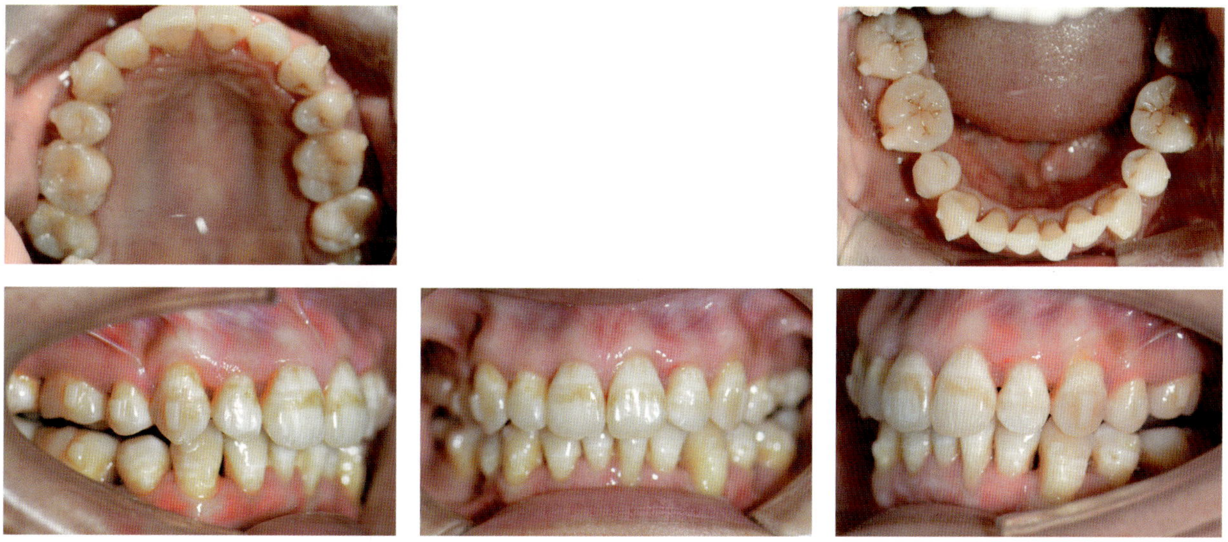

图16

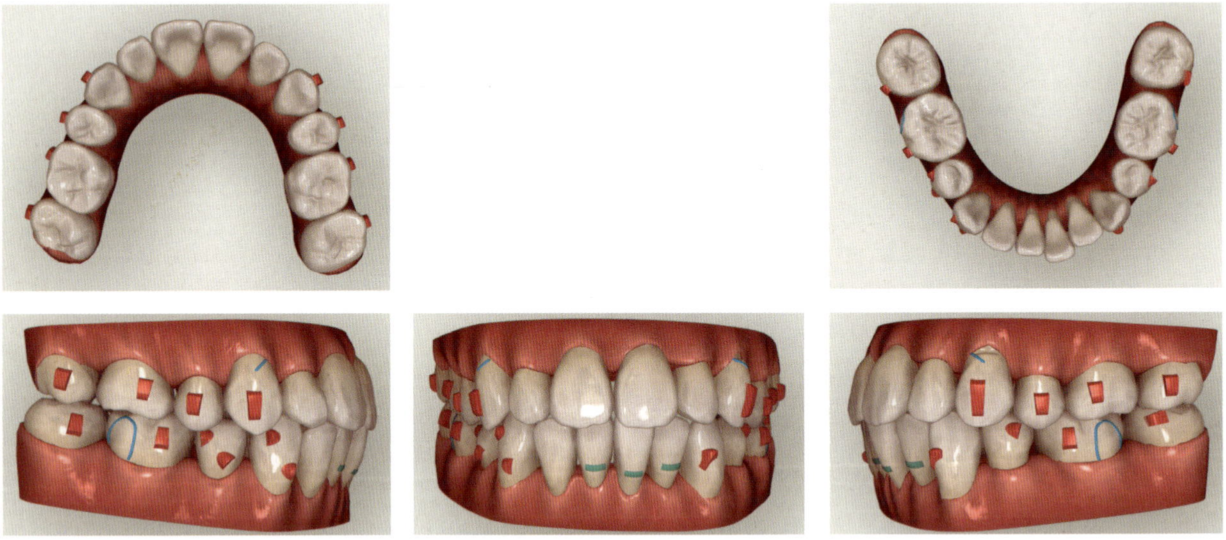

图17

第43副面像（图18）

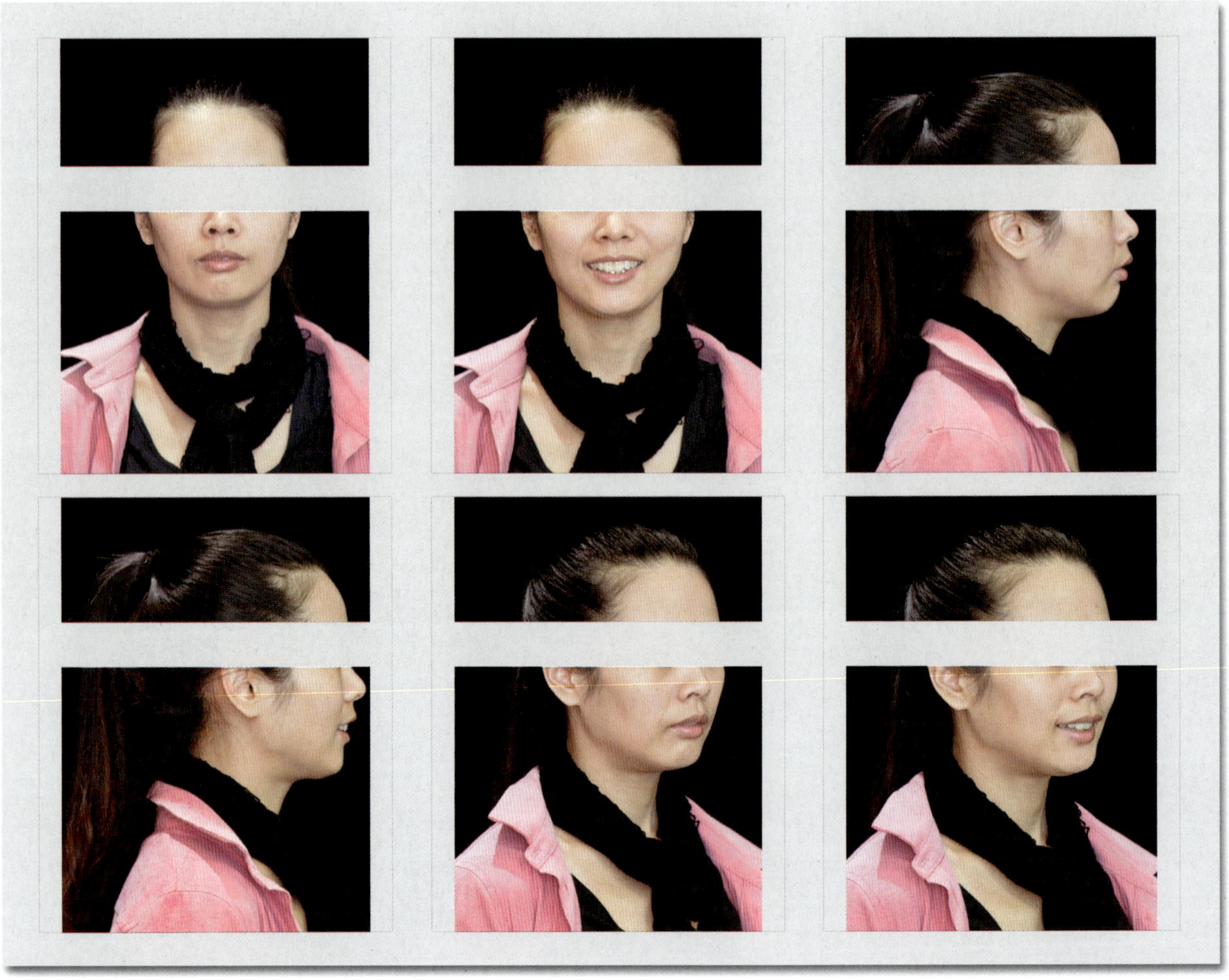

图18

第43副X线片（图19）

此时上下前牙基本排列整齐，但下颌牙根倾斜度差，下前牙31根舌向转矩不够，因前牙太过于直立导致后牙开骀没有咬合接触，分析原因是牙套上前牙转矩不足，内收过程中“过山车”效应，同时下颌Spee曲线深，在排牙过程中下前牙轴倾度增加不足，排齐整平不够，然后开始第一次精调。

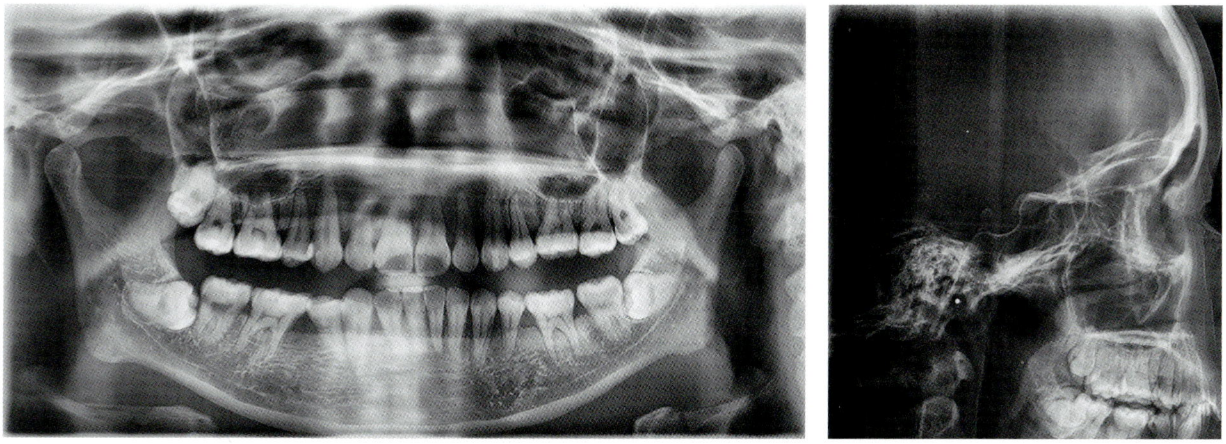

图19

第一次精调时间为2017-10至2018-08

牙齿移动量（图20）

上颌 / 下颌	1.8	1.7	1.6	1.5	1.4	1.3	1.2	1.1	2.1	2.2	2.3	2.4	2.5	2.6	2.7	2.8
伸长(E)/压低(I)，mm		1.0 E	0.7 E	0.2 I		1.9 I	2.6 I	3.2 I	3.1 I	1.9 I	1.0 I		1.1 E	3.1 E	1.2 E	
整体移动(B)/舌侧(L)，mm		0.6 B	0.7 B	0		1.1 L	2.5 L	3.6 L	4.1 L	3.3 L	2.3 L		1.7 L	0.4 L	0.2 L	
整体移动 近中(M)/远中(D)，mm		2.7 D	2.8 D	2.8 D		2.2 D	2.0 D	0.4 D	1.2 D	2.7 D	3.6 D		3.9 D	4.2 D	4.0 D	
扭转(M)/远中(D)		0.4°D	0.2°M	0.4°M		2.0°D	7.7°D	3.9°M	4.1°D	5.3°D	8.5°D		1.6°M	3.0°M	0°	
轴倾度(M)/远中(D)		2.8°D	4.8°M	0.5°M		6.9°M	0.1°M	1.2°D	0.4°M	1.9°D	10.5°M		3.0°M	2.1°M	10.7°D	
倾斜度 唇侧(B)/舌侧(L)		0.3°B	2.1°L	0.4°L		0.2°L	5.6°B	9.2°B	9.2°B	9.0°B	1.5°B		4.3°L	9.1°B	1.0°L	

最后一步：爱齐公司 医生 差异；牙齿基底部：冠 牙根

上颌 / 下颌	4.8	4.7	4.6	4.5	4.4	4.3	4.2	4.1	3.1	3.2	3.3	3.4	3.5	3.6	3.7	3.8
伸长(E)/压低(I)，mm		0.8 E	0.8 E		1.2 E	1.5 I	2.1 I	3.0 I	3.9 I	1.9 I	1.4 I	0.5 E		1.0 E	0.7 E	
整体移动(B)/舌侧(L)，mm		0.8 L	0.7 B		0.3 B	0.3 L	0.6 L	0.3 L	1.5 L	0.6 B	1.2 L	0.9 L		0.8 L	0.9 L	
整体移动 近中(M)/远中(D)，mm		0	0.3 M		0.7 D	0.6 D	0.6 D	0.3 D	0	0.6 D	1.0 D	0.8 D		0.8 D	0	
扭转(M)/远中(D)		2.5°D	2.0°D		10.8°M	1.6°M	7.4°D	5.8°D	8.1°M	9.3°D	2.6°D	2.3°D		0.1°M	0.6°M	
轴倾度(M)/远中(D)		6.0°D	3.5°D		22.3°M	4.6°M	4.2°M	1.7°M	8.5°M	10.2°M	**18.2°M**	23.5°M		0.8°M	7.7°D	
倾斜度 唇侧(B)/舌侧(L)		0.6°B	0°		3.7°L	9.8°B	5.2°B	8.7°B	7.7°B	6.0°B	15.1°B	4.6°B		6.4°L	6.7°B	

最后一步：爱齐公司 医生 差异；牙齿基底部：冠 牙根

图20

牙齿移动分步（图21）

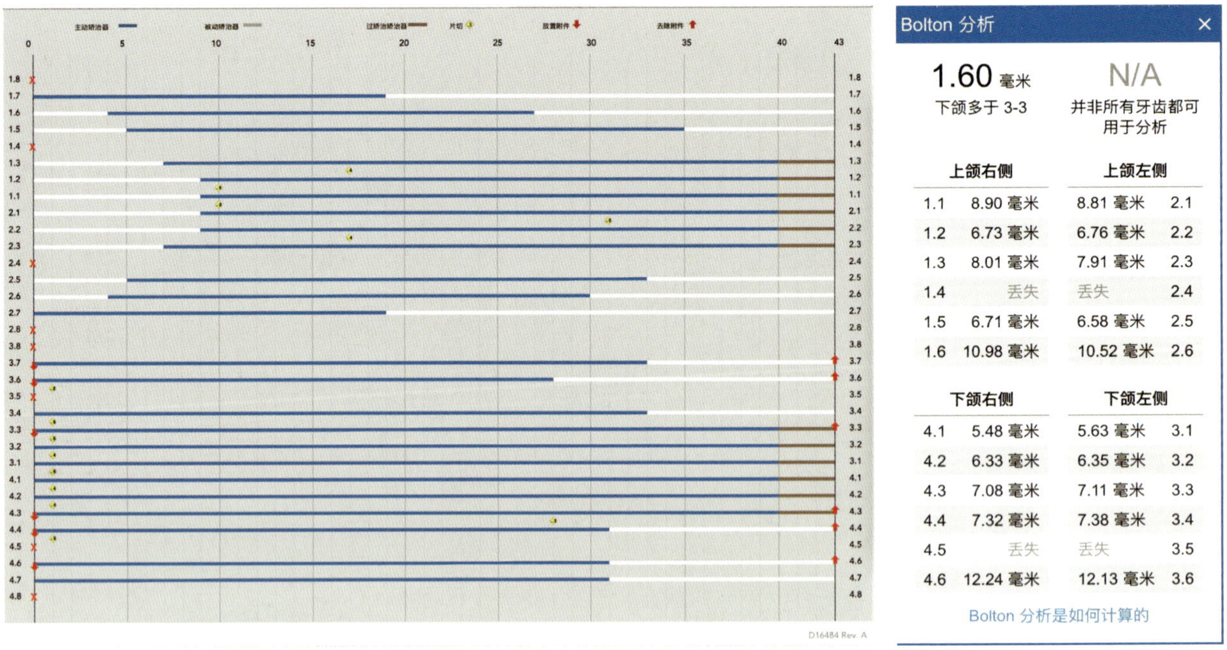

图21

2018-05-24：第一次精调第26副（图22）

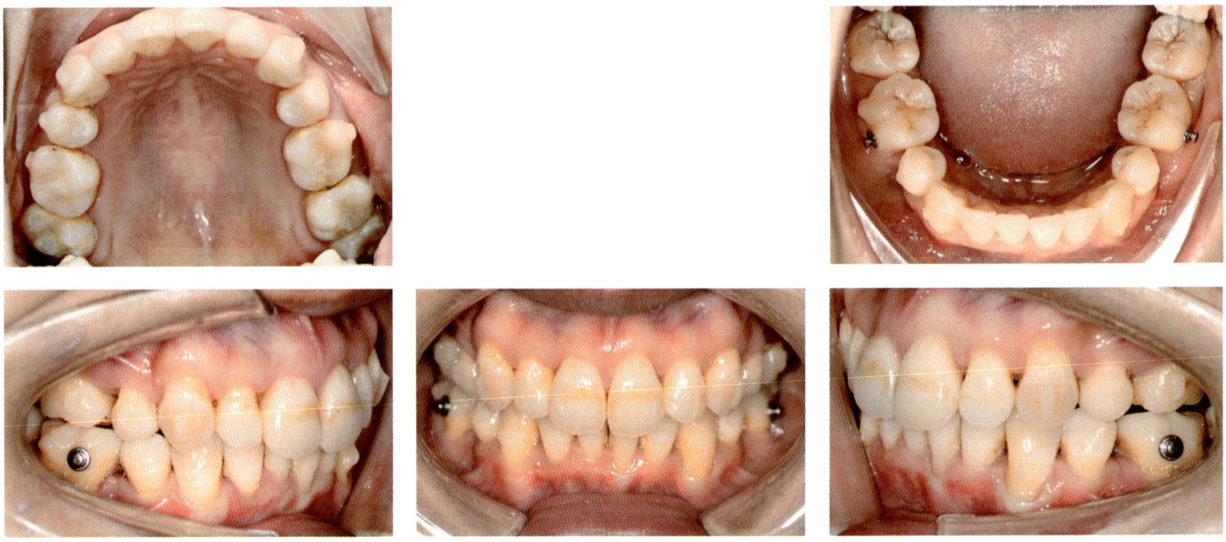

图22

第一次精调第26副口内像与第一次精调第26步ClinCheck对比（图23）

44倾斜度依然不够，分析原因：纠正深覆殆的优化附件与纠正牙轴的优化附件冲突，在设计方案时选择优先纠正深覆殆，与附件选择有关。

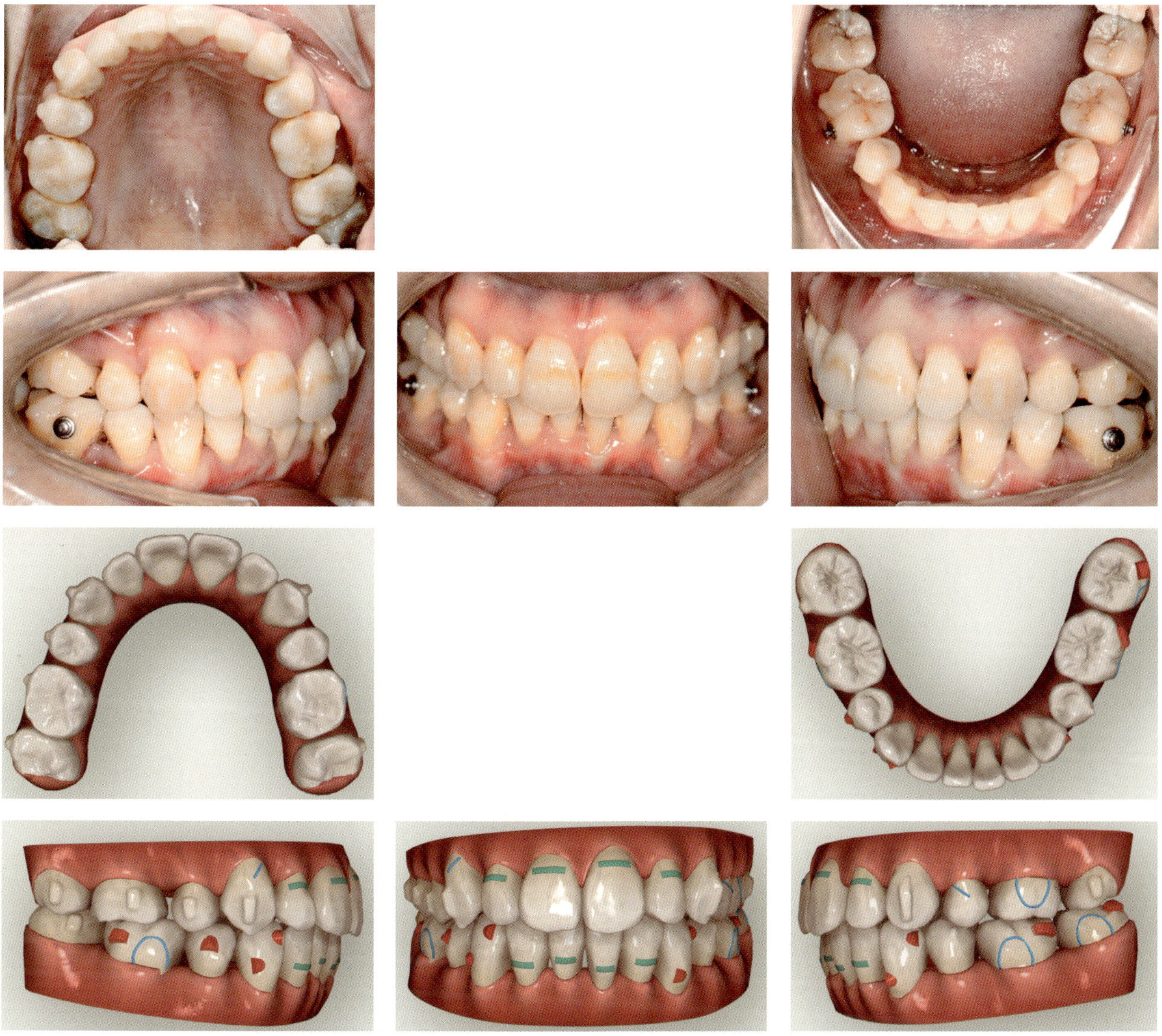

图23

面像（图24）

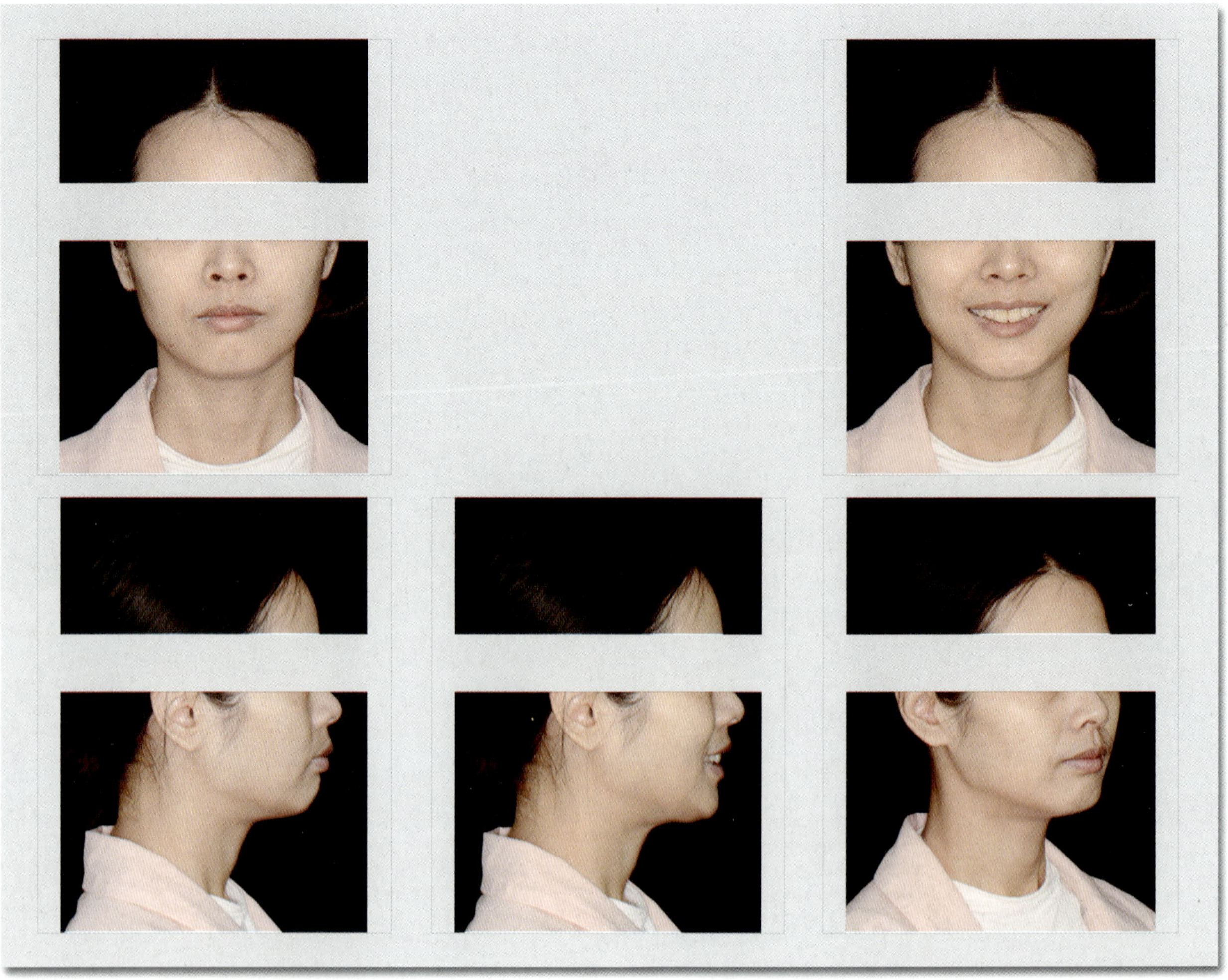

图24

2018-08-31：第一次精调结束（图25）

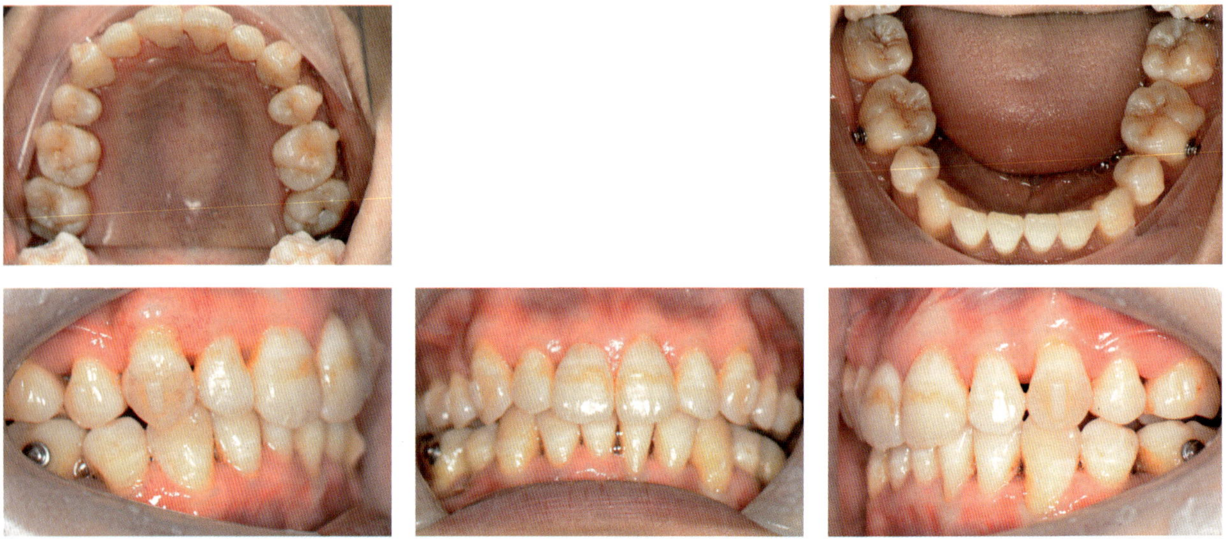

图25

第一次精调第40副口内像与第一次精调第40步ClinCheck对比（图26）

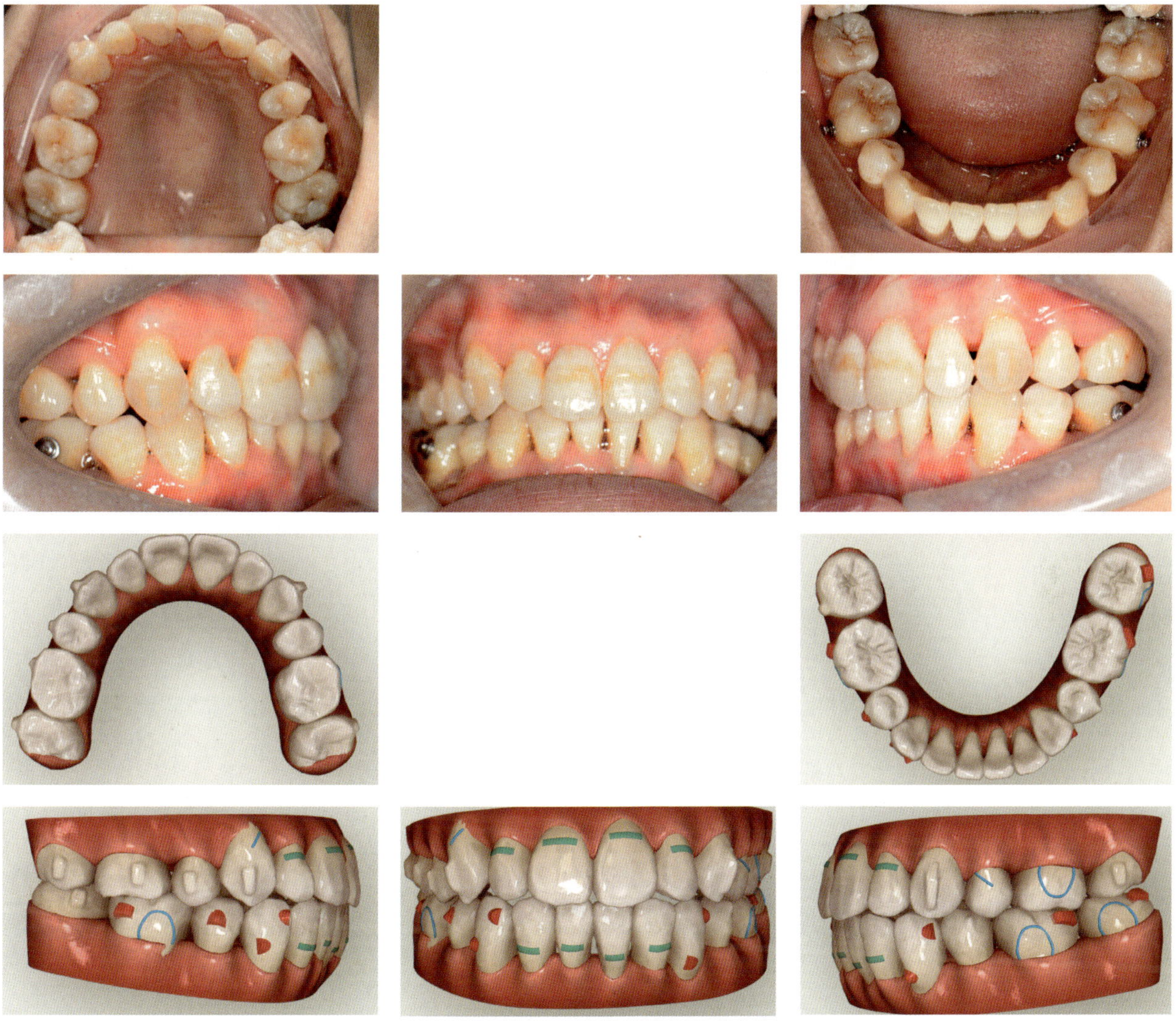

图26

第一次精调结束面像（图27）

此时前牙依然有些直立，转矩表达不够，后牙咬合接触不紧密，分析原因：上前牙在内收过程中方案给出时3-3的宽度变窄，在确定治疗方案的时候没有在意，此时上下颌尖牙宽度不匹配，下颌处于后退位。开始第二次精调，进一步调整尖牙段宽度，上前牙转矩。调整下颌33牙轴，整平下颌Spee曲线。

第二次精调设计方案时为了协调Bolton比例，以及关闭过大的三角间隙，在上下颌加了一些IPR，下颌多于上颌。

在治疗过程中持续关注牙周健康，定期洁治以及口腔卫生宣教。

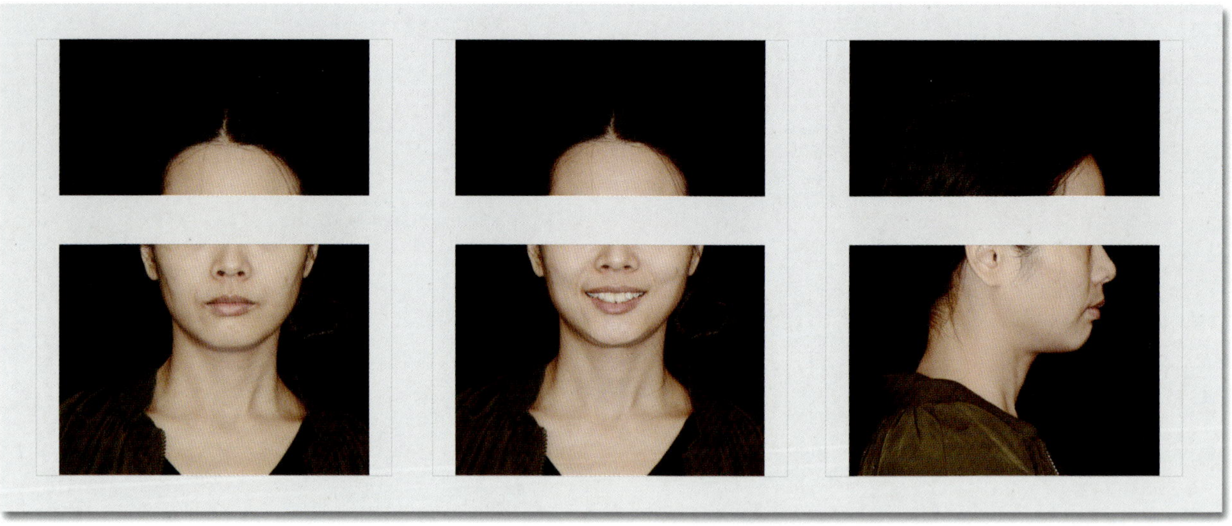

图27

第二次精调时间为2018-09至2019-07

牙齿移动量（图28）

牙齿移动表

	1.8	1.7	1.6	1.5	1.4	1.3	1.2	1.1	2.1	2.2	2.3	2.4	2.5	2.6	2.7	2.8
伸长(E)/压低(I)，mm		0.1I	0.5I	0.6I		0.8I	0.3I	1.7I	2.0I	0.7I	0.2I		0.1I	0.1I	0.4I	0.1I
整体移动(B)/舌侧(L)，mm		2.2B	1.1B	0.4B		0.5B	1.2B	1.2B	0.9B	1.3B	0.3B		0.1L	0.1L	0.5L	0.4L
整体移动 近中(M)/远中(D)，mm		0	0.1D	0.1M		0.2M	0	0.1D	0.1M	0.3M	0.5M		0.5M	0.5M	0.3M	0.1M
扭转(M)/远中(D)		5.5°M	5.7°M	0.2°M		13.2°D	1.8°D	2.5°D	7.2°D	2.2°M	7.4°D		1.6°D	3.9°M	1.5°M	0.1°D
轴倾度(M)/远中(D)		0.8°D	0.2°D	0.2°D		5.1°M	2.8°M	3.7°M	8.0°M	4.5°M	3.3°M		0.9°D	2.8°D	6.0°M	2.1°M
倾斜度 唇侧(B)/舌侧(L)		0°	1.4°L	2.4°L		2.4°B	3.3°B	8.6°B	9.7°B	4.0°B	8.1°B		4.6°L	1.4°B	5.2°L	6.1°L

牙弓　牙齿基底部 冠 牙根　复制到剪贴板

上颌　下颌

	4.8	4.7	4.6	4.5	4.4	4.3	4.2	4.1	3.1	3.2	3.3	3.4	3.5	3.6	3.7	3.8
伸长(E)/压低(I)，mm		0.1 E	0.1 E		0.1 E	1.4 I	3.0 I	3.6 I	3.6 I	3.0 I	1.6 I	0.2 I		0.2 E	0.3 E	
整体移动(B)/舌侧(L)，mm		0.7 L	0.1 L		0.6 B	1.8 B	3.1 B	3.4 B	2.7 B	2.2 B	0.8 B	0.5 B		0.5 L	0.4 L	
整体移动 近中(M)/远中(D)，mm		1.3 M	1.2 M		1.0 M	1.4 M	0.4 M	0.3 D	0.6 M	1.1 M	1.4 M	1.4 M		1.4 M	1.6 M	
扭转(M)/远中(D)		1.9°D	1.7°D		6.5°D	14.1°D	7.3°D	9.0°D	2.8°M	0.1°M	4.5°M	2.1°D		1.3°D	1.2°M	
轴倾度(M)/远中(D)		0°	2.5°M		**25.2°M**	**17.4°M**	10.6°M	1.5°M	2.0°M	10.1°M	**16.5°M**	12.3°M		5.6°M	2.7°M	
倾斜度 唇侧(B)/舌侧(L)		2.5°B	0°		2.2°L	13.6°B	10.7°B	16.5°B	14.9°B	12.3°B	15.0°B	3.3°B		3.8°B	8.1°B	

最后一步 整齐公司 医生 差异 牙齿基底部 冠 牙根

图28

牙齿移动分步（图29）

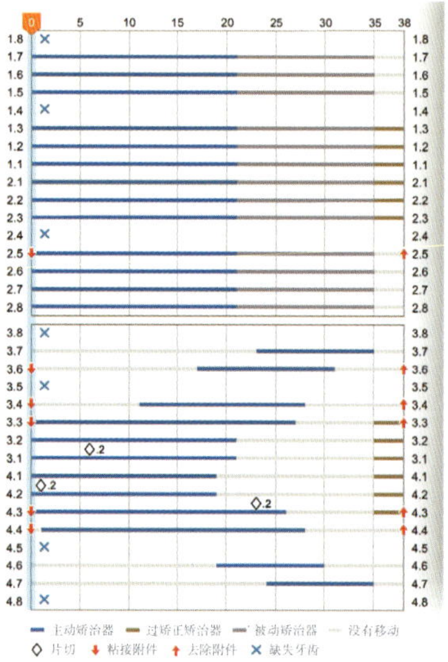

Bolton 分析

1.12 毫米　下颌多于 3-3

N/A　并非所有牙齿都可用于分析

上颌右侧		上颌左侧	
1.1	8.98 毫米	9.04 毫米	2.1
1.2	6.79 毫米	7.23 毫米	2.2
1.3	8.44 毫米	8.32 毫米	2.3
1.4	丢失	丢失	2.4
1.5	7.08 毫米	7.25 毫米	2.5
1.6	12.07 毫米	11.90 毫米	2.6

下颌右侧		下颌左侧	
4.1	5.52 毫米	5.79 毫米	3.1
4.2	6.49 毫米	6.28 毫米	3.2
4.3	7.38 毫米	7.33 毫米	3.3
4.4	7.56 毫米	7.59 毫米	3.4
4.5	丢失	丢失	3.5
4.6	13.07 毫米	12.89 毫米	3.6

Bolton 分析是如何计算的

图29

2019-04-25：第二次精调第25副（图30）

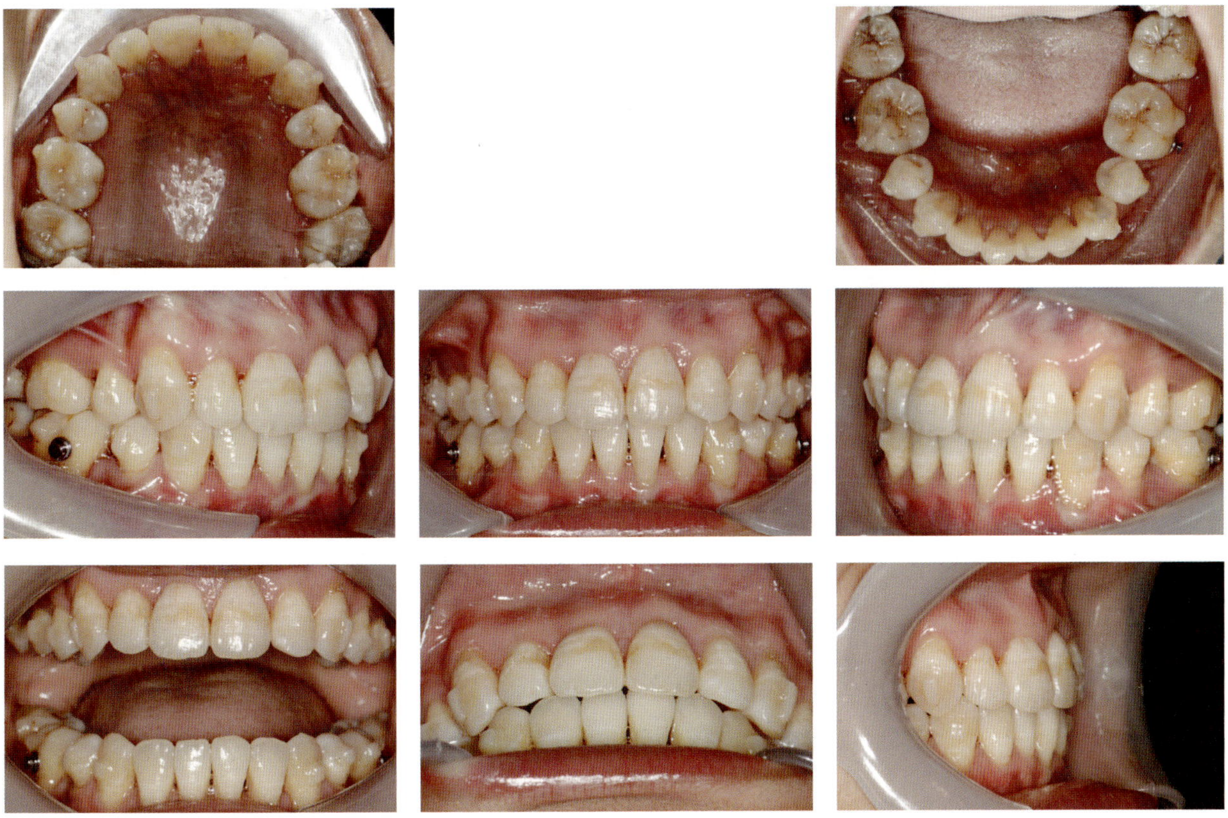

图30

第二次精调第25副口内像与第二次精调第25步ClinCheck对比（图31和图32）

第二次精调上颌主动矫治器为21步，虽然初始的磨牙关系为Ⅱ类，但此时并未设计上颌磨牙的远中移动，方案设计时优先纠正上颌宽度以及增加上前牙转矩，下颌逆旋，下颌Ⅱ类关系得到纠正。

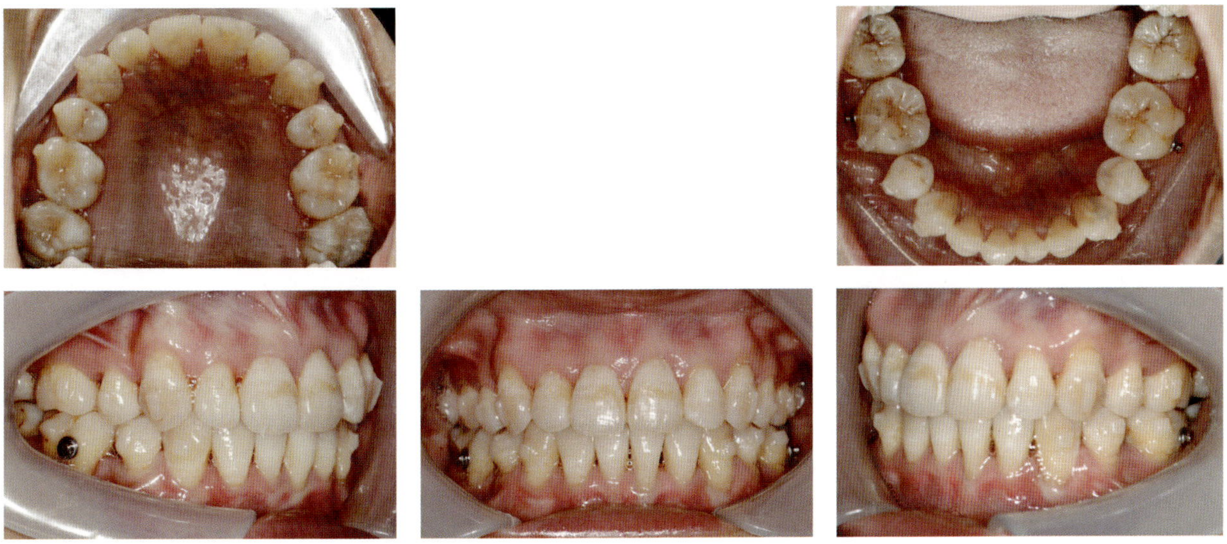

图31

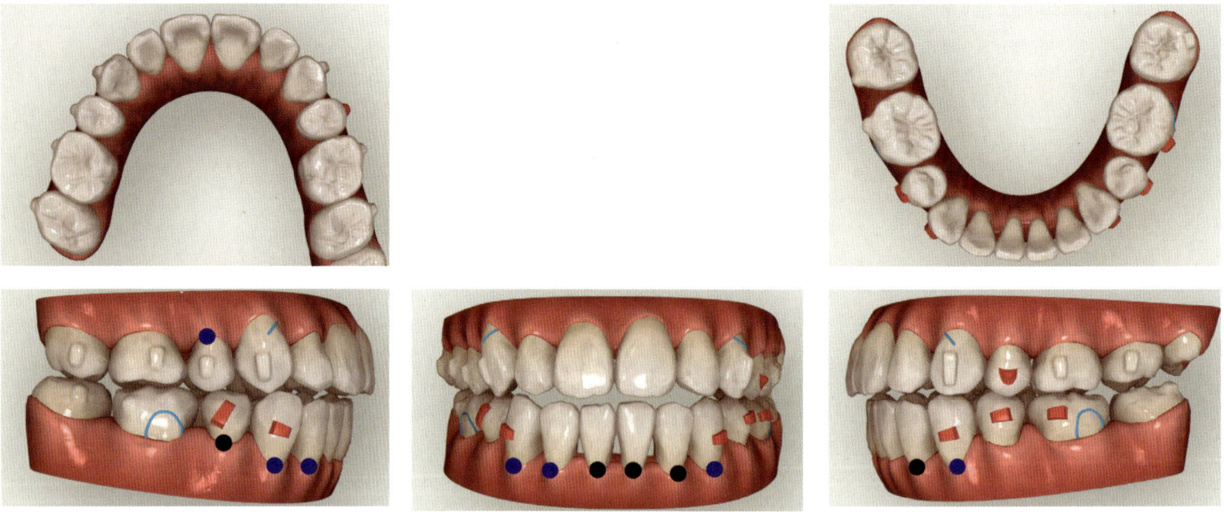

图32

面像（图33）

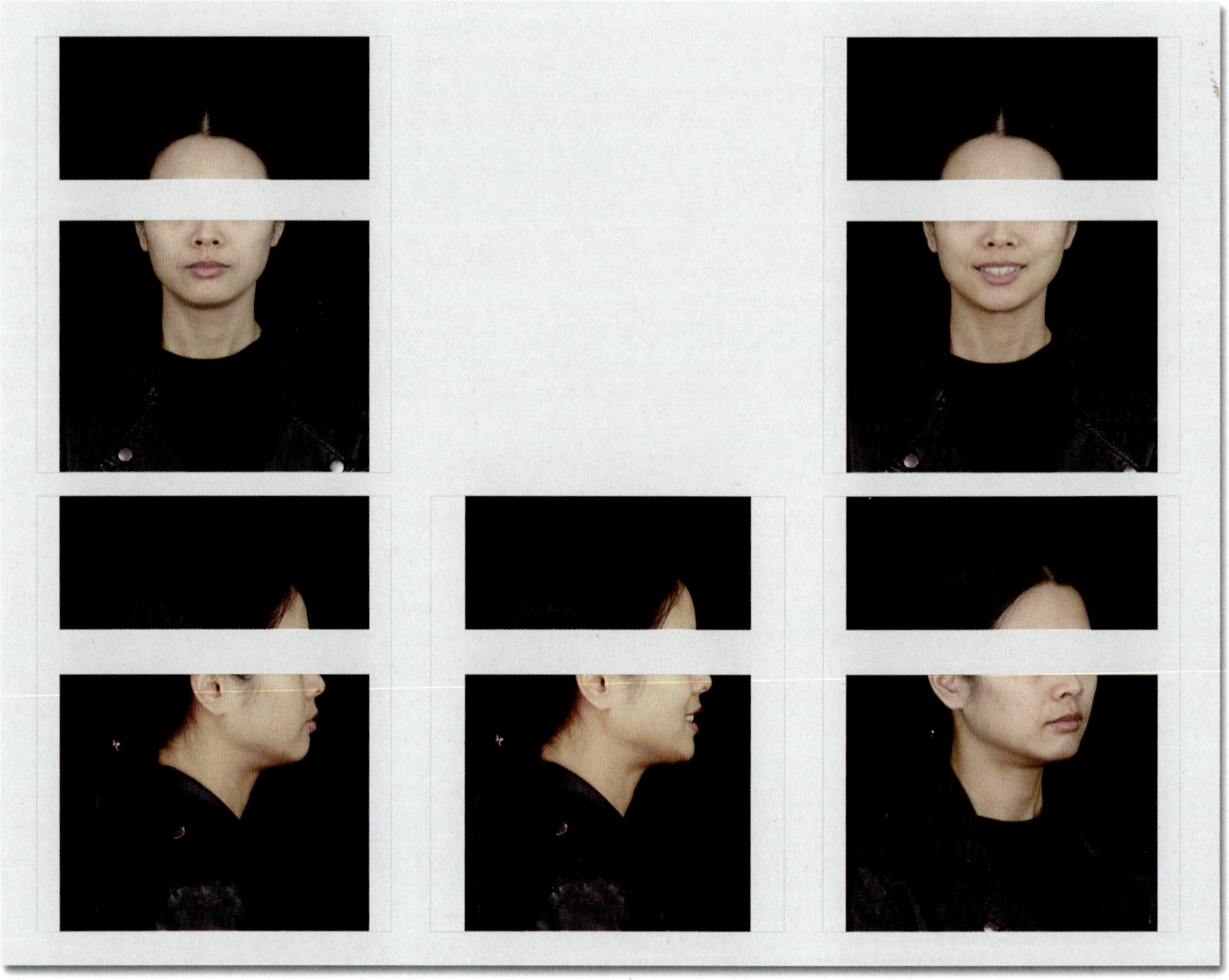

图33

治疗结束（图34）

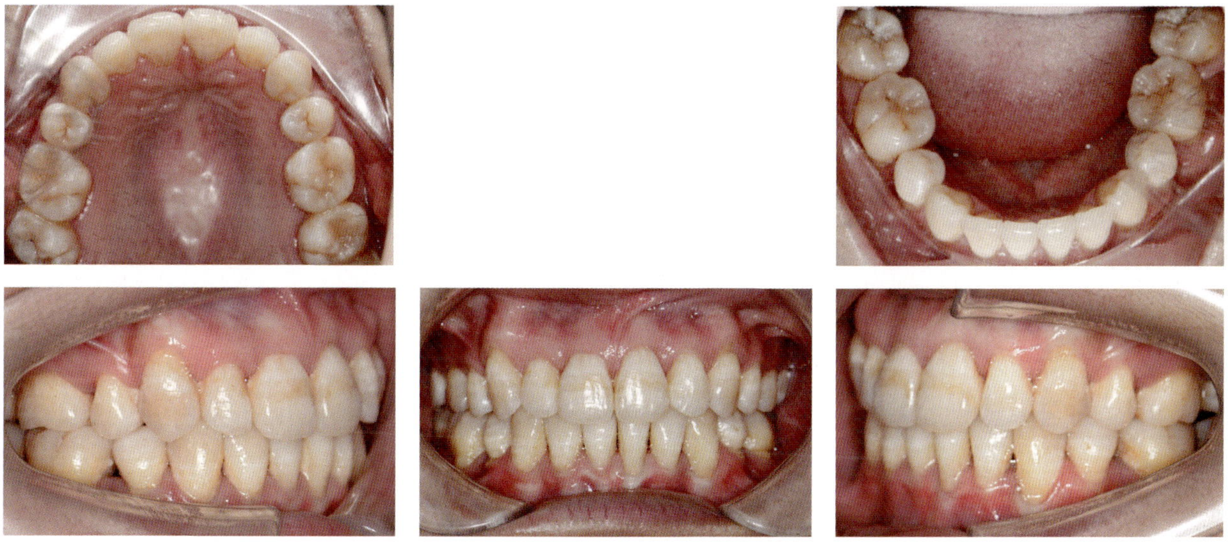

图34

第二次精调结束口内像与结束时ClinCheck对比（图35和图36）

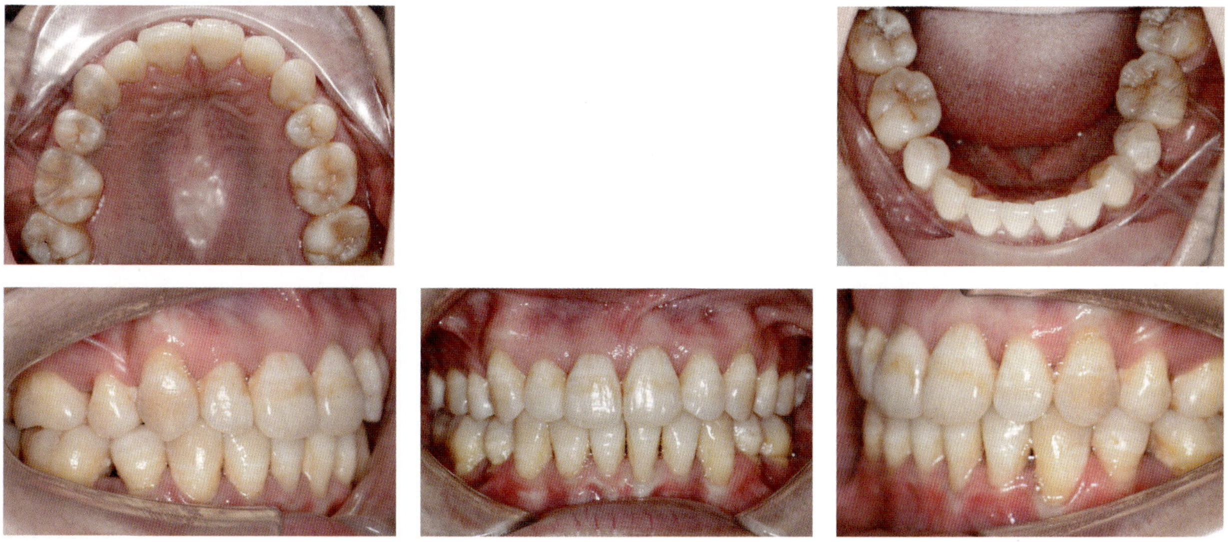

图35

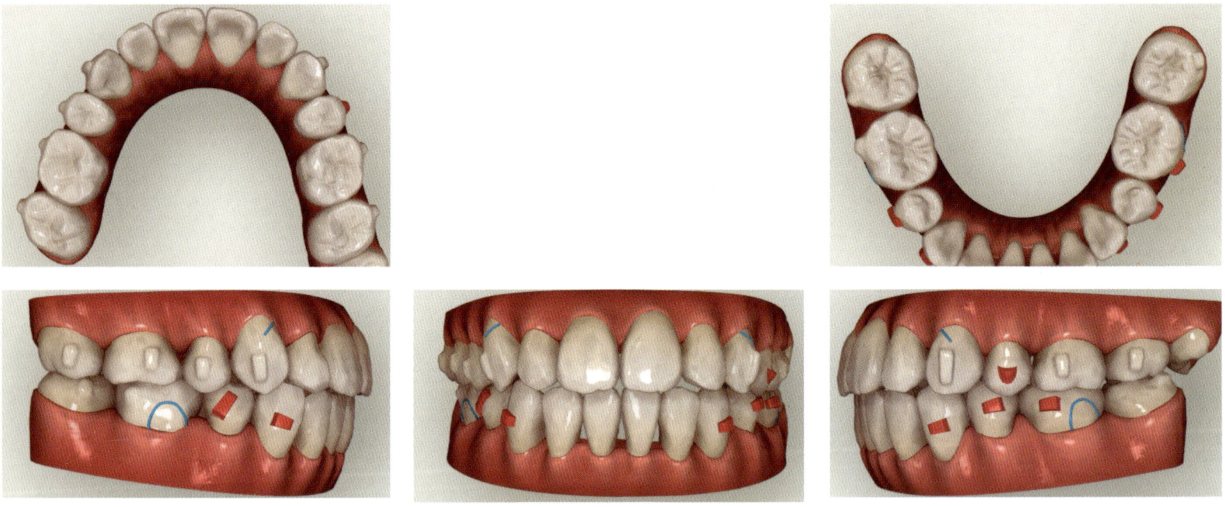

图36

面像（图37）

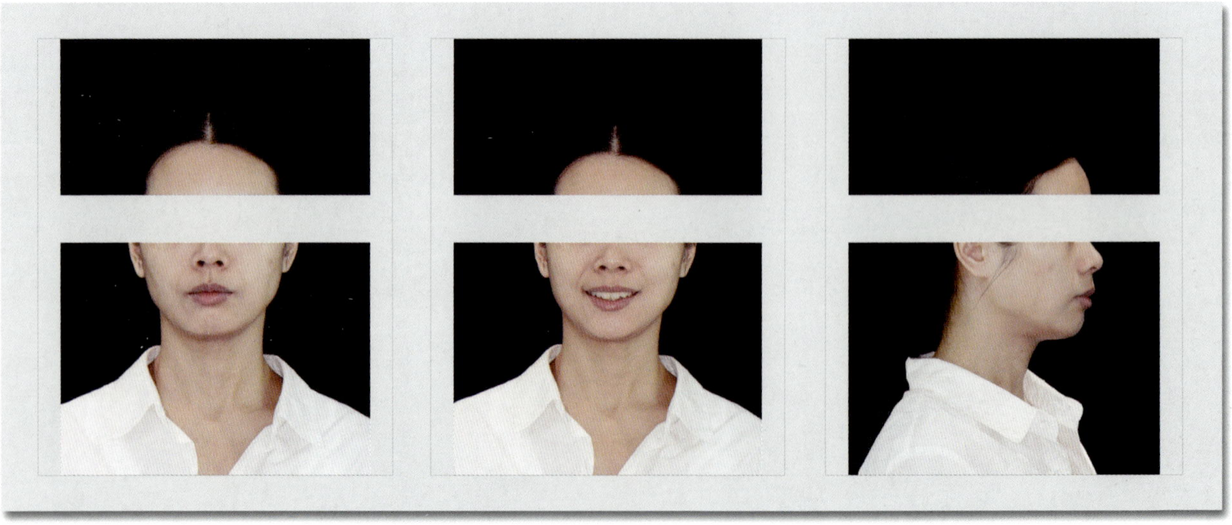

图37

治疗结束X线片（图38）

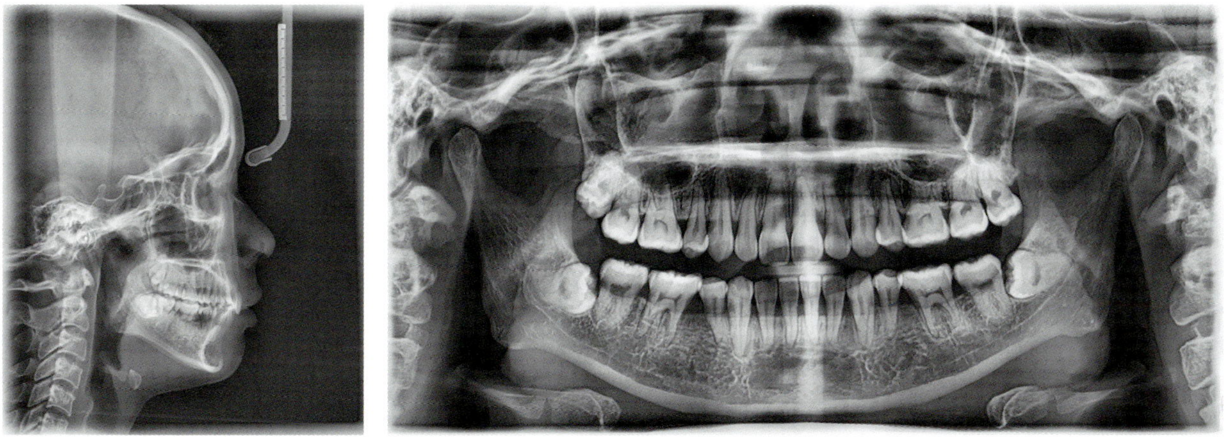

图38

治疗前后头影测量分析

测量项目	T0	T1
SNA（°）	85.12	83.81
SNB（°）	79.48	79.51
ANB（°）	5.64	4.29
NP-FH（°）	87.99	87.98
NA-PA（°）	12.92	8.67
U1-NA（mm）	6.5	3.3
U1-NA（°）	28.72	10.51
L1-NB（mm）	7.2	7.1
L1-NB（°）	35.36	24.90
U1-L1（°）	110.28	140.30
U1-SN（°）	113.85	94.32
MP-SN（°）	36.90	33.43
FH-MP（°）	27.66	25.20
L1-MP（°）	98.97	91.95
Y轴（°）	60.77	61.53
PO-NB（mm）	1.3	0.6
FMIA（°）	53.36	62.85
FMA（°）	27.66	25.20

续表

测量项目	T0	T1
IMPA（°）	85.12	91.95
AO-BO（mm）	1.8	-3.6
OP角（°）	6.86	12.73
Z角（°）	60.07	72.02
后面高（mm）	40.7	69.3
前面高（mm）	65	88.2
面高比	0.65	0.79

治疗结束头影测量描记图（图39）

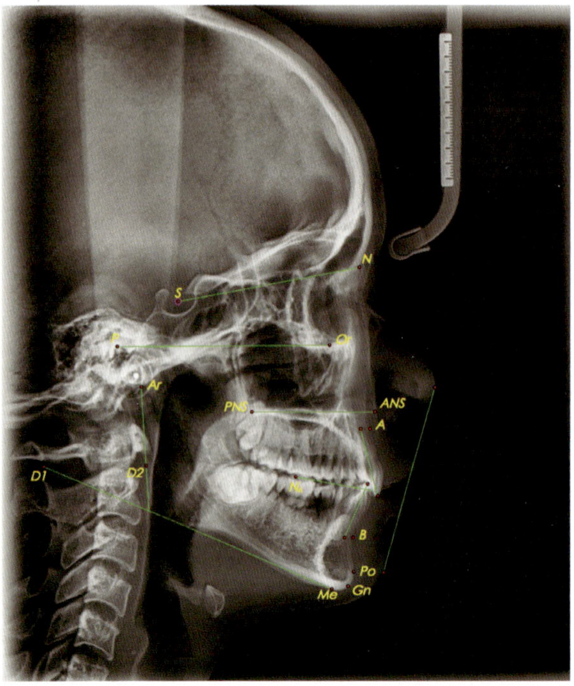

图39

治疗结束头影测量数据解读

上下颌切牙内收直立，下颌逆时针旋转，后面高增加，面下1/3高度增加。

头影重叠（图40）

治疗前（T0）：蓝色

治疗后（T1）：橙色

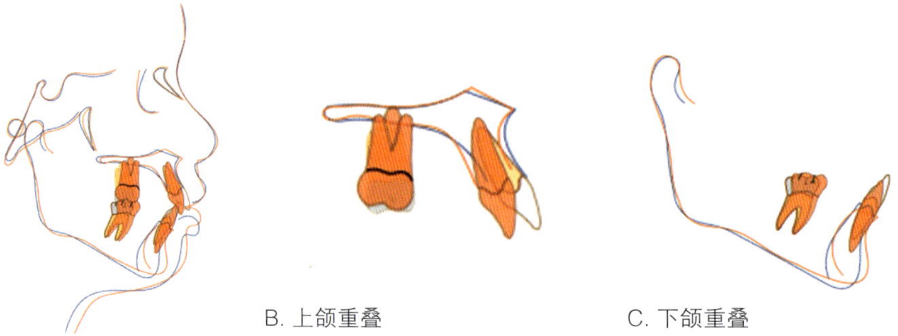

A. 整体重叠　B. 上颌重叠　C. 下颌重叠

图40

治疗后评估
Post-treatment evaluation

结束模型（图41）

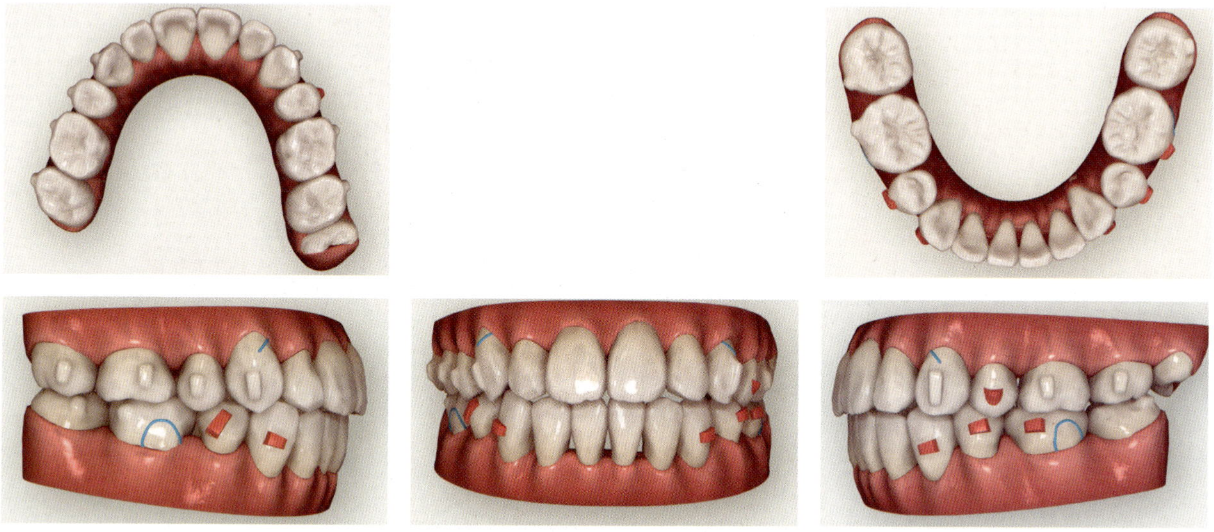

图41

治疗后照片（口内和口外，图42～图44）

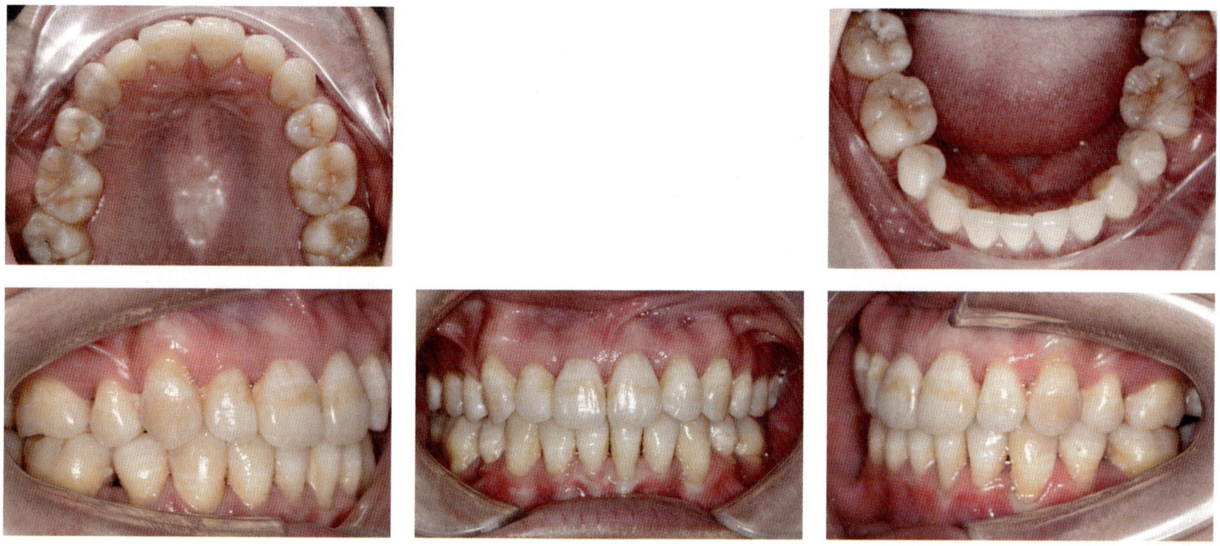

图42

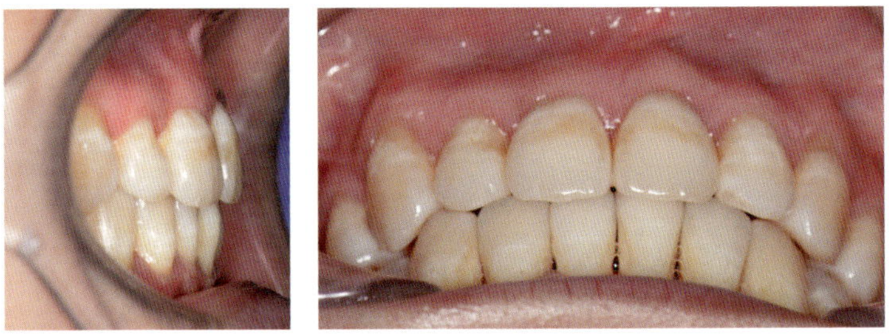

图43

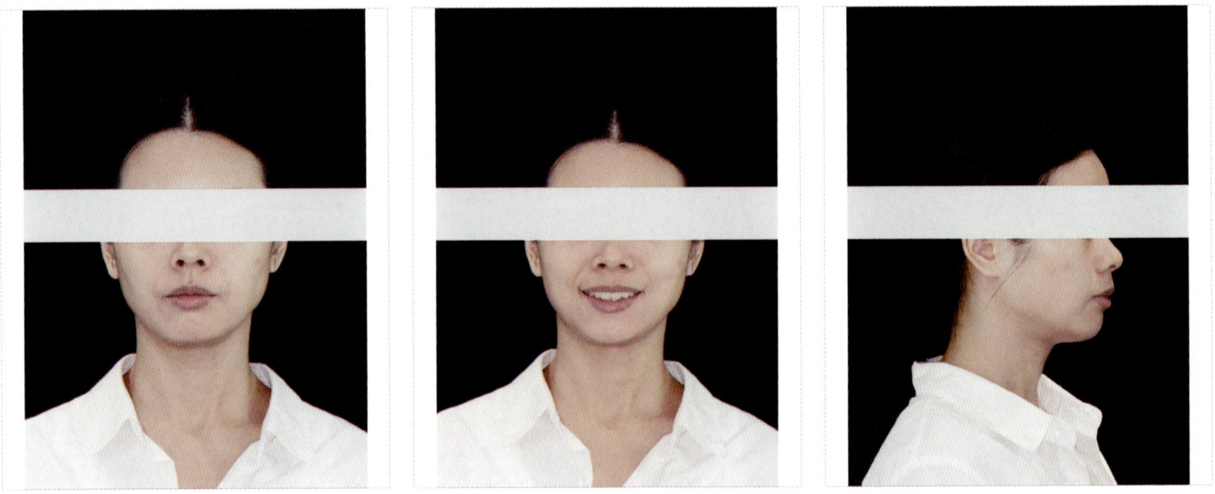

图44

治疗后10个月复查照片（口内和口外，图45～图47）

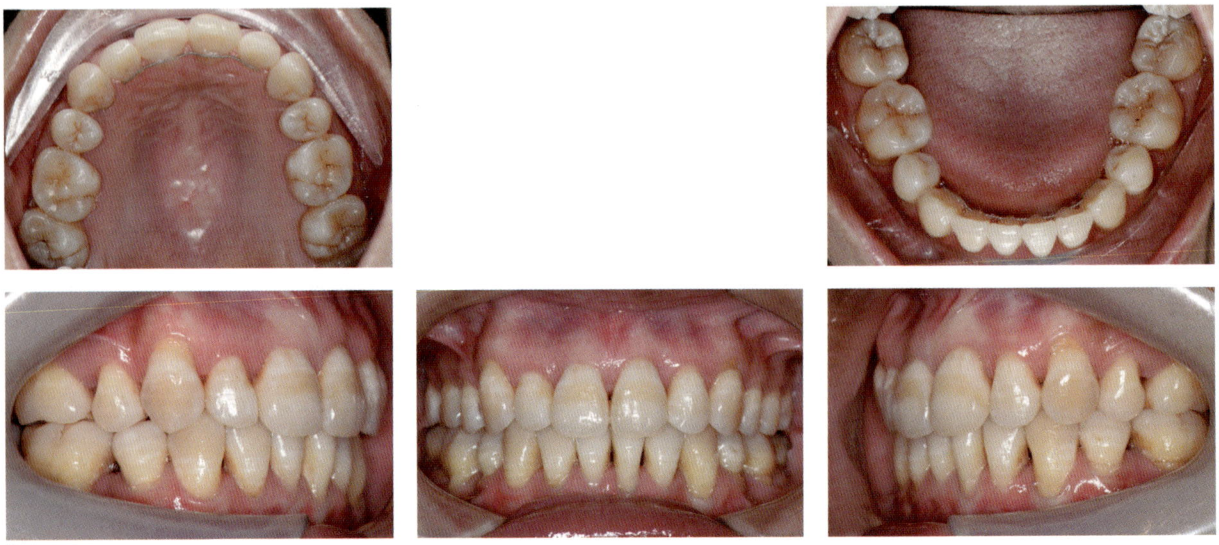

图45

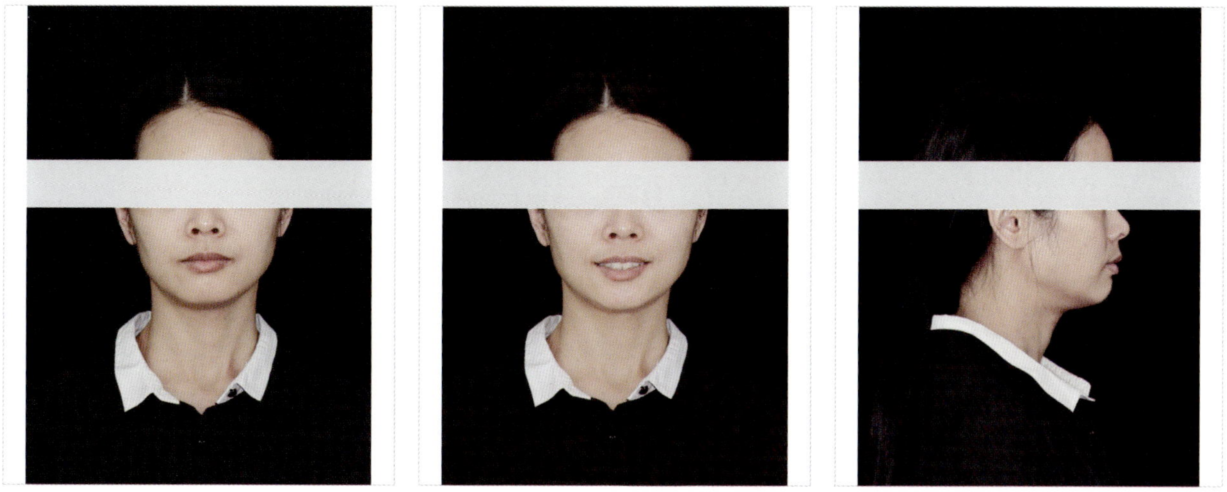

图46

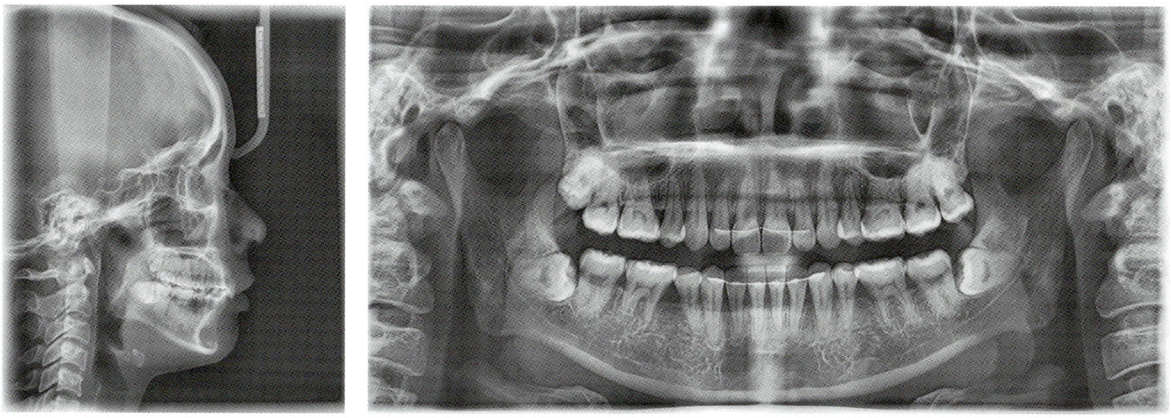

图47

病例总结及病例自我评价
Summary of case and self-evaluation

患者牙周情况差，上下前牙前突，牙齿拥挤，进行牙周治疗及定期进行牙周护理，洁治是维持良好牙周的必要条件。在内收过程中需要增加上颌支抗，增加下颌中段牙支抗更有利于压低下前牙，整平下颌Spee曲线。还需要注意前牙咬合打开对下颌颌位的释放，第二次精调前双侧咬合关系依然是偏Ⅱ类，此时并没有做上颌磨牙的远中移动，纠正上前牙转矩以及恢复尖牙宽度后下颌前移，咬合关系变为Ⅰ类。

在这个病例中，46、44关闭间隙过程中46、44向拔牙间隙倾斜，分析原因：①在矫正拔牙间隙两侧牙齿的轴倾度增加得不够；②下颌内收前牙的同时磨牙近中前移了，后牙的支抗不够。要注意牙套内收步骤的设计以及支抗的考虑。

同时在内收过程中注意前牙牙根的位置，引导牙根回到牙槽骨中，本病例上下颌前牙IPR较多，考虑到Bolton比及患者牙齿形态（倒三角形），矫正前前牙拥挤，牙周差，排列后三角间隙大，同时容易堆积软垢，在能够保证牙髓健康的情况下，少量多次对前牙形态进行修整，关闭三角间隙。操作正规的IPR不会带来牙齿形态、牙髓状态的损伤，且形态良好的邻接面有利于牙周健康的维护以及牙龈组织的改建。

本病例牙周较差，牙冠暴露量多同样也能增加牙套包绕，有利于矫治进行。

本病例没有使用种植钉支抗，如果上下颌使用种植钉支抗增加后牙支抗也会减少治疗时间。

本病例是笔者接触隐形矫正较早期的病例，当时对使用隐适美做拔牙矫正经验并不丰富，同样本病例拔除的是下颌第二前磨牙，需要磨牙近中移动。在对病例进行完善的分析后，对前牙移动方式、支抗的选择、咬合关系的调整有个系统的思路，开始为患者治疗，病例进行中也出现了一些问题，我们要分析问题出现的原因，寻找解决方法，从而解决问题。当然本病例的成功离不开患者的良好配合，保证佩戴时间是病例成功的关键。

隐形矫治器同样是我们矫正过程中可以应用的可靠工具，同样可以达到面型、咬合、稳定的结果。

如果再一次有类似病例的治疗，我会更关注以下几个方面：①内收的步骤，不要同时移动多颗或者同时移动所有的牙齿；②注意尖牙区以及磨牙区宽度的匹配，上颌尖牙区宽度过窄往往会限制下颌逆旋；③内收过程中增加前牙转矩以及牙轴倾度，以及在治疗过程中要监测转矩的表达，及时增加支抗；④早期使用种植钉支抗，用来增加后牙的支抗以及对抗前牙内收的“过山车”效应。

专家点评

成人牙周病患者的拔牙矫治，一直是正畸治疗中存在难度的范畴。本病例难度较大，也存在一定的风险。该病例治疗规范，支抗控制及牙齿牙弓三维控制较好，完成较顺畅。从治疗结果来看，下前牙和下尖牙的牙轴控制较好。

思考：对于牙周病患者，治疗前和治疗后的牙周状态应该有更专业的评估，而且对于牙周病患者，治疗过程中复诊时间应缩短，有利于牙周状况的专科检查与专科维护。医生在治疗设计和讨论中未提到牙周病患者使用隐形矫治器应该注意控制牙齿移动速度、附件设计以及牙套的精密切割位置，缺乏具体的说明，每周换一次矫治器，对于牙周病患者是否是合适。对第一前磨牙控制有待加强，44/46牙轴控制可以更好。

隐形矫正拔除4颗第一前磨牙治疗成年牙性前突案例分享

Invisalign treatment for extraction of first premolars in dental protrusion of adult patient

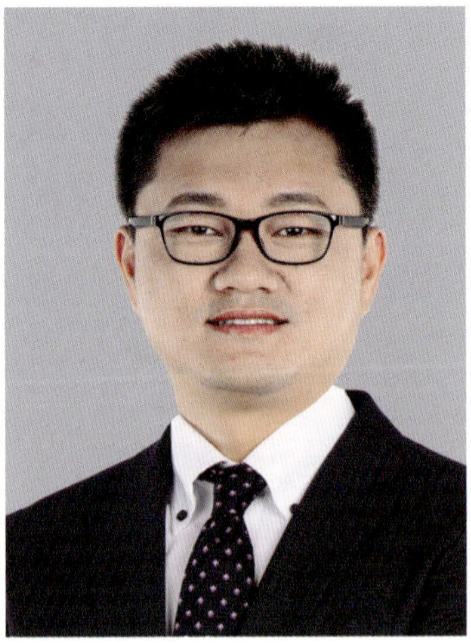

医生简介

袁峰

第四军医大学正畸学硕士

上海齐美矫正创始人

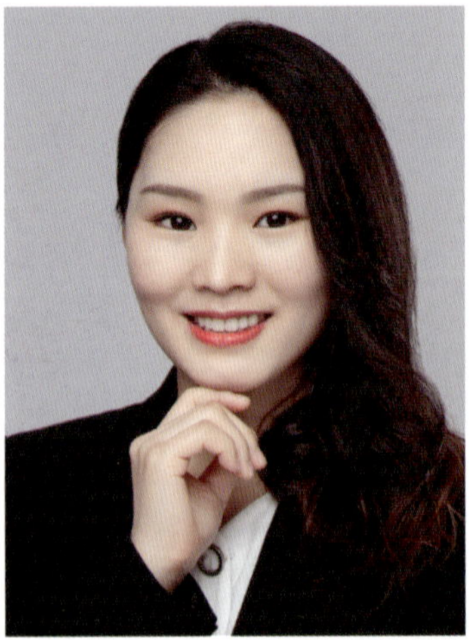

邹绍丹

口腔正畸学硕士

上海齐美矫正正畸医生

病例简介

患者，女性，初诊时25岁。

主诉：牙齿前突和不齐。

凸面型，鼻唇角锐角，颏唇沟浅，颏部后缩，下颌平面角均角，面下1/3较长，闭唇时颏部肌肉紧张，双侧磨牙尖牙Ⅱ类关系，44、45反覆盖且局部开䝔。

关键词：牙性前突，前磨牙拔除，支抗钉，牵引臂，垂直向控制

治疗前评估
Pre–treatment evaluation

患者信息

姓名	××
性别	女
初诊年龄/出生日期	25岁
主诉	牙齿前突和不齐
病史（全身和局部，外伤、不良习惯等）	身体健康，否认外伤史，否认不良习惯史
其他相关病史	否认系统性疾病史、过敏史、遗传史等

口外情况（图1）

矢状向	凸面型，鼻唇角锐角，颏唇沟浅，颏部后缩，下颌平面角均角
垂直向	平均生长型，面下1/3较长，闭唇时颏部肌肉紧张
横向（颧骨、下颌角、颏部对称性）	大小脸，颏部居中
软组织特征（唇厚度、唇突度等）	厚度正常，上下唇在E线前方
微笑（上前牙暴露量、低位、中位、高位、笑弧等）	中位笑线，笑弧自然
放松状态及微笑时口角高低情况	右高左低

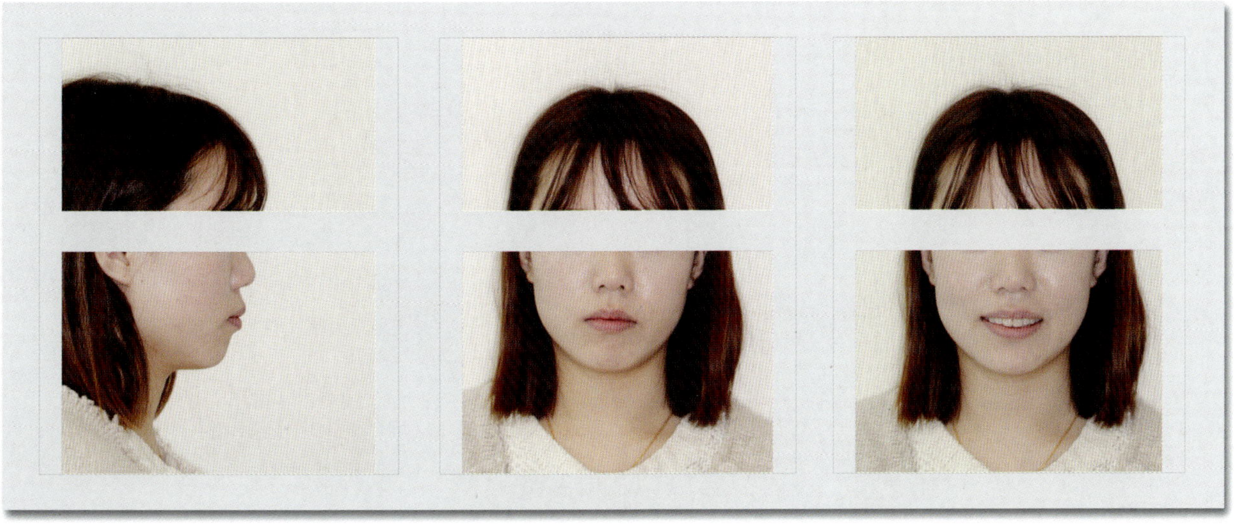

图1

口内情况（图2）

上颌拥挤度/间隙（mm）	轻度拥挤
下颌拥挤度/间隙（mm）	中度拥挤
切牙关系	Ⅰ类
前牙覆盖（mm）	3
前牙覆殆（mm）	Ⅰ度
后牙覆盖（mm）	44、45反覆盖
后牙覆殆（mm）	44、45局部开殆
中线（和面中线关系）	齐
左侧咬合关系（磨牙）	轻度Ⅱ类
左侧咬合关系（尖牙）	Ⅱ类
右侧咬合关系（磨牙）	轻度Ⅱ类
右侧咬合关系（尖牙）	Ⅱ类
锁殆（异位、扭转等）	34、44、45局部颊侧异位
其他口内情况（畸形舌尖舌窝、过小牙等）	无
Bolton分析（3–3）	2.59mm
Bolton分析（6–6）	2.45mm
牙齿情况（氟斑牙、釉质发育不全等）	无
殆平面（是否有倾斜）	无明显异常

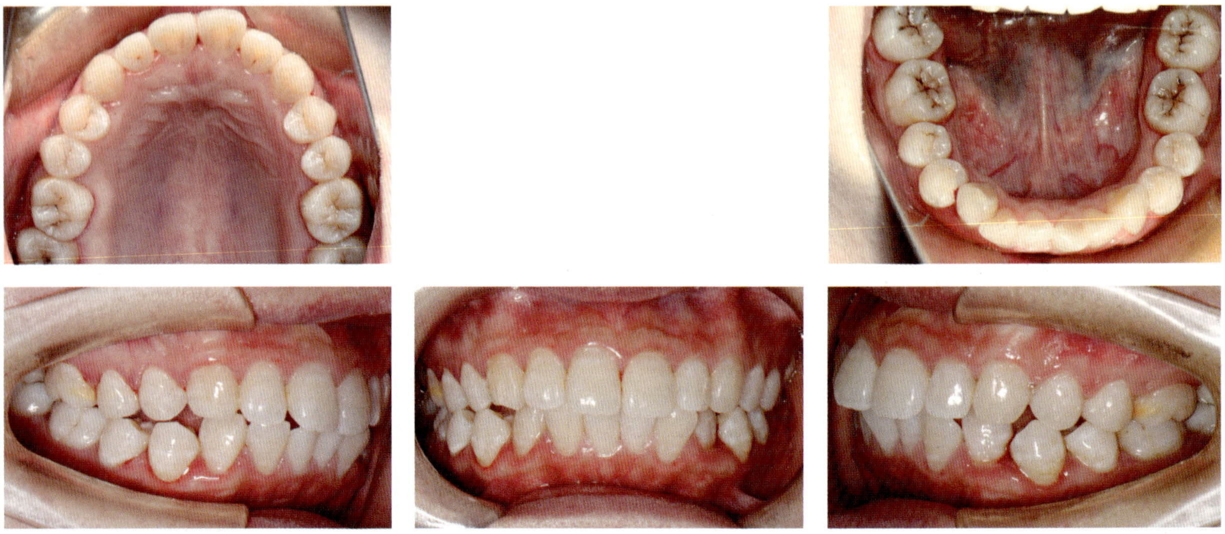

图2

一般影像学检查

骨性检查（关节形态初步评估，升支、体部是否对称等，生长发育评估）	关节形态无明显异常，下颌升支、体部发育对称，生长发育已经停止
牙齿异常（缺失牙、多生牙、牙根长短异常等）	牙数目、牙根情况、牙周情况均正常，无牙槽骨吸收
预后较差的牙齿（根管治疗后，龋坏面积大、釉质发育不全等）	无特殊
TMJ	双侧颞下颌关节对称，无明显异常
其他影像学发现（气道、腺样体、扁桃体等）	无明显异常

治疗前模型（图3）

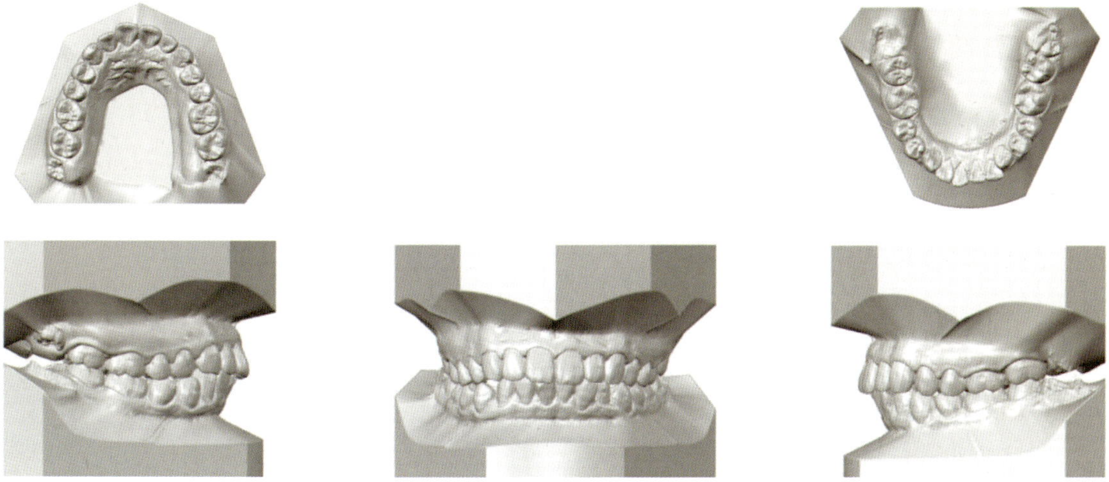

图3

治疗前X线片（图4）

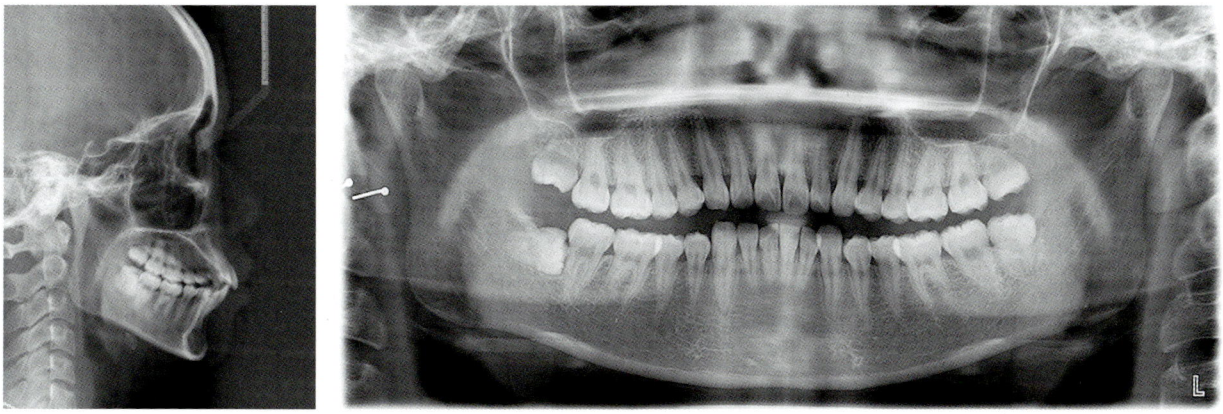

图4

治疗前头影测量描记图（图5）

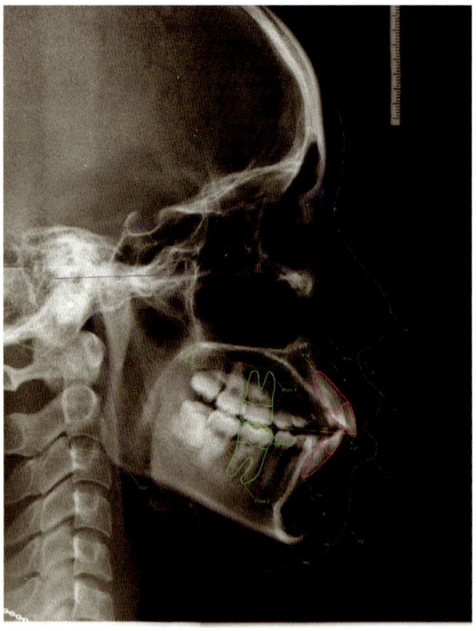

图5

诊断

1. 安氏Ⅱ类。
2. 骨性Ⅱ类伴下颌发育不足。
3. 平均生长型。

治疗前头影测量分析

测量项目	T0	标准值	标准差	备注
FMA（FH-MP）（°）	26.6	26	4	
U1-L1（Interincisal Angle）（°）	113.5	124	8	↓ 上下中切牙交角偏小，显前突
IMPA（L1-MP）（°）	101.8	97	6	
SNA（°）	82	83	4	
SNB（°）	76.3	80	4	
ANB（°）	5.7	3	2	↑ 骨性Ⅱ类倾向
U1-PP（mm）	30.8	28	2	↑ 上颌前牙和前牙槽嵴高度偏大

问题列表

1. 上下牙牙性前突。
2. 上颌轻度拥挤，下颌中度拥挤。
3. 磨牙轻度Ⅱ类关系。
4. 下颌Spee曲线较深。
5. 18、28、38 垂直阻生，48水平阻生。

治疗计划

矫治器	隐适美（Invisalign Teen）
拔牙牙位	14、24、34、44
支抗选择	上颌强支抗，下颌中度支抗
治疗设计：横向考虑	维持
治疗设计：矢状向考虑	尽量内收
治疗设计：垂直向考虑	控制好前牙转矩和覆殆
其他设计要点	磨牙使用垂直矩形附件增加固位
如有几个方案请都列出，列出利弊，解释选择最终方案的理由	无
保持	舌侧保持丝+透明压膜3个月+Hawley保持器终身佩戴

治疗进程

治疗时长	26个月
牙套更换频率/复诊频率	7~10天/副
重启/精调次数	1
保持时长	1年左右

治疗
Treatment

在远中移动尖牙的过程中，上后牙出现早期支抗不足的情况，上颌5-6间增加了支抗钉。

下颌6-3牵引臂（Power Arm）辅助控根远中移动关闭间隙。此期间，前牙覆殆加深，尚在控制范围中，继续观察前牙转矩和覆殆（图6）。

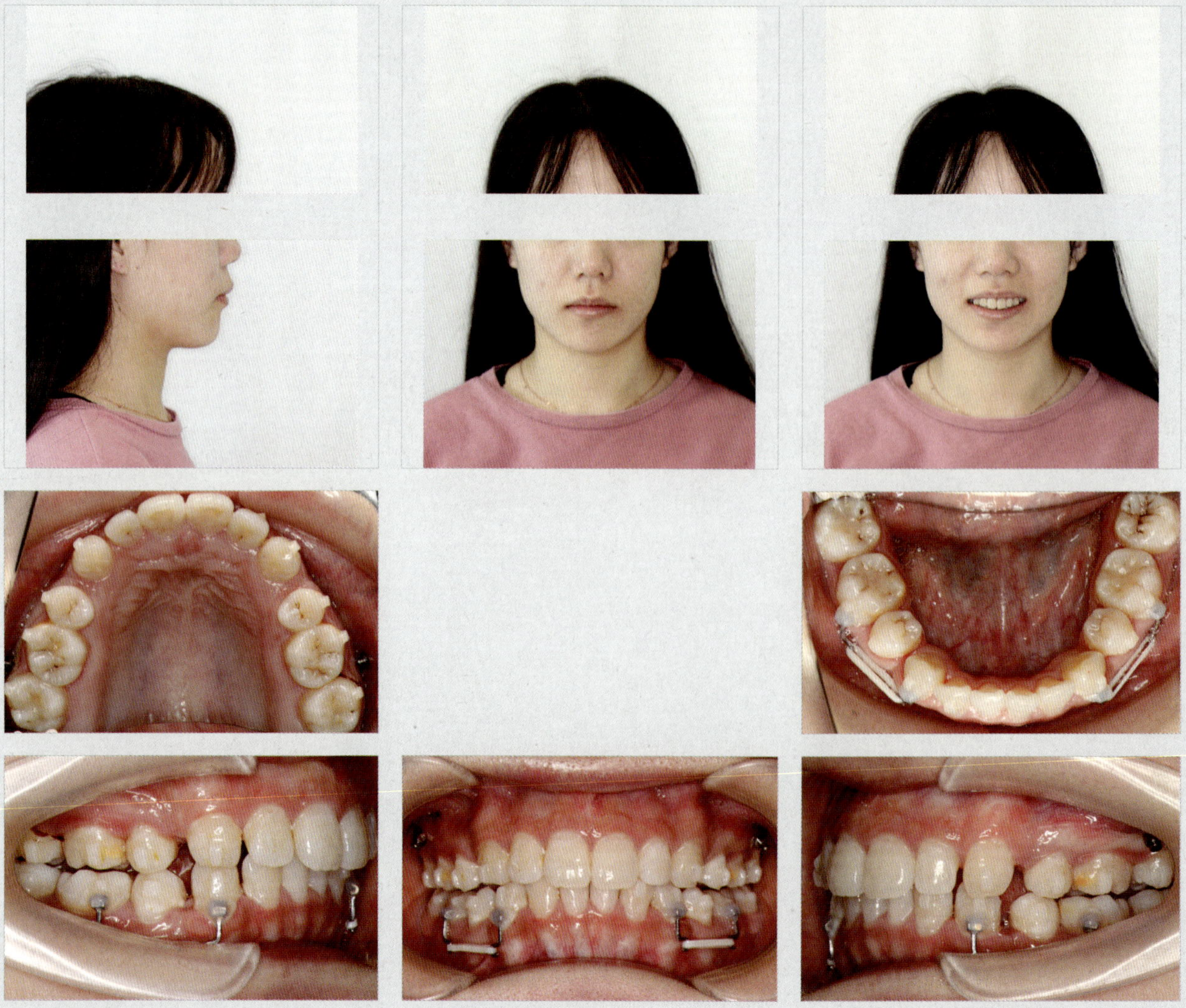

图6

2018-07-22

此期间上后牙支抗控制良好。

前牙转矩和覆𬌗控制良好。在使用牵引臂过程中，可能会导致尖牙的近中唇侧扭转；第一磨牙的近中舌侧扭转。为了避免这个副作用，建议：①尖牙上设计垂直矩形附件控制；②粘牵引臂时垂直矩形要尽量保留；③皮筋力量不能过大，建议3/16 3.5oz，间隙减小一半后换3/16 4.5oz；④医嘱：告知患者牙套在皮筋在，牙套取下，皮筋一定要取下（图7）。

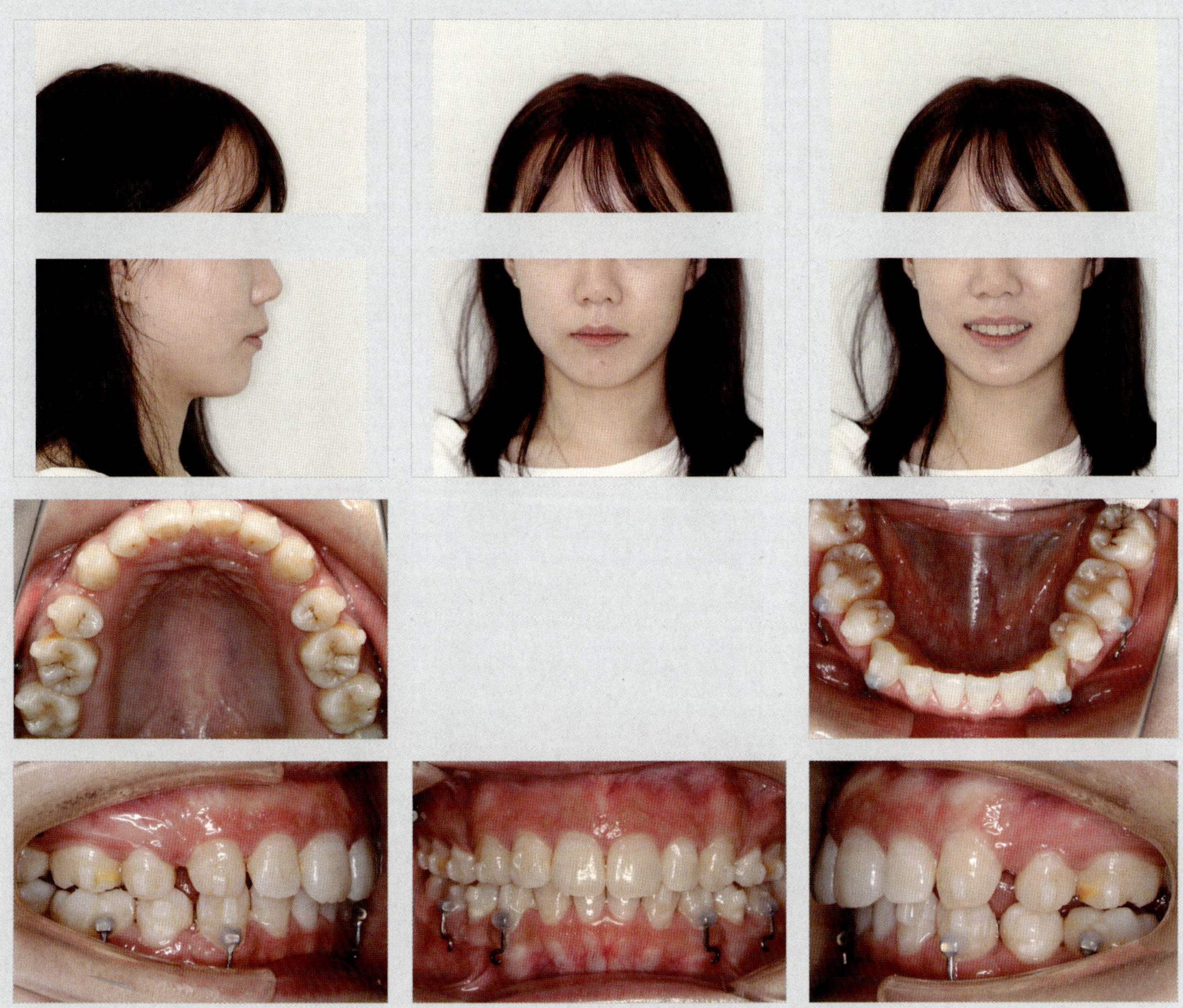

图7

2018-09-23

精调，前牙转矩和覆𬌗控制良好。下颌尖牙的整体远中移动效果很好（图8）。

分析原因：拔牙矫正12-22容易出现转矩丢失，覆𬌗加深的问题。在该病例临床监控过程中，效果良好，可能的原因有：①13、23的贴合度一直很好，这就很好地保证了13、23的整体远中移动；②33、43因为有牵引臂，远中整体移动效果很好，良好的贴合度保证了下前牙的垂直压低效果，得到较好的临床表达。在内收过程中，“过山车”效应不明显。这是该拔牙患者能较好地控制前牙转矩和覆𬌗的重要原因。

精调要求：

1. 上下前牙加根舌侧正转矩。

2. 压低上下前牙，改善前牙早接触、后牙开𬌗。

3. 关闭上颌尖牙远中间隙。

4. 少量伸长后牙，使咬合重接触结束。

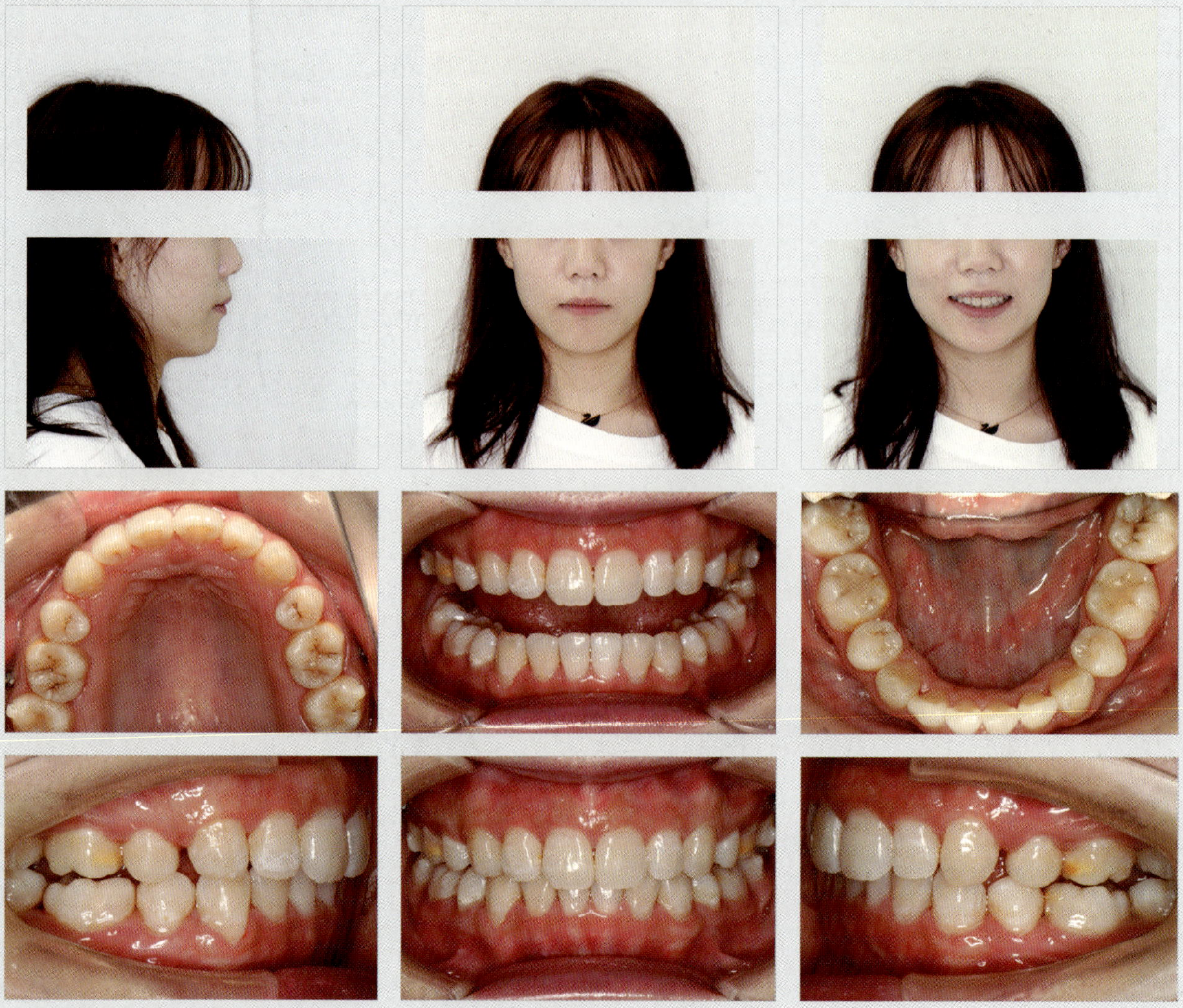

图8

2018-09-22：精调时的头颅侧位和全景片（图9）

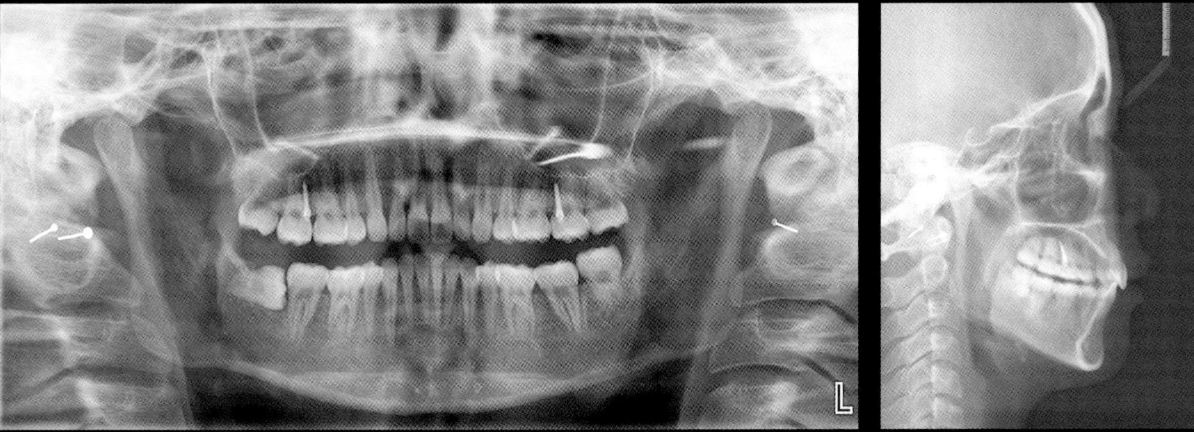

图9

2019-06-15：结束时的头颅侧位和全景片（图10）

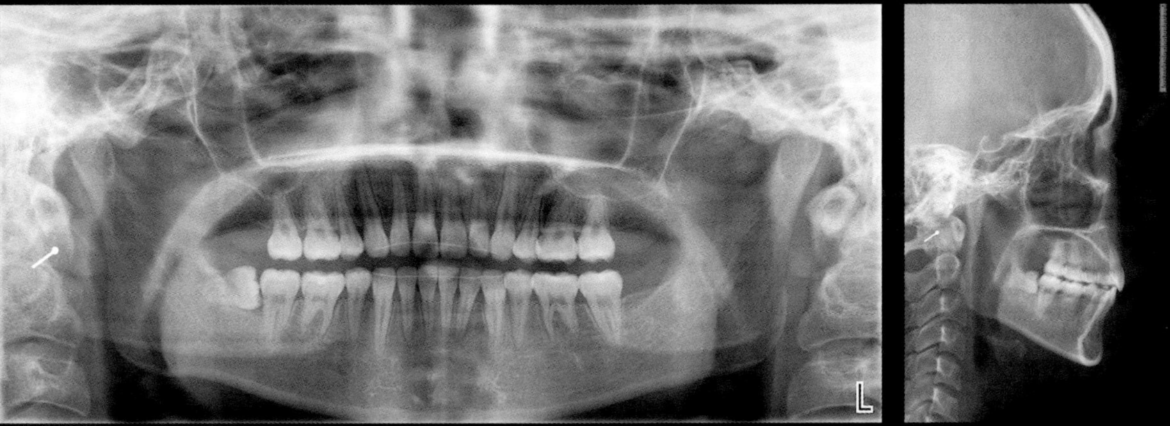

图10

治疗结束头影测量描记图（图11）

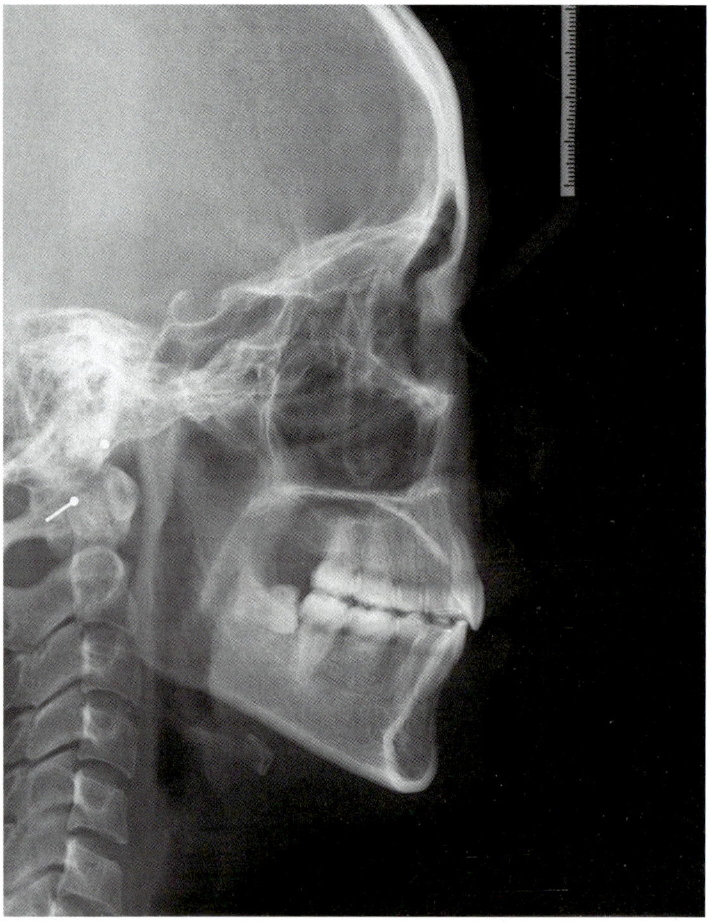

图11

治疗结束头影测量分析

测量项目	T1	标准值	标准差	备注
FMA（FH-MP）（°）	26.9	26	4	
U1-L1（Interincisal Angle）（°）	137.5	124	8	↑ 上下中切牙交角偏大，显直立
IMPA（L1-MP）（°）	93.8	97	6	
SNA（°）	80.7	83	4	
SNB（°）	76.1	80	4	
ANB（°）	4.5	3	2	
U1-PP（mm）	30.9	28	2	↑ 上颌前牙和前牙槽嵴高度偏大

治疗前后头影测量分析

测量项目	T0	T1	标准值	标准差	备注
FMA（FH–MP）（°）	26.6	26.9	26	4	—
U1–L1（Interincisal Angle）（°）	113.5	137.5	124	8	—
IMPA（L1–MP）（°）	101.8	93.8	97	6	—
SNA（°）	82	80.7	83	4	—
SNB（°）	76.3	76.1	80	4	—
ANB（°）	5.7	4.5	3	2	—
U1–PP （mm）	30.8	30.9	28	2	—

头影重叠（图12）

治疗前（T0）：蓝色

治疗后（T1）：红色

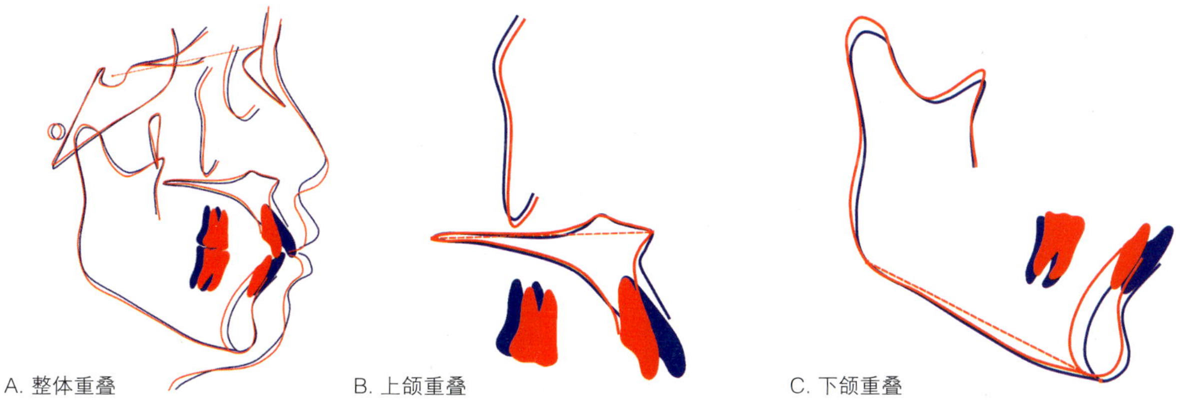

A. 整体重叠　B. 上颌重叠　C. 下颌重叠

图12

治疗前后的VTO（图13）

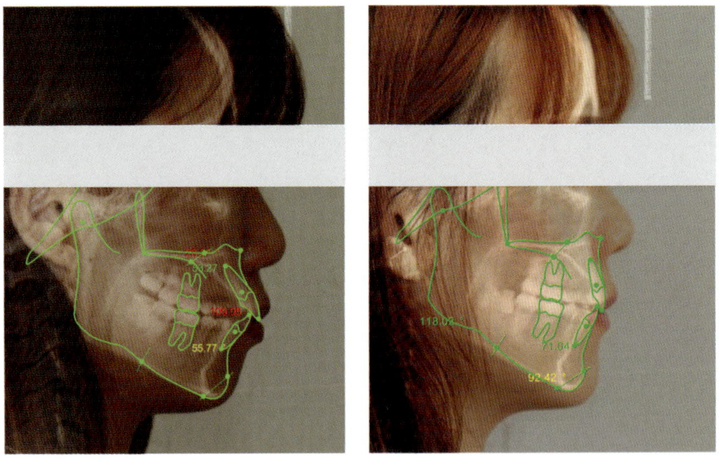

图13

治疗后评估
Post-treatment evaluation

结束模型（图14）

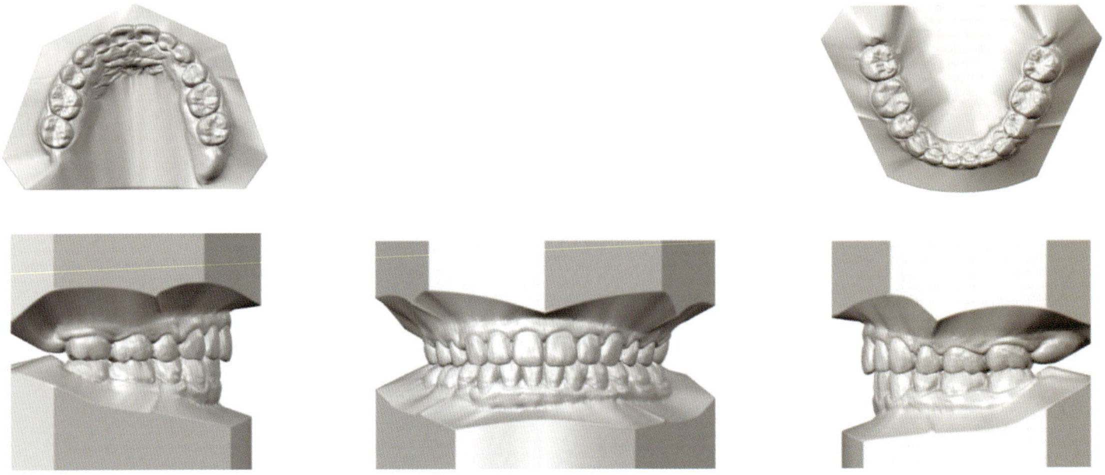

图14

治疗后照片（口内和口外，图15）

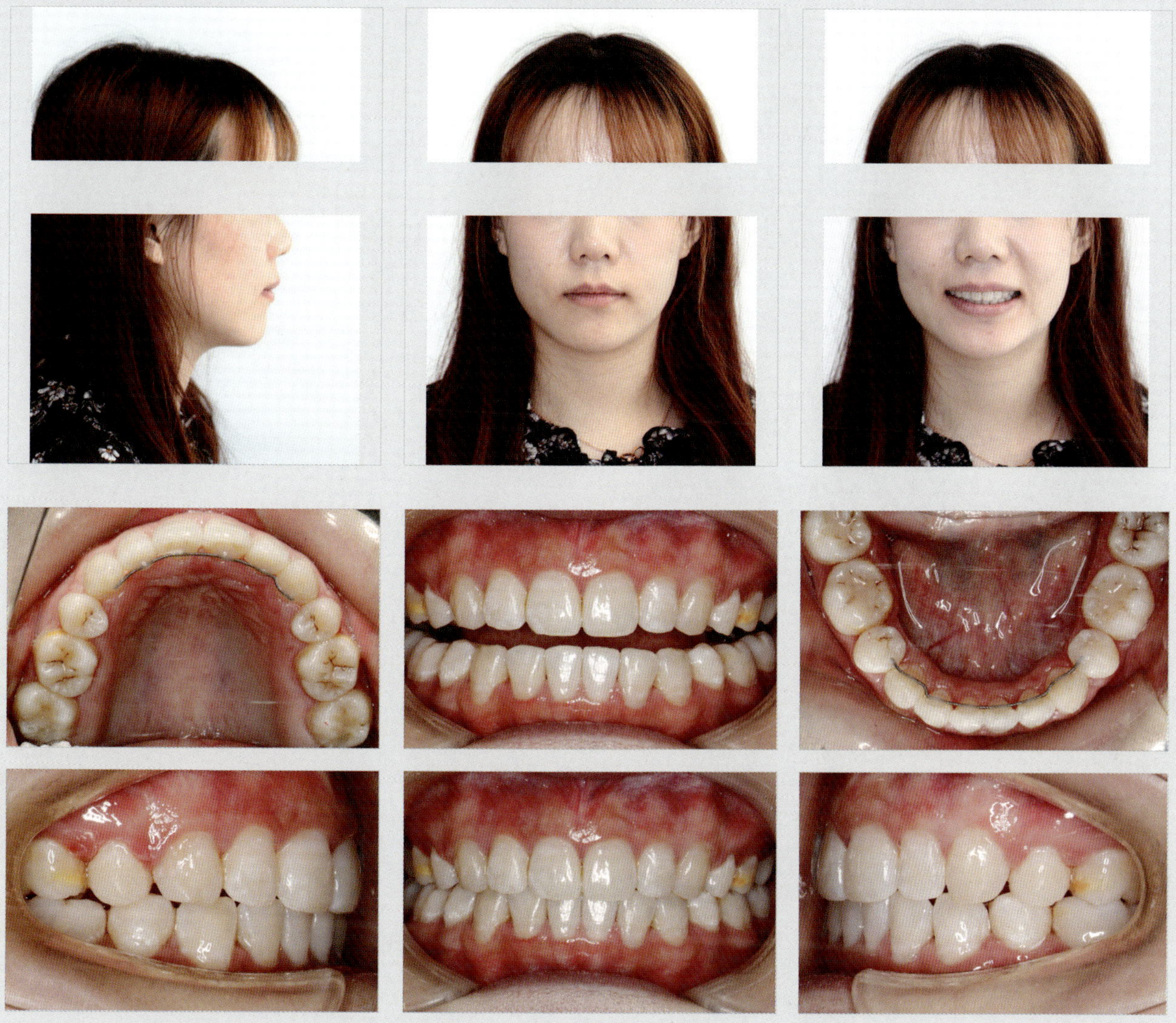

图15

保持期照片（图16）

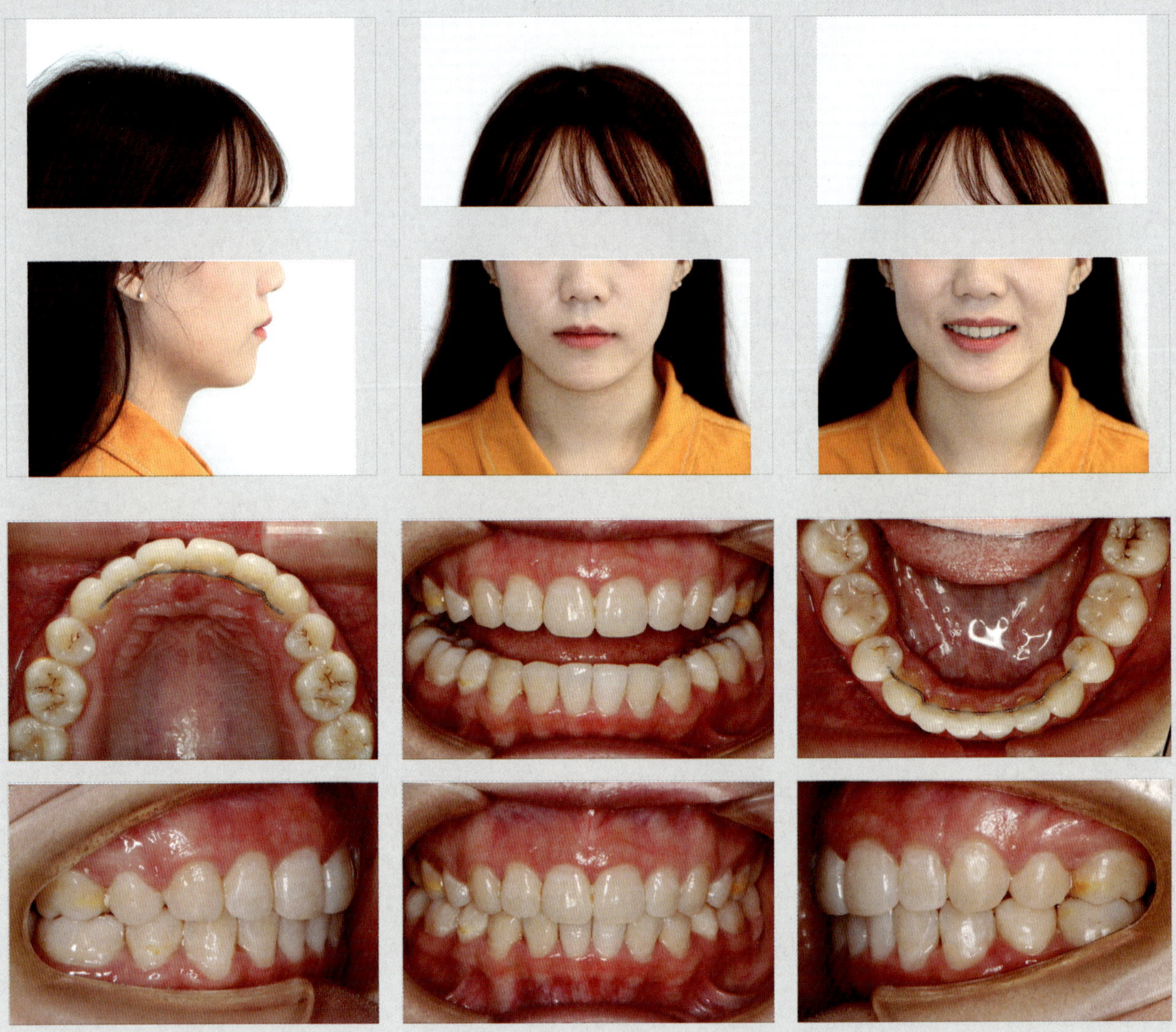

图16

病例总结及病例自我评价
Summary of case and self-evaluation

1. 下颌不易出现支抗丢失情况。

2. 尖牙的倾斜和转矩控制，决定2-2的转矩控制。

3. 内收过程要关注前牙早接触。

4. 前牙早接触加重加速上后牙支抗丢失。

5. 整平是内收关闭间隙的前提。

6. 方案设计时，如果是深覆殆拔牙，解决垂直向先于矢状向。

7. 注意上下前牙加转矩控制。

8. 预防问题的发生比解决问题容易。

9. 成功使用隐形矫正器的四环节六要素。

四环节：适应证选择、方案设计、临床监控、依从性。

六要素：解剖、力量、空间、时间、支抗、 贴合度。

感谢上海齐美矫正周媛医生、杨菲医生的大力协助。

专家点评

成人前突减数4颗第一前磨牙拔牙病例，有一定难度。医生设计了牵引臂对尖牙牙根的轴向进行控制，很好地解决了尖牙牙根的轴向控制这一问题。病例结果好，患者侧貌改善明显，前突问题得以解决，结束后牙咬合佳。但上颌侧切牙轴倾度欠佳，可能导致后牙段矢状向咬合关系欠缺。诊断治疗资料齐全，小结全面，是值得参考的病例。

12

隐适美成年人非对称拔牙矫治

Invisalign a case report of Class II asymmetric tooth extraction in adult

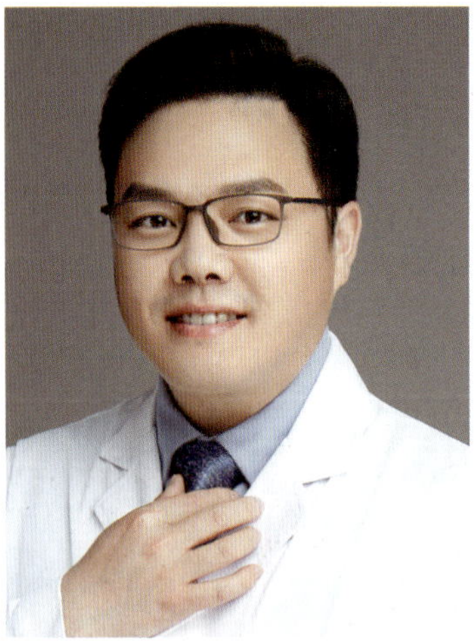

医生简介

黄明波

昆明医科大学正畸专业本科

云南启芮齿科门诊主任

病例简介

患者，女性，初诊时41岁。

为严重拥挤病例，轻度下颌后缩，轻度高角，骨面型畸形不明显；整体有不同程度的牙周炎；个别牙牙周损伤严重；个别前牙反殆；45牙髓无活力，46进行过不彻底的根管治疗及全冠修复；上中线左偏2mm，下中线右偏1mm。

进行了隐适美非对称拔牙矫治。拔除14、23、34、45，全程无增加辅助手段。主疗程11个月，后续有一次历时3个月的精调。现已结束矫治，已保持半年。

关键词：成人，非对称，拔牙，牙周病，隐适美矫治，死髓牙移动

治疗前评估
Pre-treatment evaluation

患者信息

姓名	××
性别	女
初诊年龄/出生日期	41岁 / 1977年1月
主诉	牙不齐，微笑不美观求治
病史（全身和局部，外伤、不良习惯等）	身体健康，否认外伤史，否认不良习惯史
其他相关病史	否认系统性疾病史、过敏史、遗传史

口外情况（图1）

矢状向	微凸面型，鼻唇角正常，颏唇沟浅，颏部轻微靠后，下颌平面角略高
垂直向	面下1/3略长
横向（颧骨、下颌角、颏部对称性）	颧骨、下颌角、颏部基本对称
软组织特征（唇厚度、唇突度等）	唇厚度正常，上下唇微突
微笑（上前牙暴露量、低位、中位、高位、笑弧等）	中位微笑，微笑不露龈
放松状态及微笑时口角高低情况	左右侧口角高低一致

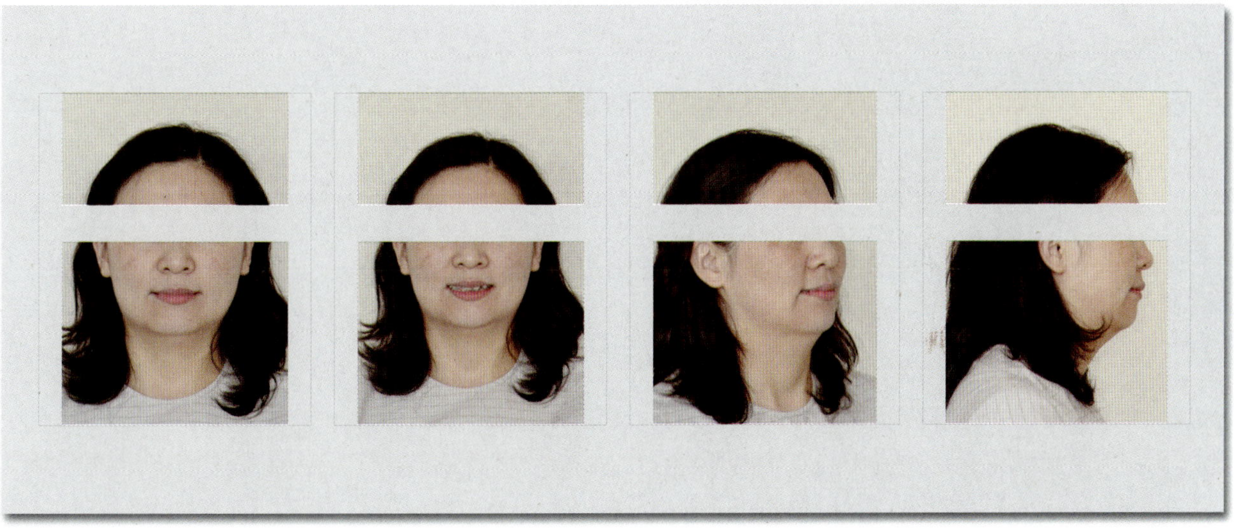

图1

口内情况（图2）

上颌拥挤度/间隙（mm）	11.8
下颌拥挤度/间隙（mm）	7.0
切牙关系	双侧侧切牙反殆
前牙覆盖（mm）	1.5
前牙覆殆（mm）	1.5
后牙覆盖（mm）	左右1mm
后牙覆殆（mm）	左1mm，右2mm
中线（和面中线关系）	上中线左偏2mm，下中线右偏1mm
左侧咬合关系（磨牙）	Ⅱ类
左侧咬合关系（尖牙）	Ⅱ类
右侧咬合关系（磨牙）	Ⅱ类
右侧咬合关系（尖牙）	Ⅱ类
锁殆（异位、扭转等）	后牙无锁殆、扭转，前牙12、22与43、42、33、32反殆，31、41扭转
其他口内情况（畸形舌尖舌窝、过小牙等）	无
Bolton分析（3–3）	77.1%
Bolton分析（6–6）	88.7%
牙齿情况（氟斑牙、釉质发育不全等）	全口“四环素”牙，45、46全冠修复无牙髓活力，14、15、23、25楔缺树脂修复，17、15、27、36龋坏树脂修复
殆平面（是否有倾斜）	殆平面无偏斜

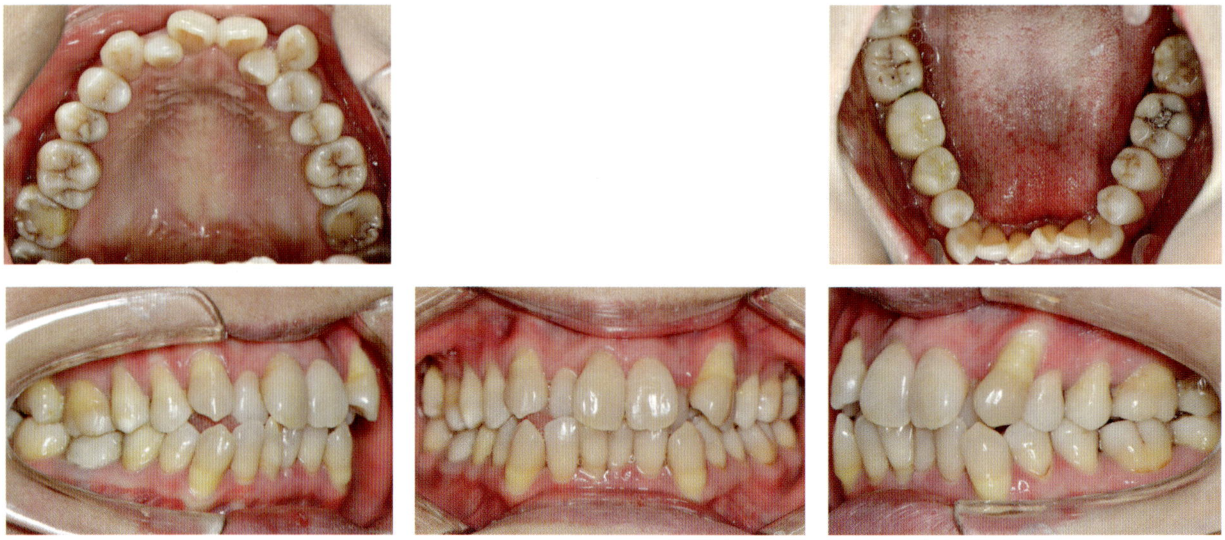

图2

一般影像学检查

骨性检查（关节形态初步评估，升支、体部是否对称等，生长发育评估）	关节形态无异常，下颌升支、体部发育对称，生长发育已停止
牙齿异常（缺失牙、多生牙、牙根长短异常等）	无缺牙、多生牙情况，11、21牙根稍短，46不完整根管治疗，无症状，13、14、15、25、33、31、41、43轻中度牙周炎，23重度牙周炎
预后较差的牙齿（根管治疗后，龋坏面积大、釉质发育不全等）	46、45
TMJ	双侧颞下颌关节对称无吸收
其他影像学发现（气道、腺样体、扁桃体等）	无异常

矫治iTero扫描前先将46的全冠换成树脂临时冠，确保该牙位能粘接树脂附件，并进行了部分龋坏牙的树脂重新修复，确保矫治期间为固定的牙体形态（图3）。

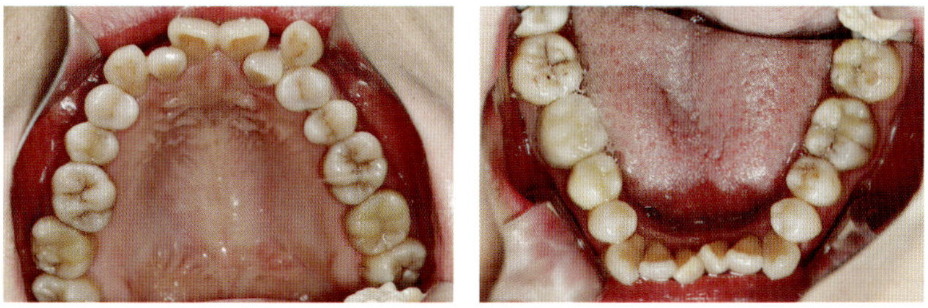

图3

治疗前iTero扫描模型（图4）

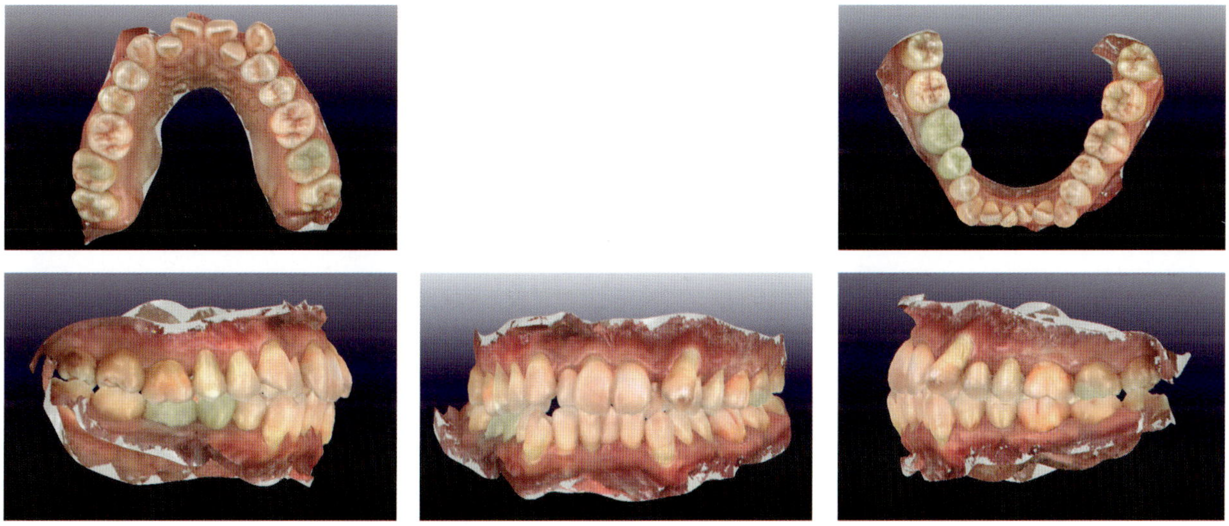

图4

治疗前X线片

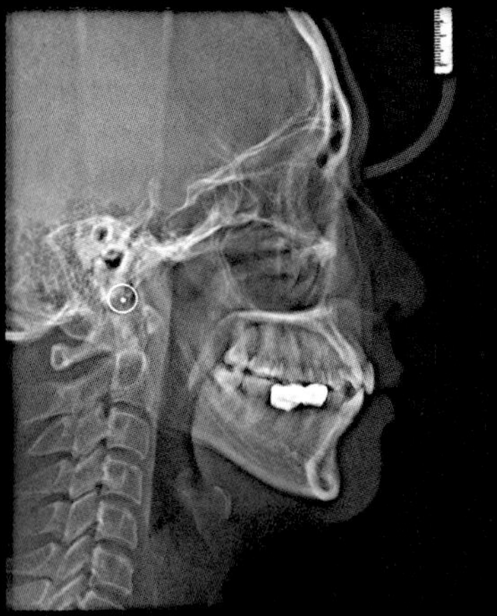

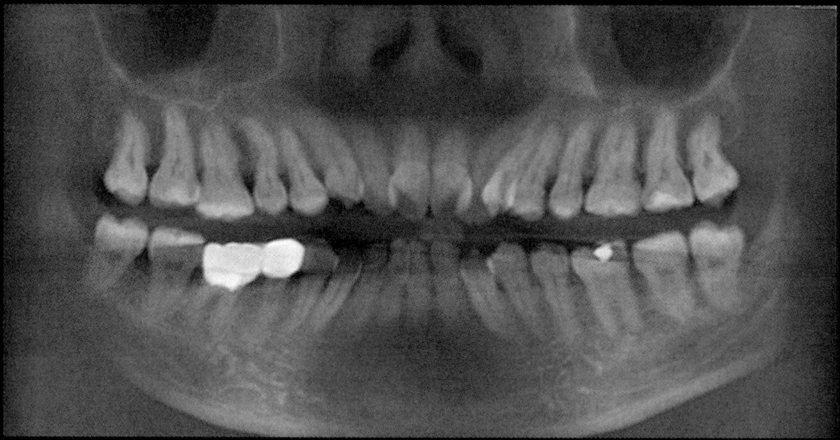

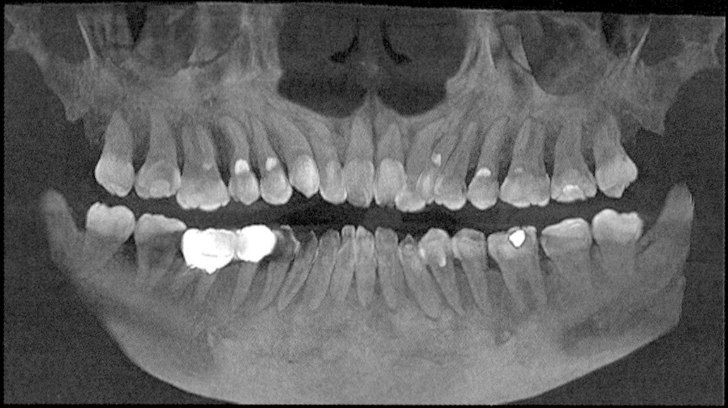

由于矫治前拍了CBCT，所以就没有给患者拍全景片。这是CBCT合成全景片。CBCT显示46有根管治疗不彻底情况，考虑现无症状且根管口已经被严密堵塞，所以未重做根管治疗。在矫治过程中视情况处理（图5）。

图5

治疗前头影测量描记图（图6）

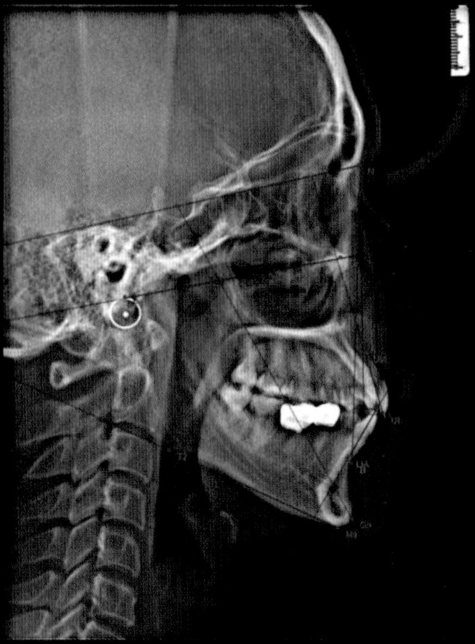

图6

治疗前头影测量分析

测量项目	T0
SNA（°）	81.37
SNB（°）	75.96
ANB（°）	5.41
U1-SN（°）	95.79
L1-MP（°）	95.23
U1-L1（°）	131.46
FMA（°）	35.27
FMIA（°）	49.50
Y轴（°）	71.50
L1-NB（mm）	6.90
U1-NA（mm）	1.90

头影测量异常数据解读

1. 下颌轻度后缩，主要为牙性错䂇。

2. 上前牙轻度内倾，下前牙唇倾度稍微大于正常值，为 II 类䂇前牙代偿的表现。

3. 轻度高角。

诊断

安氏 II 类，伴牙列中重度拥挤，个别牙反䂇，轻度高角，轻度下颌后缩。

问题列表

1. 13、14、15、25、33、31、41、43轻中度牙周炎，23重度牙周炎，牙槽骨吸收严重，唇侧暴露1/2牙根，但为 I 度松动。

2. 14、15、23、25楔缺修复史，17、15、27、36龋坏修复史。

3. 45、46为死髓牙，可能会带来移动障碍。

4. 牙列中重度拥挤，侧切牙反䂇，磨牙 II 类。

5. 上中线左偏2mm，下中线右偏1mm。

6. 轻度高角，轻度下颌后缩。

7. 上下唇轻微前突，颏部轻微后缩。

治疗计划

矫治器	隐适美（Invisalign）
拔牙牙位	14、23、34、45
支抗选择	中度支抗，未使用牵引或支抗钉等改变支抗的手段
治疗设计：横向考虑	维持横向宽度不变
治疗设计：矢状向考虑	近移下颌磨牙，建立中性咬合
治疗设计：垂直向考虑	通过隐适美𬌗垫效应，适当压低后牙
其他设计要点	集中步骤，用尽量短的时间解除前牙反𬌗，避免长时间早接触造成牙周损伤。46去除原来的瓷修复体，用树脂临时冠代替，方便粘接稳固的附件
如有几个方案请都列出，列出利弊，解释选择最终方案的理由	两个方案： 方案一：拔除14、23、34、48。1、2、3区域靠拔除第一前磨牙或尖牙获得间隙，而4区域靠配合支抗钉远移磨牙和多量邻面去釉获得间隙，减少45、46的移动距离降低了移动失败风险。1、2、3区域达到磨牙Ⅰ类关系，4区域达到尖牙Ⅰ类磨牙完全远中尖窝咬合关系 方案二：拔除14、23、34、45获得间隙。24代替23位置，通过近移下颌磨牙来达到磨牙Ⅰ类关系，牙弓对称性得到保障。风险集中在46近移上 选择理由：如果46牙根已经骨粘连，两个方案该牙都会移动失败，方案一还多了一个移动风险牙，而且需要配合支抗钉，牙弓对称性不如方案二好。所以和患者沟通好如果46移动失败的修复方案后，选择了方案二
保持	已保持半年

治疗进程

治疗时长	主矫治时间是11个月，精调使用了3个月
牙套更换频率/复诊频率	部分根移动为主的步骤10天一换，冠移动为主，及解除前牙反𬌗时期为1周一换
重启/精调次数	精调1次
保持时长	现保持半年预计总需要保持2年

扫码关注后
输入yx12
观看视频

ClinCheck牙齿移动分步图（图7）

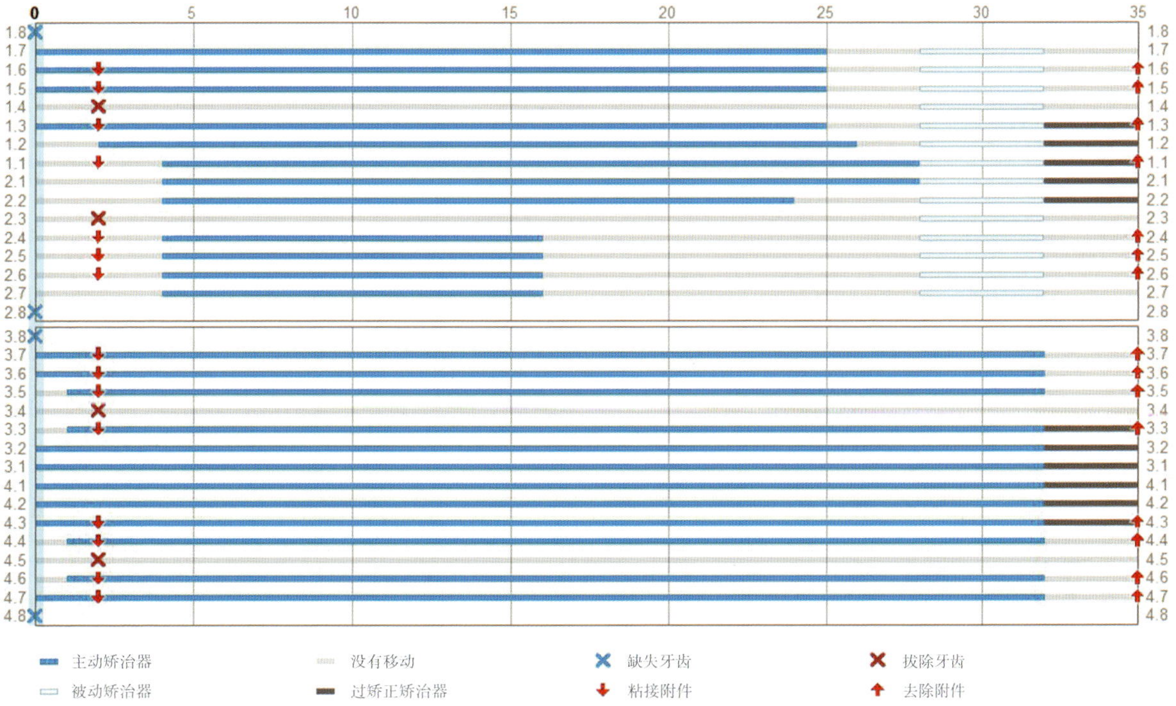

图7

上颌牙移动量（图8）

上颌 / 下颌	1.8	1.7	1.6	1.5	1.4	1.3	1.2	1.1	2.1	2.2	2.3	2.4	2.5	2.6	2.7	2.8
伸长(E)/压低(I)，mm		0.1 I	1.1 I	0.4 E		1.3 I	0.7 I	1.4 I	1.7 I	1.3 I		0.1 E	0.3 E	0.3 I	0	
整体移动(B)/舌侧(L)，mm		2.0 L	1.0 L	1.4 L		1.8 L	1.7 B	1.6 L	1.8 L	3.1 B		0.6 B	0.2 L	1.3 L	1.8 L	
整体移动 近中(M)/远中(D)，mm		0.6 D	0.2 M	0.7 M		5.9 D	4.2 D	2.9 D	1.3 M	1.4 D		0.2 M	0.2 M	0.1 M	0.1 M	
扭转(M)/远中(D)		0.1°M	2.3°M	5.0°M		22.7°D	29.4°D	26.7°D	11.7°D	7.3°M		13.9°M	3.3°D	6.8°D	0.7°D	
轴倾度(M)/远中(D)		10.4°M	5.7°D	5.3°D		14.4°D	6.6°D	3.0°M	3.7°M	4.0°D		0.9°D	0.4°M	4.9°D	0.7°D	
倾斜度 唇侧(B)/舌侧(L)		0.4°L	0.7°B	5.3°L		9.8°L	8.0°B	2.1°L	2.2°B	16.9°B		3.2°B	0.4°L	0.2°L	3.8°B	

最后一步 医生 差异 牙齿基底部 牙根

图8

下颌牙移动量（图9）

上颌 / 下颌	4.8	4.7	4.6	4.5	4.4	4.3	4.2	4.1	3.1	3.2	3.3	3.4	3.5	3.6	3.7	3.8
伸长(E)/压低(I)，mm		0.1 I	0.6 E		0.7 I	2.0 I	1.9 I	2.4 I	1.3 I	1.8 I	1.0 I		0.2 E	0.3 E	0	
整体移动(B)/舌侧(L)，mm		1.2 L	1.0 L		2.0 L	3.7 L	1.9 L	0.9 L	0.5 B	0.3 L	2.1 L		0.4 B	1.1 L	1.3 L	
整体移动 近中(M)/远中(D)，mm		3.8 M	3.8 M		3.7 D	2.7 D	0.5 D	0.2 M	1.7 D	2.3 D	3.9 D		2.2 M	2.1 M	1.9 M	
扭转(M)/远中(D)		6.4°M	2.5°M		12.0°M	14.1°M	17.4°D	**48.3°D**	**52.4°D**	29.6°D	10.5°D		4.3°M	3.8°D	0.9°M	
轴倾度(M)/远中(D)		5.8°D	0.5°M		12.4°D	17.6°D	5.4°D	3.8°D	1.4°D	6.8°D	11.0°D		2.9°D	7.7°D	13.8°D	
倾斜度 唇侧(B)/舌侧(L)		6.2°L	2.8°L		3.7°L	8.7°L	0.7°B	2.2°B	0.7°B	2.0°B	6.3°L		0.9°B	5.3°L	1.7°L	

牙龈和牙齿移动模拟结果。实际治疗结果可能不同。

最后一步 医生 差异 牙齿基底部 牙根

图9

治疗
Treatment

佩戴第11副矫治器阶段照片

至此矫治器无脱套情况，贴合度较好，矫治器第1步～第3步两周一换，第4步以后10天一换（图10）。

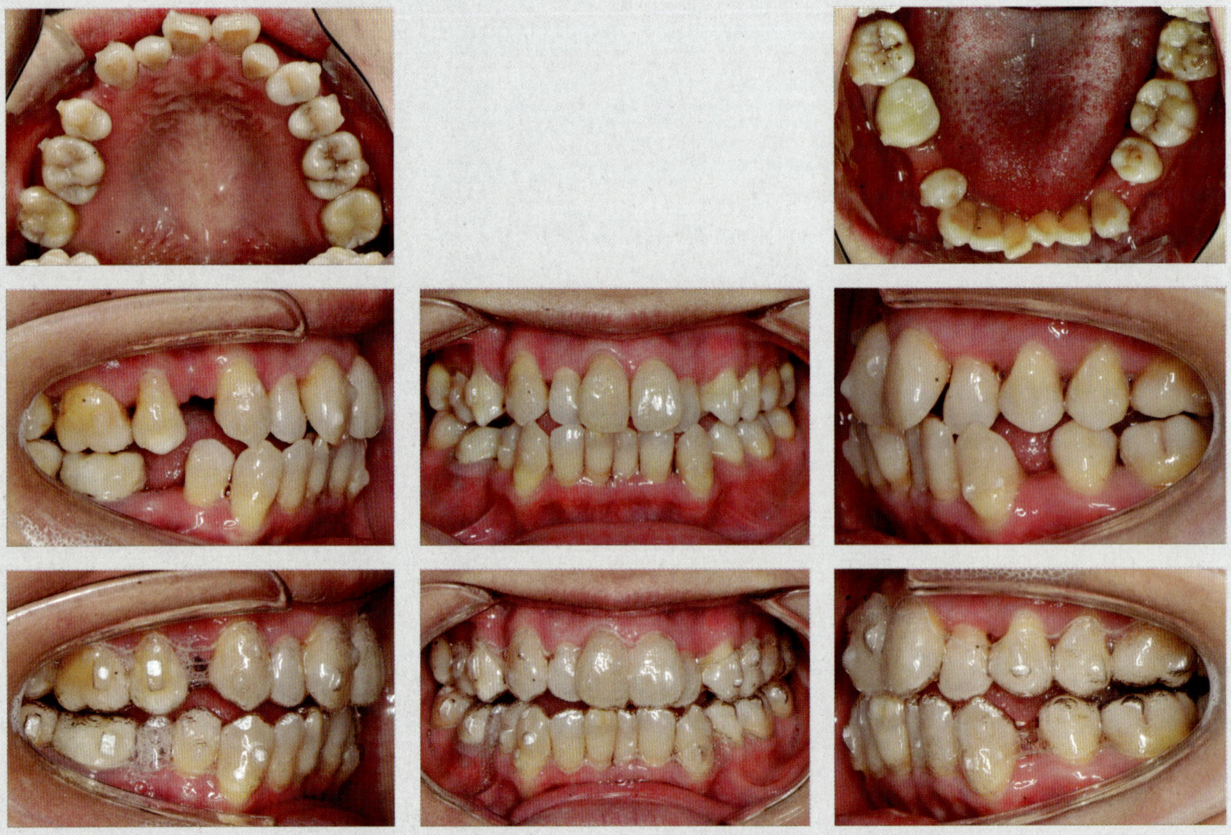

图10

佩戴第18副矫治器阶段关键照片

在此阶段，由于前牙处于解除反殆的早接触时期，所以加快了矫治器更换速度，提到一周一换，并且佩戴矫治器进食，以减少早接触牙单独受咀嚼力造成咬合创伤的风险。利用殆垫效应，及矫治器把牙齿近似连接成整体，咀嚼时区域牙套受力会分散到整个牙套各部位，减小殆创伤风险。矫治器贴合。去除前牙反殆时，后牙出现小开殆是正常情况（图11）。

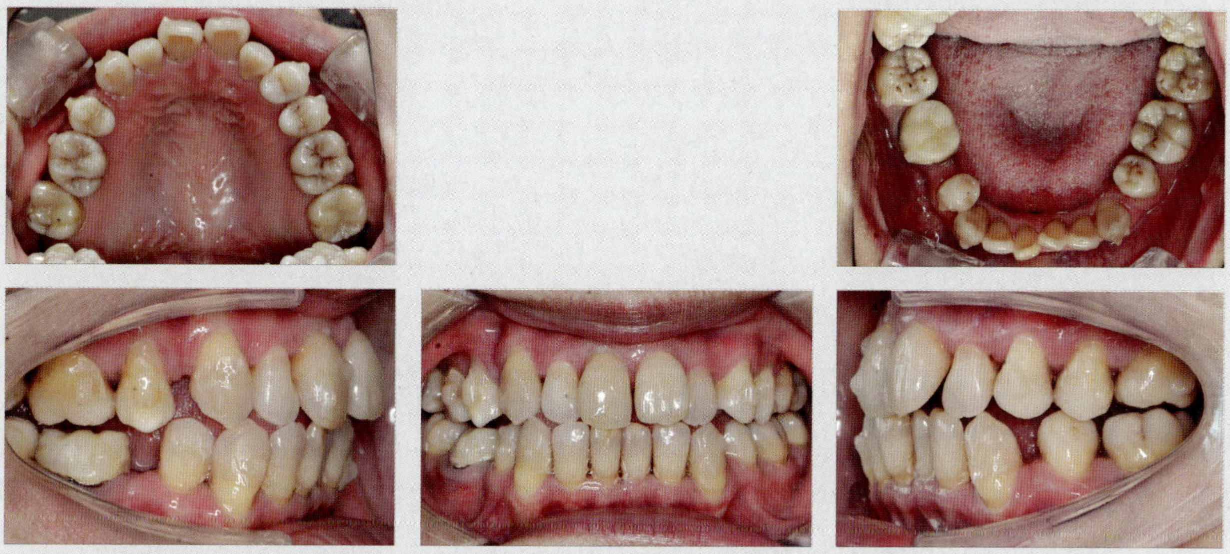

图11

佩戴第28副矫治器阶段照片

此时上颌矫治结束，开始佩戴被动矫治器，下颌还有少量间隙。矫治器除了12和22以外都很贴合。12和22由于控根移动有少许滞后，有部分不贴合。第29副矫治器开始恢复两周一换（图12）。

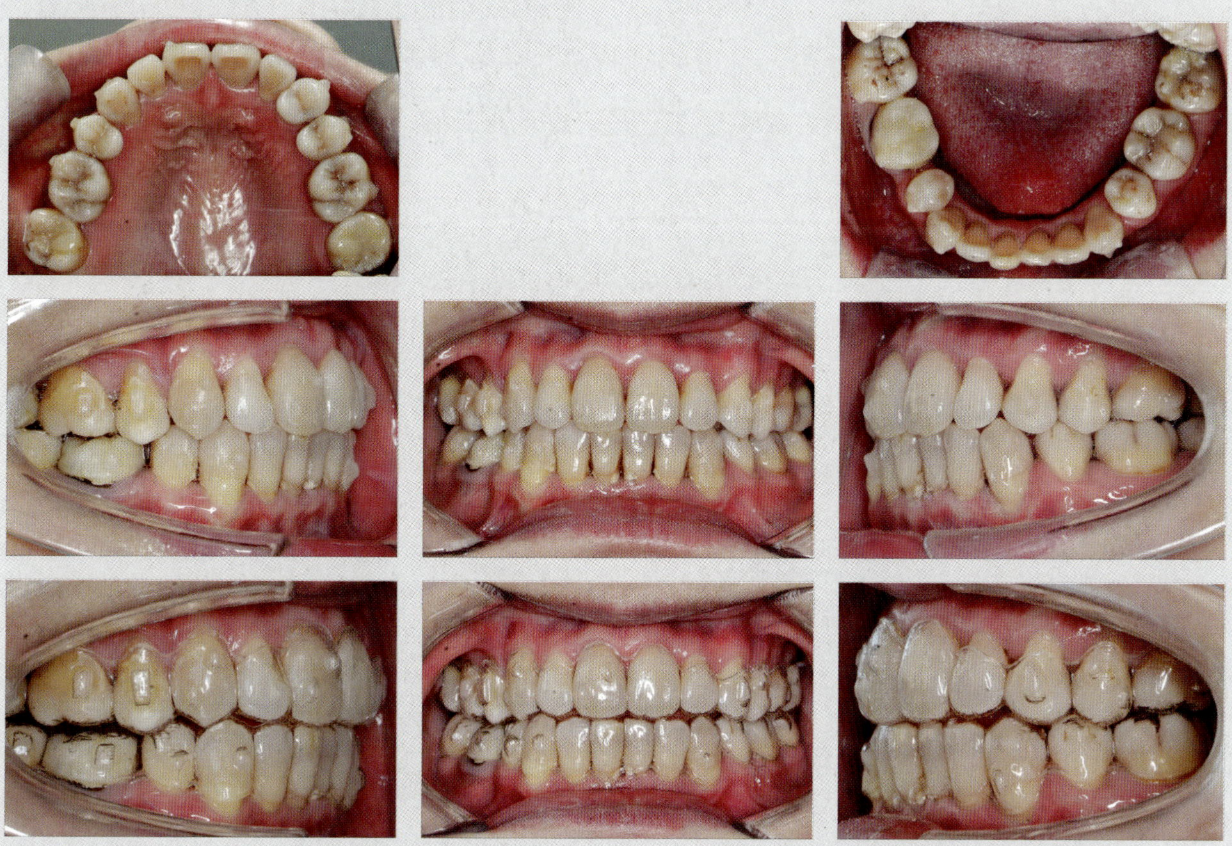

图12

佩戴第32副矫治器后，准备进入精调（图13）

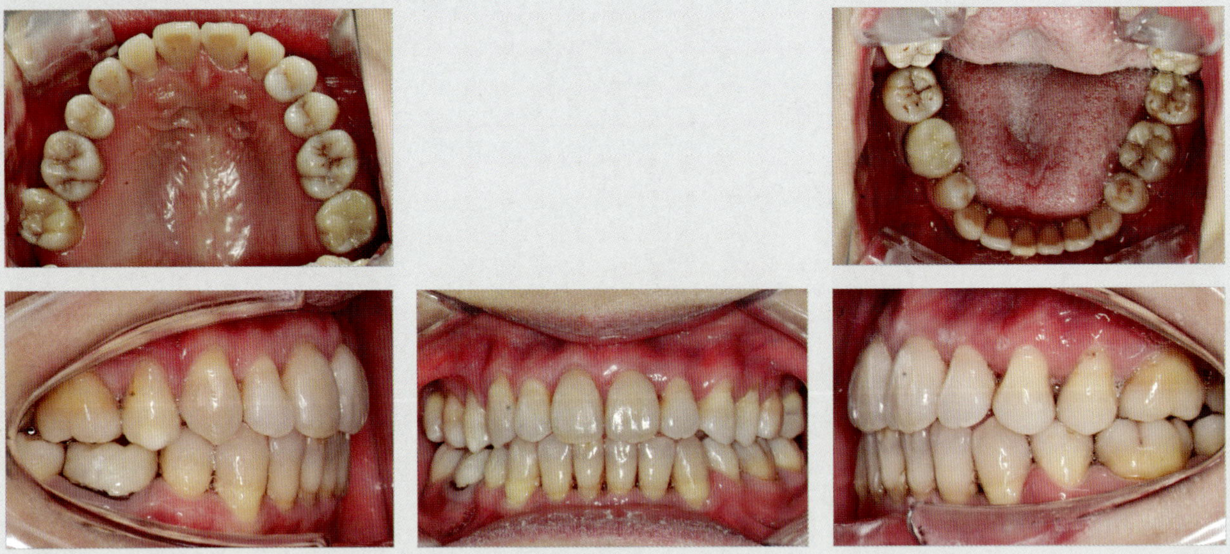

图13

第32步时的全景片（图14）

至此牙齿矫治到达率还是非常高，36近移也良好到位，牙根平行度整体不错。虽然46为瓷冠修复的死髓牙，但把瓷冠换成树脂临时冠后，可确保粘固足够的固位附件，牙冠也较好地到达了预定位置。但是由于46原来的初始位置牙根和修复冠有夹角，牙根有近中倾斜情

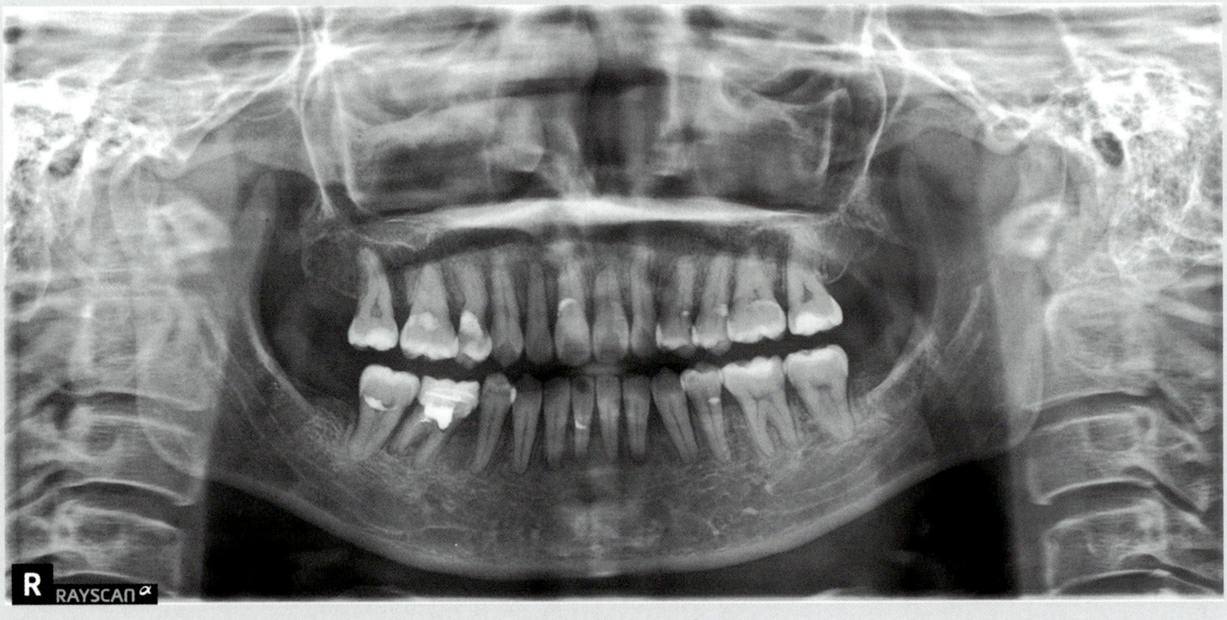

图14

况，且根管治疗不彻底，为了避免牙根过多矫治负担，该牙牙根的直立在精调时就不进一步做过多处理了。精调主要解决少量排齐和控根不到位情况，以及加强后牙咬合的紧密度和关闭少量间隙。

精调期佩戴第3步时照片

这时可以看到36、46近中都有少量间隙，46由于是初始远中位时做的对应对颌临时冠，所以此刻到中性位时和对颌牙咬合不紧密。（图15）。

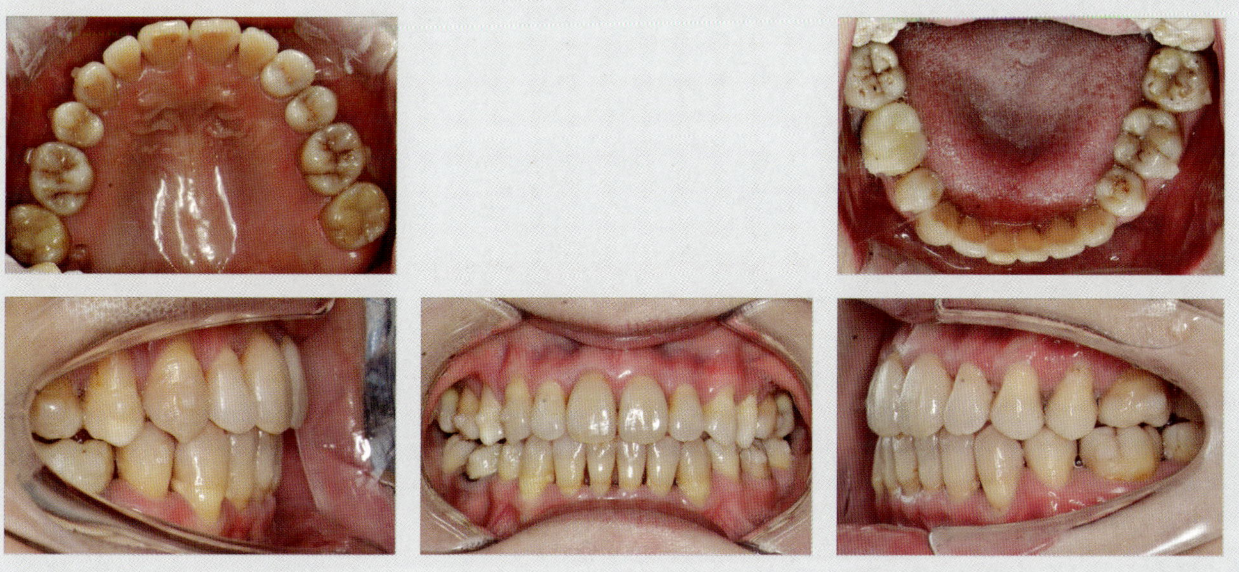

图15

精调第10步结束矫治并且重做46瓷冠后的情况

46重做瓷冠后，该局部咬合得到了良好改善（图16）。

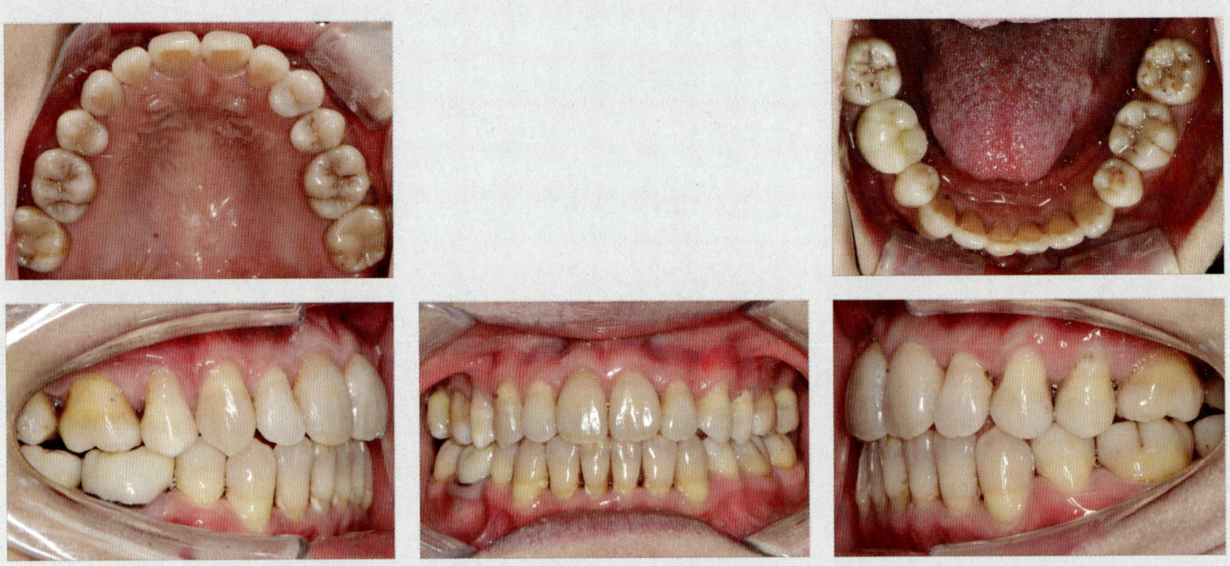

图16

治疗后评估
Post-treatment evaluation

治疗结束后面像（图17）

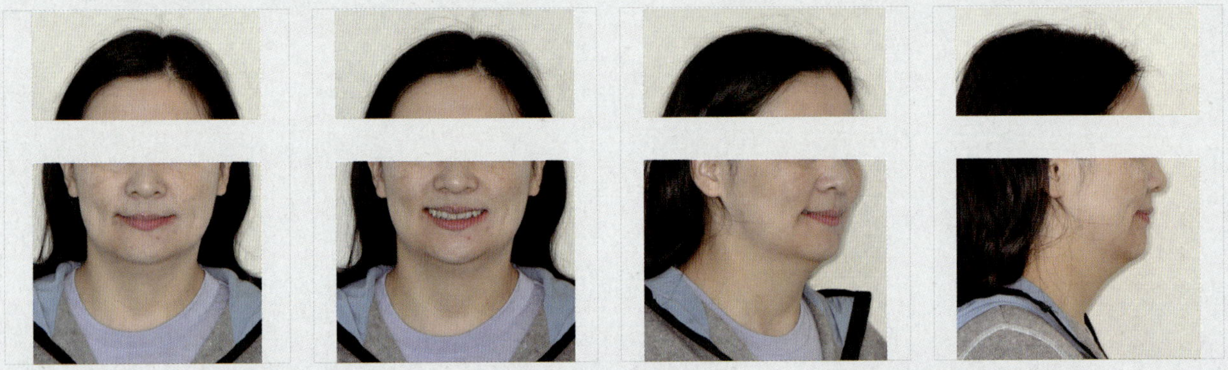

图17

治疗后口内照片（图18）

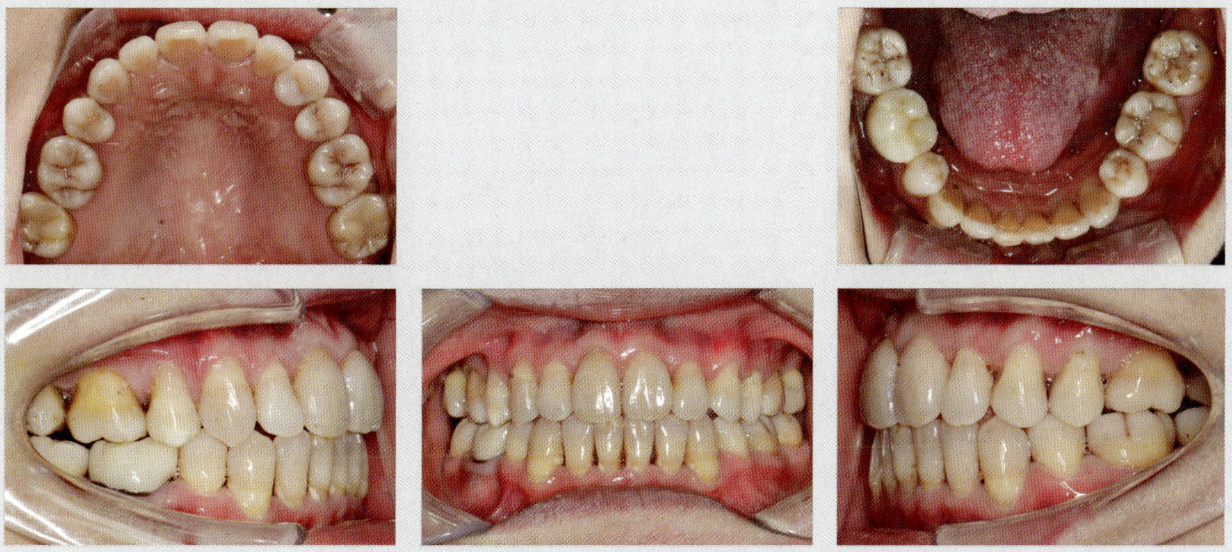

图18

结束iTero扫描模型（图19）

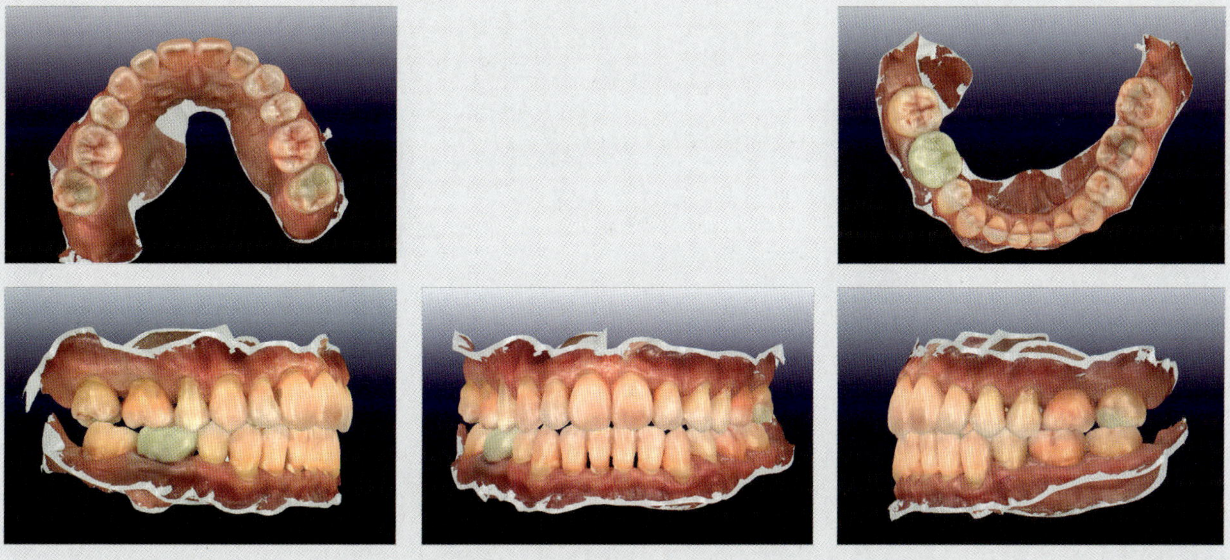

图19

治疗结束X线片（图20）

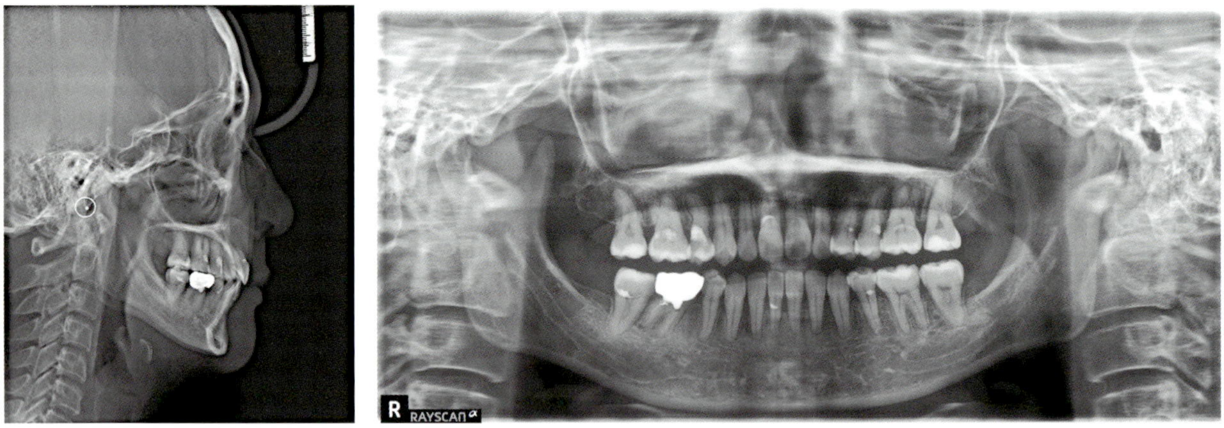

图20

治疗结束头影测量描记图（图21）

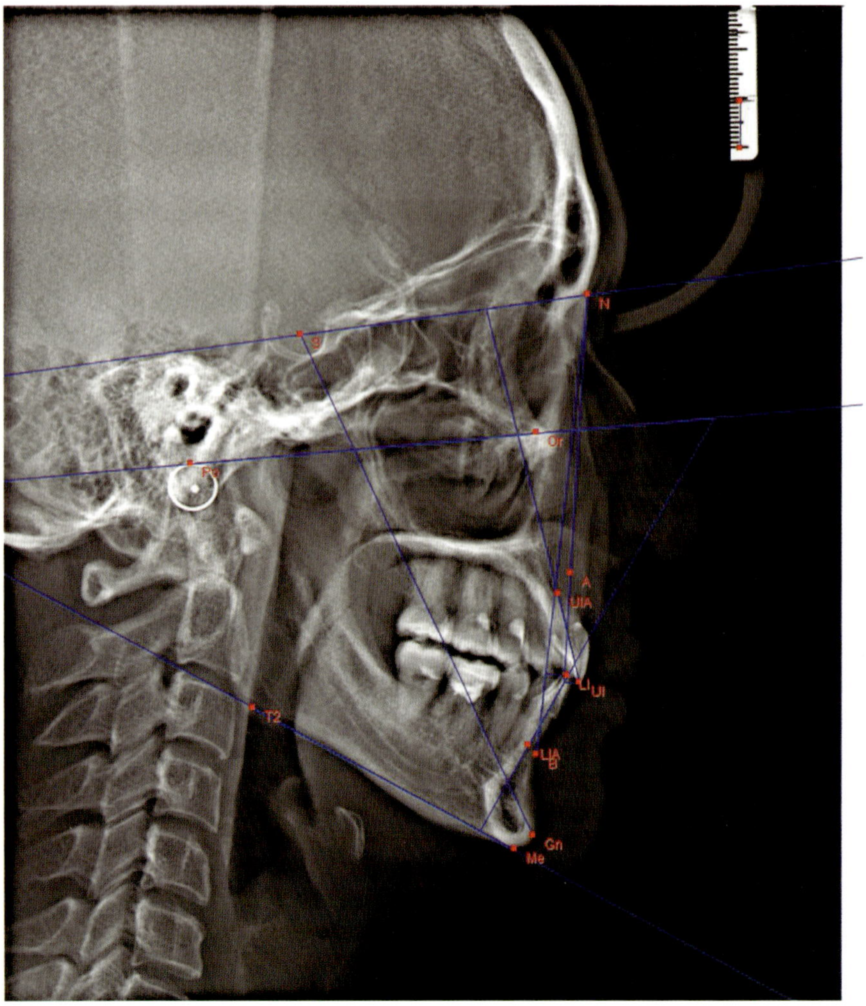

图21

治疗结束头影测量分析

测量项目	T1
SNA（°）	80.58
SNB（°）	76.89
ANB（°）	3.69
U1-SN（°）	95.55
L1-MP（°）	89.13
U1-L1（°）	140.19
FMA（°）	33.66
FMIA（°）	57.22
Y轴（°）	70.42
L1-NB（mm）	3.98
U1-NA（mm）	1.73

治疗前后头影重叠

治疗前（T0）：蓝色

治疗后（T1）：红色

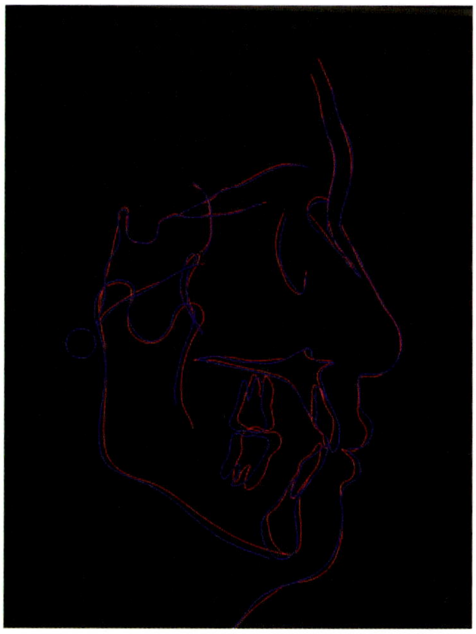

图22

1. 整体重叠：唇突度有所改善；颏部软组织有轻微前移，下颌骨产生了逆时针旋转，B点前移，下颌平面角有所降低（这是由于后牙近移使支点前移，以及上下牙的部分压低而导致的结果）（图22）。

2. 上颌重叠：上后牙有部分压低，少量近移，上前牙有少量内收（图23）。

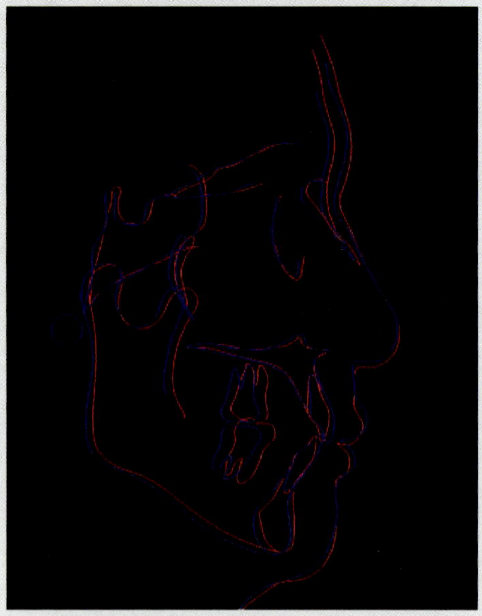

图23

3. 下颌重叠：下颌磨牙有一定量近移，下前牙有一定量的压低和内收（图24）。

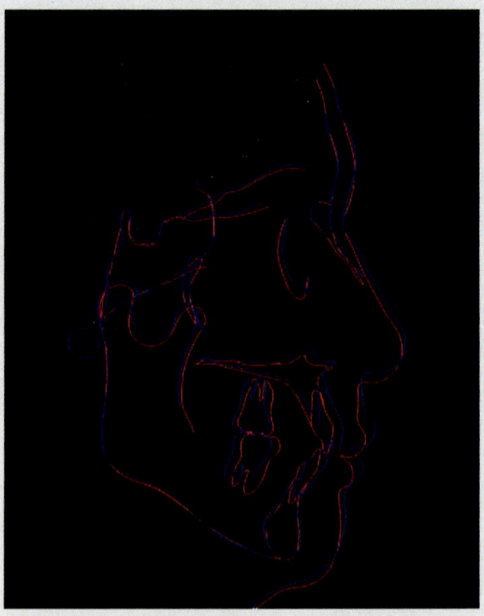

图24

矫治前后面像对比（图25）

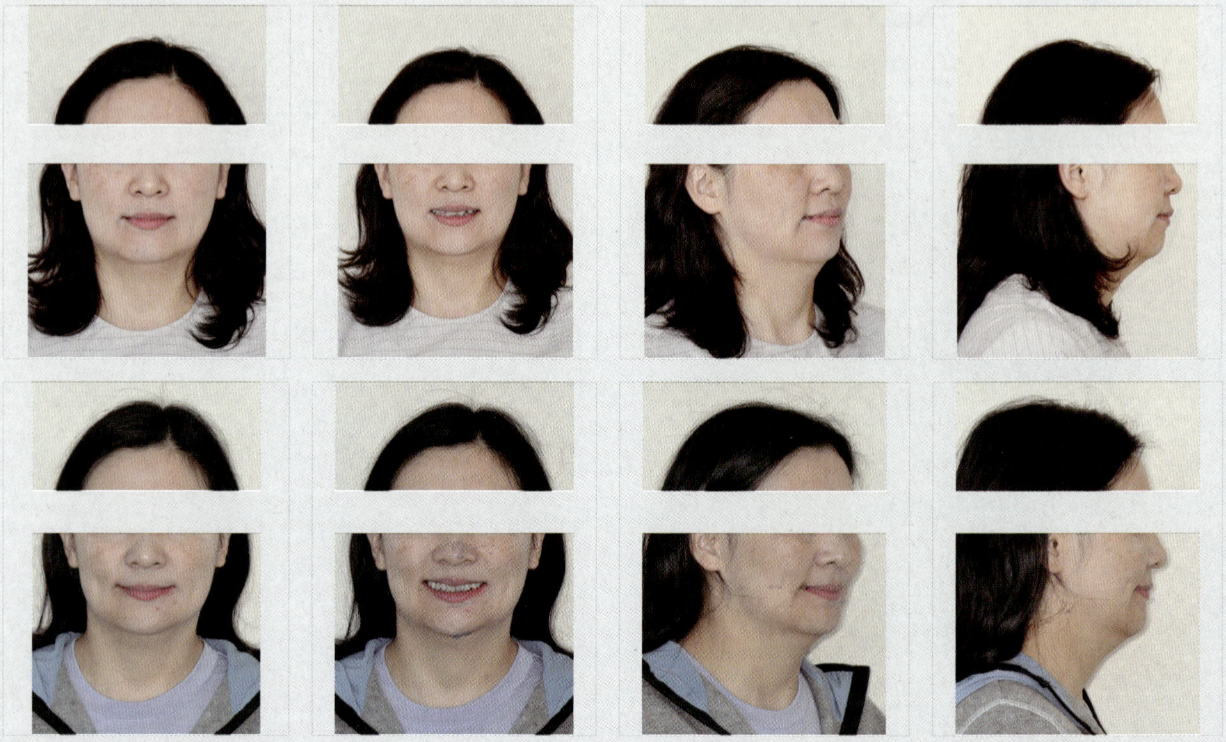

图25

矫治前后口内像对比（图26）

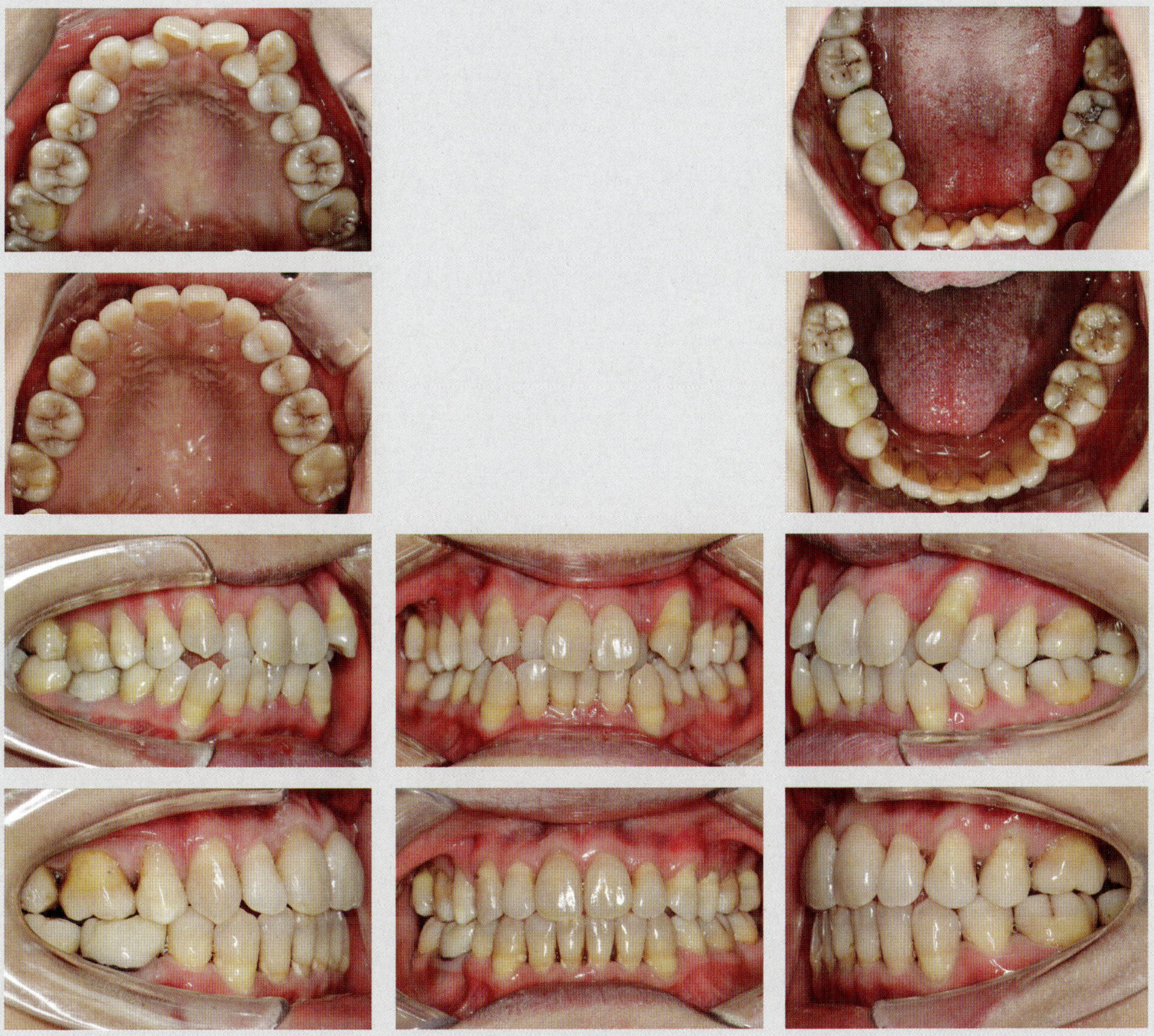

图26

病例总结及病例自我评价
Summary of case and self-evaluation

一、本病例的难易点分析

1. 上颌，由于牙列拥挤较大，排齐就会占用大部分拔牙间隙，排齐又多以倾斜移动为主，只有少量的磨牙近移和少量的前牙内收，略有难点的就是13、12、11、21向右侧整体平移调整中线，所以上颌矫治难度不大（图27）。

2. 下颌，拥挤度也不小，前牙区域排齐需要33、43远移后获得间隙，而33、43远移也是以冠远中倾斜移动为主，所以前牙区移动难度也不大。但是间隙的关闭还需要磨牙的整体近移来完成，尤其是46近移量最大，而且还是根管治疗不彻底的死髓牙。所以下颌整体矫治难度相对较大（图27）。

3. 患者整体牙周不健康，多数需要移动的前牙及前磨牙牙槽骨也有不同程度的吸收，23唇侧牙槽骨吸收严重，12、22的反𬌗解除会有早接触风险。这些原因导致对于移动过程中牙周的保护有较高要求。

二、本病例设计要领

（一）目标位的确定方法分享

1. 先通过侧位片测量值和面部检查等数据，确定上下前牙以及中线的目标位置。

2. 以前牙目标位为标准，模拟排牙（画拥

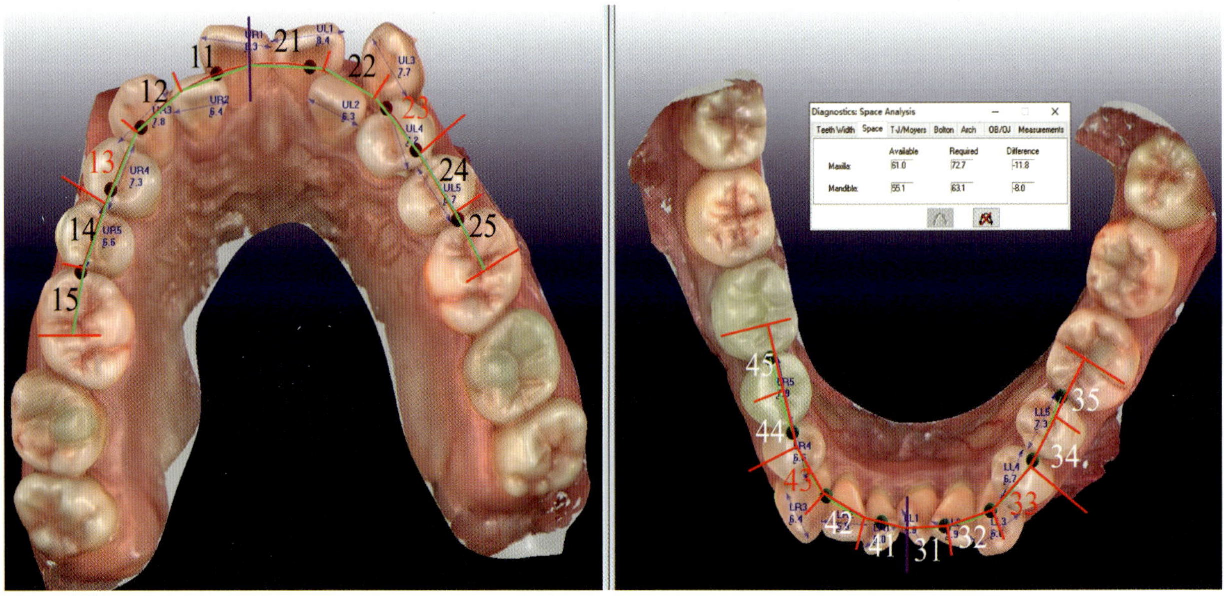

图27　本病例拥挤度分析图示

挤度或者iTero扫描软件模拟排牙，这方法已经包含了调整牙弓宽度以及整平殆曲线需要的间隙量）。然后倒推出尖牙目标位，并且顺排出非拔牙时的磨牙位置。

3. 选出拔牙位后，以尖牙为基准顺排出剩下磨牙的位置，从而确定磨牙目标位。确定拔牙位时，笔者不简单地只看拥挤度大小，而是看尖牙的远移量来确定拔牙位。尖牙远移量大于4mm的，笔者一般都会考虑拔除该区域的第一前磨牙；小于4mm的，笔者会考虑拔除该区域的第二前磨牙或者不拔前磨牙，只通过远移磨牙甚至配合适量的邻面去釉来获得间隙。

（二）本病例目标位确定过程分享

1. 结合侧位片和面型改变要求，确定上前牙只需内收2mm，上下前牙建立3mm覆殆覆盖，上中线右移2mm，下中线左移1mm，确定前牙目标位。

2. 模拟排牙出非拔牙全牙弓位。

3. 选择拔牙位。为了方便说明，这里我借用ClinCheck牙移动量图来探讨目标位需要的牙移动数据，这数据和我定矫治方案时的模拟排牙的数据差不多（图28和图29）。

得到各区尖牙移动量：13远移5.9mm，23远移5.9mm，33远移3.9mm，43远移2.7mm。按照以上的分析原则，确立了理想拔牙位是14、24、34、45。

针对2区域：由于23唇侧骨板吸收较严重，按照“拔坏留好”原则，最终2区域选择拔除23。

针对4区域：因为46、45为全冠修复的死髓牙，长距离近移风险较大，有可能骨粘连无法移动，或者根尖出现炎症、牙根严重吸收等。首先考虑该区域只拔除48，通过配合该区域支抗钉远移磨牙及适量邻面去釉（全冠可以多磨除些近远中邻面，以减少牙根远移量降低移动风险）使4区域尖牙最终达到Ⅰ类关系，磨牙为完全远中尖凹咬合关系。但这样会增加疗程，结果牙弓不对称，并且需要配合支抗钉，同时要冒两颗死髓牙可能移动失败的风险。如果选择拔除45，移动风险只有46，且不需要配合支抗钉，疗程会缩短，结果牙弓相对对称。与患者沟通好，如果46移动失败的修复

上颌 / 下颌	1.8	1.7	1.6	1.5	1.4	1.3	1.2	1.1	2.1	2.2	2.3	2.4	2.5	2.6	2.7	2.8
伸长(E)/压低(I)，mm		0.1 I	1.1 I	0.4 E		1.3 I	0.7 I	1.4 I	1.7 I	1.3 I		0.1 E	0.3 E	0.3 I	0	
整体移动(B)/舌侧(L)，mm		2.0 L	1.0 L	1.4 L		1.8 L	1.7 B	1.6 L	1.8 L	3.1 B		0.6 B	0.2 L	1.3 L	1.8 L	
整体移动 近中(M)/远中(D)，mm		0.6 D	0.2 M	0.7 M		5.9 D	4.2 D	2.9 D	1.3 M	1.4 D		0.2 M	0.2 M	0.1 M	0.1 M	
扭转(M)/远中(D)		0.1°M	2.3°M	5.0°M		22.7°D	29.4°D	26.7°D	11.7°D	7.3°M		13.9°M	3.3°D	6.8°D	0.7°D	
轴倾度(M)/远中(D)		10.4°M	5.7°D	5.3°D		14.4°D	6.6°D	3.0°M	3.7°M	4.0°D		0.9°D	0.4°M	4.9°D	0.7°D	
倾斜度 唇侧(B)/舌侧(L)		0.4°L	0.7°B	5.3°L		9.8°L	8.0°B	2.1°L	2.2°B	16.9°B		3.2°B	0.4°L	0.2°L	3.8°B	

最后一步
爱齐公司
医生
差异
牙齿基底部
冠
牙根

图28　ClinCheck上颌牙移动量图

上颌 / 下颌	4.8	4.7	4.6	4.5	4.4	4.3	4.2	4.1	3.1	3.2	3.3	3.4	3.5	3.6	3.7	3.8
伸长(E)/压低(I)，mm		0.1 I	0.6 E		0.7 I	2.0 I	1.9 I	2.4 I	1.3 I	1.8 I	1.0 I		0.2 E	0.3 E	0	
整体移动(B)/舌侧(L)，mm		1.2 L	1.0 L		2.0 L	3.7 L	1.9 L	0.9 L	0.5 B	0.3 L	2.1 L		0.4 B	1.1 L	1.3 L	
整体移动 近中(M)/远中(D)，mm		3.8 M	3.8 M		3.7 D	2.7 D	0.5 D	0.2 M	1.7 D	2.3 D	3.9 D		2.2 M	2.1 M	1.9 M	
扭转(M)/远中(D)		6.4°M	2.5°M		12.0°M	14.1°M	17.4°D	**48.3°D**	**52.4°D**	29.6°D	10.5°D		4.3°M	3.8°D	0.9°M	
轴倾度(M)/远中(D)		5.8°D	0.5°M		12.4°D	17.6°D	5.4°D	3.8°D	1.4°D	6.8°D	11.0°D		2.9°D	7.7°D	13.8°D	
倾斜度 唇侧(B)/舌侧(L)		6.2°L	2.8°L		3.7°L	8.7°L	0.7°B	2.2°B	0.7°B	2.0°B	6.3°L		0.9°B	5.3°L	1.7°L	

最后一步
爱齐公司
医生
差异
牙齿基底部
冠
牙根

牙龈和牙齿移动模拟结果。实际治疗结果可能不同。

图29　ClinCheck下颌牙移动量图

方案后，最终选择了拔除45。

4. 顺排拔牙后剩下的磨牙位置，得到磨牙目标位。

（三）隐适美拔牙矫治移动控制设计个人体会

1. 设计确保足够对抗被近远中移动牙齿之倾倒的对抗力矩的结构是关键。

2. 前牙内收过程中，对抗“钟摆效应”的磨牙区固位及移动过程的设计是重点。

3. 隐适美中产生对抗力矩的结构方法有（图30）：

（1）隐形矫治器的固位结构。

（2）隐形矫治器上的特殊主动加力结构（压力区、转矩嵴、主动加力附件等）。

（3）隐形矫治器结构以外的辅助加力结构（牵引钩、长拉钩、片段弓、支抗钉等）。

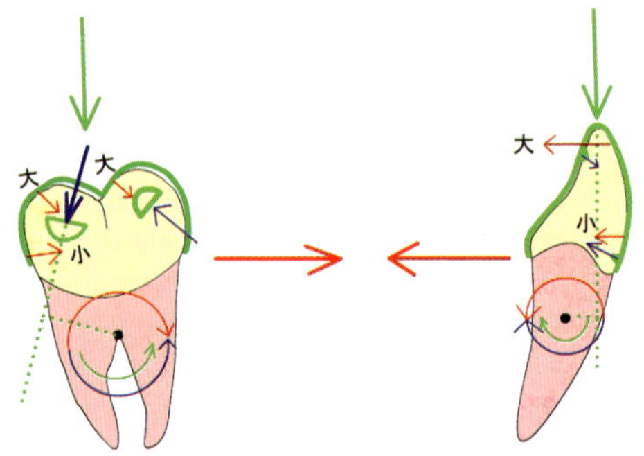

图30　对抗力矩示意图

（四）本病例牙移动控制设计分析

1. 患者临床牙冠暴露较充分，牙体倒凹区比较明显且临床牙冠较大，利于隐适美矫治器产生良好固位。

2. 移动类型多数是冠移动大于根移动量，磨牙近移距离小于4mm等原因，所需要的对抗力矩不大。

3. 由于前牙内收量较少，所以“钟摆效应”也比较轻微，常规固位设计足以对抗。

所以笔者仅使用了（1）（2）两种方法来提供足够的对抗力矩。（3）方法只作为备选补救手段。

三、隐适美矫治对于本病例的优势

1. 全牙移动，每步牙齿移动量都是固的，不会出现意外过量移动，相对传统矫治避免了不少往返移动，减小了每颗牙的最终移动距离，增强了对牙周的保护，合理缩短了矫治疗程。

2. 去除前牙反殆时，矫治器殆面形成的殆垫可以减小前牙的早接触损害。佩戴矫治器进食，利用矫治器分散咀嚼力的作用，可以减小咀嚼对早接触牙带来的咬合创伤。

3. 矫治期间更容易实现患者每天的口腔清洁以及定期的牙周护理。

4. 由于矫治器殆垫效应，后牙被少量压低，以及后牙近移使支点前移，最终使下颌骨产生了少量逆时针旋转，ANB和FMA值也得到了适量减小，适当改善了下颌后缩情况。

四、本病例矫治不足的地方

上前牙唇向控根不足，如果再多加时间加大上前牙正转矩控制，可使上U1-SN更接近正常值，牙根位于牙槽骨中央，矫治结果会更佳。

专家点评

成人牙周病患者拔牙矫治难度较大，也存在一定的风险，该治疗结果上下牙弓排列良好，前牙覆殆覆盖正常，后牙咬合良好，尖牙的牙轴控制较好，牙周状况明显改善，并未出现牙槽骨明显的吸收，完成度较高。但是治疗前后的牙周状态应该有更专业的评估。牙周病正畸治疗需要注意轻力的应用以及殆创伤的消除，同时治疗过程中复诊间隔应缩短，有利于牙周状况的专科检查与维护。医生在治疗设计根移动为主10天一换，冠移动为主1周一换比较合理。

一例隐适美治疗骨性Ⅲ类二次矫正成人病例：上颌拔除前磨牙结合下颌磨牙远移动

An adult Class III case treated by upper premolars—extraction and lower molar distalization strategy with Invisalign

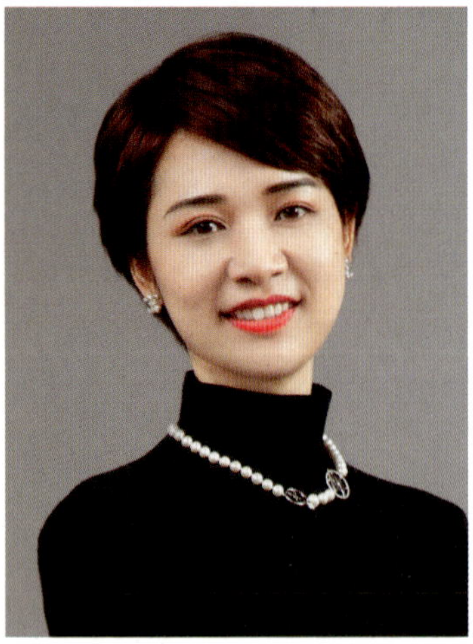

医生简介

王珍

武汉大学口腔医学院正畸学硕士

瑞尔集团成都瑞泰口腔医院正畸医疗总监

病例简介

患者，女性，初诊时24岁。

二次矫正病例，下颌推磨牙向后，结合种植钉支抗，磨牙近移。

本病例为二次矫正病例，初诊时候下颌第一前磨牙已被拔除10年，伴随成人慢性牙周炎，牙槽骨Ⅰ度吸收。

患者主诉要求通过隐形矫正的方式改善“龅牙”及“面型前突”。

临床检查：磨牙完全近中关系，双牙列前突，下颌拔牙间隙减小。矫正方案：上颌拔除第一前磨牙获取空间，下颌设计结合种植支抗钉远移磨牙获取空间内收前牙，上下全牙列分步压低，最后利用垂直向咬合跳跃建立咬合，改善下面高。

整个治疗过程分阶段实施，精调2次，总共疗程2年半。

治疗结果：牙列整齐，咬合良好，侧貌及微笑改善。

关键词：二次矫正，磨牙近移，骨性Ⅲ类，双牙列前突

治疗前评估
Pre-treatment evaluation

患者信息

姓名	××
性别	女
初诊年龄/出生日期	24岁 / 1993年9月22日
主诉	牙齿前突数年求治
病史（全身和局部，外伤、不良习惯等）	身体健康，10年前于外院拔除下颌牙齿行正畸治疗，未能配合完成治疗，否认不良习惯史
其他相关病史	否认系统性疾病史、过敏史、遗传史等

口外情况（图1）

矢状向	凸面型，鼻唇角锐角，下唇外翻，下颌平面角均角
垂直向	均偏长面型，面下1/3偏长，闭唇时口周肌肉紧张，鼻基底发育不足
横向（颧骨、下颌角、颏部对称性）	颧骨、下颌角、颏部基本对称
软组织特征（唇厚度、唇突度等）	上下唇丰满，上下唇都在E线前
微笑（上前牙暴露量、低位、中位、高位、笑弧等）	上前牙暴露量100%，中位笑线，笑弧平
放松状态及微笑时口角高低情况	左右侧口角高低一致

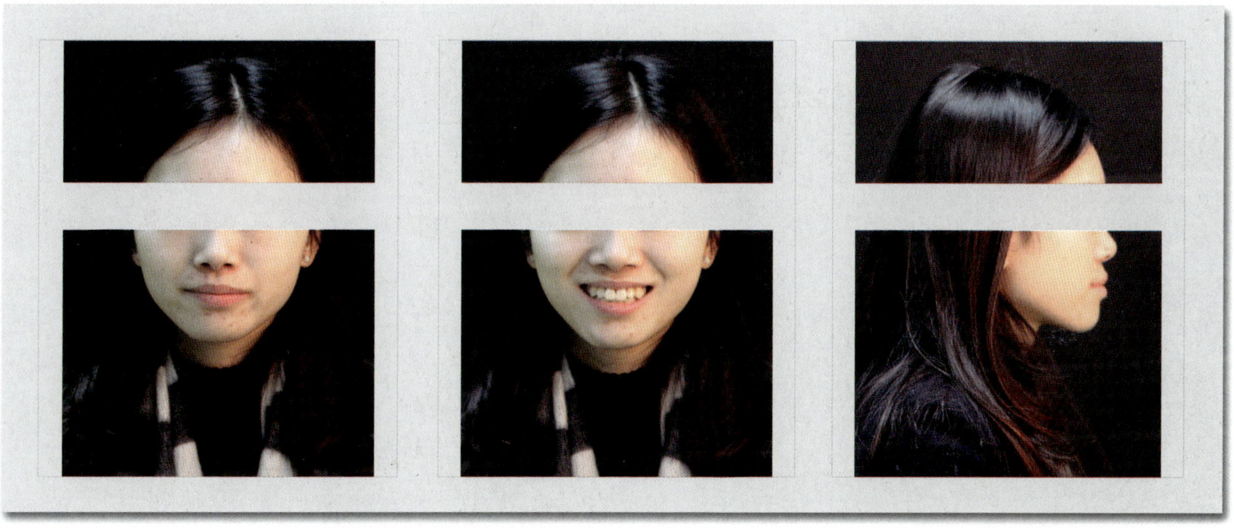

图1

口内情况（图2）

上颌拥挤度/间隙（mm）	0
下颌拥挤度/间隙（mm）	2
切牙关系	正常覆𬌗覆盖
前牙覆盖（mm）	2.5
前牙覆𬌗（mm）	12、42，22、32反𬌗
后牙覆盖（mm）	正常
后牙覆𬌗（mm）	正常
中线（和面中线关系）	上中线与面中线一致
左侧咬合关系（磨牙）	完全近中关系
左侧咬合关系（尖牙）	中性关系
右侧咬合关系（磨牙）	完全近中关系
右侧咬合关系（尖牙）	远中关系
锁𬌗（异位、扭转等）	17、27颊倾、伸长
其他口内情况（畸形舌尖舌窝、过小牙等）	无
Bolton分析（3–3）	80.0%（79.32% ± 2.27%）
Bolton分析（6–6）	92.7%（91.75% ± 1.62%）
牙齿情况（氟斑牙、釉质发育不全等）	无
𬌗平面（是否有倾斜）	𬌗平面无偏斜

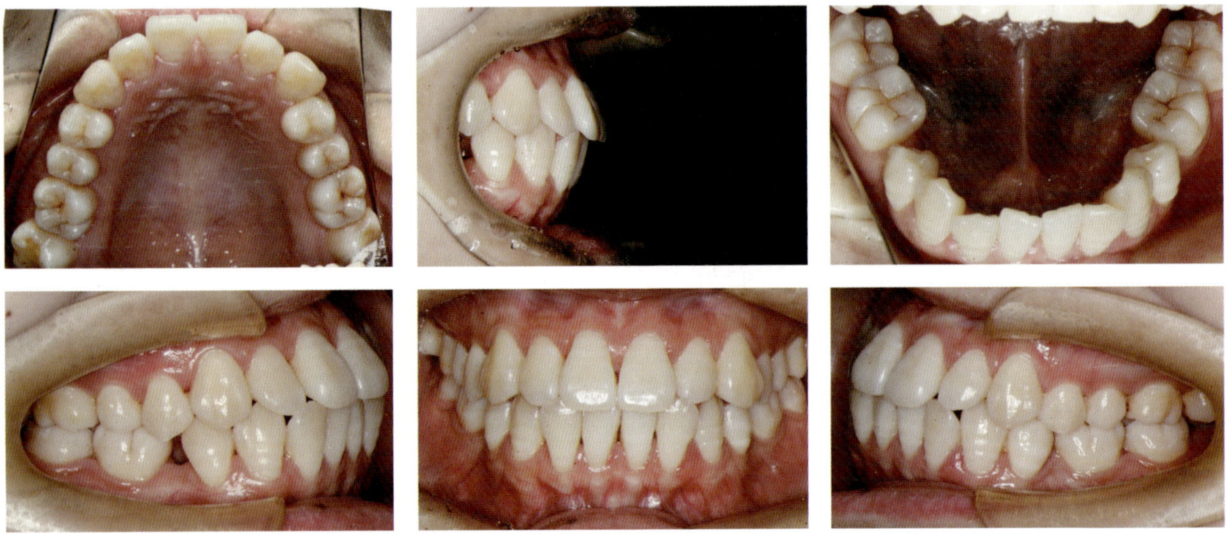

图2

一般影像学检查

骨性检查（关节形态初步评估，升支、体部是否对称等，生长发育评估）	关节形态无明显异常，下颌升支、体部发育对称，生长发育已停止
牙齿异常（缺失牙、多生牙、牙根长短异常等）	45、55 牙缺失，上下前牙牙根偏短，牙槽骨Ⅰ度吸收，17伸长，18、28存
预后较差的牙齿（根管治疗后，龋坏面积大、釉质发育不全等）	无
TMJ	双侧髁突形态基本一致，双侧耳屏前无压痛、无弹响，开口型及开口度正常
其他影像学发现（气道、腺样体、扁桃体等）	均无异常

治疗前模型（图3）

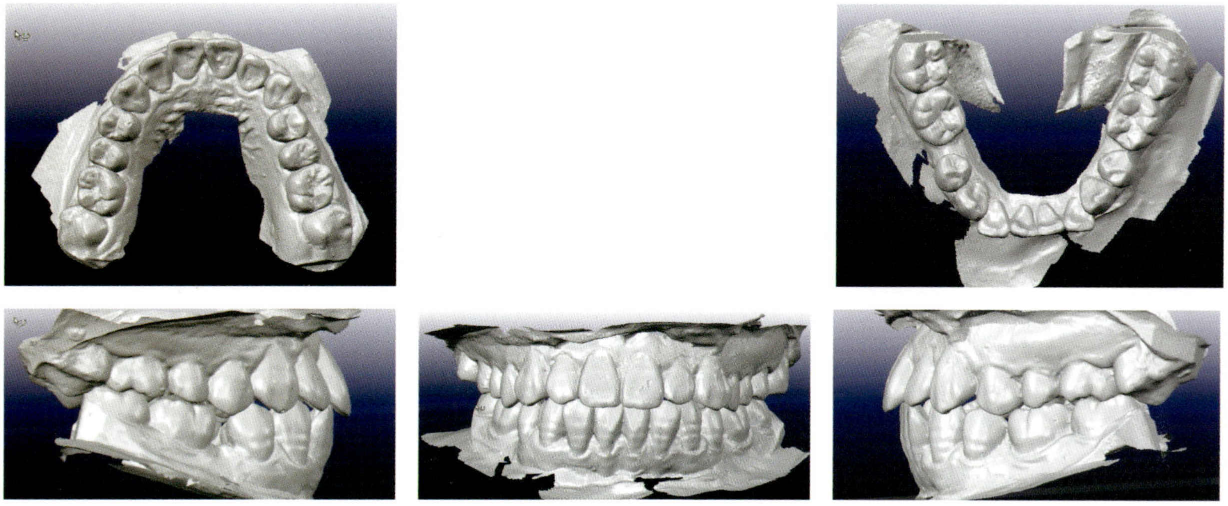

图3

治疗前X线片（图4和图5）

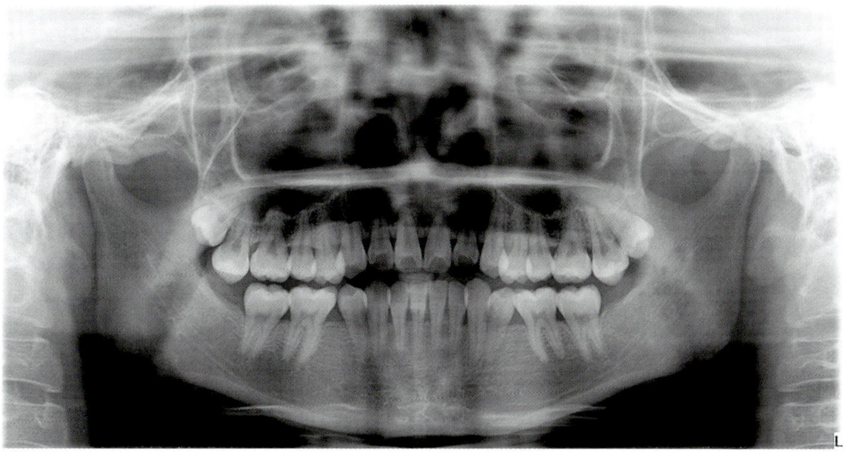

图4　曲面断层片示：35、45、38、48缺失，17、27伸长，18、28存，全口牙槽骨Ⅰ度吸收，上前牙牙根较短，双侧髁突形态不一致。余无明显异常

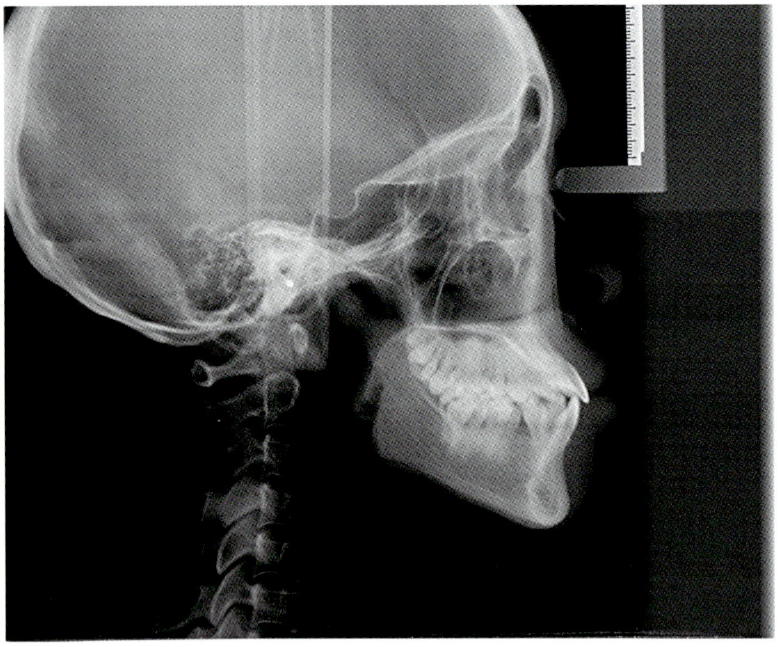

图5　头颅侧位片示凸面型，上前牙唇倾，详见头影测量分析

治疗前头影测量描记图（图6）

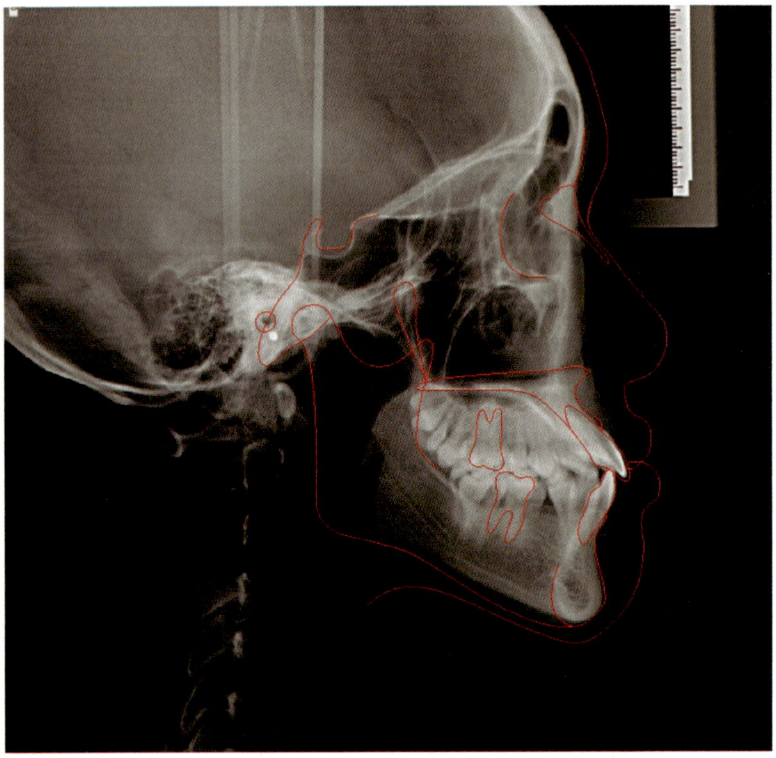

图6

治疗前头影测量分析

测量项目	标准值	T0
FMIA（°）	65～71	63
FMA（°）	16～35	27
IMPA（°）	84～92	90
SNA（°）	80～84	80.2
SNB（°）	78～82	81.1
ANB（°）	1～3	-0.9
U1-L1（°）	130～150	118
U1-PP（°）	115.8	129.1
Wits（mm）	0～4	-2.4
U1-SN（°）	108	118.2
L1-NB（°）	25	23.8
U1-NA（mm）	4	10
L1-NB（mm）	4	5
Pog-NB（mm）	0	1
Ls-NsPog'（mm）	-2	-2
Li-NsPog'（mm）	0	2
CotgSnLs	90～110	85

头影测量异常数据解读

头影测量数据显示上颌骨发育正常，下颌骨发育过度，Wits值减小，骨性Ⅲ类面型。下颌平面角均角，下前牙直立，面角减小，侧貌突。上前牙代偿性过度唇倾，上下前牙位置前突，软组织下唇突。

诊断

1. 骨性：Ⅲ类。
2. 牙性：安氏Ⅲ类错殆畸形，双牙列前突。
3. 面型：凸面畸形。

问题列表

1. 下颌骨发育过度，骨性Ⅲ类。

2. 双侧磨牙完全近中关系，左侧尖牙远中关系。

3. 35、45缺失，17、27颊倾伸长，12、42及22、32反殆。

4. 鼻唇角减小，下唇前突。

治疗计划

矫治器	隐适美（Invisalign Full）
拔牙牙位	14、24
支抗选择	下颌设计2颗种植支抗钉，上颌使用颌内支抗
治疗设计：横向考虑	磨牙区段缩弓
治疗设计：矢状向考虑	上下前牙内收3mm，下磨牙借助种植支抗钉远中移动，上颌磨牙分步近移动，结束为Ⅰ类磨牙尖牙关系
治疗设计：垂直向考虑	上下牙列分步压低1mm，减少FMA值
其他设计要点	分阶段实现矫治目标，内收前牙过程中控制前牙转矩，前牙内收过程中后牙分步近移，增强后牙支抗
如有几个方案请都列出，列出利弊，解释选择最终方案的理由	备选方案1：正畸–正颌联合治疗，因创伤过大，患者拒绝
保持	压膜保持器

治疗进程（图7）

治疗时长	30个月
牙套更换频率/复诊频率	7～10天/副，2个月复诊一次
重启/精调次数	2
保持时长	计划2年

扫码关注后
输入yx13
观看视频

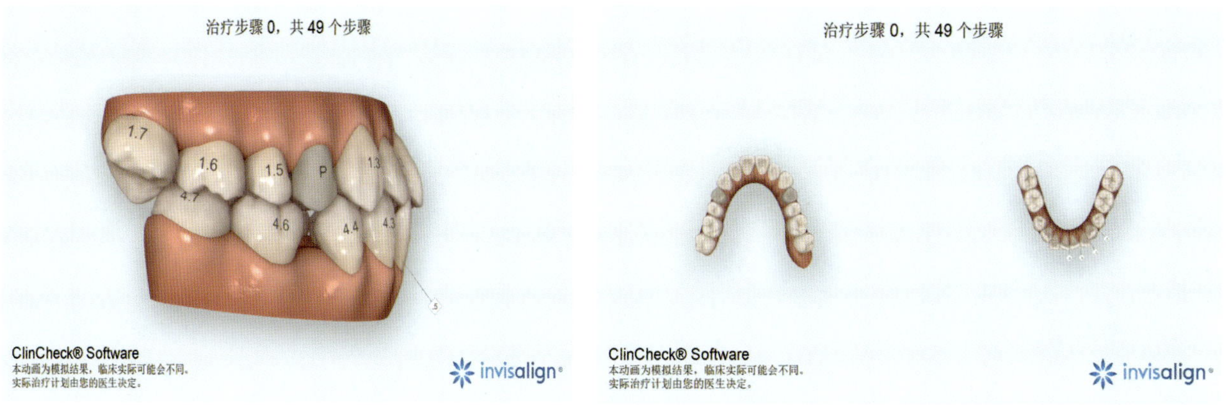

图7

第一阶段到32步开始第一次精调（图8）

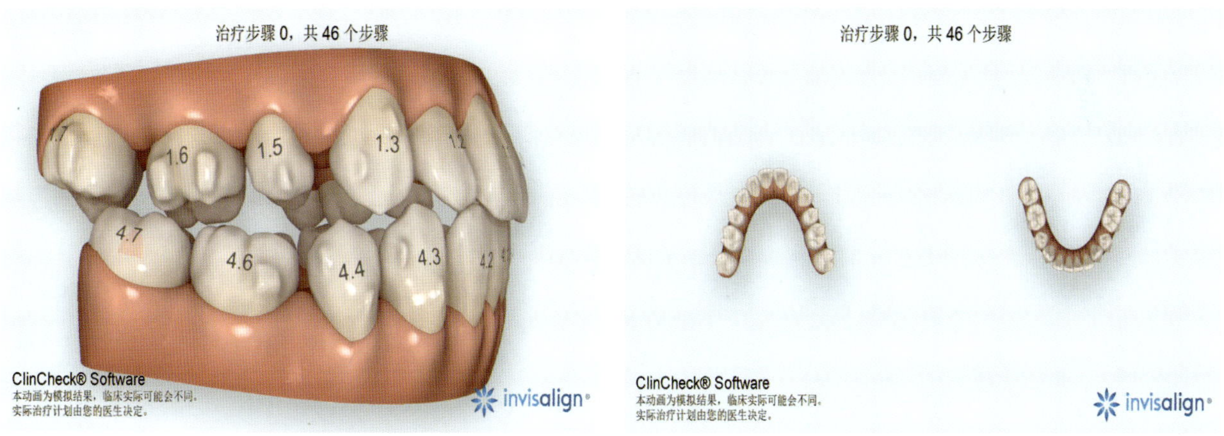

图8

第二次精调（图9）

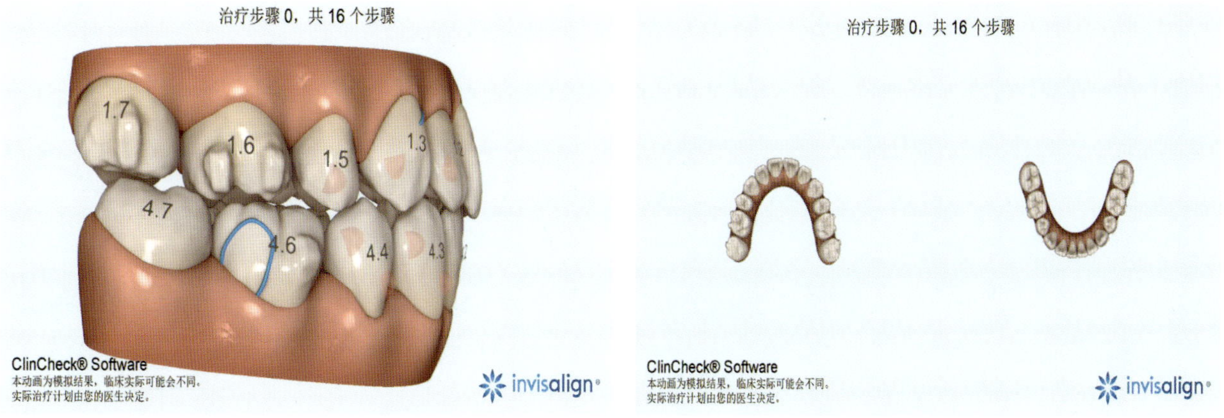

图9

治疗
Treatment

第一阶段

主要目标内收上下前牙（图10）。

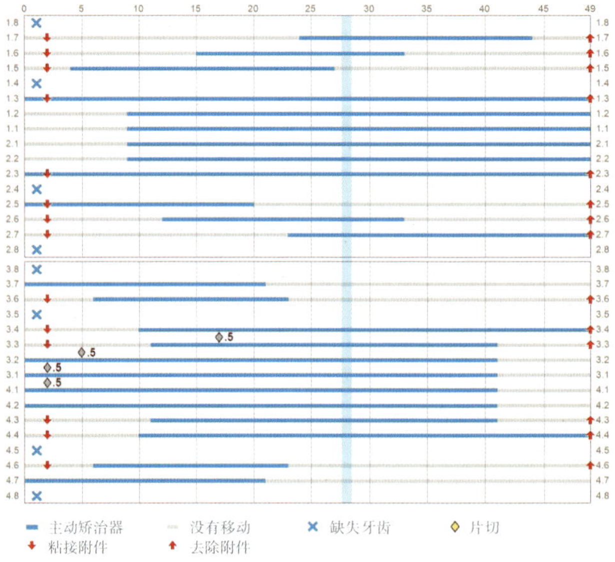

图10 第一阶段治疗分步

解析

上颌：

1. 先移动尖牙1.5mm，保证尖牙及切牙的包裹，再同时内收前牙。

2. 后牙分步近移。

3. 放慢上颌内收速度，上下同时开始、同时结束。

下颌：

1. 先单独远移37、47，原位排齐31、32、41、42。

2. 移动36、46之前于下颌植入种植支抗钉，整体远移内收下牙列。

附件解析

1. 前牙及前磨牙区使用优化附件。

2. 需要近移的上颌第一磨牙设计双矩形附件，第二磨牙设计垂直矩形附件，需要增加牵引的下颌第一磨牙上设计矩形附件。

3. 上下前牙内收过程中增加根舌向转矩，直到激发出压力嵴（Power Ridge）。

术中照片（第一次精调）

第32步临床表现：口内照片拍摄于第32步，先上下前牙内收，此时患者自评面型良好，医生评价上前牙角度改善良好，口内状况显示13、23牙冠远中倾斜，下前牙压低不足、内收不足，导致前牙早接触，前磨牙及后牙开骀。左侧种植钉支抗脱落，26、36、37、46、47近倾，左下邻面去釉未在临床实施（图11）。ClinCheck显示继续磨牙前移（图12）。

出现问题：

1. 上颌磨牙近中倾斜，牙根控制不足。
2. 上颌尖牙牙冠远中倾斜。

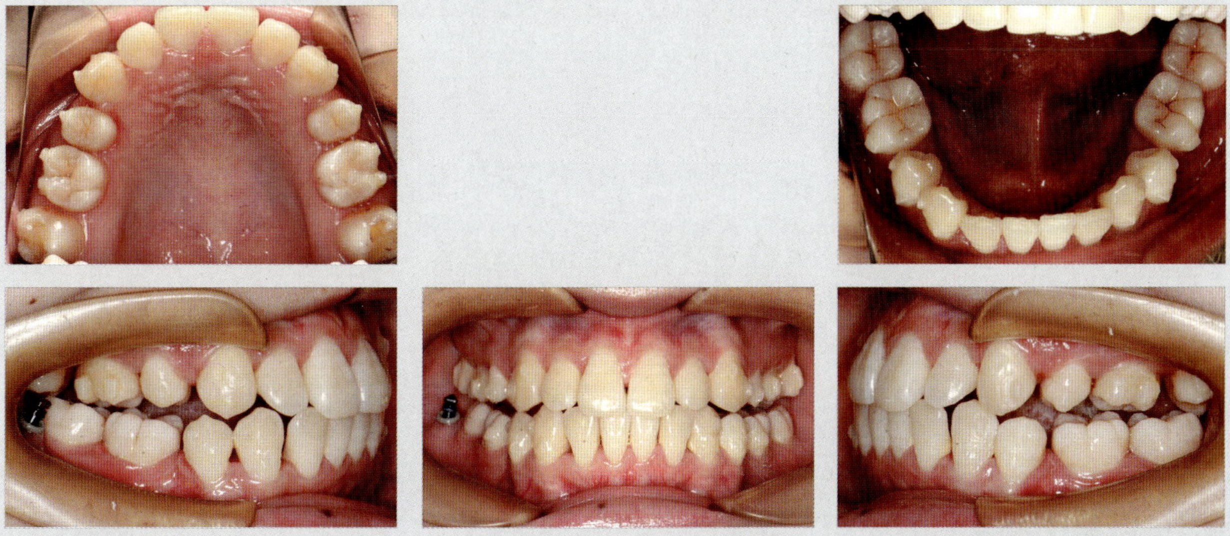

图11　第32步口内像

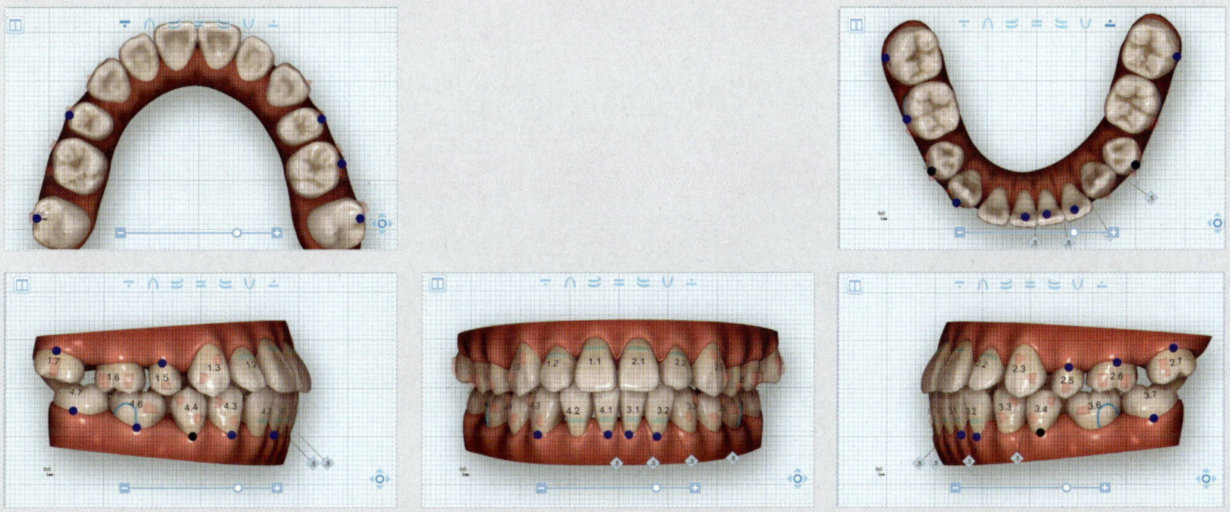

图12　ClinCheck第32步移动图

3. 下颌前牙压低不够。

4. 下颌磨牙近中倾斜。

解决方案：进入精调。

终末位：

1. 上颌前磨牙及磨牙先远中竖直，再分步近中移动，关闭拔牙间隙。

2. 调整上颌尖牙角度。

3. 竖直下磨牙，伸长前磨牙，压低下前牙，内收下前牙，纠正前牙早接触，关闭拔牙间隙。

附件设计：

1. 保留原有附件，在相对容易脱轨的22上增加矩形附件，有移动的47上增加优化伸长附件。

2. 下前牙内收阶段增加根舌向转矩，直至激发出压力嵴。

牙齿移动分步（图13）

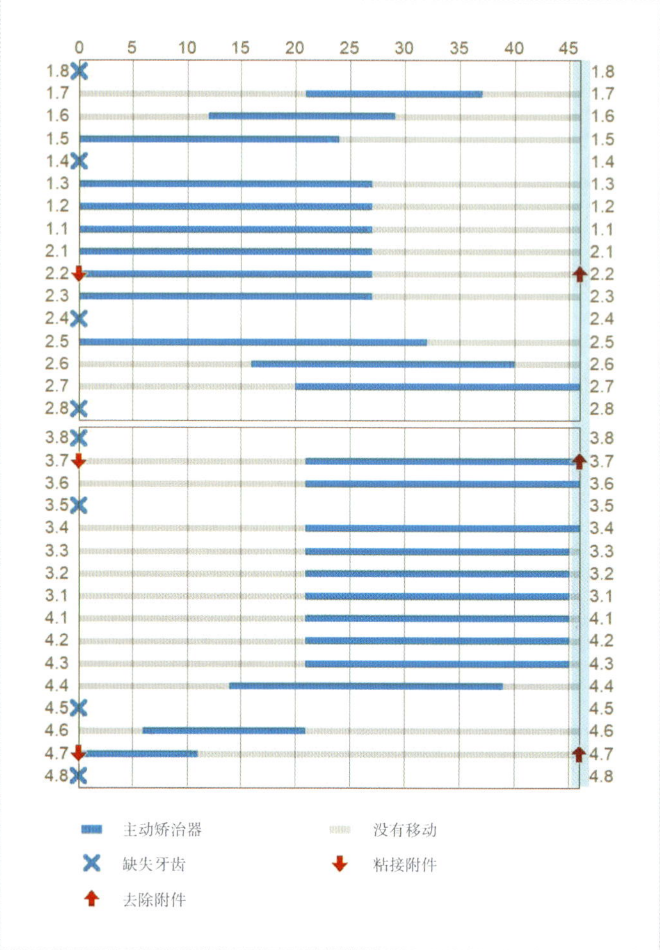

图13

术中图片（图14）

1. 上下牙弓形态匹配，上下前牙AP向位置良好，尖牙关系Ⅰ类。

2. 后牙角度正常，存在小开殆。

3. 软组织侧貌示面下1/3偏长。

下一步解决方案：

1. 主要靠前牙压低，解除咬合干扰，增加垂直向咬合跳跃，建立后牙紧密咬合关系。

2. 关闭散在间隙。

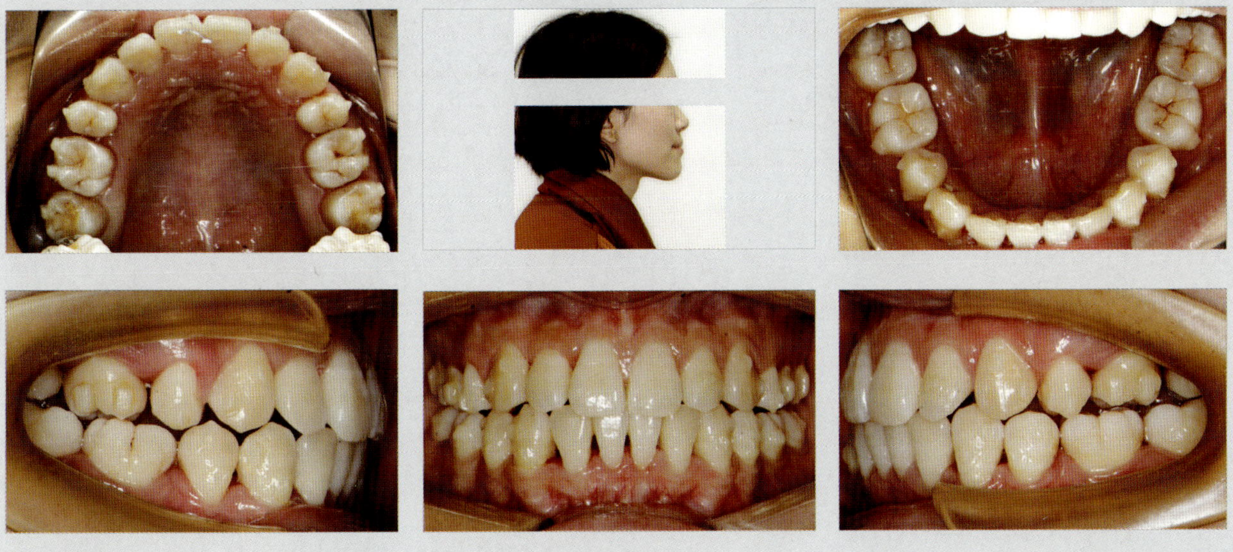

图14

图15、图16显示，第二次精调的后牙开殆的移动是靠前牙压低以及垂直向咬合跳跃解决的。

1.7	1.6	1.5	1.4	1.3	1.2	1.1	2.1	2.2	2.3	2.4	2.5	2.6	2.7
0	0	0.2 I		0	0.6 I	0.9 I	0.8 I	0.4 I	0.1 E		0.2 E	0.1 E	0.1 E

图15　第二次精调上颌垂直向移动数据

4.7	4.6	4.5	4.4	4.3	4.2	4.1	3.1	3.2	3.3	3.4	3.5	3.6	3.7
0	0.1 E		1.0 I	0.9 I	1.0 I	1.4 I	1.3 I	1.2 I	1.4 I	0.9 I		0	0.1 I

图16　第二次精调下颌垂直向移动数据

治疗结束X线片（图17和图18）

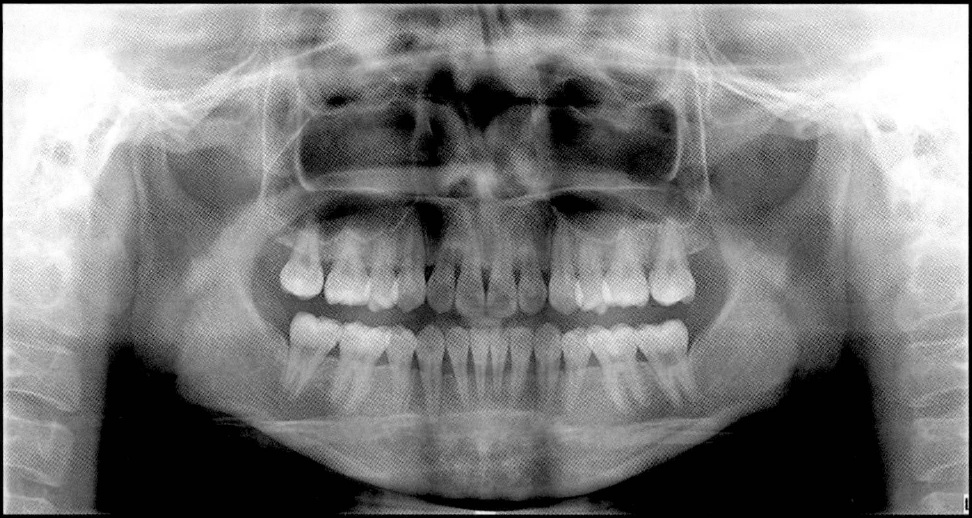

图17　术后全景片示牙根平行度良好，牙槽骨Ⅰ度吸收，牙根无明显吸收，余无明显异常

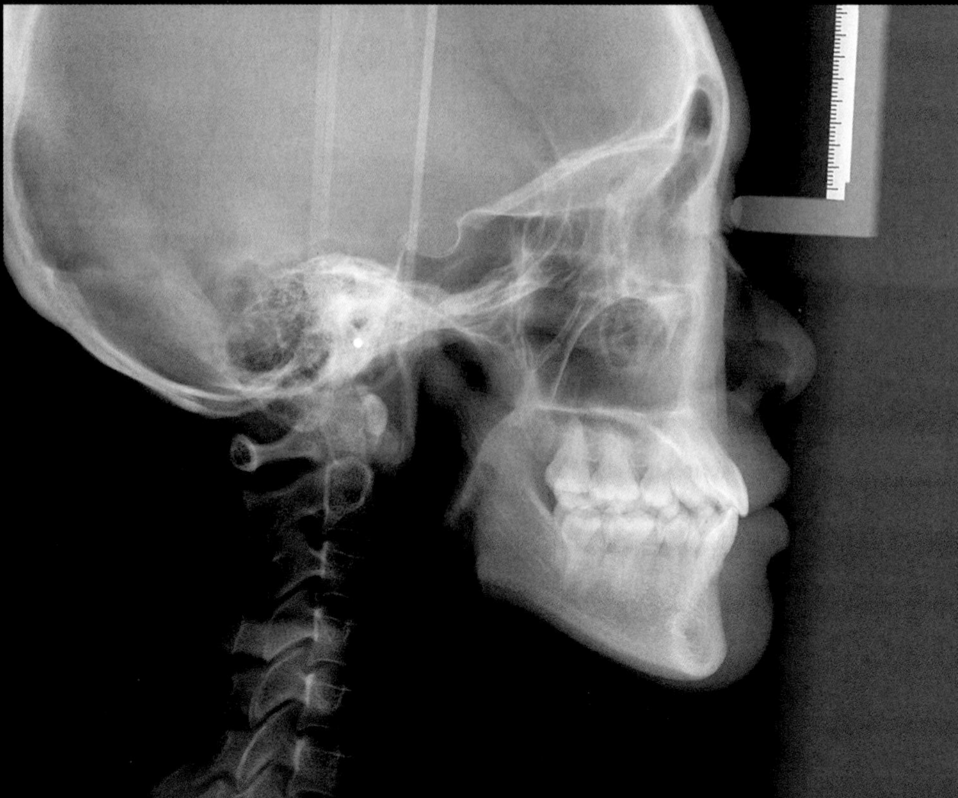

治疗结束头影测量描记图（图19）

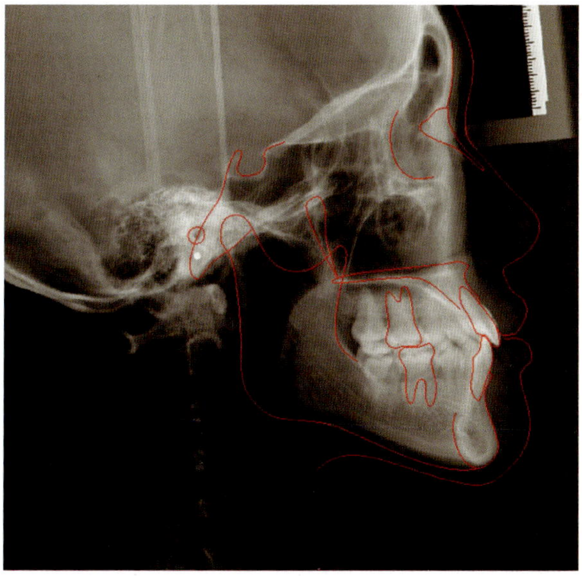

图19

治疗前后头影测量分析

测量项目	标准值	T0	T1
FMIA（°）	65～71	63	72
FMA（°）	16～35	27	26
IMPA（°）	84～92	90	82
SNA（°）	80～84	80.2	80.3
SNB（°）	78～82	81.1	81.8
ANB（°）	1～3	-0.9	-1.5
U1-L1（°）	130～150	118	142
U1-PP（°）	115.8	129.1	114
Wits（mm）	0～4	-2.4	-2.6
U1-SN（°）	108	118.2	108.7
L1-NB（°）	25	23.8	23
U1-NA（mm）	4	10	8
L1-NB（mm）	4	5	3
Pog-NB（mm）	0	1	2
Ls-NsPog'（mm）	-2	-2	-2
Li-NsPog'（mm）	0	2	1
CotgSnLs（°）	90～110	85	98

术后头影测量分析

头影测量数据显示术后保持骨性Ⅲ类，因患者为成年患者，无生长发育潜能，故SNA无变化，SNB从81.1°变为81.8°，Wits值变化不明显，因为进行的是牙性代偿治疗，故骨性维持。下颌平面角从27°变化为26°，提示良好的垂直向控制。上前牙唇倾角减小，从术前的129.1°减小为114°，上下前牙夹角从术前的118°增大为术后的142°，改变为正常角度，提示上下前牙按照设计倾斜内收。软组织测量数据中，鼻唇角因上前牙的内收从术前的85°增大为术后的98°，有了明显改善，下唇从术前位于E线前方2mm减小为术后1mm，提示下前牙内收带来的下唇前突的改善。

头影重叠

1. 上下前牙内收，上后牙近移，下后牙远中直立，鼻唇角增大，下唇内收，软组织面型改善（图20A）。

2. 上颌重叠示上前牙倾斜内收，上后牙平行近移（图20B）。

3. 下前牙内收，下后牙直立伸长（图20C）。

治疗前（T0）：蓝色

治疗后（T1）：红色

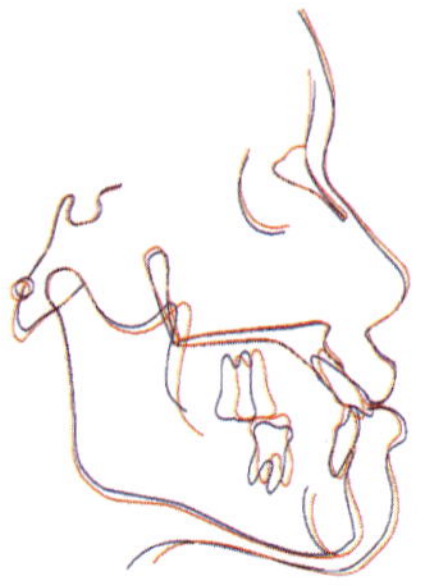

A. 整体重叠

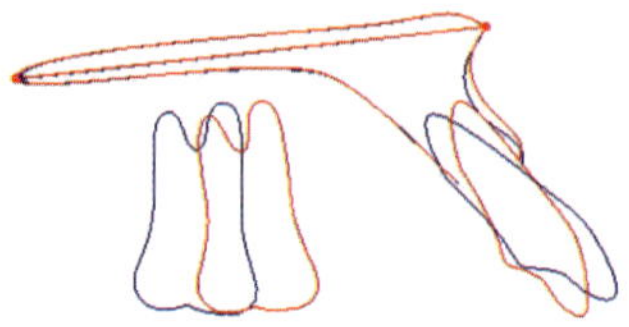

B. 上颌重叠

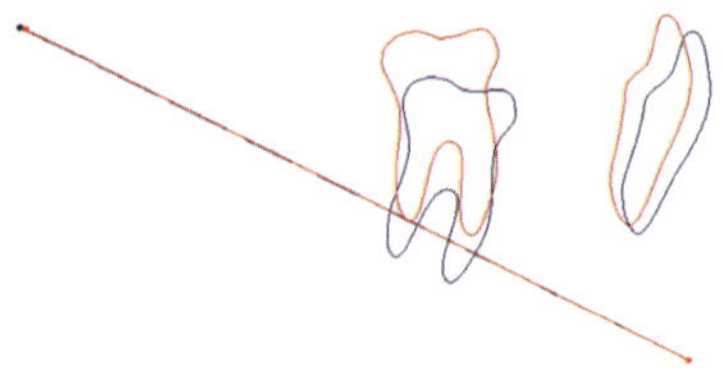

C. 下颌重叠

图20

治疗后评估
Post-treatment evaluation

结束模型（图21）

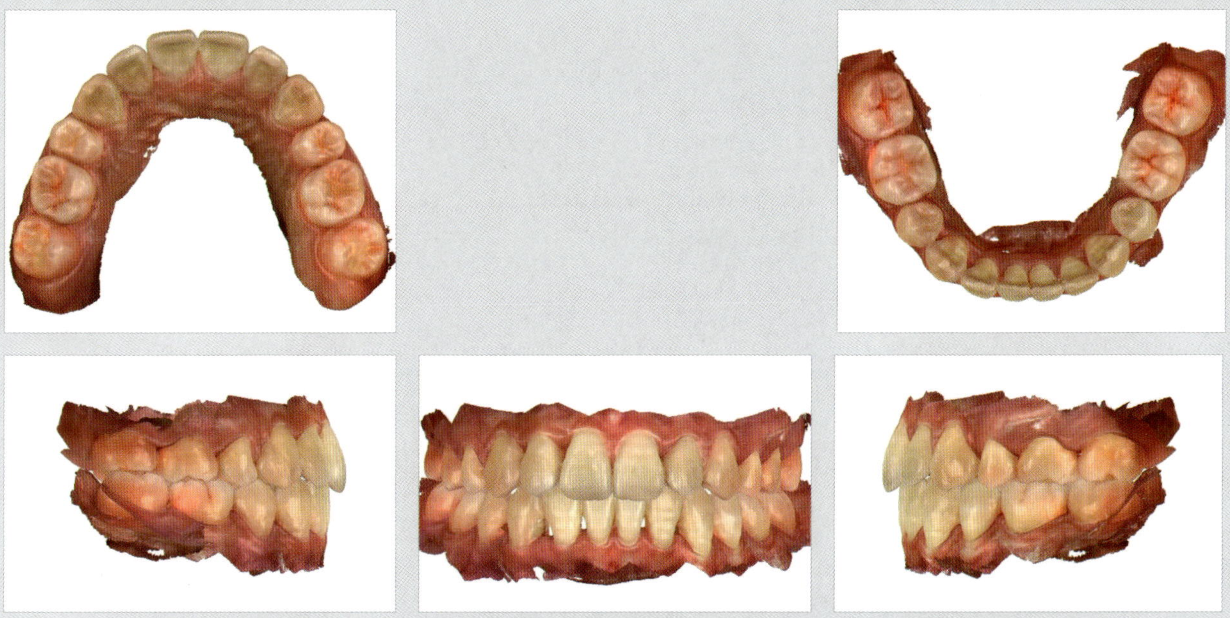

图21

治疗后照片（图22和图23）

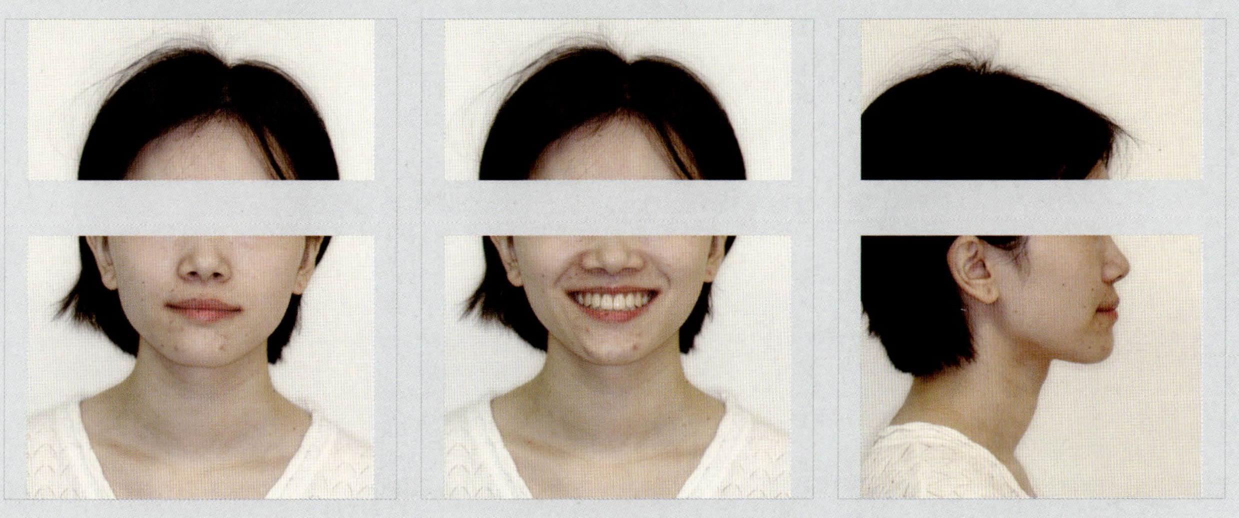

图22

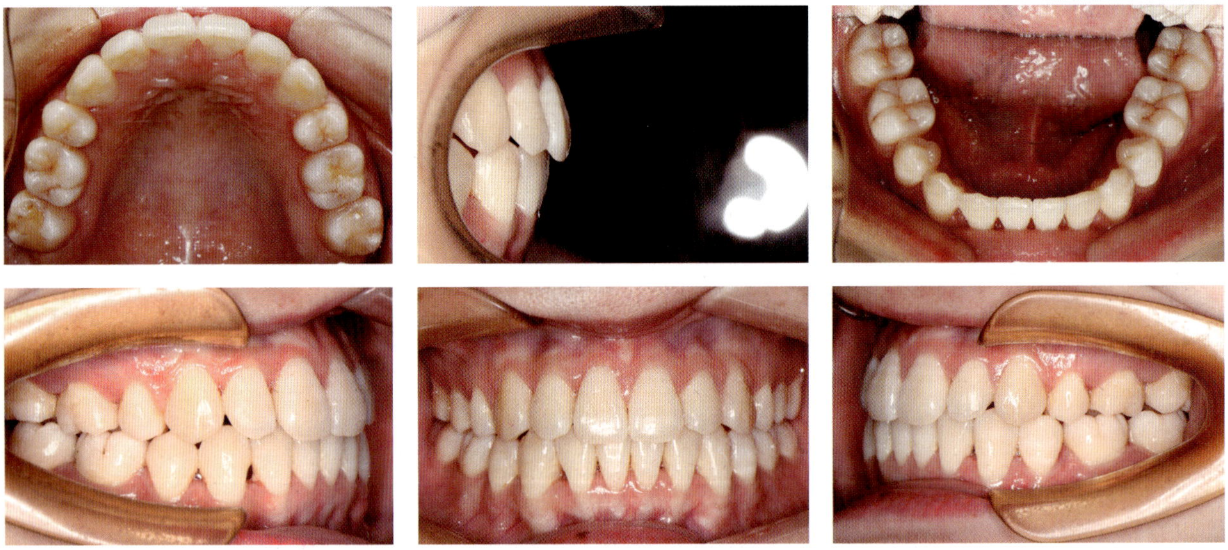

图23

病例总结及病例自我评价
Summary of case and self-evaluation

病例总结

本病例为二次矫正病例，初诊时候下颌第一前磨牙已被拔除10年，伴随成人慢性牙周炎，牙槽骨Ⅰ度吸收。骨性Ⅲ类。

患者主诉要求通过隐形矫正的方式改善“龅牙”及“面型前突”。临床检查：磨牙完全近中关系，上前牙前突，下颌拔牙间隙减小。矫正方案：上颌拔除第一前磨牙获取空间，下颌设计结合种植支抗钉远移磨牙获取空间，控根内收前牙，上下全牙列分步压低，最后利用垂直向咬合跳跃建立咬合，改善下面高。

整个治疗过程分阶段实施，第二次精调，总共疗程两年半。治疗结果：牙列整齐，咬合良好，侧貌及微笑改善。

自我评价

1. 诊断设计准确：骨性Ⅲ类病例正畸代偿治疗，内收量不宜过大。骨性Ⅲ类病例前牙牙槽骨较薄，注意整个移动过程中的根舌向转矩设计。

2. 方案阶段规划精准：因而该病例采取分阶段治疗，先内收上下前牙，以GALL线为参考线设计前牙内收位置，后再使用矫治器分步近移上后牙。

3. 矫治器选择优势：患者伴有面下面高过大的问题，使用矫治器，对牙列进行分步整体压低，减少了种植支抗钉的使用，疗效确切。Ⅲ类病例在治疗过程中容易出现前牙咬合创伤，使用矫治器期间，可以建议患者佩戴矫治器进食，能有效缓解咬合创伤。

4. 精调时机把控良好：拔牙病例疗程较长，给患者规划好了治疗阶段，判断好精调时机，避免人为延长治疗疗程。

专家点评

该病例治疗难度较大的骨性病例，病例资料分析描述较为详细，诊断准确，设计合理，力学分析到位，临床讨论较为充分。病历的书写也较为详细、流畅。矫治效果好。

思考：在治疗方案设计中采用垂直向咬合跳跃使前牙建立覆殆覆盖的同时其实伴有下颌矢状向一定程度的后退，该患者是成年人，病例汇报中缺乏对关节的检查及相关影像资料，该患者上前牙唇倾，但术后头影测量重叠图提示上前牙并未大量内收，从纠正磨牙关系的角度考虑是否可以拔除15、25更有利。在临床监控过程中，由于下颌种植支抗整体内收下颌牙列，下前牙内收过程中的牙周问题缺乏相应关注。

隐形矫治Ⅱ类减数第一前磨牙内收伴直立磨牙浅析

The Invisalign case report for the alignment of severe crowed arches by the extraction of four first premolars and upright first molar in Class II

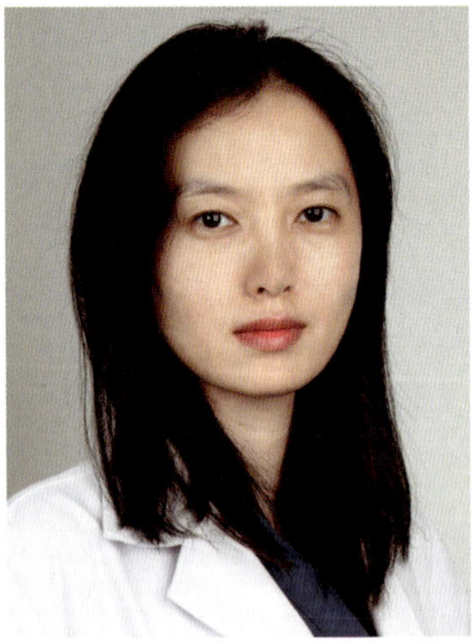

医生简介

王楠

新加坡嘉贝尔口腔中心（上海）正畸主任

病例简介

患者，女性，初诊时28岁。

主诉：嘴突，要求改善面型。

检查：Ⅱ类颌骨畸形，安氏Ⅱ类磨牙关系。

治疗：拔除上下第一前磨牙，排齐牙齿，直立磨牙，调整咬合，改善面型。

关键词：Ⅱ类，前突，拔除第一前磨牙，直立磨牙

治疗前评估
Pre–treatment evaluation

患者信息

姓名	××
性别	女
初诊年龄/出生日期	28岁 / 1987年12月31日
主诉	嘴突，要求改善面型
病史（全身和局部，外伤、不良习惯等）	无特殊
其他相关病史	右下第一磨牙10多年前接受干髓术，左下第一磨牙铸造金属冠修复

口外情况（图1）

矢状向	凸面型
垂直向	平均面型，面下1/3均等
横向（颧骨、下颌角、颏部对称性）	基本对称
软组织特征（唇厚度、唇突度等）	嘴突，唇厚正常，上下唇在E线前
微笑（上前牙暴露量、低位、中位、高位、笑弧等）	上前牙暴露中位
放松状态及微笑时口角高低情况	口角基本正常

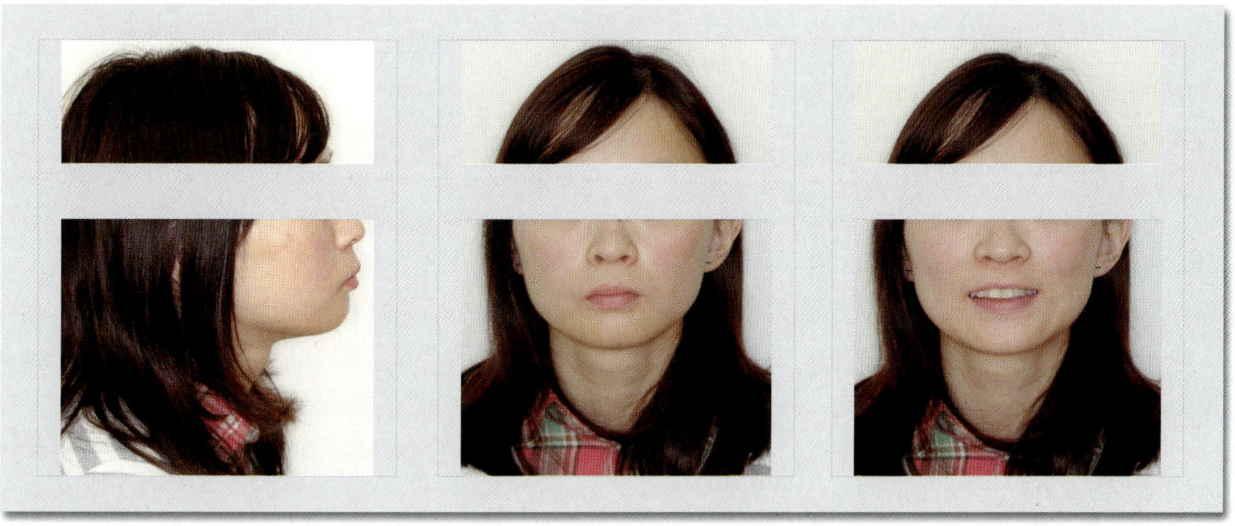

图1

口内情况（图2）

上颌拥挤度/间隙（mm）	上颌中度拥挤
下颌拥挤度/间隙（mm）	下颌中重度拥挤
切牙关系	Ⅱ类1分类
前牙覆盖（mm）	8
前牙覆秴（mm）	3
后牙覆盖（mm）	正常
后牙覆秴（mm）	正常
中线（和面中线关系）	上中线右偏1mm，下中线左偏1mm
左侧咬合关系（磨牙）	远中尖对尖
左侧咬合关系（尖牙）	完全远中
右侧咬合关系（磨牙）	近中关系
右侧咬合关系（尖牙）	远中关系
锁秴（异位、扭转等）	46近中倾斜，14与44锁秴
其他口内情况（畸形舌尖舌窝、过小牙等）	46死髓牙，36铸造冠修复
Bolton分析（3–3）	92.25%
Bolton分析（6–6）	93.84%
牙齿情况（氟斑牙、釉质发育不全等）	氟斑牙
秴平面（是否有倾斜）	否

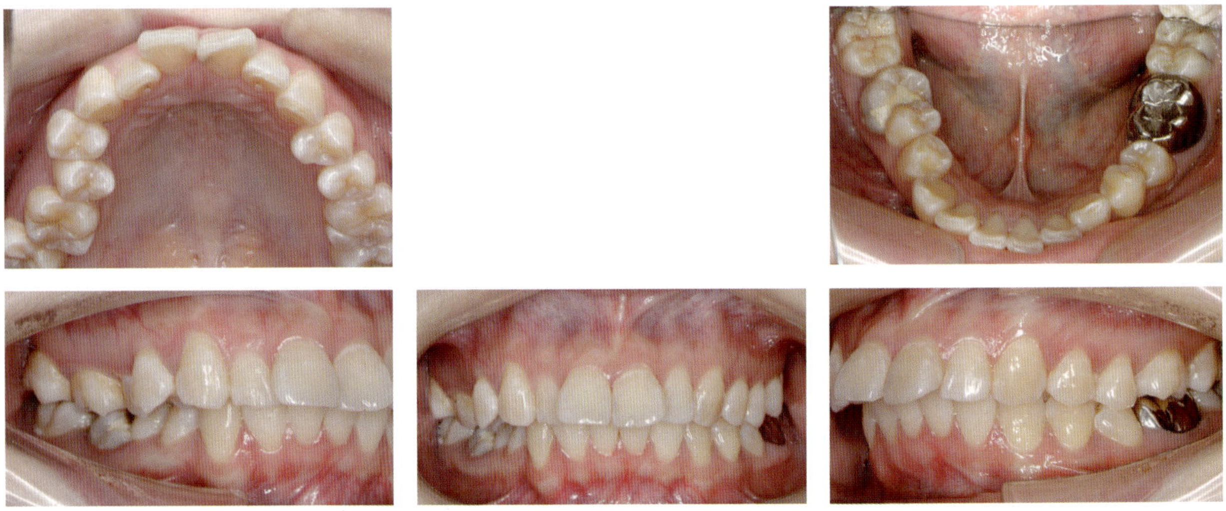

图2

一般影像学检查

骨性检查（关节形态初步评估，升支、体部是否对称等，生长发育评估）	关节形态有异，下颌升支，体部对称
牙齿异常（缺失牙、多生牙、牙根长短异常等）	46近中倾斜，牙周组织正常，智齿阻生
预后较差的牙齿（根管治疗后，龋坏面积大、釉质发育不全等）	46曾做过干髓术，可能预后较差
TMJ	髁突吸收
其他影像学发现（气道、腺样体、扁桃体等）	无异常

治疗前模型（图3）

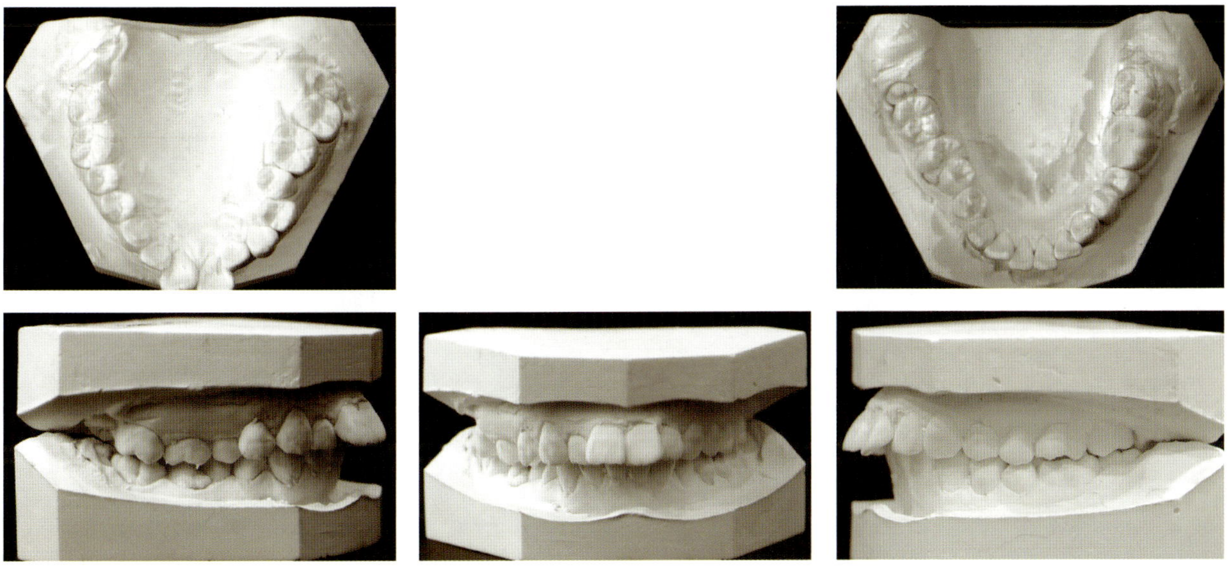

图3

治疗前X线片（图4）

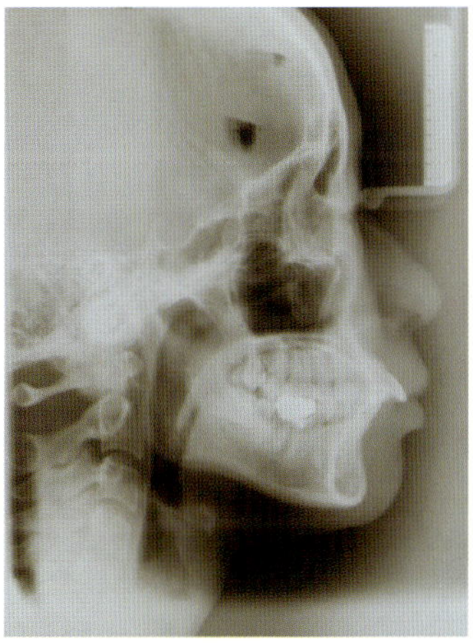

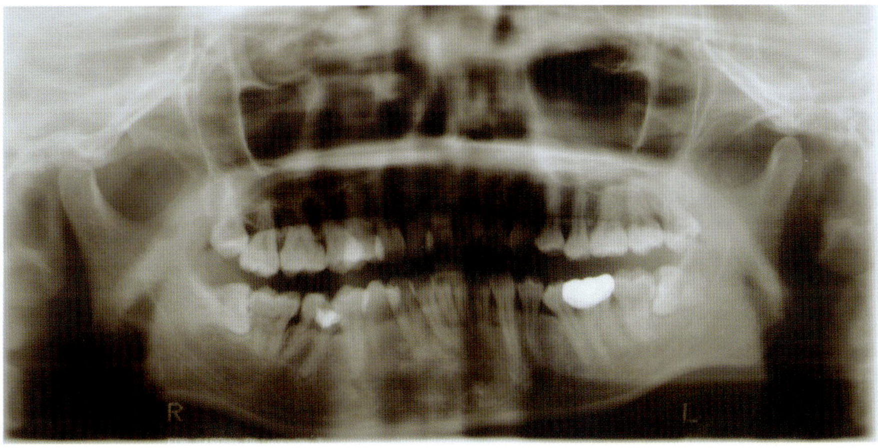

图4

治疗前头影测量描记图（图5）

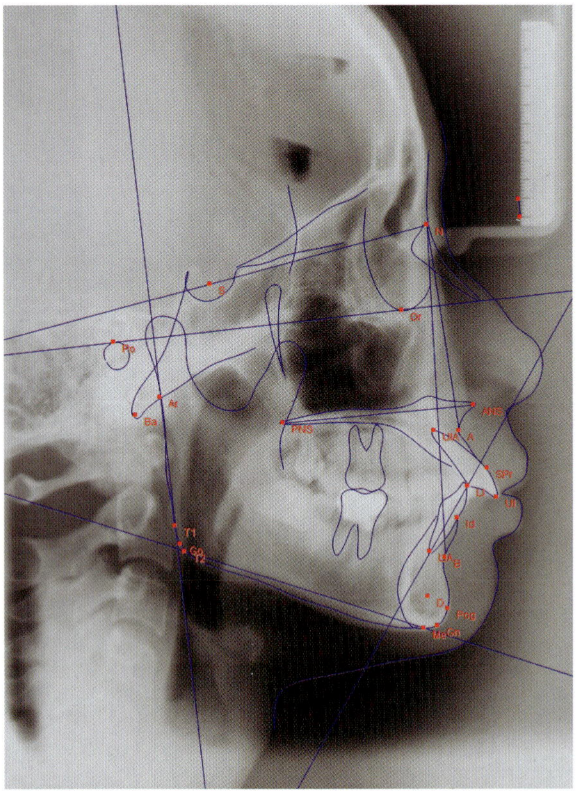

图5

头影测量异常数据解读

1. 患者骨性Ⅱ类。
2. 下颌后缩。
3. 上下前牙唇倾。
4. 均角。
5. 突度大。

治疗前头影测量分析

测量项目	标准值	T0
SNA（°）	80～84	78.10
SNB（°）	78～82	72.53
ANB（°）	1～5	5.57
FMIA（°）	68	46.65
FMA（°）	22～28	23.39
IMPA（°）	88	109.96
Z角（°）	70～80	63.23

诊断

1. 骨性Ⅱ类，安氏Ⅱ类1分类。
2. 毛氏Ⅰ类1分类+Ⅱ类2分类。
3. 凸面型。
4. 均角。

问题列表

1. 患者骨性Ⅱ类。

2. 牙性Ⅱ类。

3. 右侧磨牙近中性关系，左侧磨牙远中关系。

4. 上颌拥挤度7.2mm，下颌拥挤度7.8mm。

5. 覆𬌗Ⅱ度，覆盖8mm，Spee3.5mm。

6. 上颌中线右偏1mm。

7. 下颌中线左偏1mm。

8. 36铸造冠修复。

9. 46死髓牙。

10. TMD。

治疗计划

矫治器	隐适美（Invisalign）
拔牙牙位	14、24、34、44、18、28、38、48
支抗选择	强支抗
治疗设计：横向考虑	适当前磨牙，磨牙区扩弓，调整弓形
治疗设计：矢状向考虑	调整磨牙关系至Ⅰ类
治疗设计：垂直向考虑	直立磨牙控制磨牙垂直高度
其他设计要点	磨牙直立或需要辅助手段
如有几个方案请都列出，列出利弊，解释选择最终方案的理由	考虑拔除预后较差的46，因为患者不同意拔除，所以保留
保持	透明保持器

治疗进程

治疗时长	3年11个月
牙套更换频率/复诊频率	10～14天/副
重启/精调次数	3次
保持时长	15个月

治疗
Treatment

第一期治疗阶段（图6）

上颌 下颌	1.8	1.7	1.6	1.5	P	1.3	1.2	1.1	2.1	2.2	2.3	P	2.5	2.6	2.7	2.8
伸长(E)/压低(I)，mm		0.5 E	0.7 E	0.9 E		0.4 I	1.6 I	3.2 I	3.2 I	1.9 I	0.5 I		1.0 I	0.3 I	0	
整体移动(B)/舌侧(L)，mm		0	1.8 B	3.2 B		3.2 L	3.8 L	8.8 L	7.7 L	4.0 L	0.4 L		0.2 L	0.2 L	0.2 B	
整体移动 近中(M)/远中(D)，mm		0.3 D	0.3 M	0.4 M		5.2 D	4.0 D	0.5 D	2.4 D	5.4 D	6.4 D		0.9 M	0.5 M	0.1 M	
扭转(M)/远中(D)		0.7°D	1.0°D	2.3°M		4.1°D	6.7°M	4.8°D	18.2°D	1.5°M	0.7°D		4.5°M	13.1°M	0.6°M	
轴倾度(M)/远中(D)		9.4°M	0.8°M	2.2°D		9.5°M	4.3°M	2.1°M	5.7°D	5.1°D	3.5°D		0.5°M	4.3°M	10.4°M	
倾斜度 唇侧(B)/舌侧(L)		6.4°L	1.9°L	1.7°B		6.4°B	14.6°B	10.0°L	7.2°L	8.4°B	18.6°B		4.4°L	4.3°L	5.7°L	

最后一步 爱齐公司 医生 差异 牙齿基底部 冠 牙根

牙龈和牙齿移动模拟结果。实际治疗结果可能不同。

上颌 下颌	4.8	4.7	4.6	4.5	P	4.3	4.2	4.1	3.1	3.2	3.3	P	3.5	3.6	3.7	3.8
伸长(E)/压低(I)，mm		0.7 I	0.3 E	1.1 I		3.2 I	4.0 I	4.9 I	4.9 I	3.7 I	2.1 I		1.4 E	0.4 E	0.7 I	
整体移动(B)/舌侧(L)，mm		0.4 B	2.4 B	3.8 B		1.5 L	2.2 L	3.2 L	3.1 L	2.2 L	0.2 B		1.0 L	0	1.0 B	
整体移动 近中(M)/远中(D)，mm		0.7 M	0.6 M	3.0 M		3.2 D	2.3 D	0.7 D	0.1 D	1.3 D	2.7 D		3.7 M	3.1 M	2.8 M	
扭转(M)/远中(D)		3.2°D	0.2°M	4.5°M		13.0°M	17.8°D	2.7°D	9.7°D	6.8°D	1.5°D		4.2°M	6.2°M	4.9°M	
轴倾度(M)/远中(D)		9.3°D	28.9°D	0.9°D		10.9°M	6.7°M	5.0°M	0.7°M	0.8°M	0.2°D		**25.0°D**	7.4°D	4.8°D	
倾斜度 唇侧(B)/舌侧(L)		8.8°L	5.0°B	8.9°B		1.5°L	1.4°L	6.3°L	9.6°L	3.6°B	10.5°B		2.2°L	2.2°L	12.1°B	

最后一步 爱齐公司 医生 差异 牙齿基底部 冠 牙根

牙龈和牙齿移动模拟结果。实际治疗结果可能不同。

图6

初始设计55副牙套（图7）

为了更好地控制牙齿的移动，多采用了传统附件增加固位和控根移动。

前牙内收防止钟摆效应，采用了初始整体内收，治疗后1/3纠正转矩。设置尖牙优先远移，提供足够的牙套包裹。设计Ⅱ类牵引增加支抗。

右侧后牙的直立因为考虑到片段弓的使用，采用了开窗设计。

治疗中第30副采用牵引臂（Power Arm）纠正近中倾斜的46，同时去除下颌尖牙区附件，防止不利的脱轨，牵引臂效果欠佳，后采用4个月片段弓NiTi辅助右下后牙直立。后牙直立后，第50副开始重启。

第一期治疗阶段10～14天/副替换。

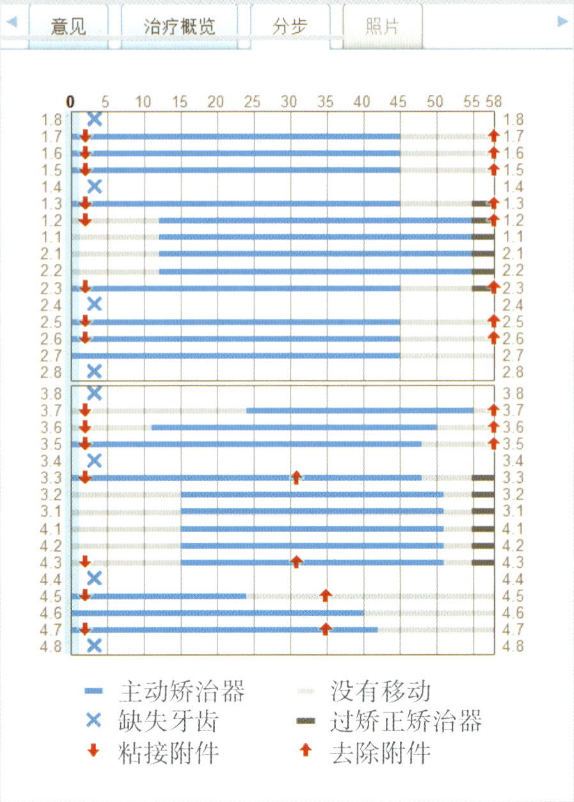

图7

第一期治疗结束X线片（图8）

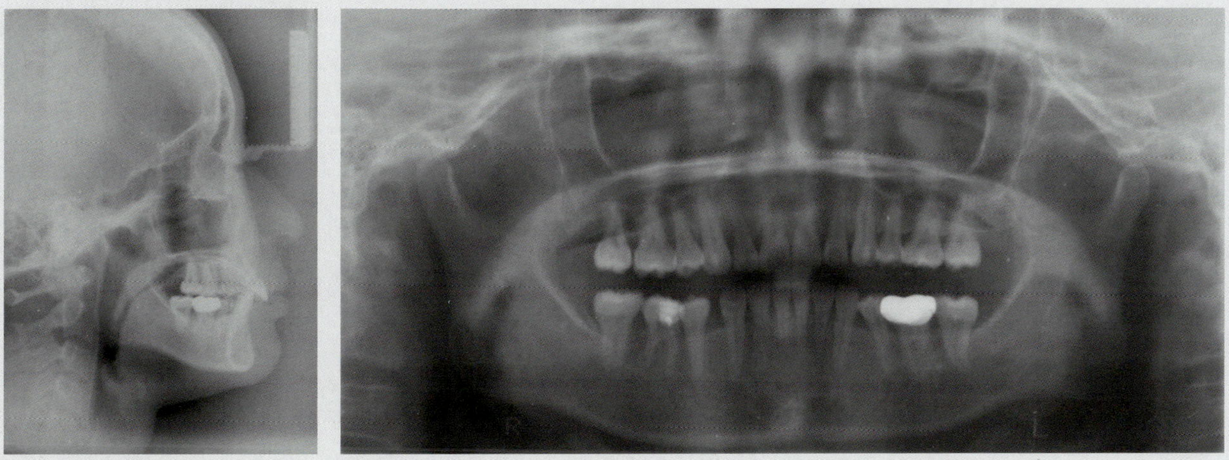

图8

重启前口内情况（图9）

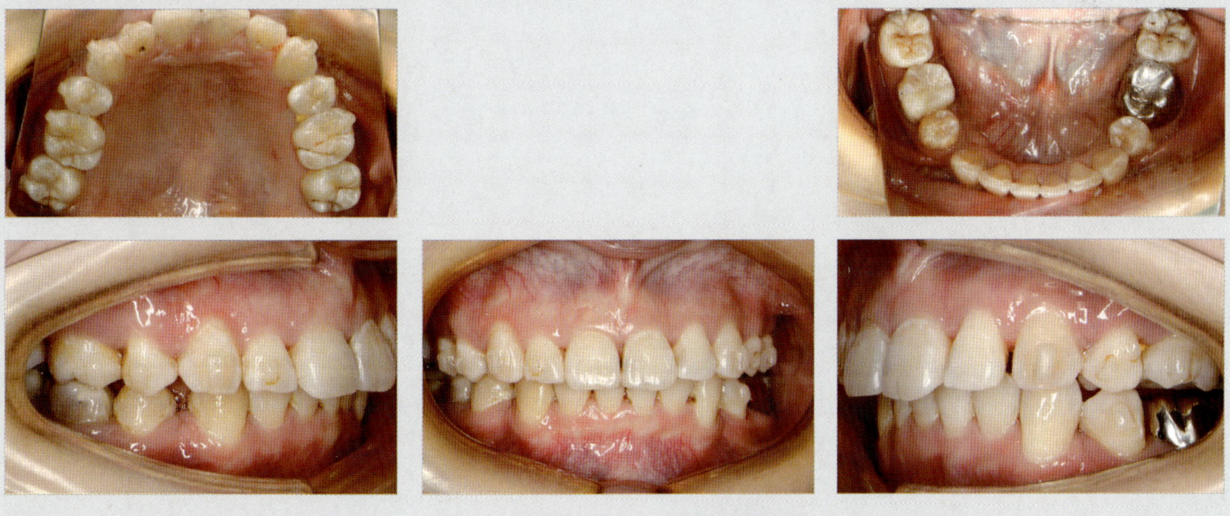

图9　右下后牙已经直立，树脂充填修复

重启（图10）

上颌	1.8	1.7	1.6	1.5	1.4	1.3	1.2	1.1	2.1	2.2	2.3	2.4	2.5	2.6	2.7	2.8
伸长(E)/压低(I)，mm		0.5 E	0.2 E	0.8 I		0.7 I	1.9 I	3.1 I	3.0 I	1.9 I	0.3 I		0.3 E	0.4 E	0.2 E	
整体移动(B)/舌侧(L)，mm		0.3 B	1.0 B	0.1 B		0.8 L	1.4 L	2.4 L	2.5 L	2.4 L	1.5 L		0.2 L	0.5 B	1.2 B	
整体移动 近中(M)/远中(D)，mm		1.2 D	1.0 D	0.9 D		0.4 D	0.3 D	0.1 M	1.1 D	1.6 D	1.4 D		1.7 D	1.6 D	1.5 D	
扭转(M)/远中(D)		0.5°D	8.3°M	7.4°M		2.3°M	0.9°M	1.4°M	6.7°D	2.6°D	0.3°D		0.7°M	3.9°M	1.0°M	
轴倾度(M)/远中(D)		0.6°D	0.9°M	0.8°M		**11.0°M**	3.4°M	3.2°D	0.1°D	2.2°M	7.3°M		6.3°D	4.9°D	4.3°D	
倾斜度 唇侧(B)/舌侧(L)		1.2°B	1.5°B	2.1°B		2.7°B	5.9°B	0.7°B	0.5°B	1.4°L	3.5°L		5.7°L	5.3°L	7.4°L	

最后一步　爱齐公司　医生　差异　牙齿基底部　冠　牙根

下颌	4.8	4.7	4.6	4.5	4.4	4.3	4.2	4.1	3.1	3.2	3.3	3.4	3.5	3.6	3.7	3.8
伸长(E)/压低(I)，mm		0.1 I	0.6 E	1.2 E		0.7 I	1.0 I	1.2 I	1.5 I	1.2 I	1.2 I		0.7 E	0.8 E	0.4 E	
整体移动(B)/舌侧(L)，mm		0.4 B	0.8 B	0.7 B		0.1 B	0.7 B	1.1 B	1.5 B	1.7 B	1.0 B		0.4 B	0.9 B	0.2 B	
整体移动 近中(M)/远中(D)，mm		1.4 M	1.3 M	1.3 M		0.8 D	0.7 D	1.0 D	0.9 M	1.0 M	1.3 M		1.4 M	1.3 M	1.4 M	
扭转(M)/远中(D)		4.9°M	3.2°D	4.7°M		5.9°D	6.0°D	3.7°D	4.9°M	2.8°M	0.2°M		1.9°D	1.0°M	0.6°M	
轴倾度(M)/远中(D)		0.1°M	1.4°M	0.6°M		6.9°M	3.1°M	1.4°M	0.8°D	3.7°M	10.0°M		**10.8°D**	3.3°D	0.2°D	
倾斜度 唇侧(B)/舌侧(L)		1.6°B	5.3°B	3.6°L		0.2°B	1.8°B	3.5°B	4.9°B	2.4°B	2.3°B		3.8°B	4.1°L	1.3°L	

最后一步　爱齐公司　医生　差异　牙齿基底部　冠　牙根

牙龈和牙齿移动模拟结果，实际治疗结果可能不同。

图10

重启一次：重启设计37副牙套（图11）

患者妊娠期间，并没有配合Ⅱ类牵引，也没有额外的手段增加支抗，上颌支抗丢失明显，所以重启设计了磨牙的远移。

下颌设计了近中移动关闭间隙。为了更好地控制牙齿的矢状移动及控根运动，中后段多采用最大传统矩形附件。第二磨牙开窗，全程加挂Ⅱ类牵引。

10天左右替换一副牙套。

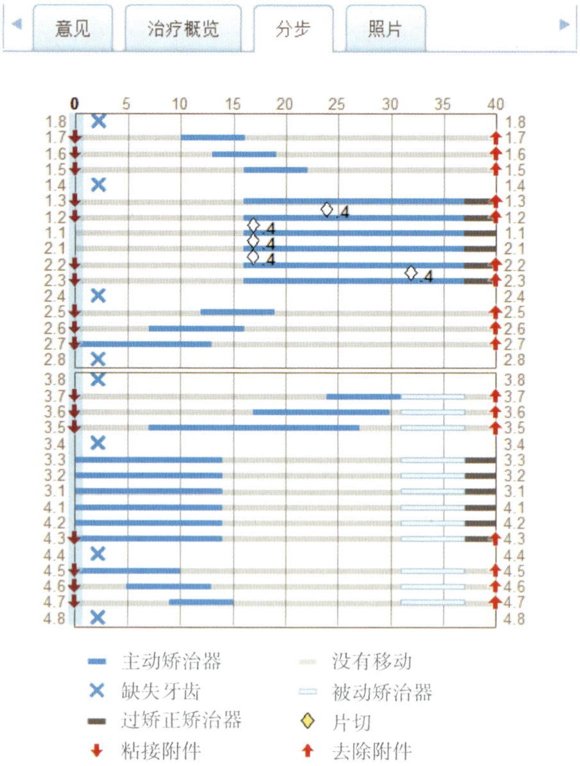

图11

精调（图12）

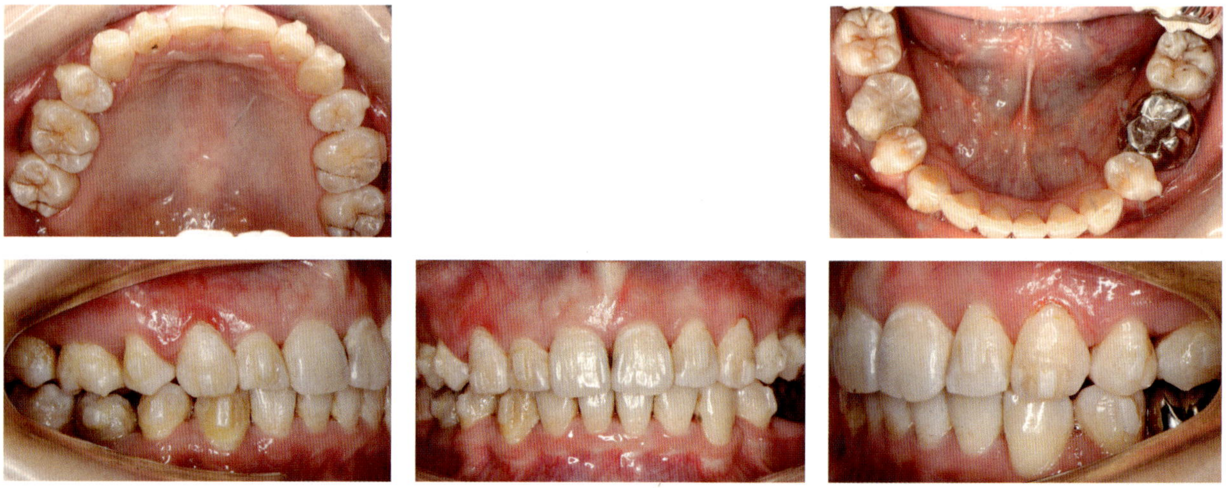

图12　精调前口内像

设计26步精调（图13和图14）

主要调整前牙转矩，上颌前牙增加了约10°的正转矩。

调整后牙咬合关系，后牙设计为重咬合。

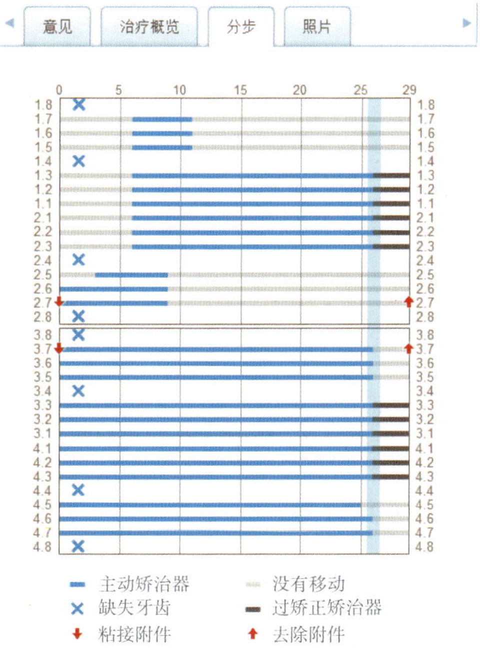

图13

上颌 / 下颌	1.8	1.7	1.6	1.5	1.4	1.3	1.2	1.1	2.1	2.2	2.3	2.4	2.5	2.6	2.7	2.8
伸长(E)/压低(I)，mm		0.4 E	0.5 E	0.5 E		0.5 I	0.9 I	1.5 I	1.3 I	1.0 I	0.3 I		0.4 E	0.6 E	0.4 E	
整体移动(B)/舌侧(L)，mm		0.4 B	0.3 B	0.1 L		0.3 L	0.2 L	0.8 L	0.6 L	0.4 L	0.1 B		0.1 B	0.4 B	1.0 B	
整体移动 近中(M)/远中(D)，mm		0.7 D	0.6 D	0.6 D		0.5 D	0.3 D	0	0.5 D	0.9 D	1.0 D		1.0 D	0.9 D	0.8 D	
扭转(M)/远中(D)		3.4°M	2.7°M	1.3°D		0.5°D	0.2°M	1.1°M	1.7°D	4.2°D	1.7°D		0.3°M	2.6°M	0.2°M	
轴倾度(M)/远中(D)		1.3°D	0.2°D	0.9°M		1.8°M	2.5°M	4.6°D	0.5°M	1.3°D	4.9°M		0.4°D	1.4°D	6.7°D	
倾斜度 唇侧(B)/舌侧(L)		0.9°L	2.2°L	0.1°L		3.8°B	10.7°B	**10.9°B**	9.5°B	8.4°B	6.5°B		2.7°L	2.2°L	3.5°L	

上颌 / 下颌	4.8	4.7	4.6	4.5	4.4	4.3	4.2	4.1	3.1	3.2	3.3	3.4	3.5	3.6	3.7	3.8	最后一步
伸长(E)/压低(I)，mm		0.3 E	0.9 E	0.3 E		0	0	0.4 I	0.2 I	0	0.2 E		0.1 E	0.8 E	0.7 E		爱齐公司
整体移动(B)/舌侧(L)，mm		0.3 L	0	0		0.1 B	0.9 B	0.7 B	0.8 B	0.7 B	0.3 B		0.1 L	0.1 L	0.7 L		医生
整体移动 近中(M)/远中(D)，mm		0.5 D	0.5 D	0.1 M		0	0.1 D	0.3 D	0.3 M	0.4 M	0.6 M		0.8 M	0.5 M	0.7 M		差异
扭转(M)/远中(D)		1.6°D	2.0°D	1.5°D		5.7°D	2.7°D	2.3°D	0.1°D	0.6°M	1.2°D		4.2°D	6.8°D	2.1°D		牙齿基底部
轴倾度(M)/远中(D)		0.7°D	11.5°D	2.1°D		0.8°D	3.5°M	1.8°M	2.4°M	2.7°M	2.9°M		7.0°D	0.3°D	2.3°D		冠
倾斜度 唇侧(B)/舌侧(L)		2.8°L	0.3°B	1.1°B		2.9°B	5.6°B	4.2°B	5.4°B	5.4°B	2.8°B		1.7°B	1.7°L	1.6°B		牙根

图14

治疗结束X线片（图15）

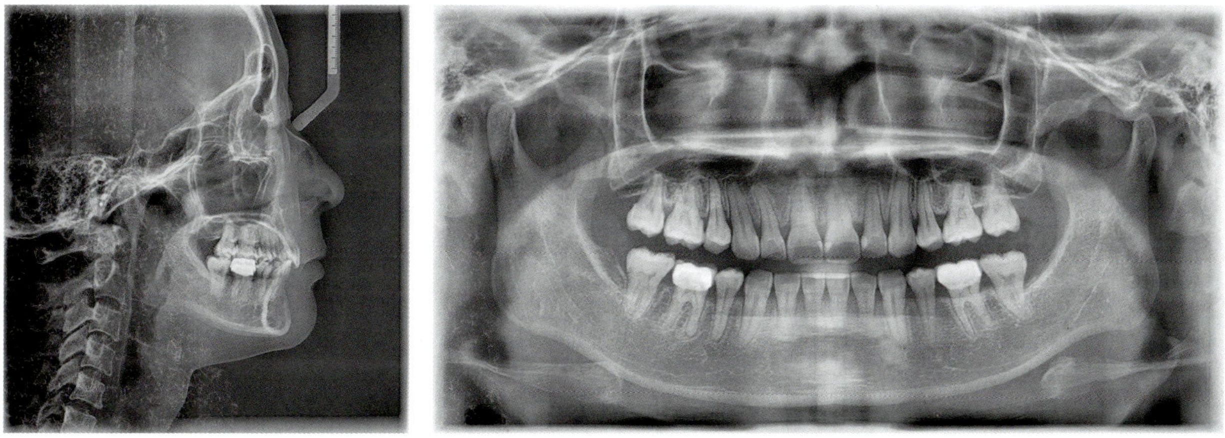

图15

治疗结束头影测量描记图（图16）

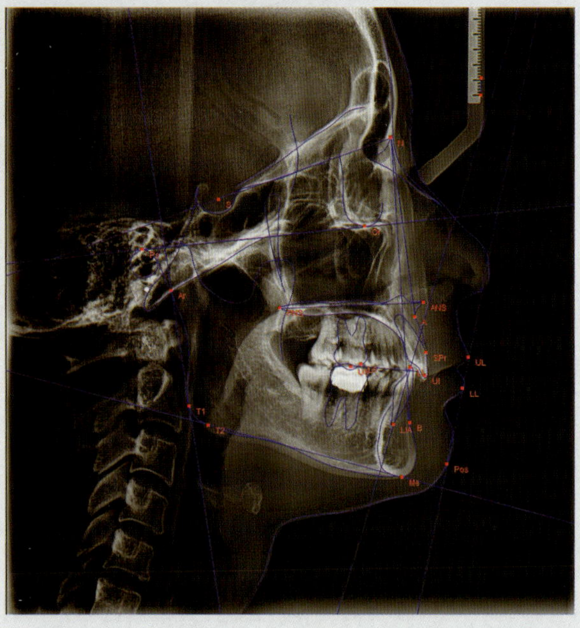

图16

治疗前后头影测量分析

测量项目	T0	T1
SNA（°）	78.10	77.95
SNB（°）	72.53	74.05
ANB（°）	5.57	3.90
FMIA（°）	46.65	67.42
IMPA（°）	109.96	91.59
FMA（°）	23.39	22.95
Z角（°）	63.23	72.81

头影重叠（图17）

治疗前（T0）：蓝色

治疗后（T1）：红色

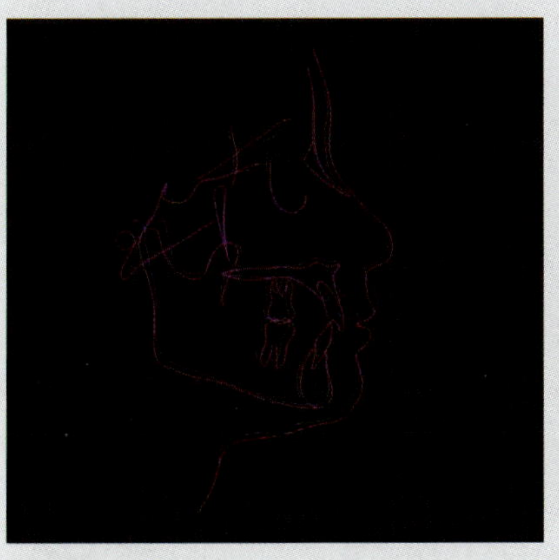

A. 整体重叠

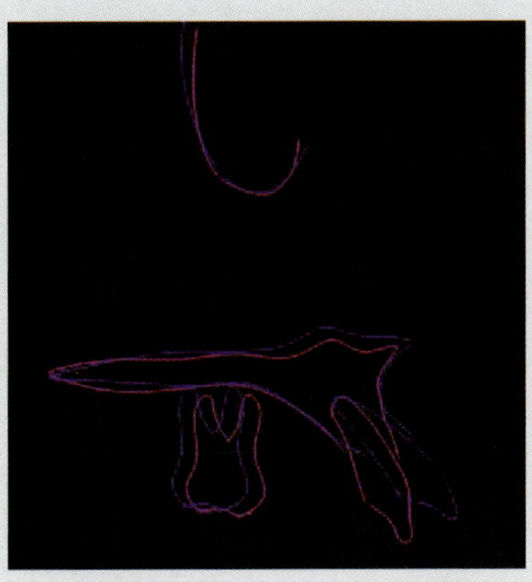

B. 上颌重叠

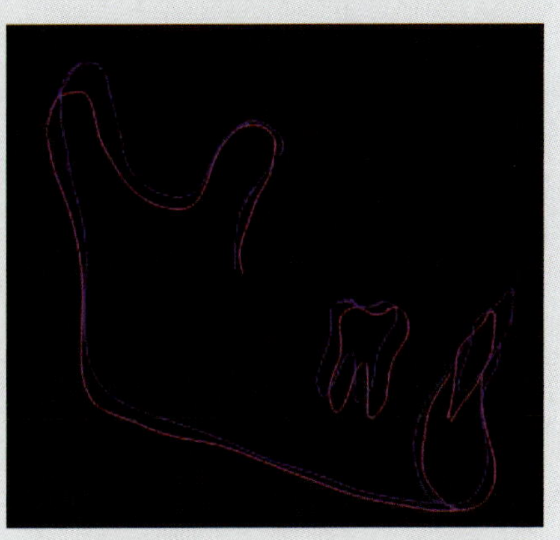

C. 下颌重叠

图17

治疗后评估
Post–treatment evaluation

结束模型（图18）

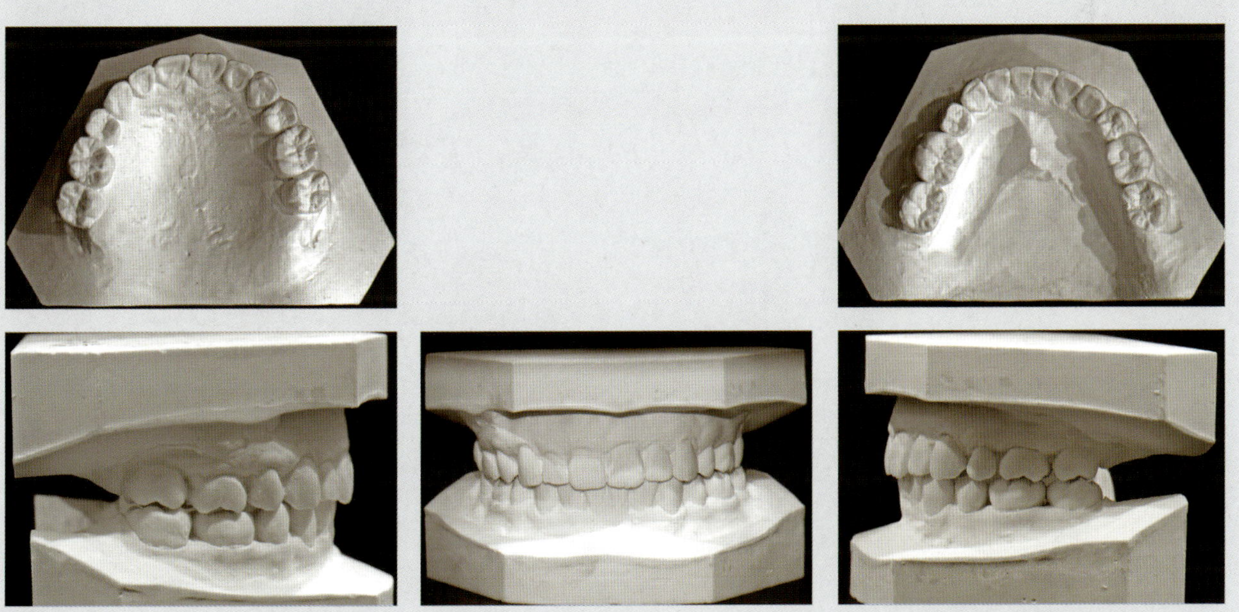

图18

治疗后照片（口内和口外，图19）

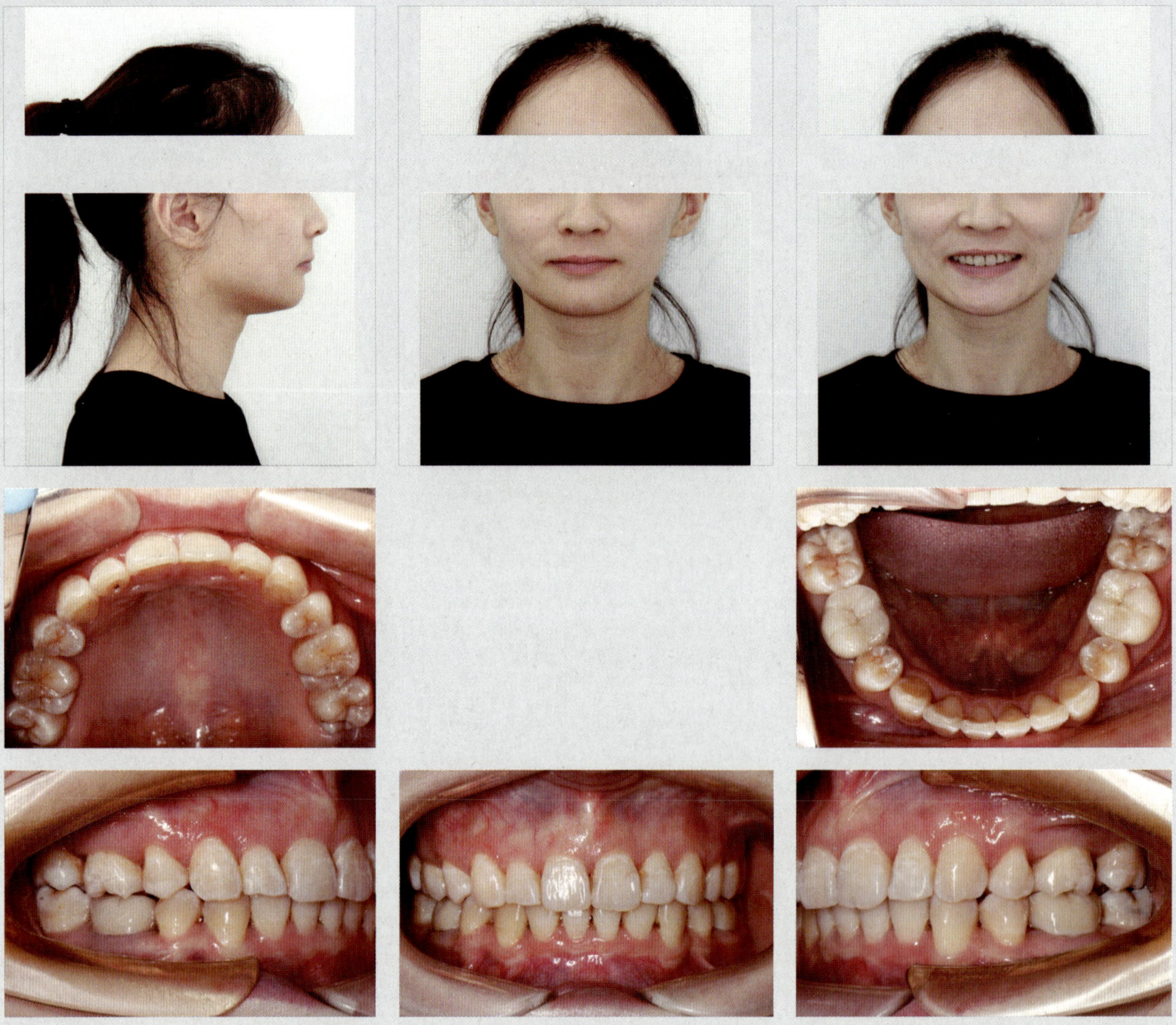

图19

病例总结及病例自我评价
Summary of case and self–evaluation

患者骨性Ⅱ类，凸面型。

减数拔除4颗第一前磨牙。

46是早年做过干髓术的牙齿，患者要求保留，所以没有拔除。

隐形矫治动画设计采用强支抗内收前牙。

采用片段弓直立磨牙，磨牙后段设计开窗。

最终达到患者比较理想的治疗结果。

本次治疗第一阶段以内收前牙和直立后牙为主，在后牙直立的过程中，也预估了矫治的特性，采用了辅助手段。

第二阶段以完成内收为目标，第三个阶段精调。

因为患者妊娠期佩戴，没有采用过多的手段保护支抗，治疗时间较长。

若早期结合片段弓，加强支抗控制。效果会更好些。

专家点评

这是一例伴有低角深覆殆和轻度骨性Ⅱ类的拥挤前突病例，设计了拔除14、24、34和44。本身低角病例下颌拔牙就难度很大，再加上46显著近中倾斜，矫治难度大大增加。医生巧妙灵活地运用传统附件，并结合片段弓，成功竖直显著前倾的右下第一磨牙，并达到了美学和咬合都非常好的结果，非常值得大家学习。

15

深覆𬌗伴下颌融合畸形牙的非对称拔牙隐适美矫治

A deepbite with fused tooth case treated with asymmetric extraction strategy using Invisalign

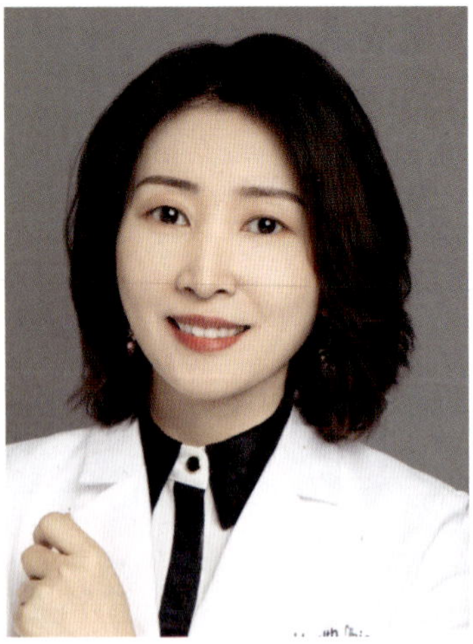

医生简介

肖静

中山大学光华口腔医学院硕士

广州海斯口腔美学科主任

病例简介

患者，女性，初诊时20岁。

主诉“牙齿不齐，嘴突数年”，检查显示患者为骨性Ⅱ类，安氏Ⅲ类，上牙列中度拥挤、下牙列轻度拥挤，下颌32、33融合畸形牙，大小为1颗下前牙宽度，上下颌Bolton指数不调，上下牙弓狭窄；上颌轻微前突及中度拥挤，需拔除前磨牙，强支抗设计，同时前牙内倾性深覆𬌗，整个过程前牙要设计冠唇向转矩和压低；下颌从拥挤度及畸形牙方面考虑，选择拔除32、33融合畸形牙，拔牙间隙用于排齐、内收前牙及整平Spee曲线。

关键词：上颌前突，下颌后缩，上下颌牙列拥挤，牙弓狭窄，前牙内倾性深覆𬌗，磨牙近中关系，32及33融合畸形牙

治疗前评估
Pre-treatment evaluation

患者信息

姓名	××
性别	女
初诊年龄/出生日期	20岁
主诉	牙齿不齐、嘴突数年
病史（全身和局部，外伤、不良习惯等）	身体健康，否认外伤史，否认不良习惯史，上前牙龋齿树脂充填史
其他相关病史	否认系统性疾病史、遗传史、食物药物过敏史等

口外情况（图1）

矢状向	凸面型，上颌轻微前突，鼻唇角95°，下颌后缩，颏唇沟浅，颏部靠后，下颌平面角为均角型
垂直向	面上、面中和面下1/3比例协调，口唇闭合自如，无开唇露齿
横向（颧骨、下颌角、颏部对称性）	双眼、双侧颧骨、上颌骨及下颌角基本对称，颏部对称，鼻部和颏部位于面中线上
软组织特征（唇厚度、唇突度等）	上唇轻度前突，下唇外翻，上下唇在E线前，上唇位于鼻下线前方4mm，下唇位于鼻下线后方1mm，颏部位于鼻下线后方6mm
微笑（上前牙暴露量、低位、中位、高位、笑弧等）	中位笑线，笑时暴露85%的上前牙
放松状态及微笑时口角高低情况	左右侧口角高低一致

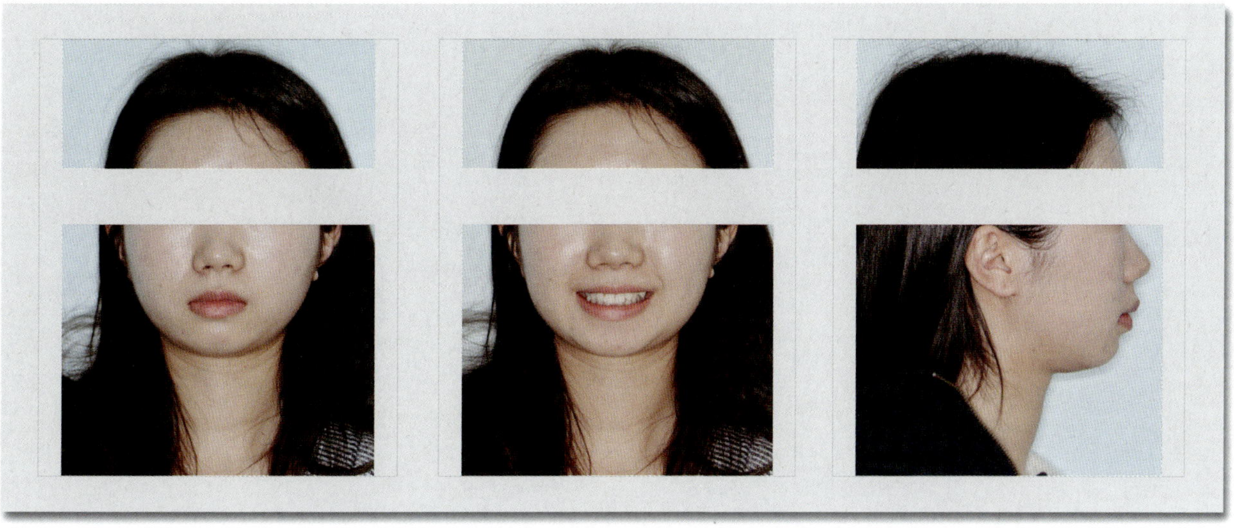

图1

口内情况（图2）

上颌拥挤度/间隙（mm）	6
下颌拥挤度/间隙（mm）	3
切牙关系	Ⅱ类2分类
前牙覆盖（mm）	2
前牙覆殆（mm）	Ⅲ度深覆殆6mm
后牙覆盖（mm）	15&45、46反殆，25&34、35正锁殆，25覆盖1mm，其余覆盖2mm
后牙覆殆（mm）	15&45、46反殆，25&34、35正锁殆，其余覆殆1mm
中线（和面中线关系）	上中线与面中线齐，下中线左偏2mm
左侧咬合关系（磨牙）	Ⅲ类
左侧咬合关系（尖牙）	Ⅰ类
右侧咬合关系（磨牙）	Ⅲ类
右侧咬合关系（尖牙）	Ⅲ类
锁殆（异位、扭转等）	25&34、35正锁殆，15、25扭转60°
其他口内情况（畸形舌尖舌窝、过小牙等）	32、33融合畸形牙
Bolton分析（3–3）	61.3%
Bolton分析（6–6）	83.9%
牙齿情况（氟斑牙、釉质发育不全等）	无氟斑牙、无釉质发育不全
殆平面（是否有倾斜）	无偏斜

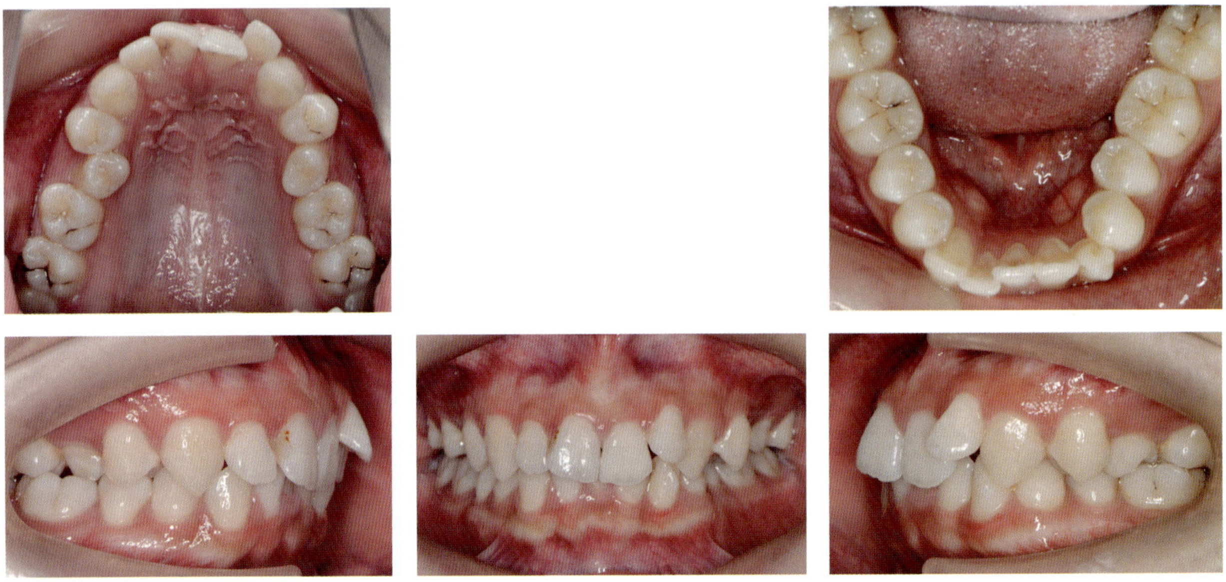

图2

一般影像学检查

骨性检查（关节形态初步评估，升支、体部是否对称等，生长发育评估）	关节结构正常，升支、体部基本对称，生长发育已完成
牙齿异常（缺失牙、多生牙、牙根长短异常等）	32、33融合畸形牙，牙根长度正常，无明显牙槽骨吸收，38、48近中阻生齿
预后较差的牙齿（根管治疗后，龋坏面积大、釉质发育不全等）	32、33融合畸形牙
TMJ	双侧颞下颌关节对称，无吸收
其他影像学发现（气道、腺样体、扁桃体等）	未见异常

治疗前模型（图3）

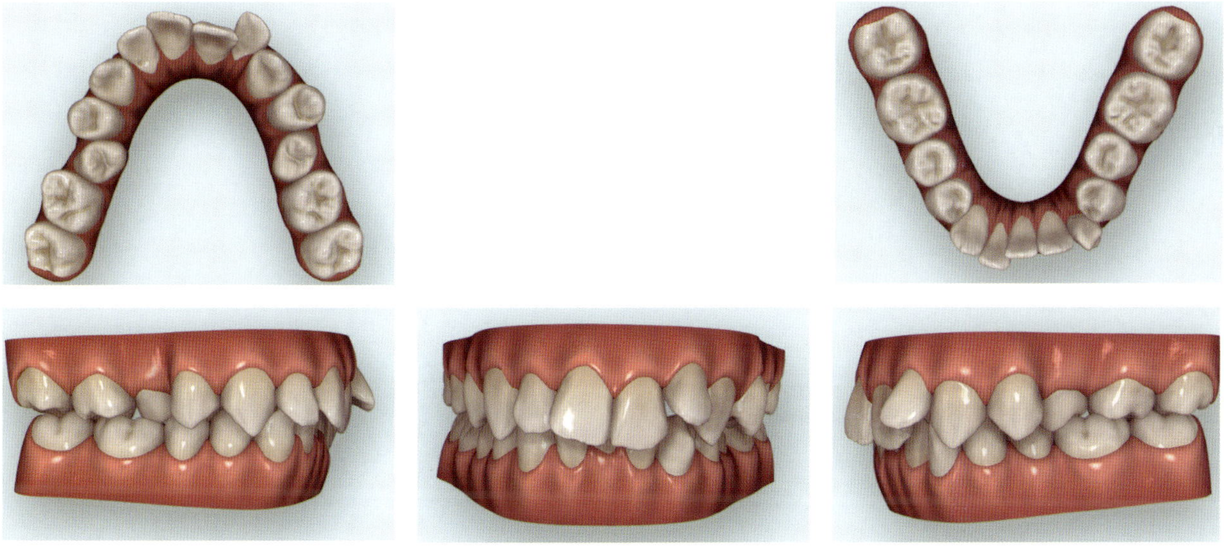

图3

治疗前X线片（图4）

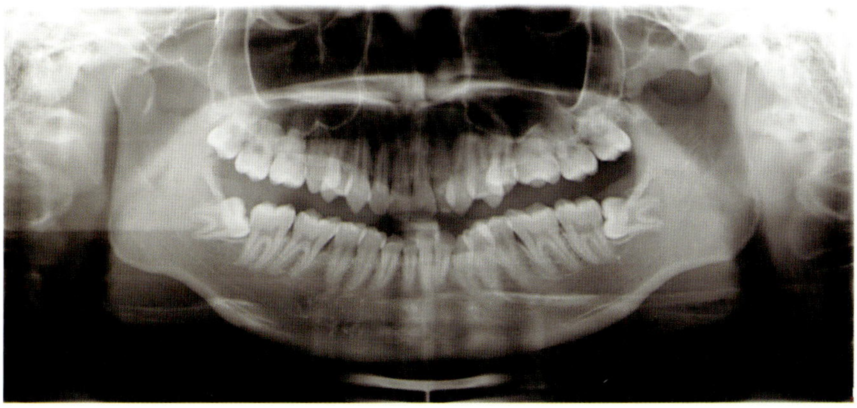

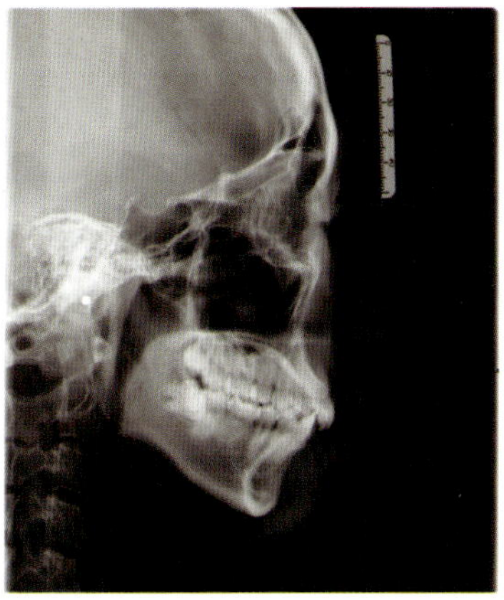

图4

治疗前头影测量描记图（图5）

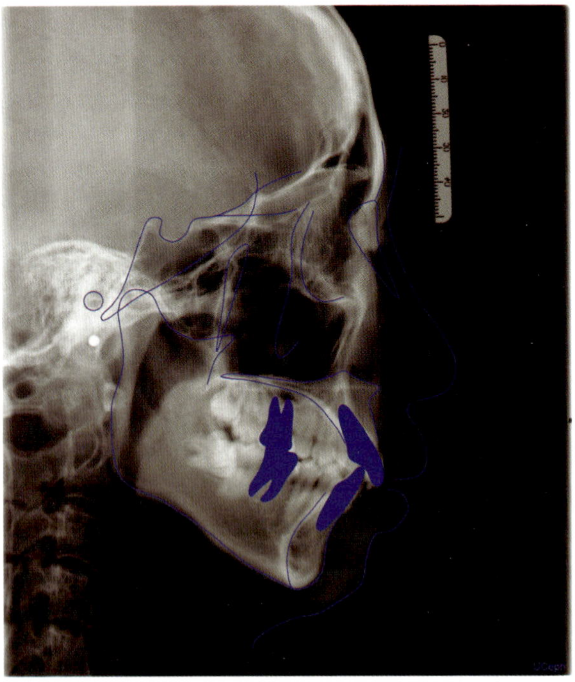

图5

头影测量异常数据解读

1. SNA：83°、SNB：76.5°；SNA略大，SNB偏小，上颌轻微前突，下颌后缩，患者凸面型主要为下颌后缩。

2. ANB：6.5°，骨性Ⅱ类。

3. SN-MP：37°，均角型。

4. SN-U1：102°，角度偏小，提示上前牙舌倾（内倾性）。

5. MP-L1：93°，下前牙基本直立。

治疗前头影测量分析

测量项目	标准值	T0
SNA（°）	82±4	83
SNB（°）	80±3	76.5
ANB（°）	3±2	6.5
SN-MP（°）	34±5	37
SN-U1（°）	106±6	102
MP-L1（°）	92±3	93
FMA（°）	31.53±5	34.5
FMIA（°）	54.9±6.1	52.5
U1-L1（°）	125.4±7.9	118

诊断

1. 骨性Ⅱ类。
2. 安氏Ⅲ类。
3. 均角。
4. 凸面型。
5. 38、48近中阻生齿。

问题列表

1. 患者骨性Ⅱ类，上颌轻微前突、下颌后缩，手术还是拔牙掩饰性矫治?

2. 正畸掩饰性治疗，选择固定矫治还是隐形矫治?

3. 上颌中度拥挤，上颌前突需要内收前牙改善突度，上颌需强支抗设计，拔牙牙位4还是5?

4. 下颌因32、33为融合畸形牙，拔牙牙位是选择该畸形牙还是拔4?

5. 下颌拔牙若选择32、33融合畸形牙，上下前牙会Bolton指数不调，如何协调?

6. 前牙为内倾性深覆𬌗，如何顺利实现咬合打开?

7. 上下牙弓狭窄，横向如何控制?

8. 矫治过程中如何改善尖磨牙关系?

9. 下中线左偏2mm，如何实现调整下中线与上中线对齐?

治疗计划

矫治器	隐适美（Invisalign）
拔牙牙位	15、25、32及33融合畸形牙，38、48
支抗选择	上下颌强支抗
治疗设计：横向考虑	牙弓狭窄，上下颌均设计6-6扩弓1.2mm，矫治过程中注意维护好后牙区宽度
治疗设计：矢状向考虑	上颌牙列中度拥挤，且上颌轻微前突，需要拔牙间隙用于解除拥挤及内收上前牙，所以上颌强支抗设计，磨牙不前移；下颌牙列轻度拥挤，且下颌后缩，颏部靠后，需要间隙解除拥挤、内收前牙，让下颌发生逆时针旋转，使颏部位置更靠前，但是仅靠32及33的融合畸形牙拔牙间隙不足够，需设计下前牙的片切提供更多间隙，同时下磨牙强支抗设计，过程中使用Ⅱ类牵引保护支抗
治疗设计：垂直向考虑	压低上下前牙，打开咬合，以压低下前牙、整平Spee曲线为主，过矫治设计，目标位设计为0mm覆𬌗

续表

其他设计要点	1. 移动步骤设计：上颌先移动磨牙，16、26颊侧移动调整宽度，并匹配上下颌牙弓宽度及弓形；在磨牙颊向移动的同时远移14、24，直至第一前磨牙与尖牙之间有2mm间隙后，从第10步起才远移13、23，待13、23远移0.5mm后，第12步开始再整体内收13-23，同时双侧Ⅱ类牵引，以此种移动模式节约支抗；下颌36颊侧移动扩弓同时下前牙往左侧拔牙间隙移动，以节省时间；且13、23尽快与44、34达到中性关系 2. 牵引设计：矫治过程中使用Ⅱ类牵引保护上磨牙支抗，利于上前牙内收，使用3/16、3.5oz的橡皮筋挂于13、23的牙套上及46、36颊侧舌侧扣上 3. 附件设计：12、13、14、23、24上设计优化控根附件便于内收过程中控根，16、17、26、27设计3mm垂直矩形附件利于稳住磨牙；由于43、42、41、31需要向拔牙间隙移动，使用3mm垂直矩形附件，利于牙轴的控制；下前磨牙上放置优化深覆殆附件以整平Spee曲线 4. 转矩及过矫治设计：13-23设计有10° ~15° 的冠唇向转矩的过矫治设计，13、12、11、21、23分别设计13.1° 、2.7° 、9.2° 、21.1° 、21.8° 的冠唇向转矩，从第13步起添加，均匀加至主动矫治结束；上颌磨牙设计3° 左右的冠舌向根颊向负转矩，以提供骨皮质支抗，实现强支抗设计 5. 中线纠正：患者下中线左偏约2mm，通过将43、42、41、31往左侧的拔牙间隙移动及44-34的片切调整到42与41形成的新中线与上中线对齐 6.步数设计：延长上颌主动矫治器步数至56步，10天更换下一副牙套，利于隐形矫治器更高的表达率
如有几个方案请都列出，列出利弊，解释选择最终方案的理由	上颌强支抗设计应拔除14、24，但考虑到15、25为严重扭转牙，隐形矫治难度大，最终选择拔除15、25 下颌可选择拔34、44，但32、33为融合畸形牙且仅1颗下前牙宽度，若拔34及44，上下Bolton指数会严重不调，前牙覆盖会过大；且融合畸形牙预后欠佳，最终下颌选择拔除32、33的融合畸形牙，同时44-34设计0.4～0.5mm的片切，以协调Bolton指数、更大量地内收下前牙、前移颏部及使前牙覆盖达到正常
保持	透明压膜保持器

牙齿移动量（图6）

上颌 下颌	1.8	1.7	1.6	P	1.4	1.3	1.2	1.1	2.1	2.2	2.3	2.4	P	2.6	2.7	2.8
伸长(E)/压低(I)，mm		0.3 E	0.4 E		0.2 I	1.4 I	3.1 I	4.4 I	3.7 I	3.9 I	2.5 I	1.2 I		0.5 E	0	
整体移动(B)/舌侧(L)，mm		0.4 L	0.5 B		1.0 L	0.3 L	3.3 L	4.1 L	2.6 L	6.0 L	0.2 L	1.6 L		0.7 B	0.9 L	
整体移动 近中(M)/远中(D)，mm		0.7 D	0		5.8 D	5.8 D	4.1 D	1.3 D	0.8 D	3.5 D	6.3 D	6.8 D		0	0.9 D	
扭转(M)/远中(D)		6.2°M	15.0°M		10.9°M	23.1°D	8.3°D	21.5°D	2.1°M	14.0°M	6.1°D	4.7°D		15.0°M	5.8°M	
轴倾度(M)/远中(D)		2.5°M	1.7°D		6.7°M	6.1°D	1.7°M	4.7°M	3.3°M	2.5°D	2.4°D	4.6°M		2.3°D	1.2°M	
倾斜度 唇侧(B)/舌侧(L)		11.4°L	2.7°L		1.8°B	13.1°B	2.7°B	9.2°B	**21.1°B**	5.5°L	**21.8°B**	1.0°B		0.6°B	8.4°L	

最后一步 爱齐公司 医生 差异 牙齿基底部 冠 牙根

上颌 下颌	4.8	4.7	4.6	4.5	4.4	4.3	4.2	4.1	3.1	3.2	P	3.4	3.5	3.6	3.7	3.8
伸长(E)/压低(I)，mm		0.2 E	0.3 E	0.1 I	0.4 I	2.6 I	4.4 I		4.8 I	3.8 I		1.3 I	0.8 I	0.3 I	0.2 I	
整体移动(B)/舌侧(L)，mm		0.6 L	0	0.2 L	1.1 L	3.2 L	3.0 L		0.2 L	0.7 L		0.1 B	2.6 B	1.2 B	0.2 L	
整体移动 近中(M)/远中(D)，mm		0.3 D	0.3 D	0.1 D	0.5 D	1.0 M	2.0 M		3.3 D	3.5 D		0.3 D	0	0.1 M	0.1 D	
扭转(M)/远中(D)		6.9°D	3.3°D	9.5°M	18.0°M	2.5°D	0.5°D		0.3°D	15.5°D		25.4°M	1.7°M	15.3°D	5.3°D	
轴倾度(M)/远中(D)		5.4°M	8.1°D	4.1°D	6.3°D	4.6°M	8.3°M		5.5°D	7.4°M		11.1°D	4.3°D	2.4°D	2.2°M	
倾斜度 唇侧(B)/舌侧(L)		5.3°B	5.3°B	1.0°L	6.1°B	2.4°L	2.8°L		9.6°B	4.6°B		19.1°B	9.7°B	2.4°B	0.3°B	

最后一步 爱齐公司 医生 差异 牙齿基底部 冠 牙根

图6

牙齿移动分布（图7）

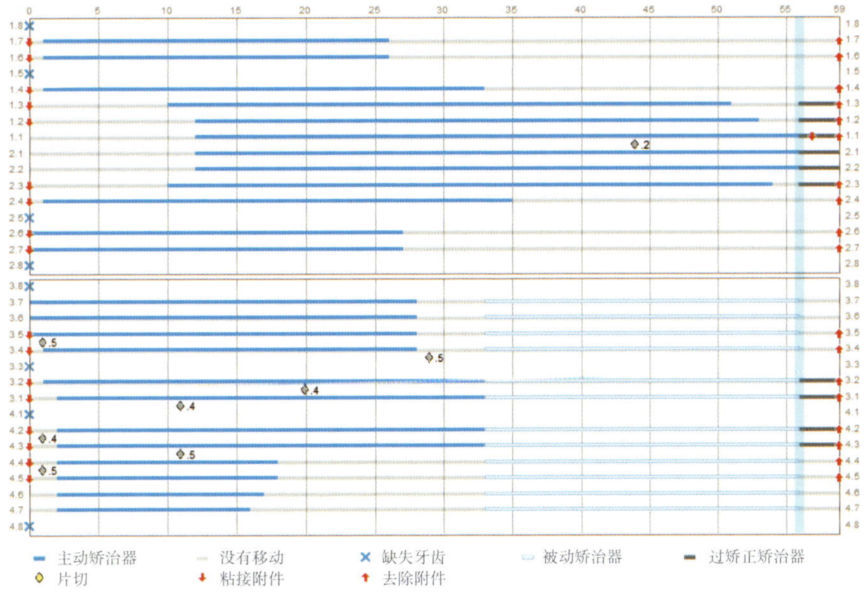

图7

治疗进程

治疗时长	2年
牙套更换频率/复诊频率	10～14天/副，3个月复诊
重启/精调次数	0
保持时长	计划2年

扫码关注后
输入yx15
观看视频

治疗
Treatment

阶段关键照片/治疗中生物力学等

矫治过程中（图8）：第24副牙套，贴合度良好，使用Ⅱ类牵引（3/16，3.5oz橡皮筋，上颌挂于13、23牙套上，下颌挂于46、36颊侧舌侧扣上）保护上颌支抗，该步基本实现了方案预期的效果，前牙覆𬌗比ClinCheck更深，因为隐形矫治过程中前牙垂直向咬合的打开较难实现，因此方案设计了覆𬌗的过矫治，前牙覆𬌗将在后续的矫治过程中继续打开。

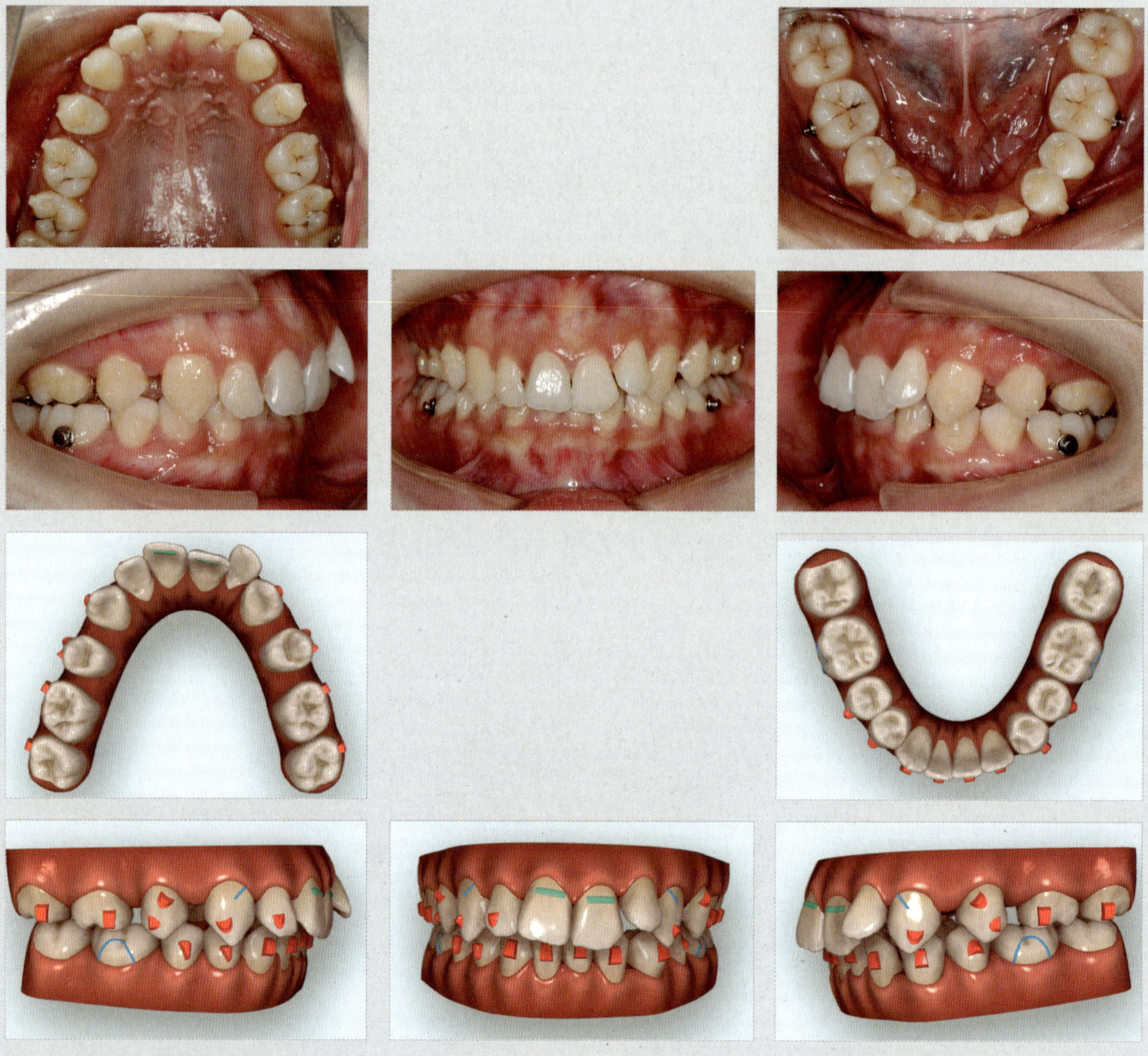

图8

矫治过程中（图9）：第46副牙套，贴合度良好，Ⅱ类牵引（3/16，3.5oz橡皮筋），前牙覆㖇深，未达到ClinCheck上0.5mm的覆㖇，但较第24副打开了约2mm，因垂直向过矫治设计是将过矫治的总量均匀分配加到每一副牙套里，覆㖇将会在第46～第56副继续打开；另外上下中线不齐，下颌42与41形成的新中线右偏约1mm，且右侧磨牙关系略偏远中，从该步起，去除46颊侧舌侧扣，在47颊侧粘接舌侧扣，Ⅱ类牵引（3/16，3.5oz橡皮筋）挂于47、36颊侧及13、23牙套上。

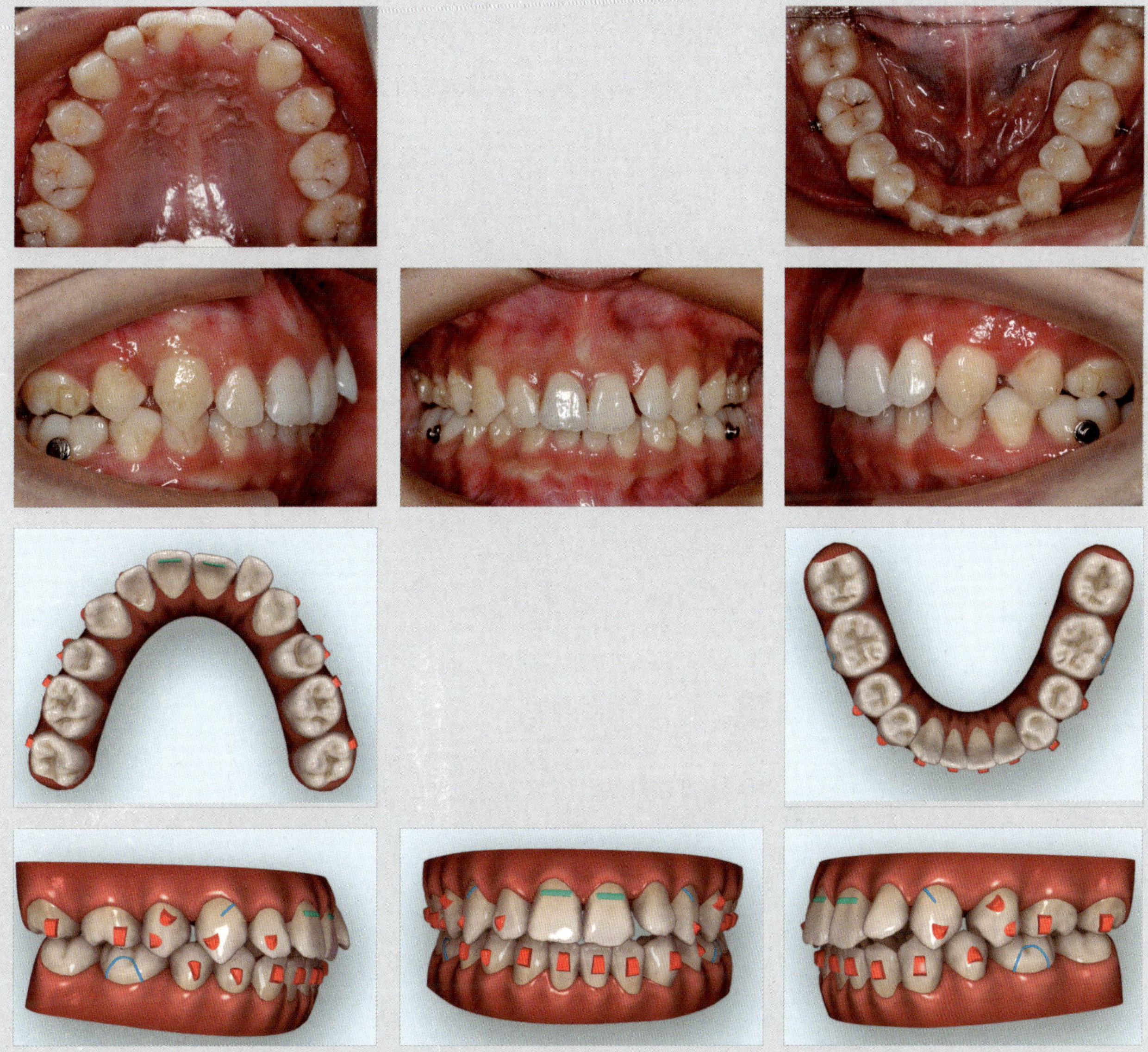

图9

矫治过程中（图10）：第56副牙套戴够10天后，更换为白天不戴，仅晚上戴1个月后的记录。ClinCheck截图，牙套贴合度良好，此时达到ClinCheck的预计矫治目标，前牙覆殆达到正常约2mm，说明：垂直向前牙覆殆过矫治设计为0mm而实际表达为2mm的覆殆；中线已对齐，磨牙关系达到中性。

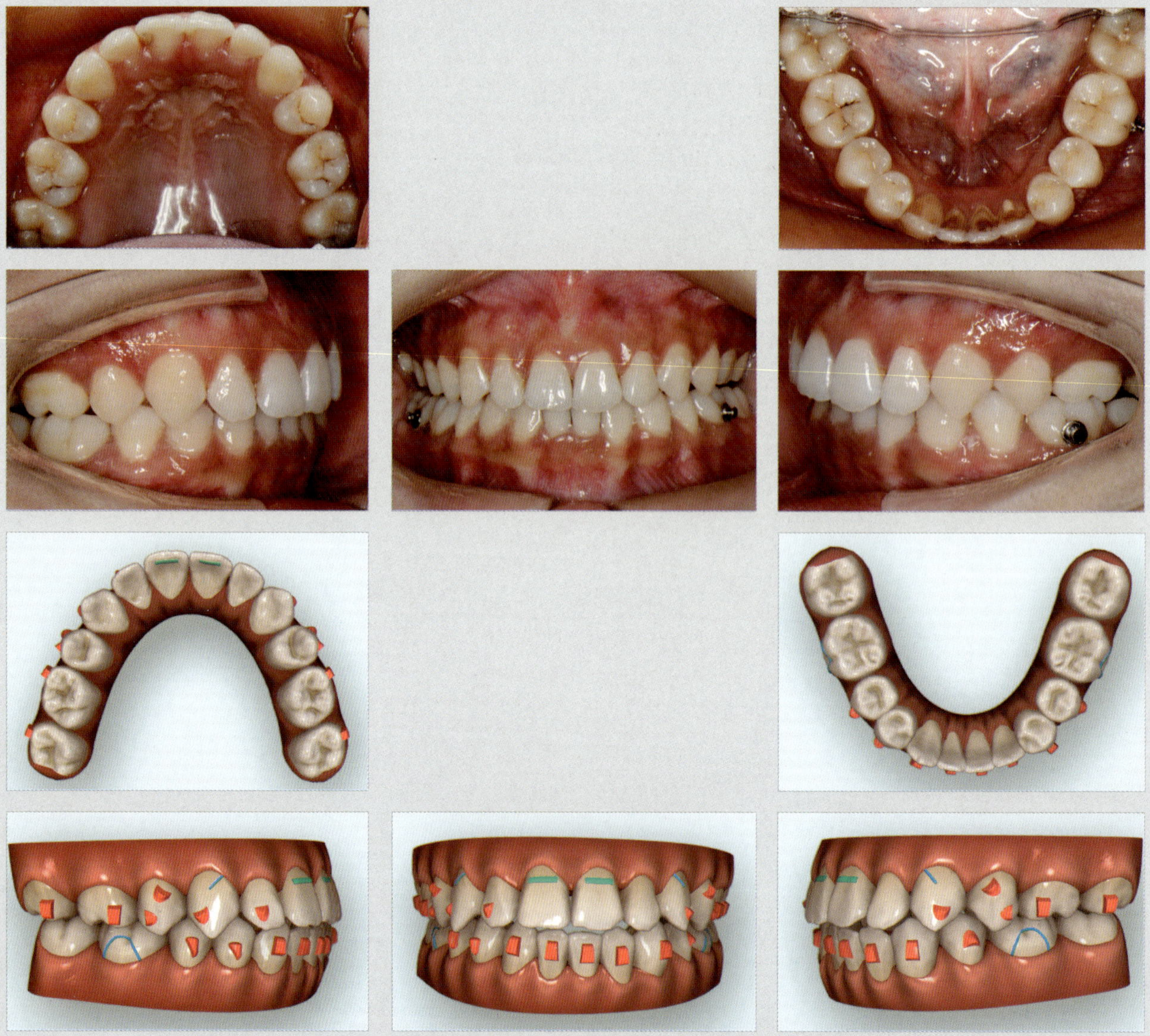

图10

治疗结束X线片（图11）

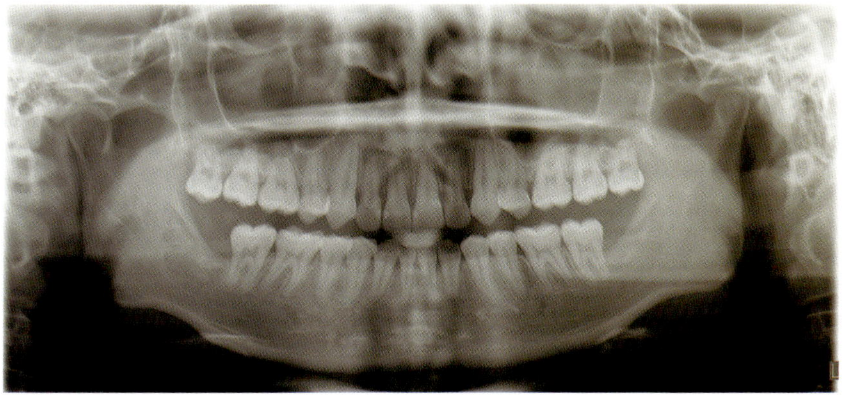
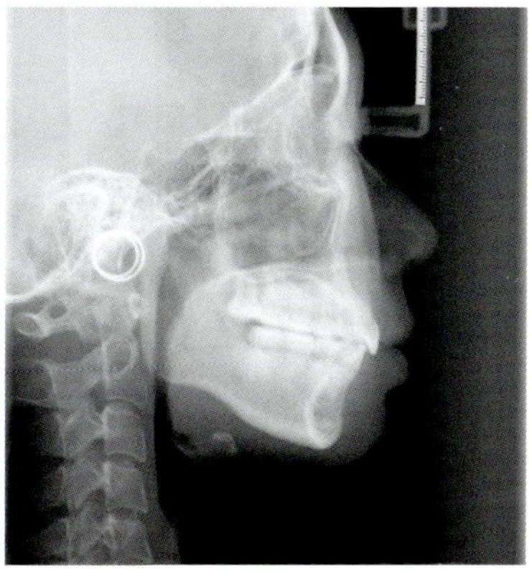

图11

治疗结束头影测量描记图（图12）

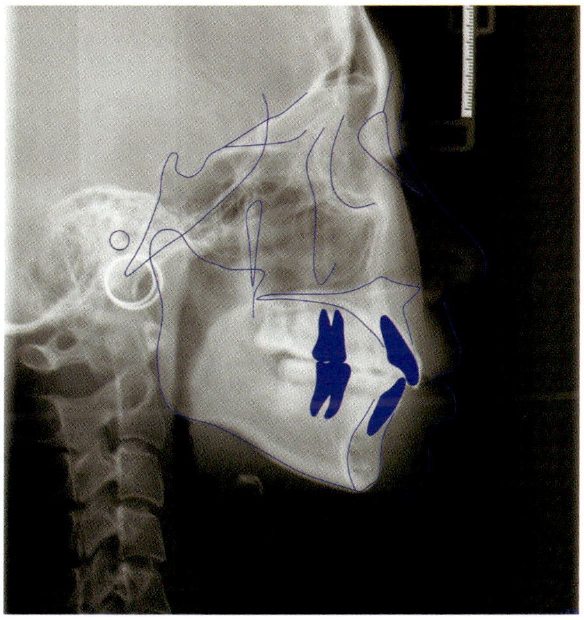

图12

治疗前后头影测量分析

测量项目	T0	T1
SNA（°）	83	82
SNB（°）	76.5	78
ANB（°）	6.5	4
SN-MP（°）	37	35
SN-U1（°）	102	101
MP-L1（°）	93	95
FMA（°）	34.5	33.3
FMIA（°）	52.5	51.7
U1-L1（°）	118	120

治疗前后头影测量数据变化解读

1. 上下颌拔牙矫治，前牙内收，上颌前牙区牙槽骨改建，SNA减小。

2. SN-MP角度减少，下颌前牙内收同时下颌发生逆时针旋转。

3. SNB增大，ANB减小至4°。

4. 达到掩饰性治疗的目的。

头影重叠（图13）

治疗前（T0）：蓝色

治疗后（T1）：红色

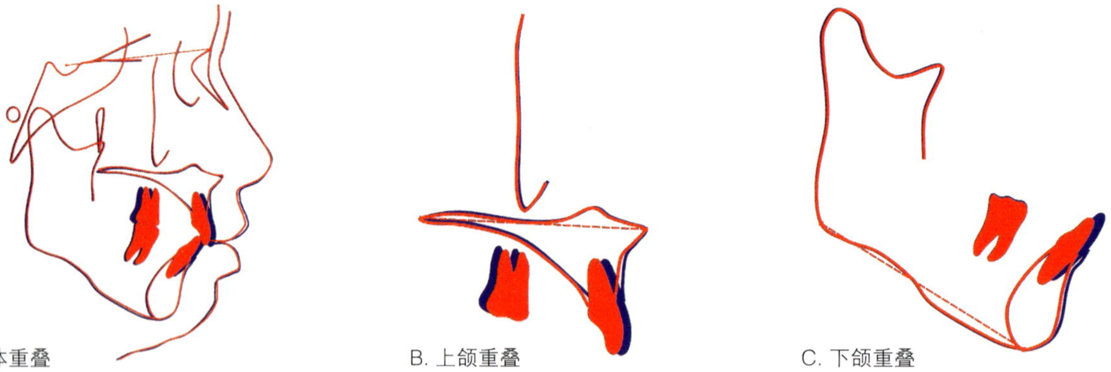

A. 整体重叠　B. 上颌重叠　C. 下颌重叠

图13

治疗后评估
Post-treatment evaluation

结束模型（图14）

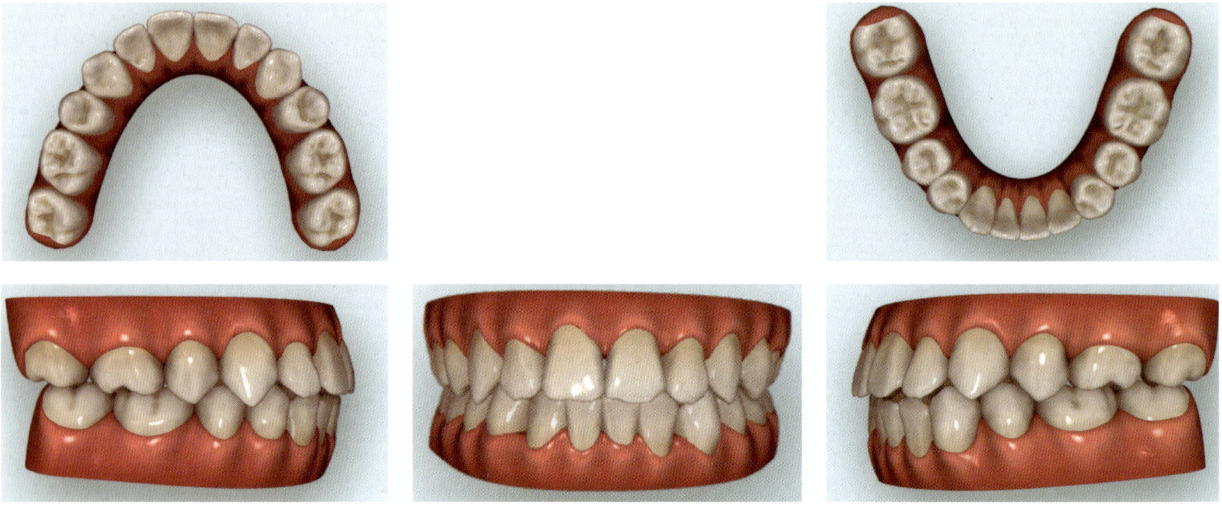

图14

治疗后照片（口内和口外，图15）

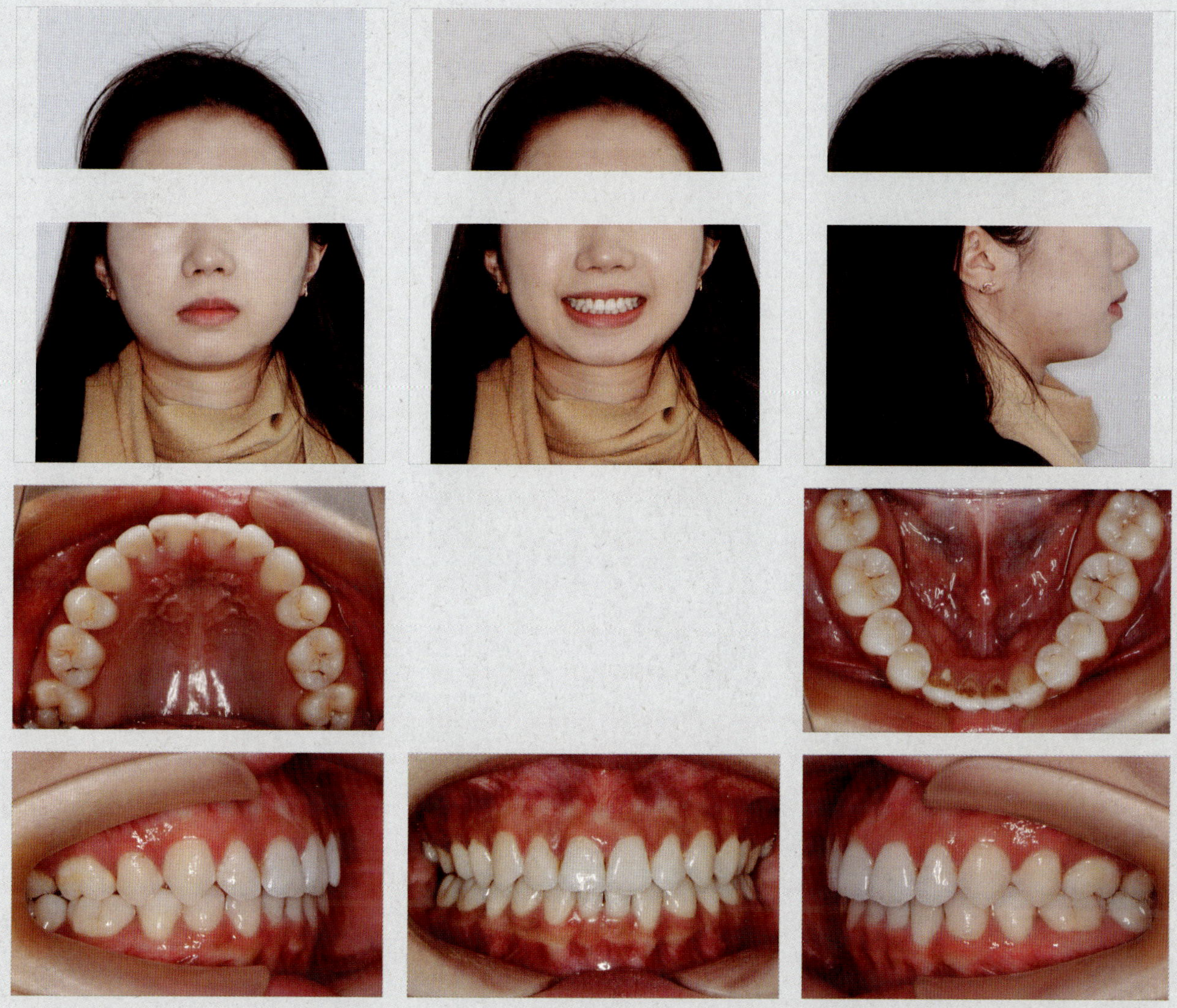

图15

保持期照片（图16）

保持1年半后，效果良好，无复发，18、28伸长，建议患者尽快拔除。

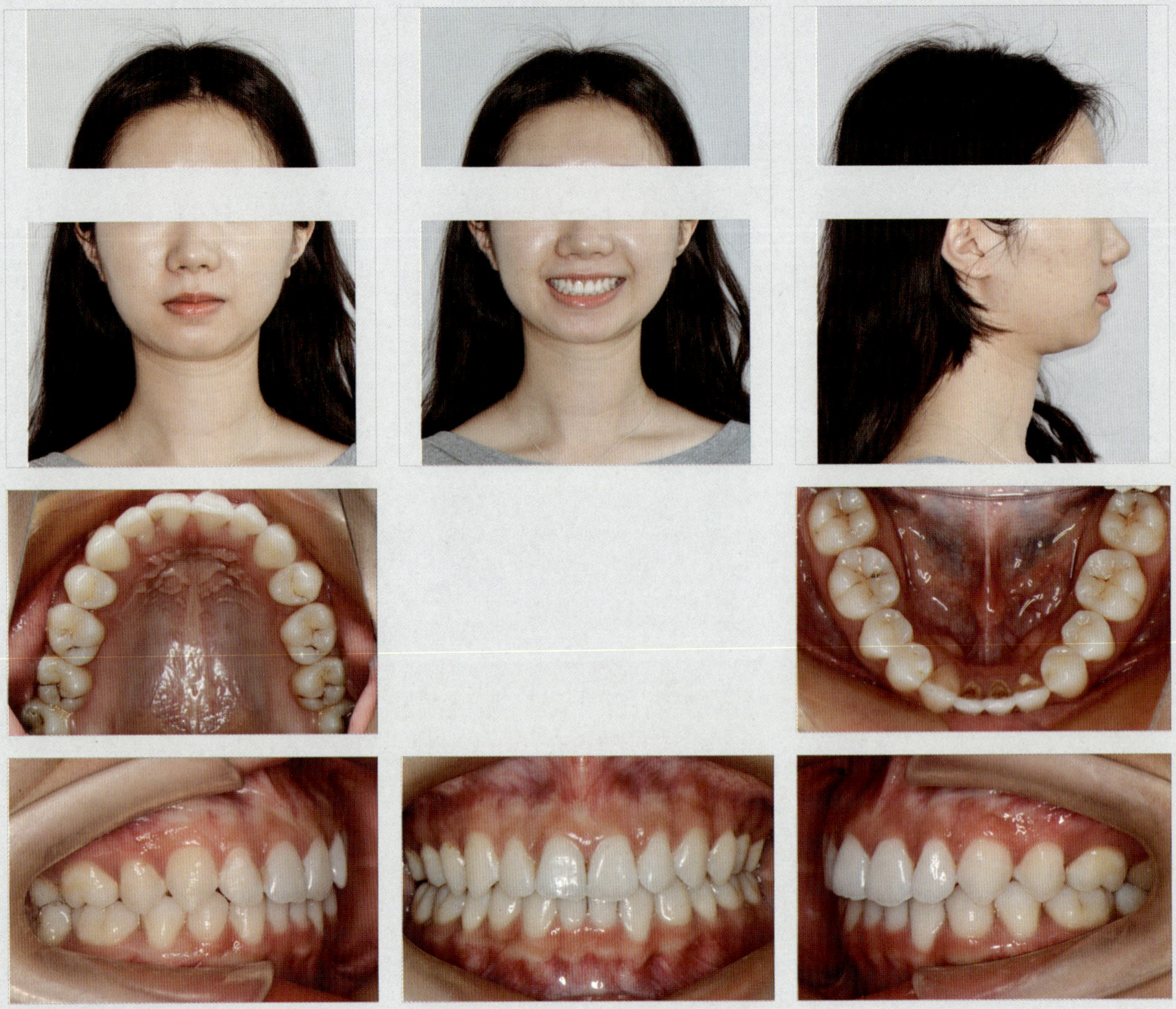

图16

病例总结及病例自我评价
Summary of case and self-evaluation

1. 该病例为前牙内倾性深覆㿗，上颌中度拥挤，属于拔牙矫治里难度比较高的病例，使用隐形矫治有挑战性，但整个矫治过程比较顺畅，牙齿移动过程中未出现明显问题；矫治过程一次性完成，无重启无精调，得益于隐形方案三维方向设计的合理性。

2. 上颌轻微前突及中度拥挤，拔除14、24更利于强支抗设计，但是由于15、25为严重扭转牙，最终选择拔除15、25，增加了强支抗控制的难度，方案设计时注意了上下牙弓宽度控制及三维方向的匹配，上颌磨牙设计了3° 左右的负转矩以形成骨皮质支抗、上前牙设计10° ~15° 、下前牙5° 左右的冠唇向转矩过矫治，前牙覆㿗过矫治设计为0mm，过程中配合Ⅱ类牵引保护上颌支抗，使上颌强支抗得以更好地实现，同时维护了整个矫治过程的磨牙关系。

3. 下颌4-4设计有0.4~0.5mm的片切，片切采用少量多次，分5次完成，每次片切后邻面涂布多乐氟凝胶，并对患者进行口腔卫生宣教，嘱使用牙线或冲牙器清洁邻面防止龋坏。

4. 从该病例得出：隐形矫治，只要方案设计合理，就算是有难度的病例，也能简单顺利安全地完成，且结果和预期的高度一致。

专家点评

本病例的难度在于上中切牙转矩的控制，以及前牙咬合的打开，加之下前牙融合牙拔除，增加了治疗难度，但是医生治疗设计到位，通过Ⅱ类牵引，有效增加了上颌后牙在前牙内收以及控制转矩时所需要的支抗。通过下前牙垂直矩形附件的使用，避免了下前牙在向左侧内收时发生牙冠的倾斜。通过下前牙压低的过矫治，很好地打开了前牙咬合。

思考：最后矫治效果22未完全排齐到位，应该再继续精调完成。

隐适美矫治成人双颌前突拔牙病例一例

An extraction case of adult bimaxillary protrusion treated by Invisalign system

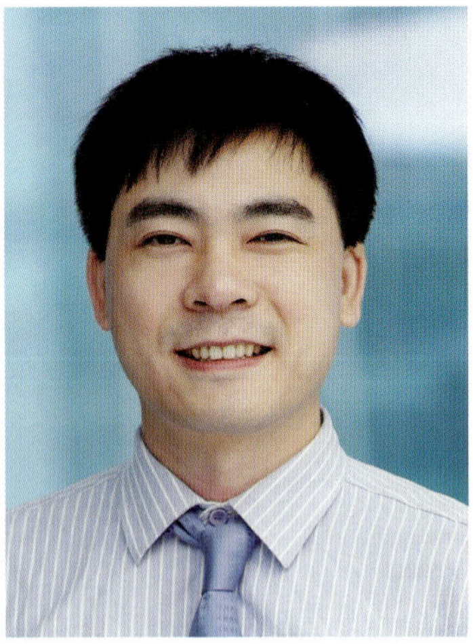

医生简介

张伟生

北京大学口腔医学院博士

北京大学深圳医院主治医师

病例简介

患者，女性，初诊时23岁。

主诉：嘴突数年求治。

检查：正面观左右基本对称，侧面嘴突，双侧颞下颌关节无明显异常。口内双侧磨牙中性，上下前牙轻度拥挤，覆殆覆盖基本正常。

诊断：安氏Ⅰ类，骨性Ⅰ类，高角面型。设计：隐适美拔牙矫治，拔除14、24、34、44，G6附件系统，上下前牙内收，改善凸面型。

过程：经过约16个月疗程完成矫治。其中第一套矫治器45副，4个象限均采用G6附件系统，约13个月完成矫治；第二套精调矫治器14副，采用传统附件，约3个月完成精调。矫治全程未使用微种植体，未使用Ⅱ类及Ⅲ类牵引。

治疗结果：凸面型明显改善，获得直面型，双侧磨牙关系中性，咬合良好，前牙覆殆覆盖正常。下颌平面角逆时针旋转1.4°，面部比例协调美观。

关键词：双颌前突，隐适美，G6附件

治疗前评估
Pre-treatment evaluation

患者信息

姓名	××
性别	女
初诊年龄/出生日期	23岁
主诉	嘴突数年求治
病史（全身和局部，外伤、不良习惯等）	否认全身疾病史，否认牙齿及颌面部外伤史，否认不良习惯史
其他相关病史	否认系统性疾病史，否认过敏史及遗传史等

口外情况（图1）

矢状向	凸面型，颏唇沟浅，颏部靠后，下颌平面角高
垂直向	长面型，面下1/3偏长
横向（颧骨、下颌角、颏部对称性）	颧骨、下颌角、颏部基本对称
软组织特征（唇厚度、唇突度等）	上下唇丰满，上下唇在E线前
微笑（上前牙暴露量、低位、中位、高位、笑弧等）	上前牙暴露约2/3，无明显露龈
放松状态及微笑时口角高低情况	左右侧口角高低基本一致

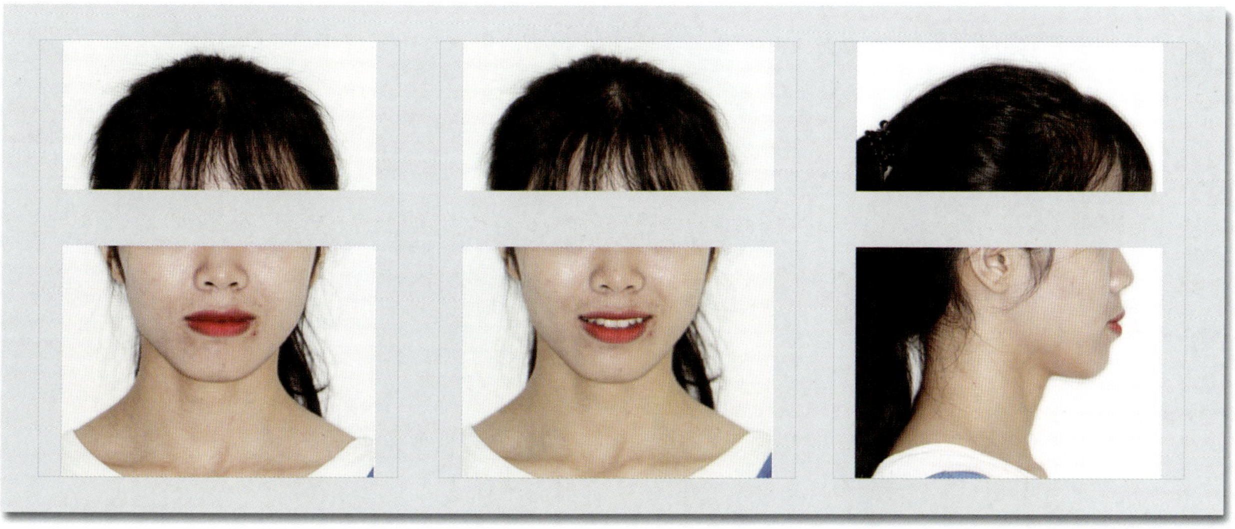

图1

口内情况（图2）

上颌拥挤度/间隙（mm）	3
下颌拥挤度/间隙（mm）	3
切牙关系	Ⅰ类
前牙覆盖（mm）	2
前牙覆殆（mm）	2
后牙覆盖（mm）	2
后牙覆殆（mm）	2
中线（和面中线关系）	上中线与面中线一致，下中线相对面中线右偏2mm
左侧咬合关系（磨牙）	Ⅰ类
左侧咬合关系（尖牙）	Ⅰ类
右侧咬合关系（磨牙）	Ⅰ类
右侧咬合关系（尖牙）	Ⅰ类
锁殆（异位、扭转等）	无
其他口内情况（畸形舌尖舌窝、过小牙等）	无
Bolton分析（3–3）	78.5%
Bolton分析（6–6）	92.4%
牙齿情况（氟斑牙、釉质发育不全等）	无异常
殆平面（是否有倾斜）	殆平面无偏斜

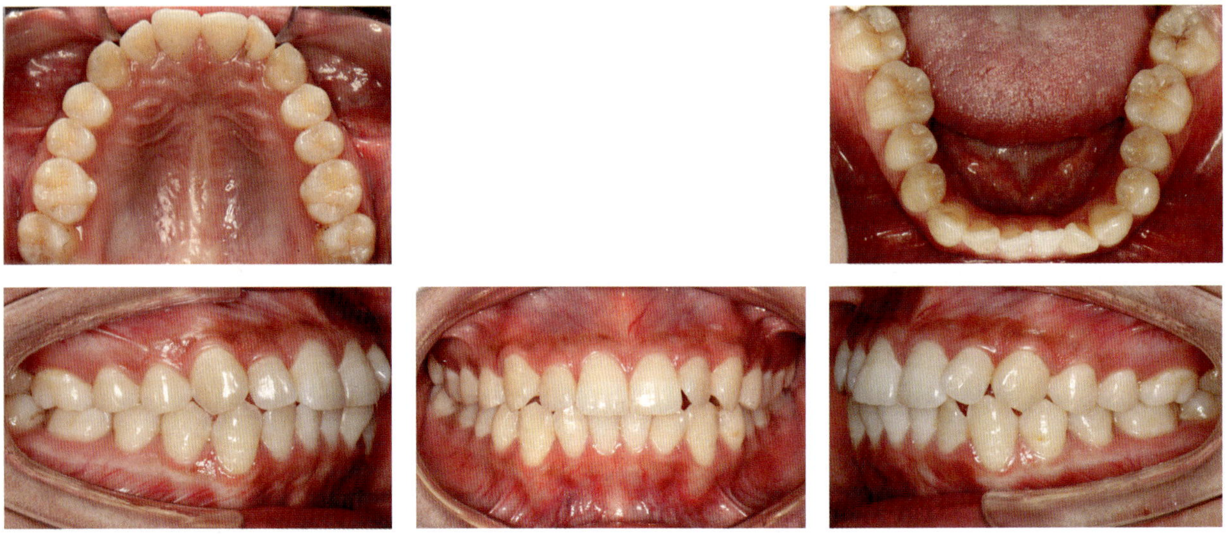

图2

一般影像学检查

骨性检查（关节形态初步评估，升支、体部是否对称等，生长发育评估）	关节形态无异常，下颌升支、体部发育对称，生长发育已停止
牙齿异常（缺失牙、多生牙、牙根长短异常等）	牙齿数目，牙根长度，牙周情况正常，无牙槽骨吸收，各象限智齿阻生
预后较差的牙齿（根管治疗后，龋坏面积大、釉质发育不全等）	无
TMJ	双侧颞下颌关节对称，无吸收
其他影像学发现（气道、腺样体、扁桃体等）	无

治疗前模型（图3）

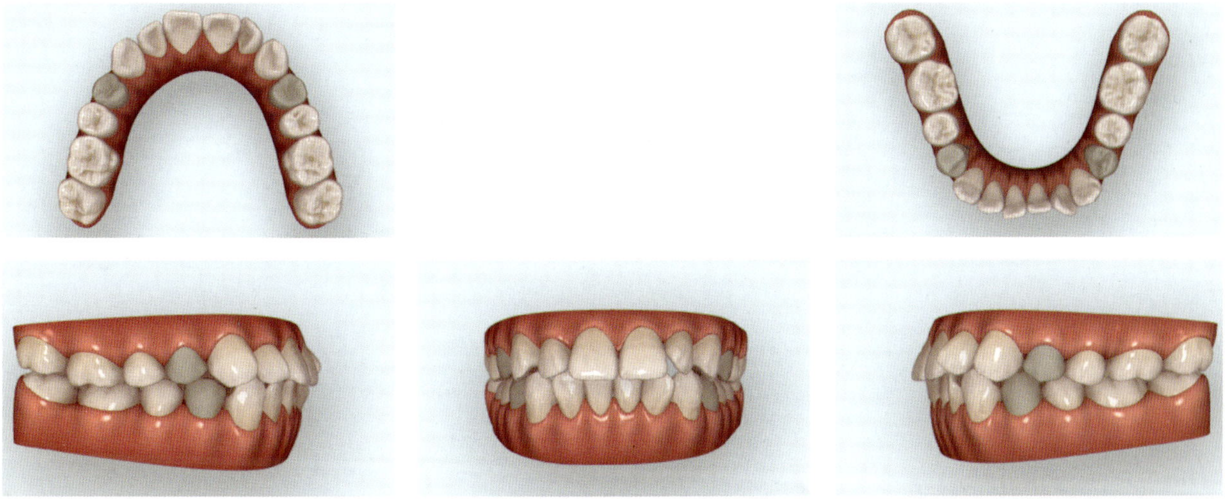

图3

治疗前X线片（图4）

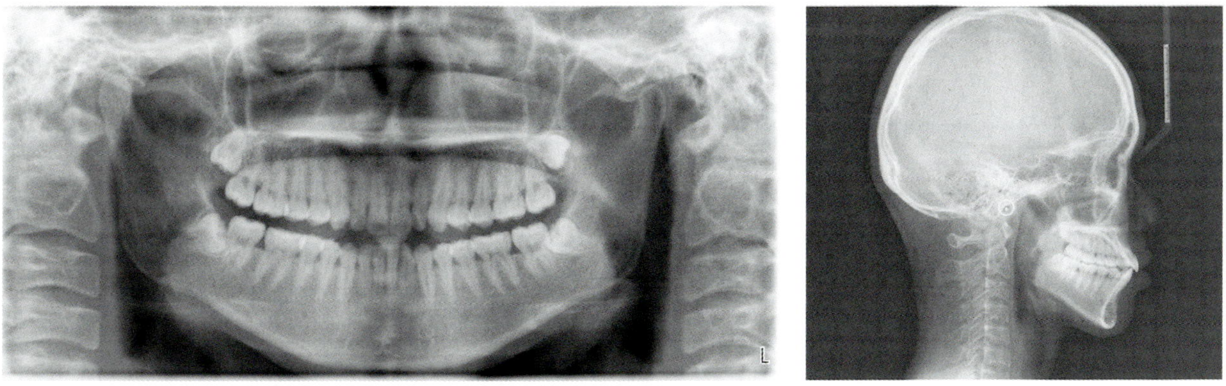

图4

治疗前头影测量描记图（图5）

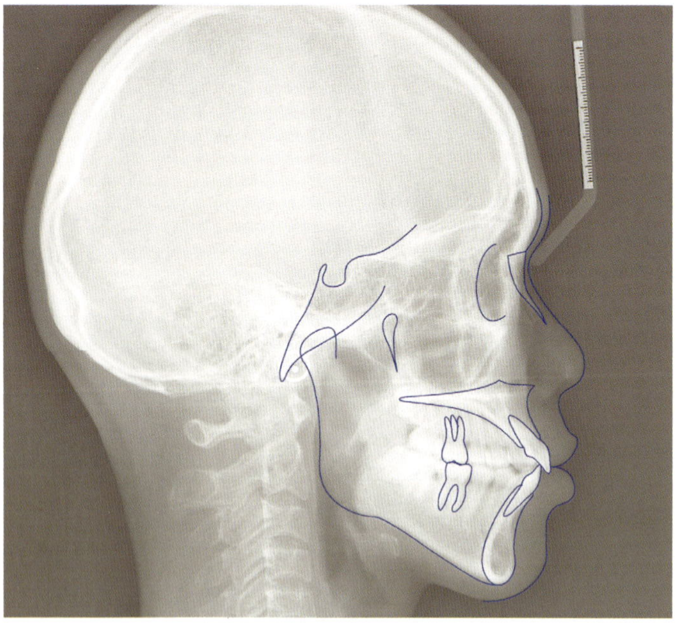

图5

治疗前头影测量分析

测量项目	标准值	T0
SNA（°）	82.8 ± 4.0	79.7
SNB（°）	80.1 ± 3.9	79.2
ANB（°）	2.7 ± 2.0	0.5
NP-FH（°）	85.4 ± 3.7	75.5
NA-PA（°）	6.0 ± 4.4	1.5
U1-NA（mm）	5.1 ± 2.4	10.0
U1-NA（°）	22.8 ± 5.7	32.8
L1-NB（mm）	6.7 ± 2.1	7.4
L1-NB（°）	30.3 ± 5.8	34.0
U1-L1（°）	125.4 ± 7.9	112.6
U1-SN（°）	105.7 ± 6.3	112.5
MP-SN（°）	32.5 ± 5.2	36.0
FH-MP（°）	31.1 ± 5.6	39.4
L1-MP（°）	92.6 ± 7.0	98.9
Y轴（°）	66.3 ± 7.1	71.0
PO-NB（mm）	1.0 ± 1.5	-0.4

头影测量异常数据解读

1. 治疗前MP–SN 36.0°，高角面型。

2. 治疗前ANB 0.5°，骨性Ⅰ类面型。

3. 治疗前U1–SN 112.5°，上中切牙角偏大。

4. 治疗前L1–MP 98.9°，下中切牙角偏大。

5. 治疗前U1–L1 112.6°，患者前牙唇倾。

诊断

1. 安氏Ⅰ类。

2. 骨性Ⅰ类。

3. 高角面型。

问题列表

1. 凸面型。

2. 双颌前突。

3. 下中线右偏2mm。

4. 上前牙拥挤3mm。

5. 下前牙拥挤3mm。

6. 18、28、38、48阻生。

治疗计划

矫治器	隐适美（Invisalign Full）
拔牙牙位	14、24、34、44
支抗选择	后牙支抗（G6系统）
治疗设计：横向考虑	维持
治疗设计：矢状向考虑	G6系统最大支抗内收上下前牙
治疗设计：垂直向考虑	整平Spee曲线，防止后牙过长
其他设计要点	加大G6系统的后牙轴倾度备抗设计，加大前牙垂直向压低过矫治，加大上下前牙唇倾过矫治量
如有几个方案请都列出，列出利弊，解释选择最终方案的理由	无
保持	压膜保持器

治疗进程

治疗时长	约16个月
牙套更换频率/复诊频率	第1～第30副10天，第30～第45副7天；精调第1～第7副7天，第8～第14副4天
重启/精调次数	无重启，精调1次
保持时长	1年

扫码关注后
输入yx16
观看视频

ClinCheck方案设计思路

1. 本例是一例典型的双颌前突患者，应尽可能内收上下前牙以改善凸面型，故应设计最大支抗方案。

2. 由于要求最大可能内收上下前牙且后牙不动，故适合G6附件系统。

3. 为了加强支抗，我们加大了后牙约2°的轴倾备抗量来对抗矫治中的后牙近中移动。

4. 在上下前牙区，我们加大了上下前牙压低量约1mm。

5. 在上下前牙区，我们加大了上下前牙唇倾度约3° 。

6. 在分步移动中，各象限尖牙首先远移，同时尖牙进行压低移动。

7. 尖牙远移约2mm后上下前牙整体内收，此时才开始进行切牙压低。

8. 在全疗程我们都在切牙上加了Bite Ramp来辅助整平。

9. 下前牙右侧移动纠正下颌中线偏斜。

10. 矫治后建议患者拔除各象限智齿。

初次矫治方案上颌牙冠移动量

我们在默认方案的基础上加大了后牙的轴倾度备抗约2° ，前牙的垂直向压低约1mm以及前牙的冠唇倾度约3° （图6）。

上颌 下颌	UR8	UR7	UR6	UR5	P	UR3	UR2	UR1	UL1	UL2	UL3	P	UL5	UL6	UL7	UL8
伸长(E)/压低(I)，mm		0.2 I	0.2 I	0.2 E		2.3 I	3.0 I	4.0 I	3.5 I	3.0 I	2.1 I		0	0.1 E	0	
整体移动(B)/舌侧(L)，mm		0.7 L	1.0 L	2.7 L		5.1 L	5.8 L	6.2 L	6.1 L	7.0 L	4.4 L		2.0 L	1.0 L	0.7 L	
整体移动 近中(M)/远中(D)，mm		0.1 D	0.1 M	0.6 M		5.5 D	4.3 D	1.6 D	0.7 D	4.3 D	5.9 D		0.3 M	0.2 M	0.2 D	
扭转(M)/远中(D)		1.6°M	4.8°M	3.0°M		21.5°M	14.2°M	9.2°D	8.5°D	30.6°M	20.5°M		5.9°M	5.1°M	2.8°M	
轴倾度(M)/远中(D)		0.3°D	0°	4.9°D		1.0°M	9.4°D	5.2°D	3.7°D	14.3°D	0.3°M		9.8°D	0.3°M	0.1°D	
倾斜度 唇侧(B)/舌侧(L)		4.7°L	1.0°L	6.8°L		7.8°L	10.2°L	11.3°L	8.0°L	12.8°L	2.6°L		2.8°L	0.1°B	2.3°L	

最后一步
爱齐公司
医生
差异
牙齿基底部
冠
牙根

图6

初次矫治方案下颌牙冠移动量

我们在默认方案的基础上加大了后牙的轴倾度备抗约2°，前牙的垂直向压低约1mm以及前牙的冠唇倾度约3°（图7）。

上颌 下颌	LR8	LR7	LR6	LR5	P	LR3	LR2	LR1	LL1	LL2	LL3	P	LL5	LL6	LL7	LL8	最后一步
伸长(E)/压低(I)，mm		0.2 E	0	0.2 E		3.3 I	3.7 I	3.9 I	3.5 I	3.7 I	3.9 I		0	0	0		爱齐公司
整体移动(B)/舌侧(L)，mm		1.6 L	0.8 L	2.4 L		4.9 L	4.6 L	4.7 L	3.9 L	4.2 L	4.7 L		1.7 L	0.8 L	0.8 L		医生
整体移动 近中(M)/远中(D)，mm		1.3 M	1.5 M	2.0 M		4.4 D	2.8 D	0.5 D	1.1 D	4.1 D	5.5 D		0.5 M	0	0		差异
扭转(M)/远中(D)		2.9°D	4.8°M	0.5°M		7.5°D	30.1°D	21.9°D	1.5°D	58.6°D	8.3°D		9.3°M	0.5°D	1.5°D		牙齿基底部
轴倾度(M)/远中(D)		1.1°M	0.1°D	2.7°D		5.3°D	1.3°D	0.1°D	1.0°D	1.1°D	7.7°D		4.6°D	0.2°M	0.6°M		冠
倾斜度 唇侧(B)/舌侧(L)		0.5°B	0.1°L	4.5°L		7.1°L	0.8°L	1.4°L	5.5°B	1.6°L	5.5°L		4.9°L	0.2°B	0.2°B		牙根

图7

初次矫治方案分步

我们先远中移动各象限尖牙至近中出现约2mm间隙，然后整体内收上下前牙（图8）。

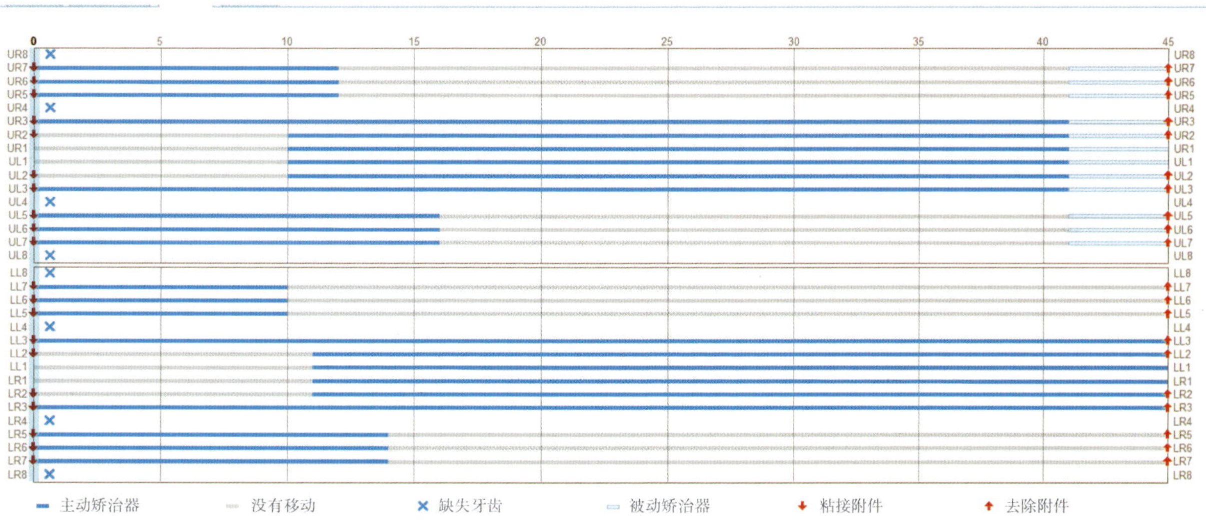

图8

治疗
Treatment

阶段关键照片/治疗中生物力学等

第一套矫治器第23步，佩戴良好，无明显脱套，此时尖牙已经远移约2mm，并顺利实现了尖牙压低，切牙尚未进行压低，因此可以看到此时前牙有少量早接触，后牙开骀，属正常现象（图9）。

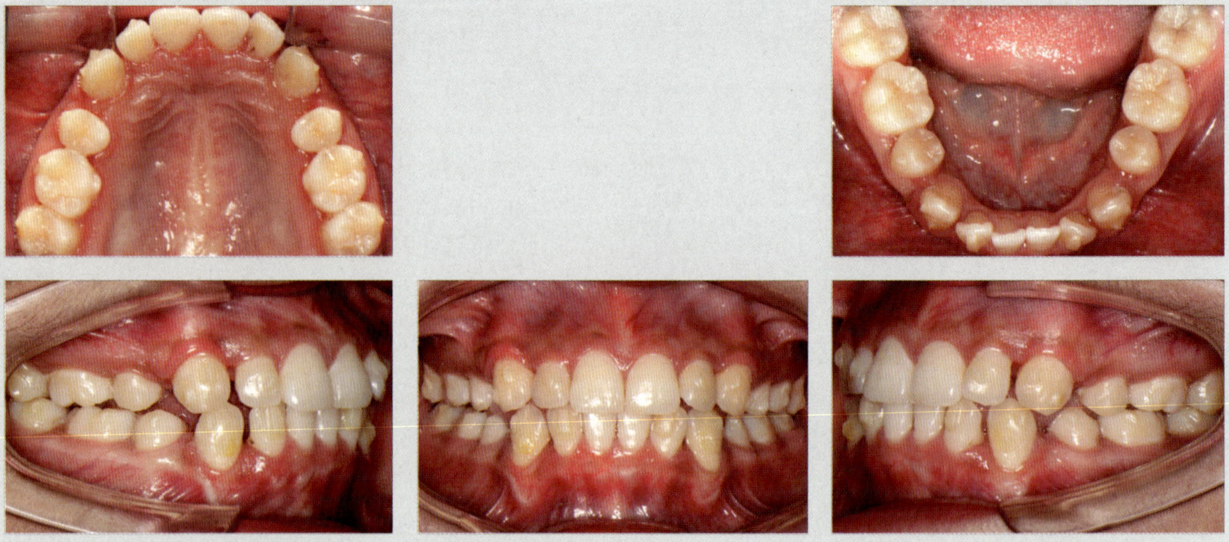

图9

第一套矫治器第40步，佩戴良好，无明显脱套，此时拔牙间隙已基本关闭，并顺利实现了切牙压低，前牙早接触消失，后牙开骀随之消失（图10）。

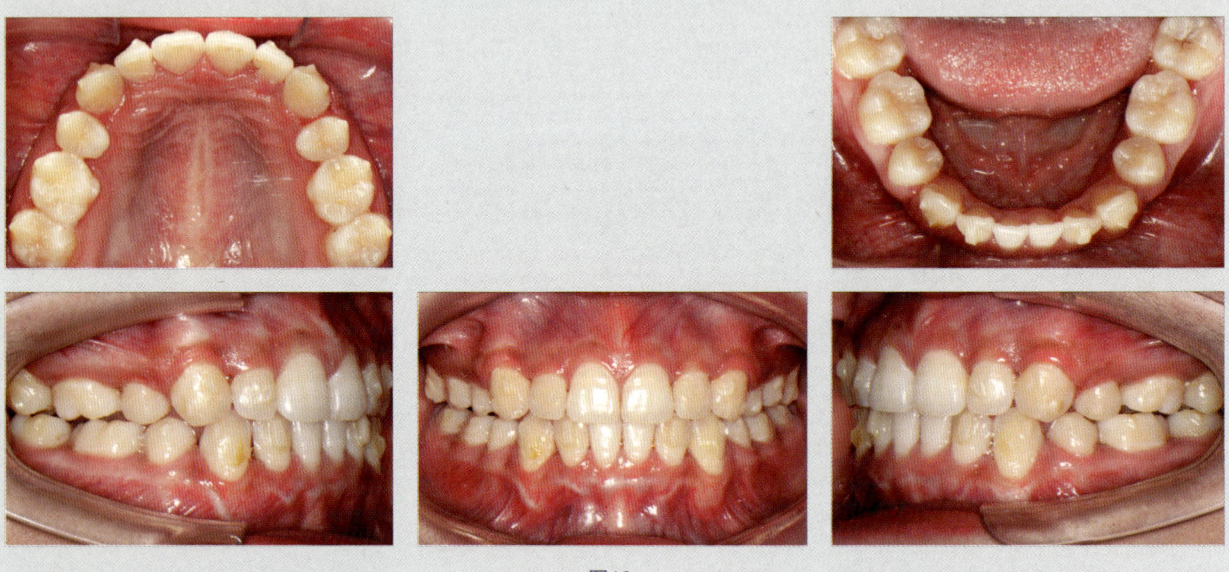

图10

第一套矫治器第45步，佩戴良好，无明显脱套，矫治器佩戴完毕，双侧磨牙及尖牙中性，咬合可，中线略不齐，双侧第一磨牙少量近中倾斜，进入精调阶段进一步调整（图11）。

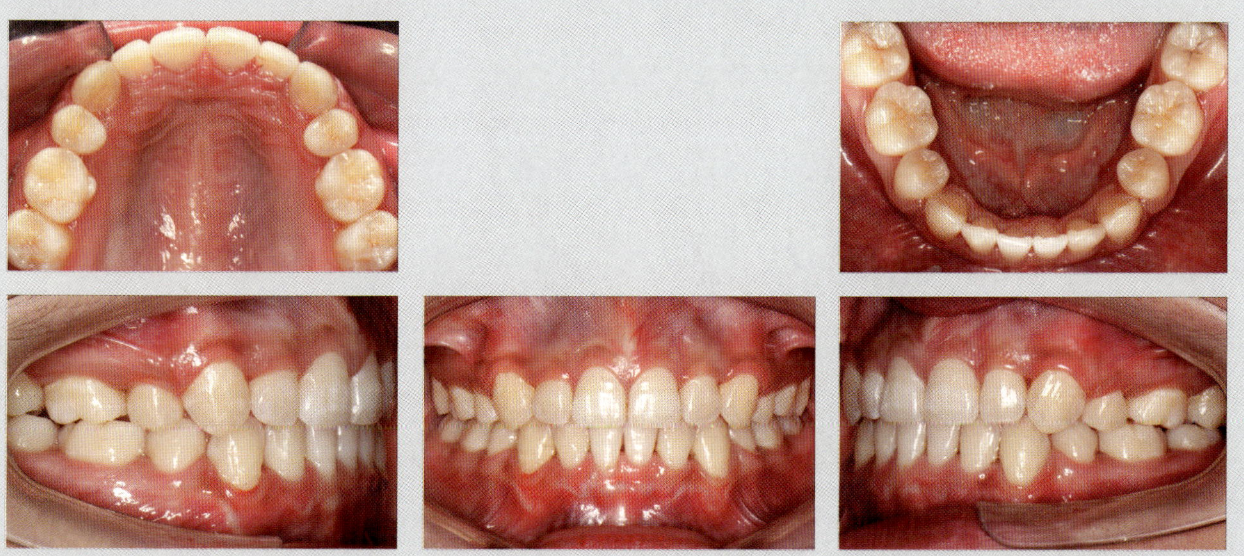

图11

精调设计

1. 进一步排齐整平上下牙列。
2. 纠正双侧上颌第一磨牙少量近中倾斜。
3. 纠正中线不齐。
4. 精调咬合关系。
5. 全部采用传统附件。

精调共设计了24副矫治器，第1～第7副更换周期为7天，第8～第14副更换周期为4天。当佩戴至第14副矫治器时，已完全实现矫治目标：双侧磨牙及尖牙中性，中线齐，覆殆覆盖良好，咬合佳，提前结束矫治（图12）。

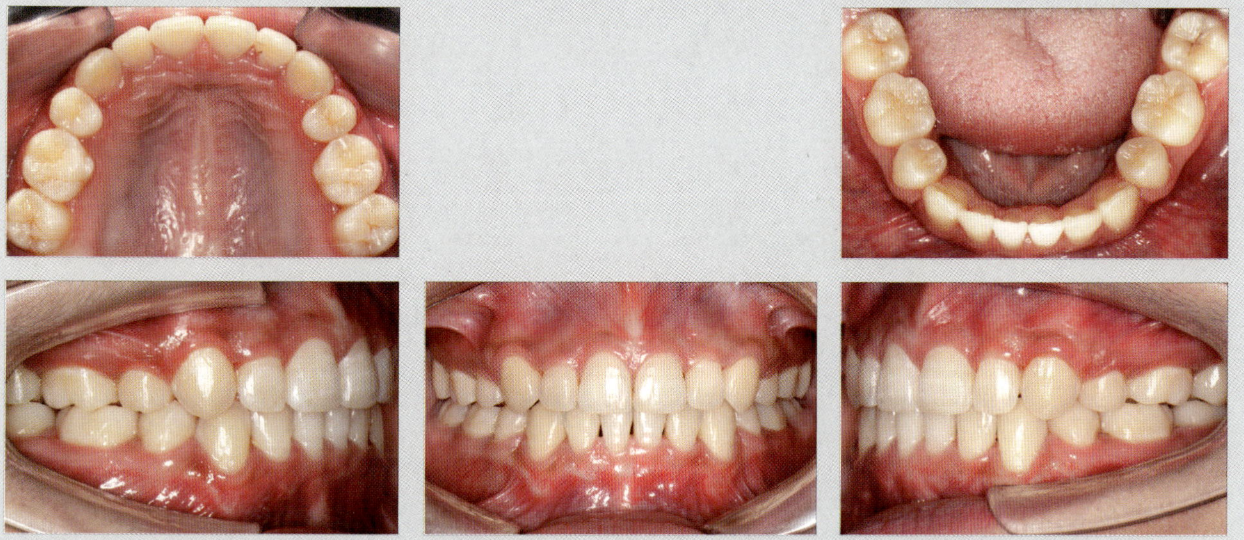

图12

治疗结束X线片（图13）

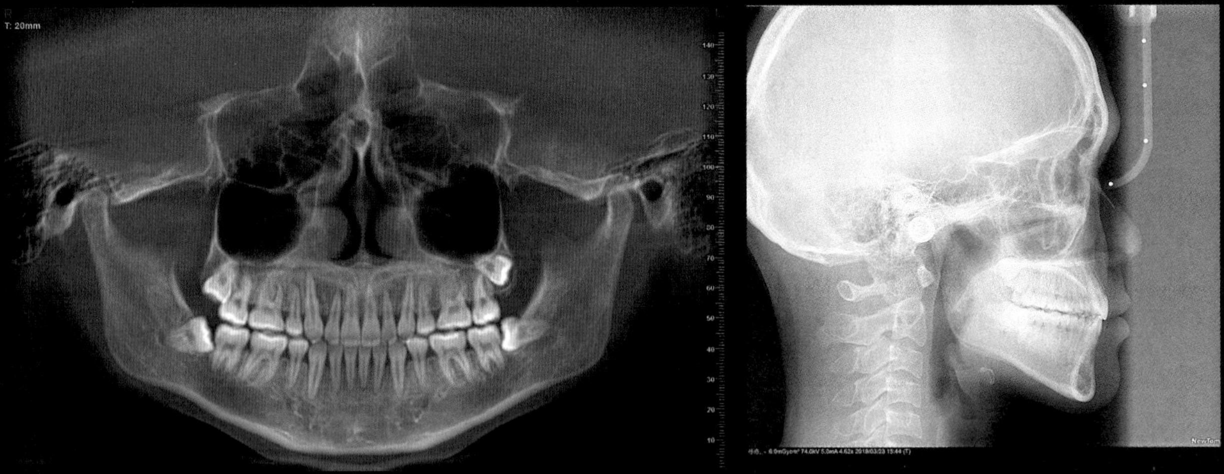

图13

治疗后CBCT示11（图14左）、21（图14右），牙根均位于牙槽骨中，未出现骨开窗及骨开裂。

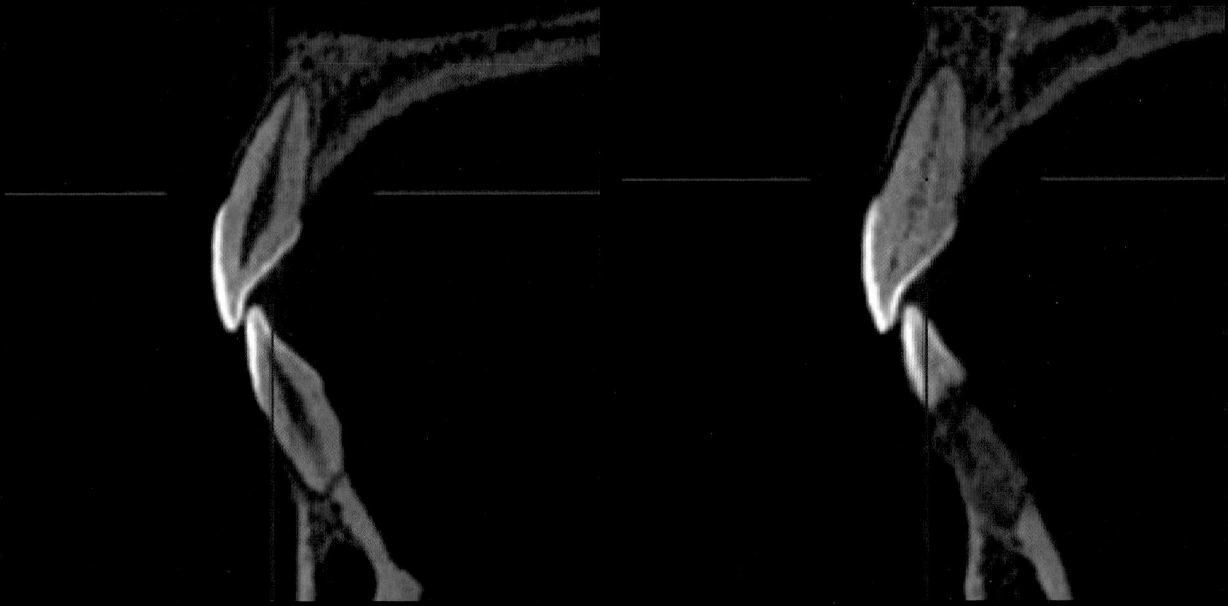

图14

治疗结束头影测量描记图（图15）

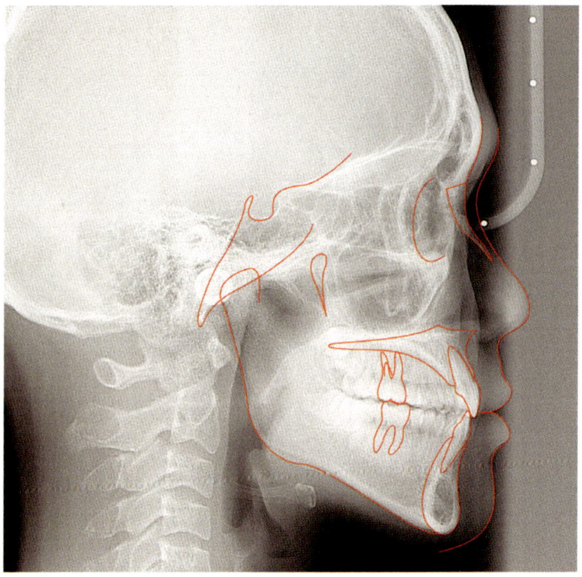

图15

治疗结束头影测量分析

测量项目	标准值	T1
SNA（°）	82.8 ± 4.0	81.2
SNB（°）	80.1 ± 3.9	79.8
ANB（°）	2.7 ± 2.0	1.4
NP–FH（°）	85.4 ± 3.7	81.1
NA–PA（°）	6.0 ± 4.4	3.4
U1–NA（mm）	5.1 ± 2.4	4.6
U1–NA（°）	22.8 ± 5.7	19.4
L1–NB（mm）	6.7 ± 2.1	3.9
L1–NB（°）	30.3 ± 5.8	25.4
U1–L1（°）	125.4 ± 7.9	133.7
U1–SN（°）	105.7 ± 6.3	100.6
MP–SN（°）	32.5 ± 5.2	34.6
FH–MP（°）	31.1 ± 5.6	32.9
L1–MP（°）	92.6 ± 7.0	91.0
Y轴（°）	66.3 ± 7.1	70.3
PO–NB（mm）	1.0 ± 1.5	–0.8

治疗后头影测量数据解读

1.治疗后MP-SN 34.6°，相比治疗前36.0°减小1.4°，下颌逆时针旋转1.4°，面下1/3高度降低，颏部前移，改善了患者的垂直向比例。在治疗中我们并未刻意采用微种植体等压低磨牙的手段。从上颌及下颌头影重叠图来看，上颌磨牙出现了明显的压低，下颌磨牙在垂直向变化不大，分析原因可能为隐形矫治器本身能有效地控制磨牙过长甚至压低磨牙，从而实现下颌逆时针旋转。

2. 治疗后U1-SN 100.6°，相比治疗前减小11.9°，恢复正常。

3. 治疗后L1-MP 91.0°，相比治疗前减小7.9°，恢复正常。

4. 治疗后U1-L1 133.7°，相比治疗前增加21.1°，恢复正常。

头影重叠（图16）

治疗前（T0）：蓝色

治疗后（T1）：红色

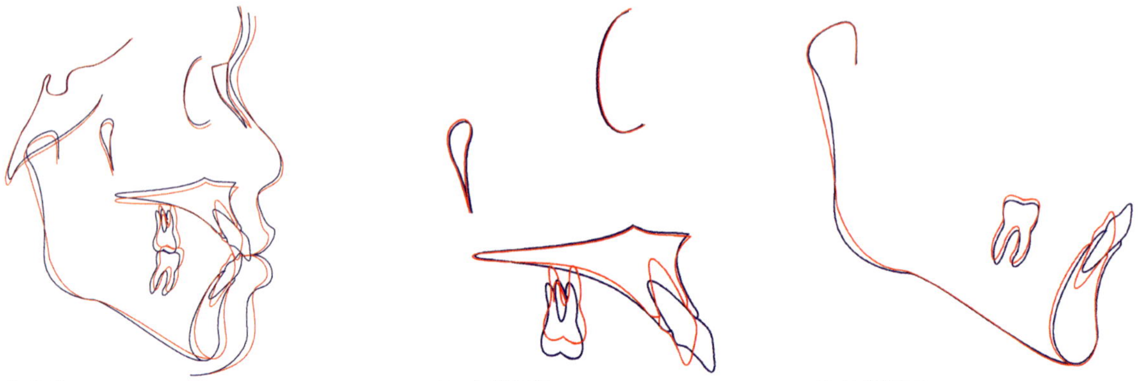

A. 整体重叠　B. 上颌重叠　C. 下颌重叠

图16

治疗后评估
Post-treatment evaluation

结束模型（图17）

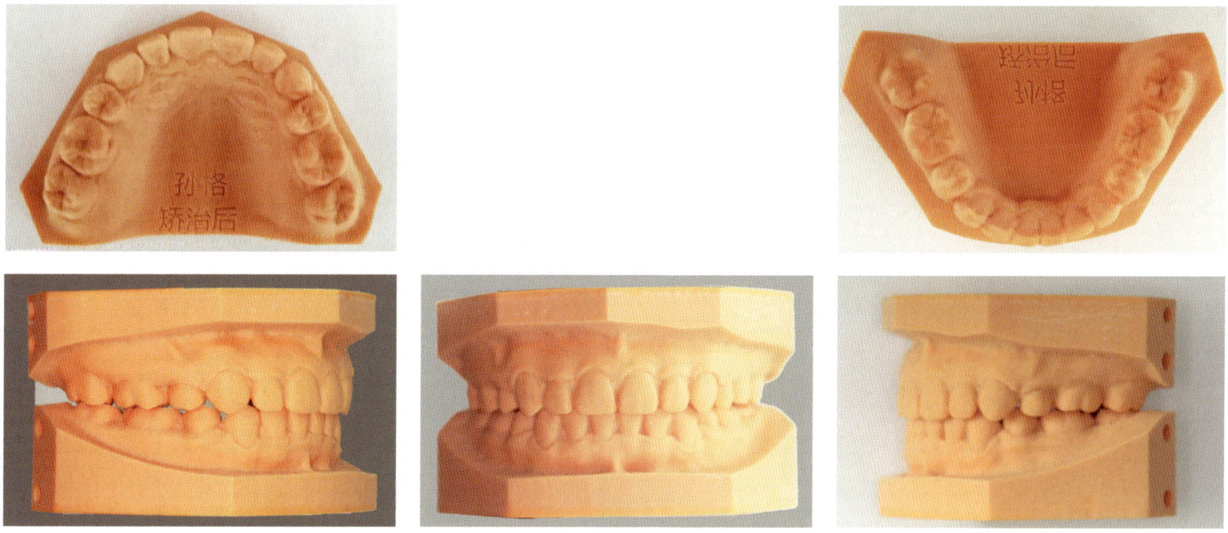

图17

治疗后照片（口内和口外，图18和图19）

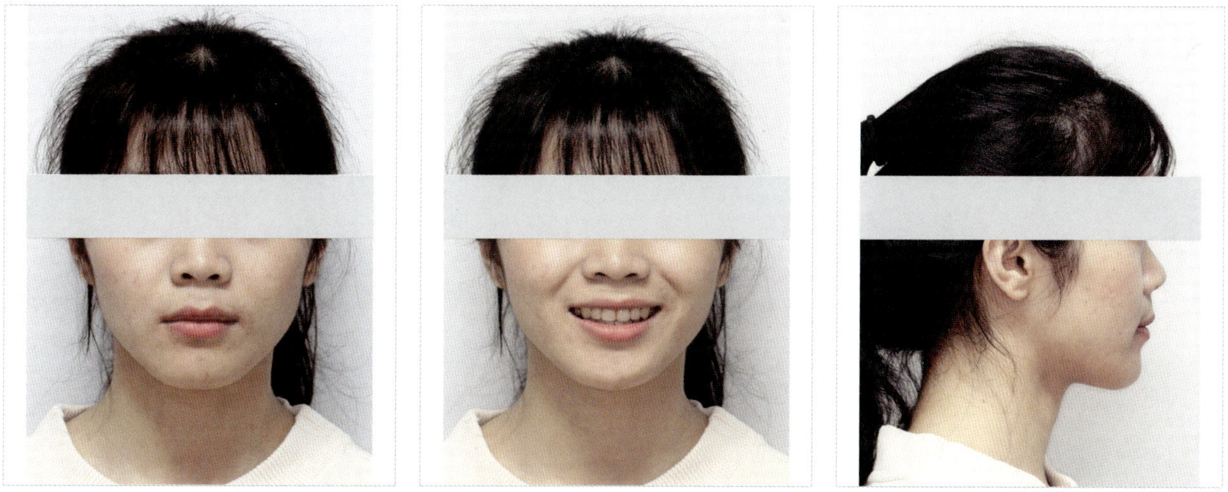

图18

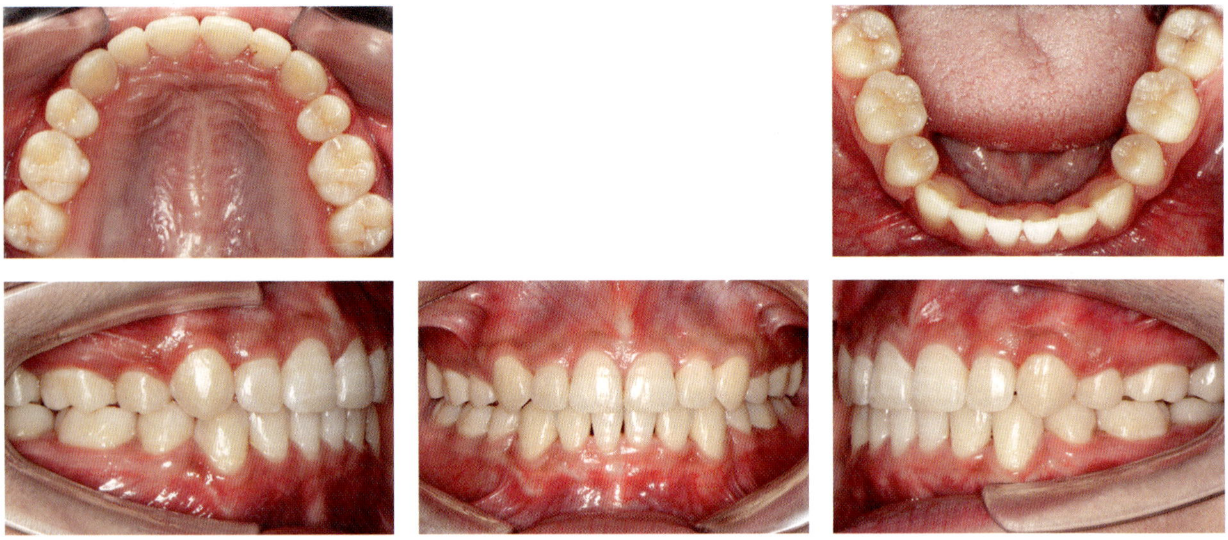

图19

病例总结及病例自我评价
Summary of case and self-evaluation

1. 本病例是一个在黄种人中较常见的双颌前突病例，患者临床表现为牙齿排列相对整齐，拥挤度小，双侧磨牙关系中性或接近中性，嘴突及牙突明显。在固定矫治中，对这类患者我们一般采取拔除4颗第一前磨牙，使用强支抗如微种植体、Nance弓等内收上下前牙，以期获得较好的面型改善。

2. 在本例中，我们采用了隐适美矫治系统完成矫治，目标状态的过矫治是本病例的核心矫治思想，我们参照了Tweed方丝弓技术后牙轴倾度的备抗方法，但又有所不同：越接近拔牙间隙的后牙备抗量越大，越远离拔牙间隙的后牙备抗量越小，即第二前磨牙略大，第一磨牙适中，第二磨牙略小，平均约为2°。在垂直向，我们对上下前牙过矫治压低设计约为1mm。在前牙转矩方面，我们加大了上下前牙正转矩约3°。过矫治是实现隐适美拔牙病例快速矫治的加速器，它不仅保证了牙齿可以快速移动，也防止了牙齿在快速移动中后牙失控前倾，前牙转矩丢失及覆殆加深，造成重启，导致疗程加长。在本病例中，我们采用上述方法，约16个月即实现了典型成人双颌前突拔牙病例的快速矫治。

3. 在分步设计方面，我们采取了两步法关间隙，即：第一步远移各象限尖牙约2mm，使矫治器能进入侧切牙与尖牙之间的间隙，实现良好的包裹，保证牙根的平行移动；第二步在第一步的基础上实现前牙3-3的整体内收。在垂直向，采取先压尖牙，后压切牙，在关闭间隙的同时实现前牙压低的方式快速高效地实现咬合打开和整平。另外，我们全程使用了Bite Ramp辅助打开咬合，虽然我们目前无法准确估计Bite Ramp的作用，但它对打开咬合是有一定帮助的。

4. 在附件设计方面，我们采用了隐适美G6强支抗系统，该系统本身集成了后牙的轴倾度备抗。在实际设计中，我们加大了这个备抗量约2°，使磨牙呈后倾状态，从而达到了加强后牙支抗的作用。这样我们避免了微种植体的使用，减小了患者的痛苦，获得了良好的临床舒适性。

5. 本病例证明，在患者配合良好的基础上，单靠G6附件即可控制后牙的近中倾斜，虽然双侧上颌第一磨牙发生了少量近中倾斜，但在精调时我们可轻易地将其完全纠正。

6. 本病例的结果提示，隐形矫治器在控制高角病例磨牙过长方面相比于传统矫治器有优势，甚至能在未使用微种植体的情况下实现上颌磨牙的压低及下颌的逆时针旋转，这对Ⅱ类高角凸面型病例的矫治十分有利。

7. 本病例对于下前牙转矩的控制尚有改进的地方，如果我们将下前牙的转矩过矫治量加大，也许该病例下前牙转矩控制会更佳，整体矫治效果会更加理想。

8. 患者矫治结束后建议患者拔除智齿，但患者拒绝拔除，从加强矫治长期稳定性及保证患者牙列健康的角度考虑，智齿应尽早拔除。

专家点评

本病例仅用（13+3）个月完成治疗，确实非常高效。病例设计做了适当的过矫治以及选择合适病例应用G6是成功的关键。

方案中虽设计了下前牙的压低过矫治，实际治疗结束临床表达为正常的覆𬌗。后牙咬合良好，是完成度很高病例。

思考：应注意下颌前牙区牙根转矩控制是否足够，避免导致牙龈退缩。

17

安氏Ⅱ类错㕮伴双牙弓前突的隐形矫治

The correction of Class Ⅱ malocclusion with protrusion of bicuspid arch using Invisalign

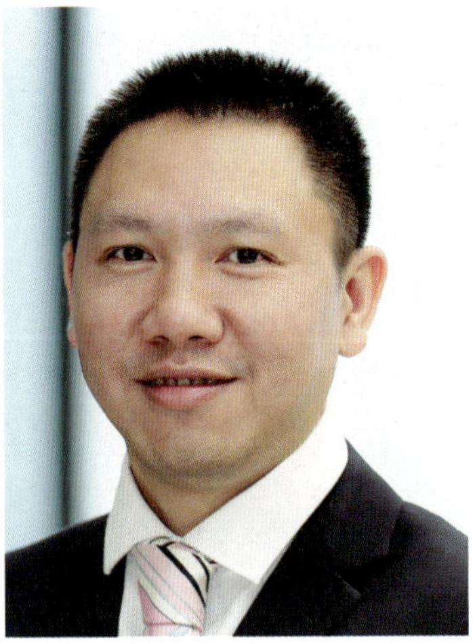

医生简介

麦志辉

医学博士

中山大学附属第三医院口腔医学部正畸科副主任医师

病例简介

患者，女性，初诊时17岁。

主诉：牙列不齐，嘴突。

检查：发现面部左右基本对称，口角无歪斜，上下唇厚外翻，颏唇肌紧张，颏部形态不良；口内情况为：恒牙列，7-7已萌出，牙列拥挤，上颌2mm，下颌5mm，Spee曲线曲度为2.5mm；双侧磨牙尖牙远中关系，前牙深覆盖5mm，覆𬌗3mm，上下前牙唇倾，上下中线基本对齐；前牙Bolton指数为77.2%，全牙列Bolton指数为87.3%；上下牙弓宽，呈卵圆形；全景片显示，双侧髁突形态基本对称无明显吸收，双侧升支高度基本一致，4颗智齿阻生；头影测量结果显示，上下颌骨前突，ANB 6°，显示下颌较上颌后缩，前牙唇倾，偏低角生长型。

诊断：1. 双牙弓前突，2. 安氏Ⅱ类错𬌗畸形。

隐适美方案设计：1. 拔牙矫治（拔除14、24、35、45），保持上颌磨牙的矢状向位置，最大限度内收上前牙。2. 保持上颌磨牙的宽度及垂直向高度。3. 完成时前牙覆𬌗覆盖0.5mm。4. 采用垂直矩形控根移动牙齿，36、46采用双矩形附件。5. 下颌第一前磨牙远中移动一半，再内收下前牙。

临床监控：10～14天更换牙套，每2个月复诊一次，配合咬胶；Ⅱ类牵引保护上磨牙支抗，竖直前倾磨牙。

关键词：骨性Ⅱ类错𬌗，牙性Ⅱ类错𬌗，双牙弓前突

治疗前评估
Pre-treatment evaluation

患者信息

姓名	××
性别	女
初诊年龄/出生日期	17岁 / 2000年7月15日
主诉	牙列不齐，嘴突
病史（全身和局部，外伤、不良习惯等）	无特殊
其他相关病史	无特殊

口外情况（图1）

矢状向	磨牙尖牙远中关系，前牙深覆盖5mm
垂直向	偏低角，水平生长型
横向（颧骨、下颌角、颏部对称性）	面部左右基本对称，颏部无歪斜
软组织特征（唇厚度、唇突度等）	上下唇厚，外翻，前突，颏部形态不良
微笑（上前牙暴露量、低位、中位、高位、笑弧等）	暴露上前牙中位，上前牙暴露量不足
放松状态及微笑时口角高低情况	两侧口角基本一致无歪斜

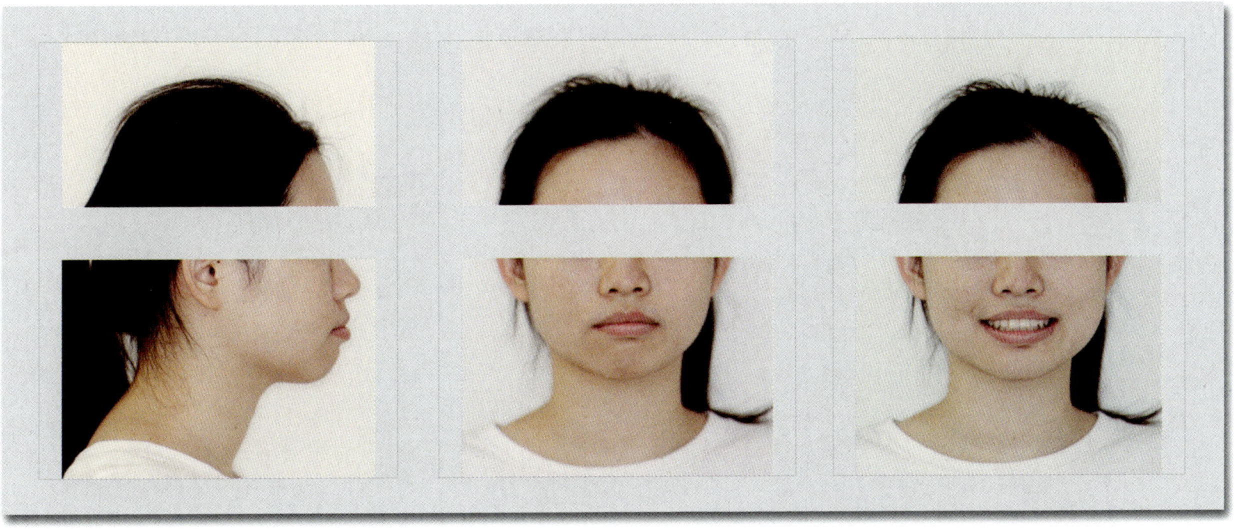

图1　正面观：面部左右基本对称，口角连线与瞳孔连线基本平行；侧面观：上下唇厚，外翻，颏肌较紧张

口内情况（图2）

上颌拥挤度/间隙（mm）	2
下颌拥挤度/间隙（mm）	5
切牙关系	深覆盖5mm，覆殆3mm
前牙覆盖（mm）	5
前牙覆殆（mm）	3
后牙覆盖（mm）	正常
后牙覆殆（mm）	正常
中线（和面中线关系）	上下中线基本对齐
左侧咬合关系（磨牙）	远中尖对尖
左侧咬合关系（尖牙）	远中尖对尖
右侧咬合关系（磨牙）	远中尖对尖
右侧咬合关系（尖牙）	远中尖对尖
锁殆（异位、扭转等）	无
其他口内情况（畸形舌尖舌窝、过小牙等）	无
Bolton分析（3–3）	77.2%基本正常
Bolton分析（6–6）	87.3%基本正常
牙齿情况（氟斑牙、釉质发育不全等）	无
殆平面（是否有倾斜）	殆平面与瞳孔连线基本平行

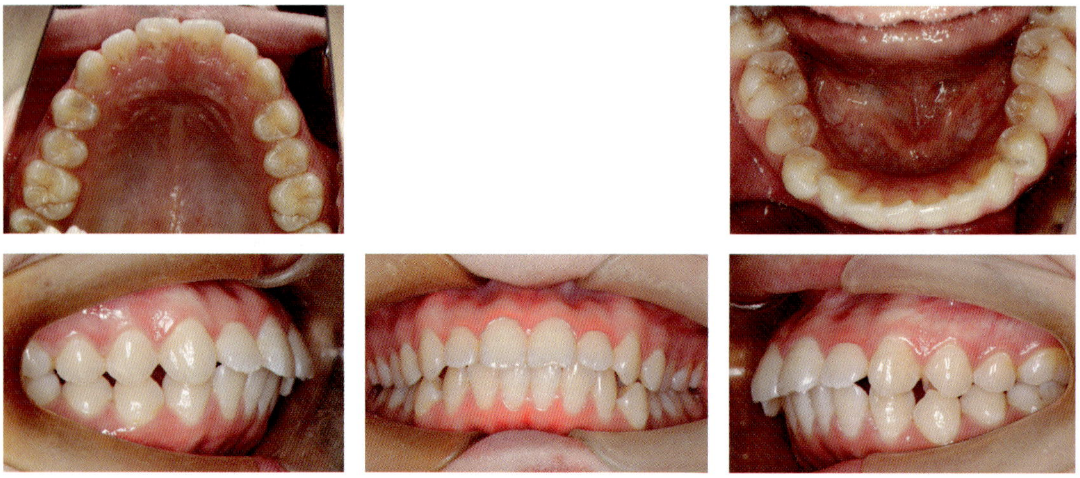

图2　左右磨牙及尖牙远中关系；牙列拥挤，上颌2mm，下颌3mm；Spee曲线曲度2.5mm；前牙深覆盖5mm，覆殆3mm；上下中线对齐

一般影像学检查

骨性检查（关节形态初步评估，升支、体部是否对称等，生长发育评估）	双侧髁突形态基本一致，无明显吸收；左右升支高度基本一致；左右下颌体部基本对称
牙齿异常（缺失牙、多生牙、牙根长短异常等）	无
预后较差的牙齿（根管治疗后，龋坏面积大、釉质发育不全等）	无
TMJ	关节间隙正常
其他影像学发现（气道、腺样体、扁桃体等）	气道通畅，腺样体、扁桃体无明显肥大增生

治疗前模型（图3）

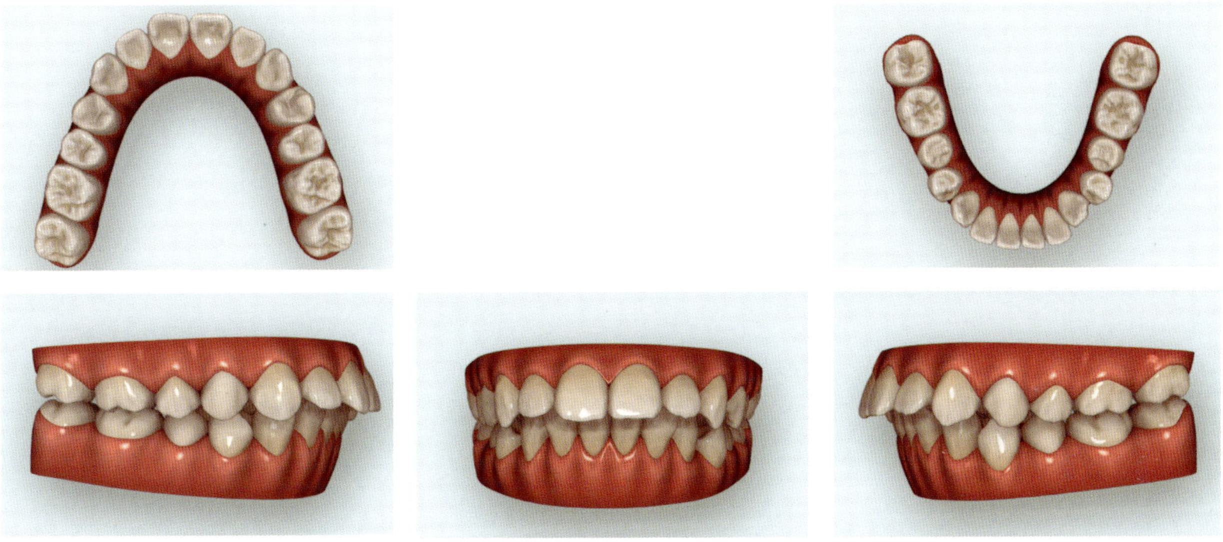

图3

治疗前X线片

双侧髁突骨皮质连续，升支高度基本一致，恒牙列，32颗牙齿，无多生牙，牙齿大小正常，无过小牙，4颗智齿阻生（图4和图5）。

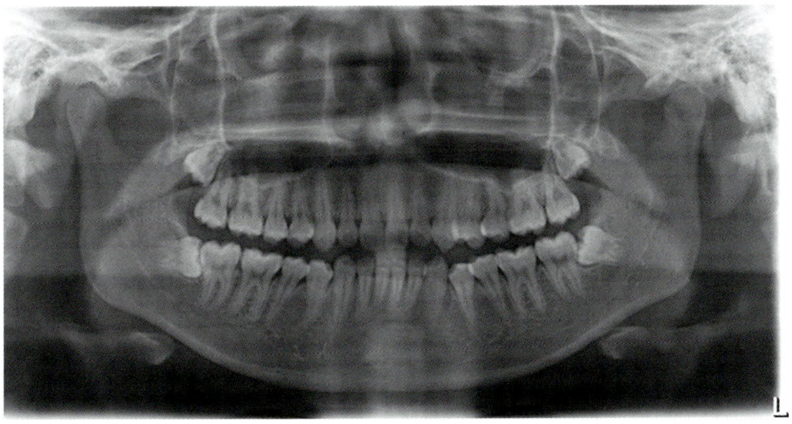

图4

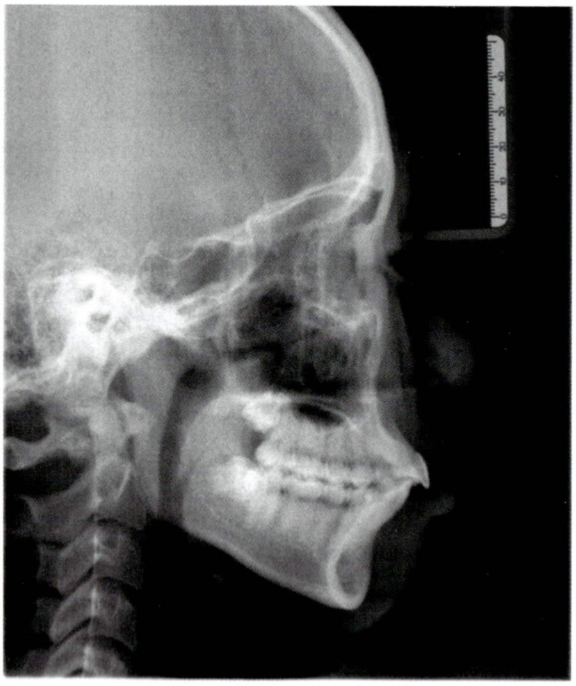

图5

治疗前头影测量描记图（图6）

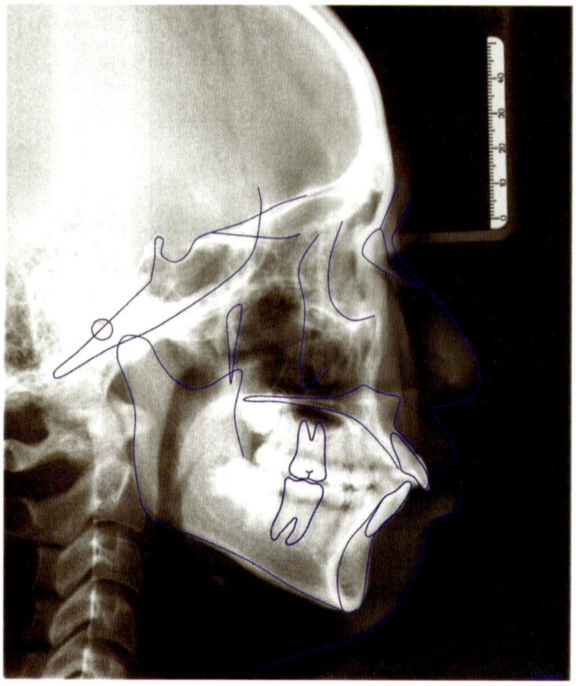

图6

治疗前头影测量分析

测量项目	T0	标准值	方差
SNA（°）	89.4	82	4.0
SNB（°）	83.3	80	4.0
ANB（°）	6.1	3	2.0
Wits（mm）	5.1	0	2
GoGn-SN（°）	28.6	31.2	3.6
FMA（FH-MP）（°）	25	26	4
U1-L1（°）	105	124	8
U1-SN（°）	119	106	6
IMPA（°）	105.6	97	6
UL-SN（mm）	6.1	3	1
LL-SN（mm）	5.6	1	1
Nasolatial A（°）	92.4	95	5
Overjet（mm）	4.5	2	1
Overbite（mm）	2.3	3	2
Y轴（°）	62.8	64	2
Pog'-SN（°）	-4.7	-3	1

头影测量异常数据解读

1. SNA为89.4°，SNB为83.3°，ANB为6.1°，显示患者上颌严重前突，下颌轻度前突。

2. U1-SN为119°，IMPA为105.6°，代表上下前牙严重唇侧倾斜。

3. Wits为5.1mm，覆盖（Overjet）为4.5mm，代表上前牙相对于下前牙更前突。

4. UL-SN为6.1mm，LL-SN为5.6mm，代表上下唇明显前突。

5. GoGn-SN为28.6°，偏低角型，水平生长型。

诊断

1. 双牙弓前突。
2. 安氏Ⅱ类错殆畸形。
3. 偏低角，水平生长型。
4. 牙列拥挤。
5. 深覆盖。
6. 上前牙暴露量不足。
7. 18、28、38、48阻生。

问题列表

1. 双牙弓前突，下颌稍后缩，颏部形态不良。
2. 安氏Ⅱ类错殆畸形。
3. 前牙深覆盖5mm。
4. 上下牙列拥挤，上颌2mm，下颌5mm。
5. 偏低角型，水平生长型。
6. 18、28、38、48阻生。
7. 上下唇厚外翻。
8. 微笑时上前牙暴露量不足。

治疗计划

矫治器	隐适美（Invisalign）
拔牙牙位	拔除14、24、35、45；建议拔除18、28、38、48
支抗选择	上颌磨牙强支抗，拔牙间隙完全用于解除拥挤及前牙内收，需要配合Ⅱ类牵引；下颌磨牙弱支抗，调整磨牙关系
治疗设计：横向考虑	保持上下颌磨牙的宽度，避免下颌磨牙前移时发生舌侧倾斜
治疗设计：矢状向考虑	1. 保持上颌磨牙的矢状向位置，上前牙分步内收，配合Ⅱ类牵引，最大限度内收前牙。2. 下颌磨牙弱支抗设计，利用隐形牙套最擅长的推磨牙作用，远中移动34、44，待34、44远中移动一半，开始远中下颌尖牙，同时解除前牙拥挤，再同时内收下颌6颗前牙。3. 而在前移磨牙方面，从第一步开始近中前移36、46，待36、46前移一半时，再前移37、47，可增加磨牙整体前移的成功率

续表

治疗设计：垂直向考虑	1. 保持上颌磨牙的垂直向高度，利用咬合力，压低上下磨牙，逆时针旋转下颌平面，改善颏部形态。2. 前牙设计0.5mm的覆𬌗，大量压低上下前牙，避免内收前牙时的“过山车”效应。3. 通过倾斜内收上前牙，调整上切牙的角度，解决微笑时上前牙暴露量不足的问题
其他设计要点	1. 附件设计：采用垂直矩形附件，36、46采用双矩形附件，预防磨牙前移时的前倾及近中扭转，而且，矩形附件有利于临床添加Ⅱ类牵引。2. 牵引设计：从第32步设计Ⅱ类牵引，下颌设计36、46近中垂直牵引钩，直立下颌磨牙，而上颌牵引的位置在尖牙的牙套做切口，采用3/16，3.5oz的橡皮筋，全天戴用
如有几个方案请都列出，列出利弊，解释选择最终方案的理由	
保持	透明保持器保持

治疗进程

治疗时长	20个月（51+16）副
牙套更换频率/复诊频率	10～14天
重启/精调次数	精调1次，保持器1次
保持时长	6个月

扫码关注后
输入yx17
观看视频

牙齿移动量（图7）

上颌	1.8	1.7	1.6	1.5	P	1.3	1.2	1.1	2.1	2.2	2.3	P	2.5	2.6	2.7	2.8
伸长(E)/压低(I)，mm		0.1 I	0	0.3 I		2.4 I	3.8 I	4.3 I	4.2 I	3.9 I	3.2 I		0.4 I	0.1 E	0.2 E	
整体移动(B)/舌侧(L)，mm		0.3 L	0.1 L	0		4.4 L	1.5 L	4.4 L	3.7 L	1.8 L	4.9 L		1.3 L	0	0.2 B	
整体移动 近中(M)/远中(D)，mm		0.1 M	0.4 M	1.7 M		7.0 D	3.2 D	0.2 D	0.5 D	2.4 D	7.3 D		2.3 M	0.5 D	0.6 D	
扭转(M)/远中(D)		0.3°D	1.3°M	0.7°D		11.2°M	2.2°D	8.0°D	7.6°D	4.2°D	21.5°M		5.4°M	2.5°M	0.9°D	
轴倾度(M)/远中(D)		1.3°D	0.2°D	3.6°M		2.9°D	3.1°M	3.5°M	5.0°M	7.7°M	3.3°D		8.4°M	0.1°M	0.1°M	
倾斜度 唇侧(B)/舌侧(L)		1.3°B	2.5°B	4.1°B		1.8°B	15.5°B	9.9°B	11.9°B	14.4°B	2.2°B		0.7°B	4.3°B	4.1°B	

牙龈和牙齿移动模拟结果，实际治疗结果可能不同。

下颌	4.8	4.7	4.6	P	4.4	4.3	4.2	4.1	3.1	3.2	3.3	3.4	P	3.6	3.7	3.8
伸长(E)/压低(I)，mm		0.2 I	0.5 E		0.5 I	2.7 I	4.3 I	4.1 I	4.1 I	4.1 I	2.4 I	0.1 E		0.2 E	0	
整体移动(B)/舌侧(L)，mm		0.4 L	0.8 L		1.1 L	1.1 L	0.2 L	0.3 B	0.1 B	0.5 B	0.2 L	1.9 B		0.2 L	0.5 B	
整体移动 近中(M)/远中(D)，mm		3.8 M	4.0 M		3.0 D	3.7 D	1.3 D	0.1 M	0.5 D	3.0 D	5.7 D	3.3 D		3.7 M	3.8 M	
扭转(M)/远中(D)		4.1°M	4.3°M		12.3°M	17.7°M	7.4°D	3.8°M	18.0°D	9.5°D	15.2°M	4.0°D		2.5°M	2.4°M	
轴倾度(M)/远中(D)		2.6°M	2.4°M		3.7°M	1.8°D	2.8°M	1.7°M	0°	3.6°D	7.1°D	5.1°M		1.9°M	2.9°M	
倾斜度 唇侧(B)/舌侧(L)		0.6°B	0.3°B		5.3°B	2.0°B	8.3°B	11.3°B	10.6°B	10.9°B	4.2°B	14.5°B		0.2°B	1.8°B	

图7

牙齿移动分步（图8）

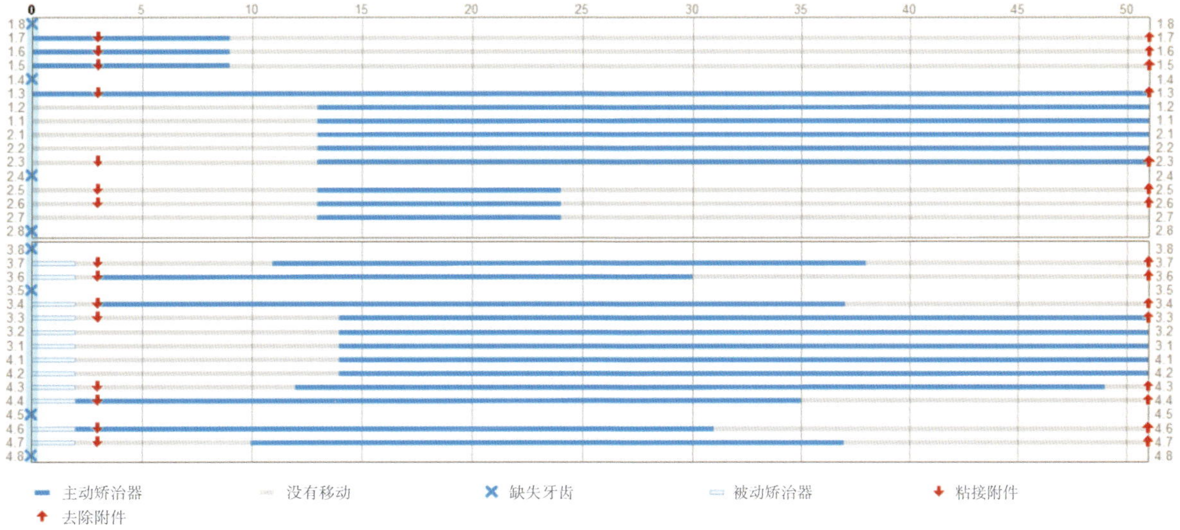

图8

治疗
Treatment

阶段关键照片/ 治疗中生物力学等（图9～图15）

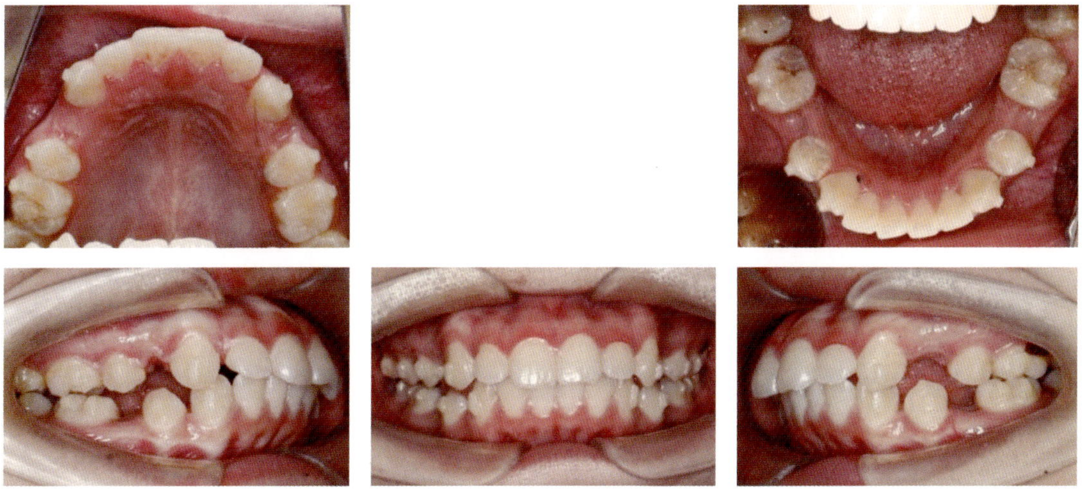

图9　第14副牙套，34、44远中移动，同时前移36、46，调整磨牙关系

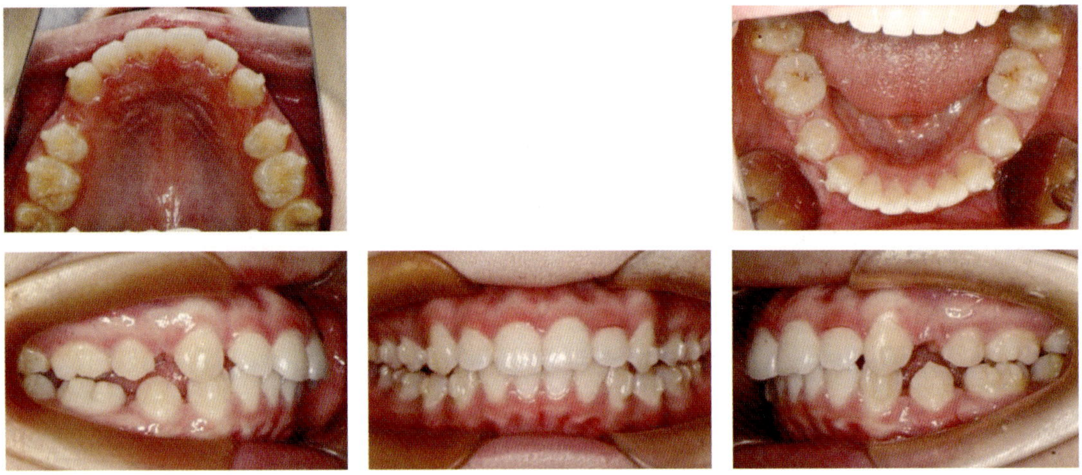

图10　第26副牙套，46稍近中倾斜，磨牙中性关系，中线对齐

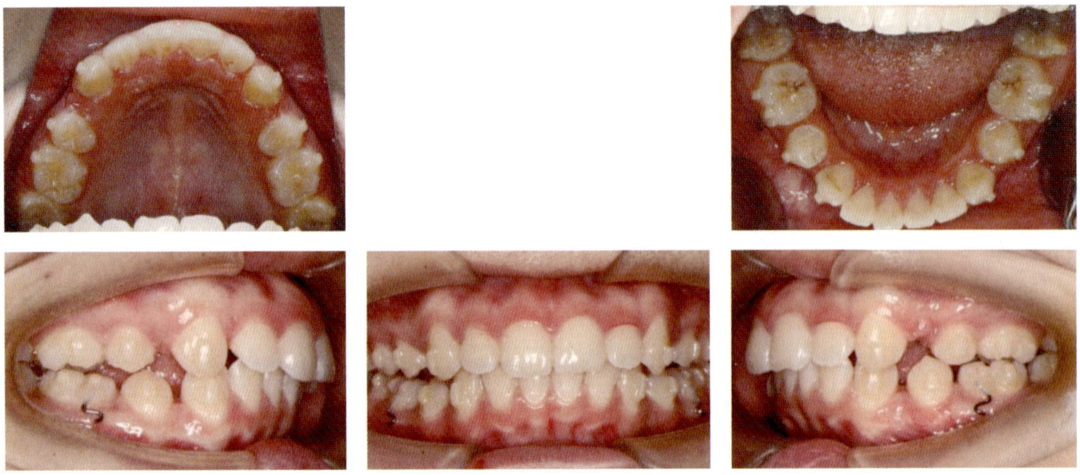

图11　第32副牙套，下颌磨牙添加牵引钩，Ⅱ类牵引（3/16，3.5oz，全天戴用）

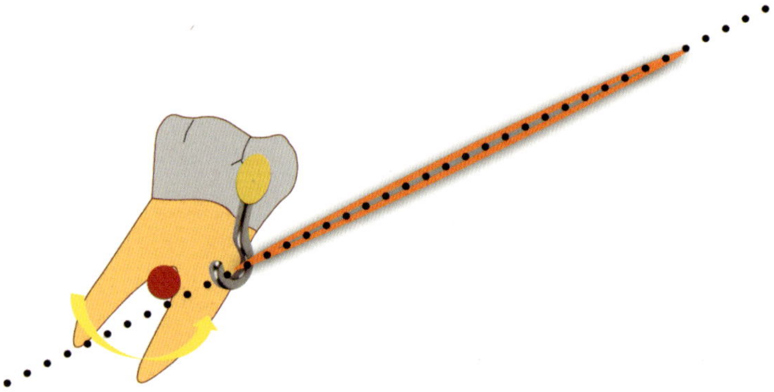

图12　延长的垂直牵引钩，使Ⅱ类牵引的力量更接近磨牙的阻抗中心，有利于竖直前倾的磨牙

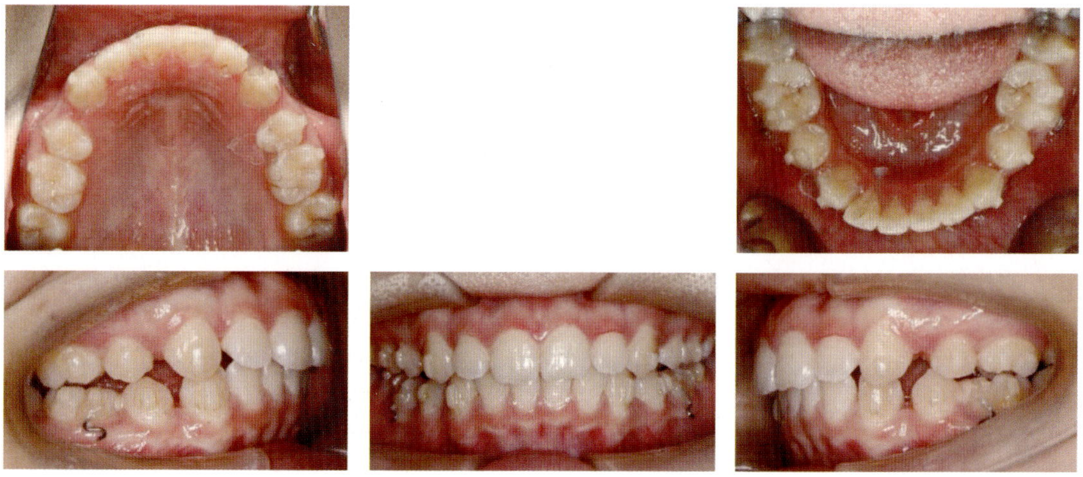

图13　第39副牙套，磨牙中性关系，矫治过程很平顺，磨牙的近中倾斜改善

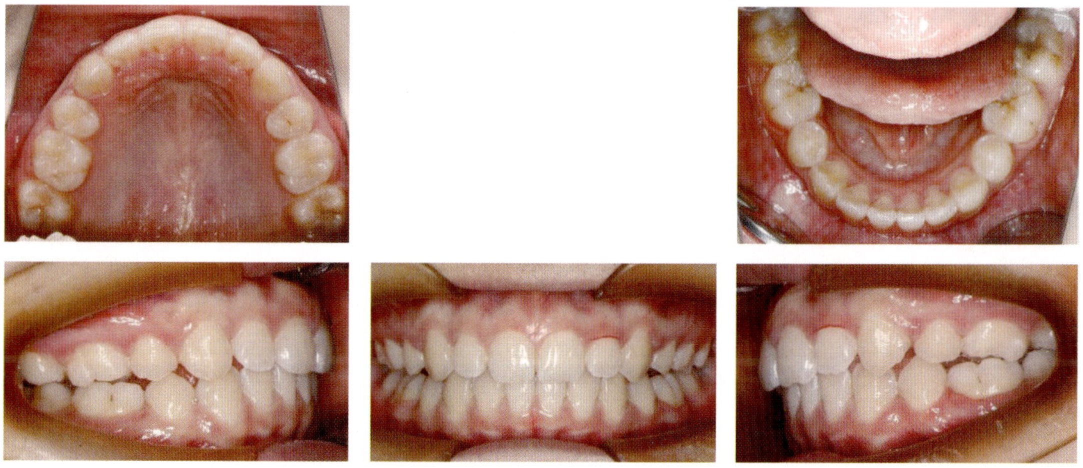

图14　一期结束：磨牙及尖牙基本中性关系；前牙浅覆殆覆盖；中线对齐

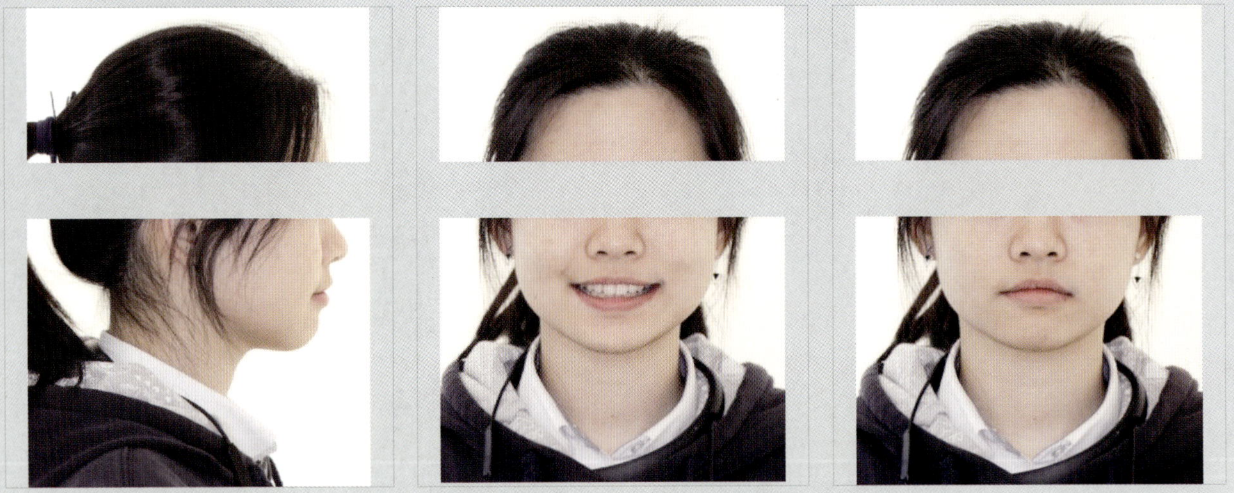

图15　一期矫治后面像：微笑时，上前牙与下唇轻度接触，笑弧良好，上下唇明显内收，呈直面型，颏部形态良好

存在的问题

1. 上颌磨牙稍前倾。

2. 下颌第一磨牙稍前倾。

3. 前牙覆骀稍深。

解决的方法（图16和图17）

1. 后倾上颌磨牙，达到直立磨牙。

2. 下颌第一磨牙近中横向矩形附件，进一步直立下颌磨牙。

3. 压低上下前牙，改善深覆骀。

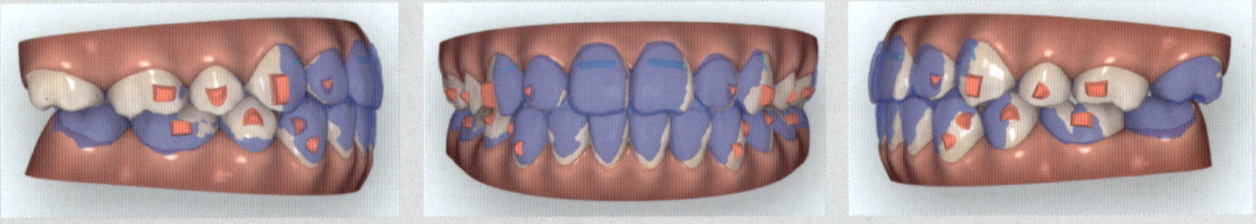

图16

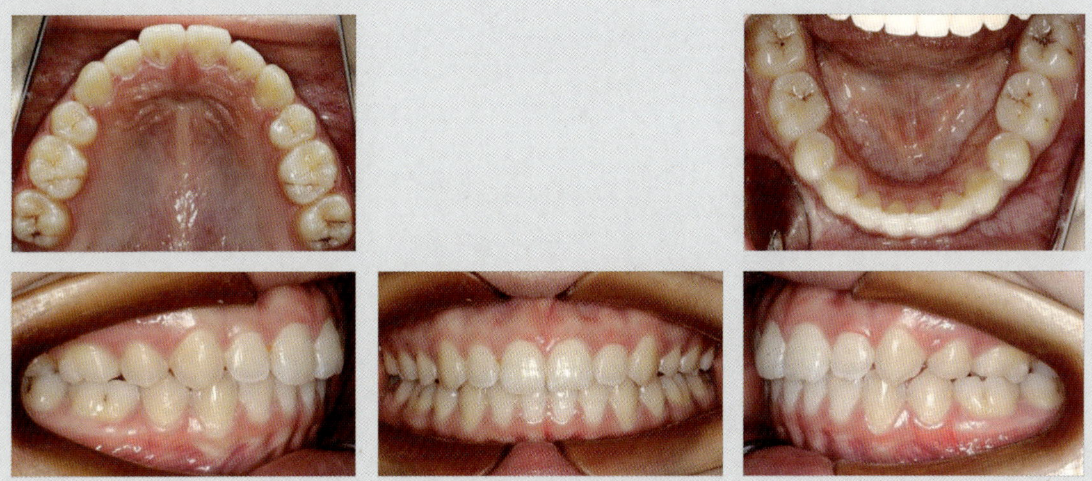

图17　二期调整结束：前牙覆盖3mm，覆𬌗1.6mm；中线对齐；咬合关系更紧密

治疗后照片（口内和口外，图18）

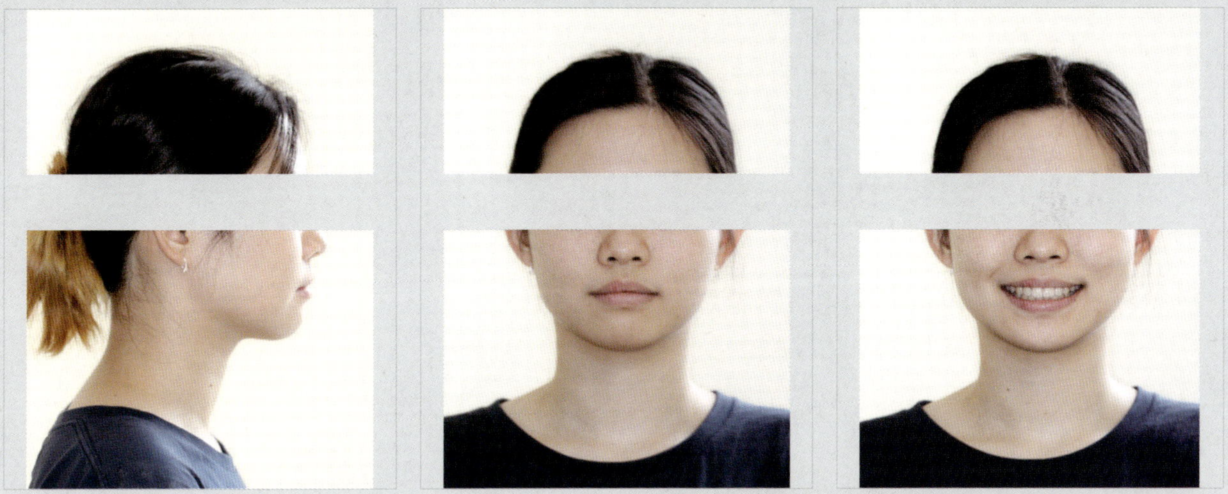

图18　矫治后面像：微笑时，上前牙与下唇轻度接触，笑弧良好，上下唇明显内收，呈直面型，颏部形态良好

治疗结束X线片（图19）

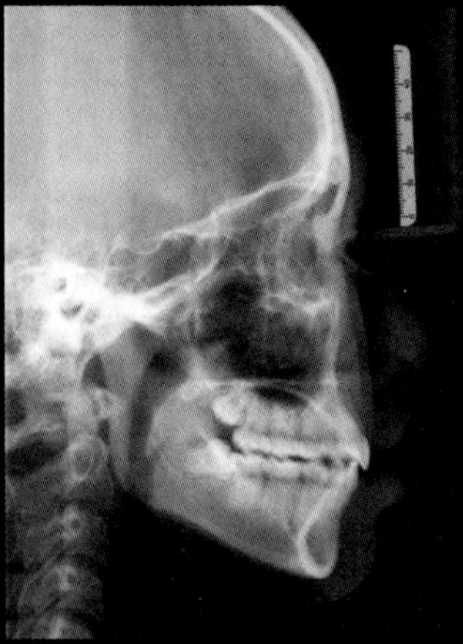

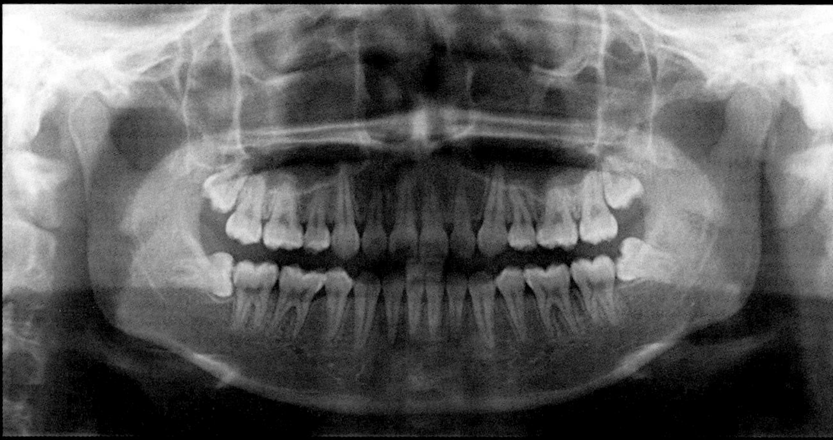

图19　矫治结束，全景片显示，牙根平行排列，根尖无明显吸收

治疗结束头影测量描记图（图20）

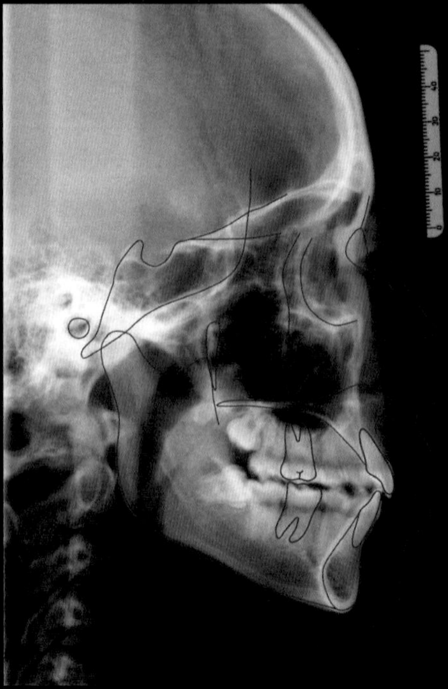

图20

治疗结束头影测量分析

测量项目	T1	标准值	方差
SNA（°）	88	82	4.0
SNB（°）	84.5	80	4.0
ANB（°）	3.5	3	2.0
Wits（mm）	0.8	0	2
GoGn-SN（°）	27	31.2	3.6
FMA（FH-MP）（°）	22.1	26	4
U1-L1（°）	130	124	8
U1-SN（°）	109	106	6
IMPA（°）	92.9	97	6
UL-SN（mm）	3.2	3	1
LL-SN（mm）	1	1	1
Nasolatial A（°）	106.7	95	5
Overjet（mm）	2.9	2	1
Overbite（mm）	1.6	3	2
Y轴（°）	60.8	64	2
Pog'-SN（°）	-6.4	-3	1

矫治后CBCT截图（图21）

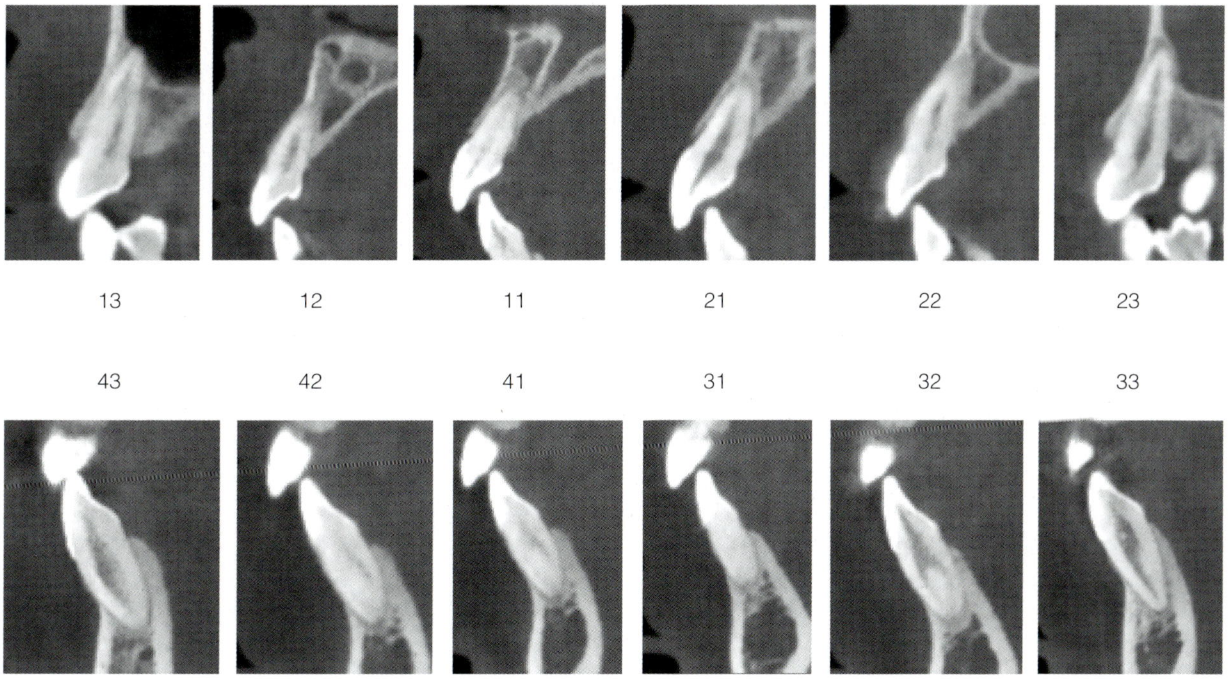

图21 上下前牙直立于牙槽骨中央，无明显牙根吸收

头影重叠（图22）

治疗前（T0）：黑色

治疗后（T1）：红色

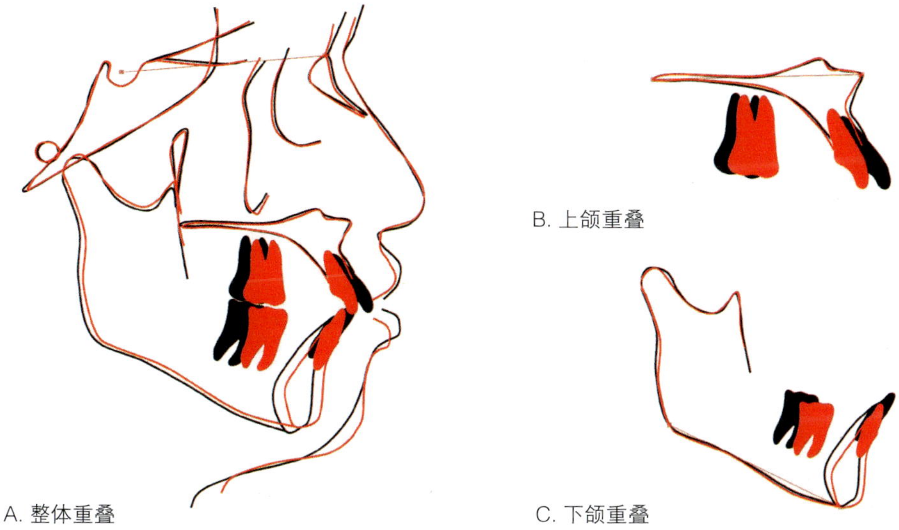

图22

治疗后评估
Post-treatment evaluation

治疗后照片（口内和口外，图23～图28）

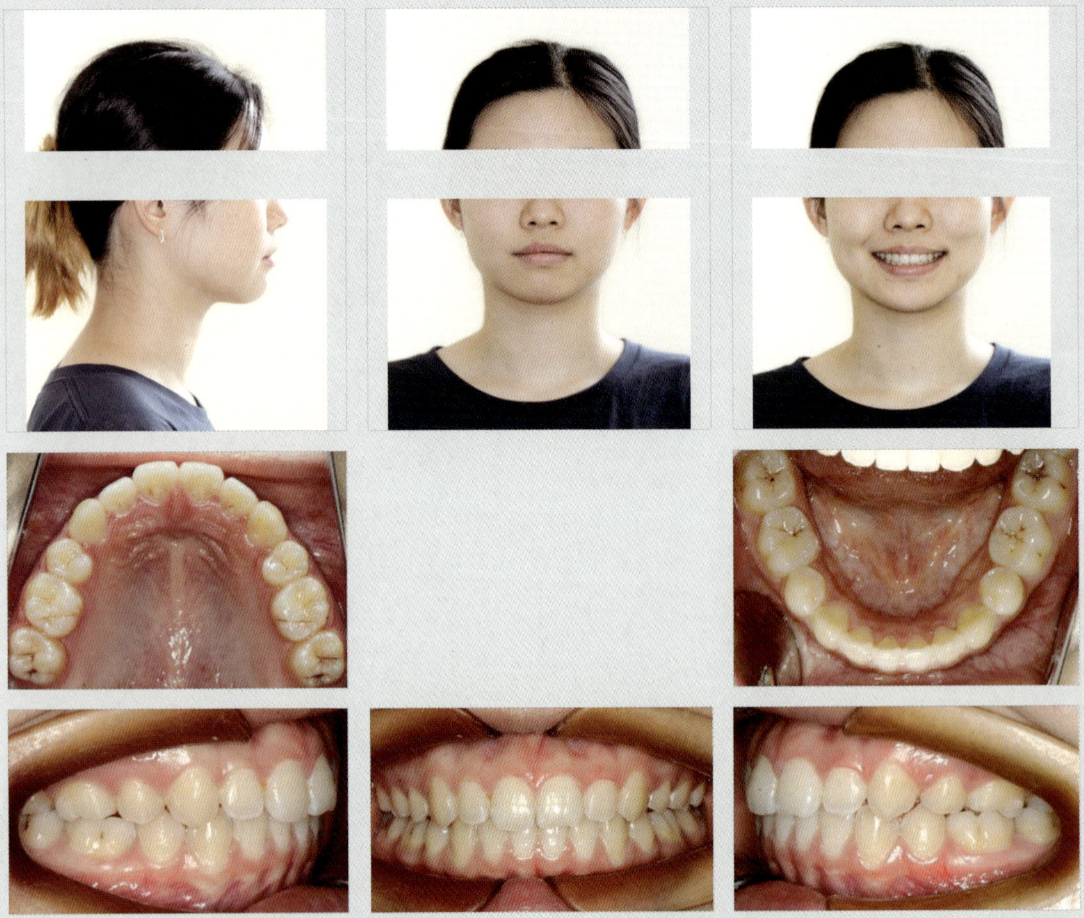

图23 侧面呈直面型，颏部形态良好；磨牙及尖牙中性关系，咬合紧密，前牙浅覆殆覆盖，中线对齐

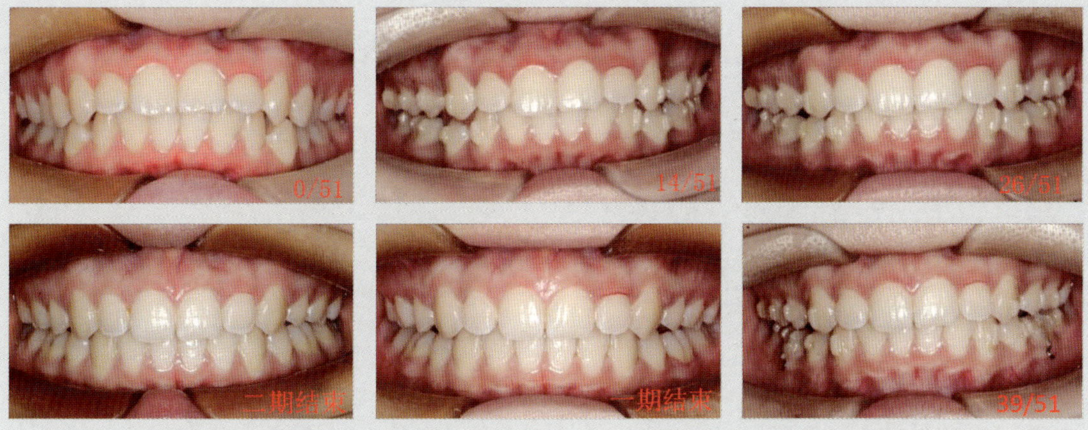

图24　矫治过程——口内正面观

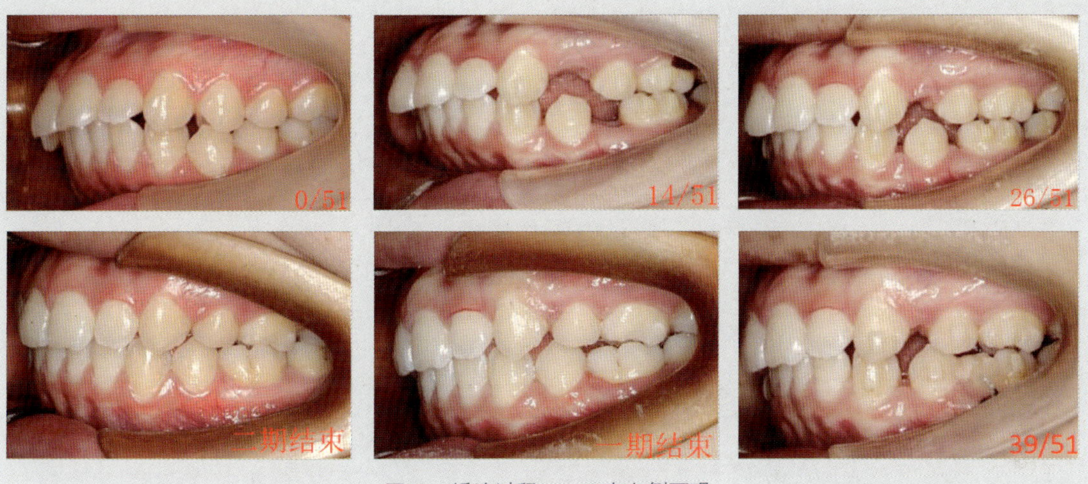

图25　矫治过程——口内左侧面观

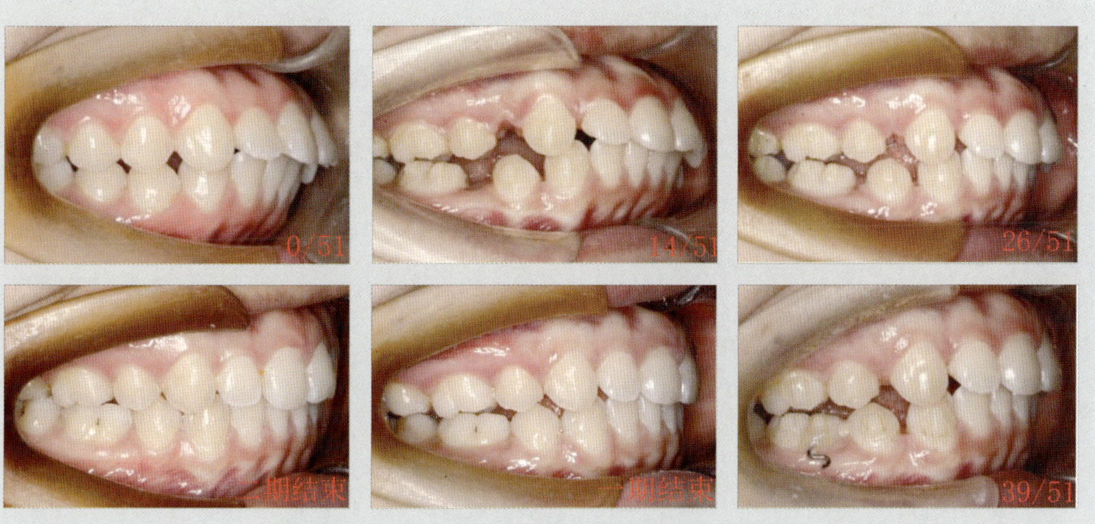

图26　矫治过程——口内右侧面观

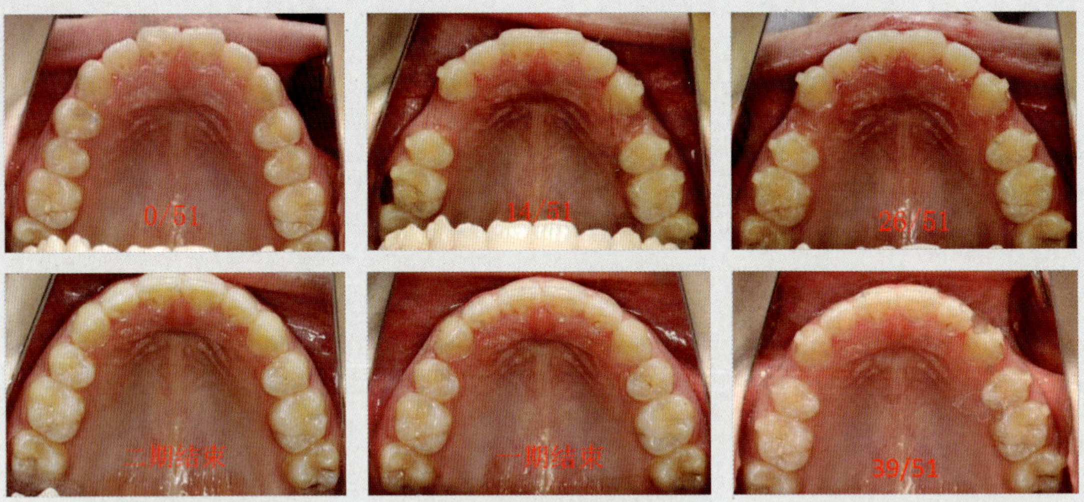

图27　矫治过程——口内上颌𬌗面观

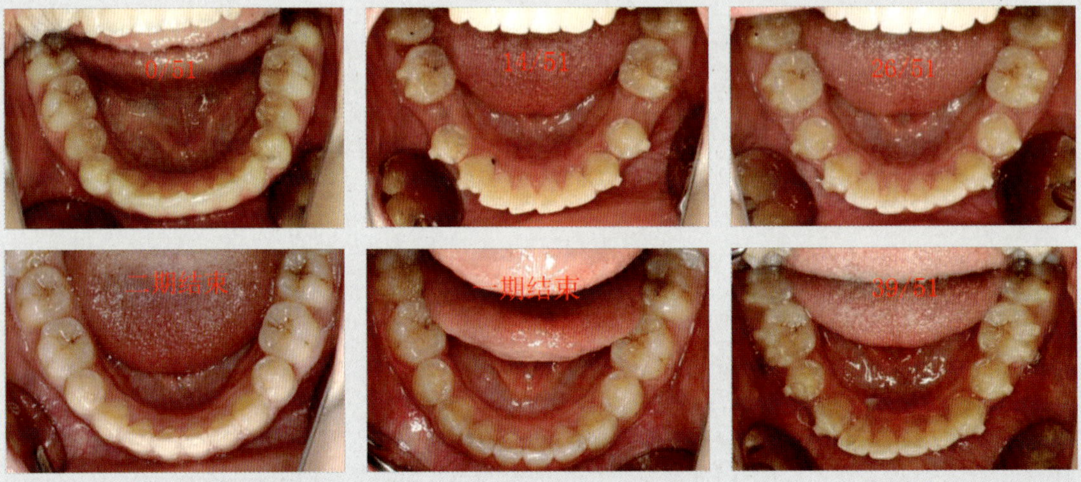

图28　矫治过程——口内下颌𬌗面观

矫治前后正面像对比（图29）

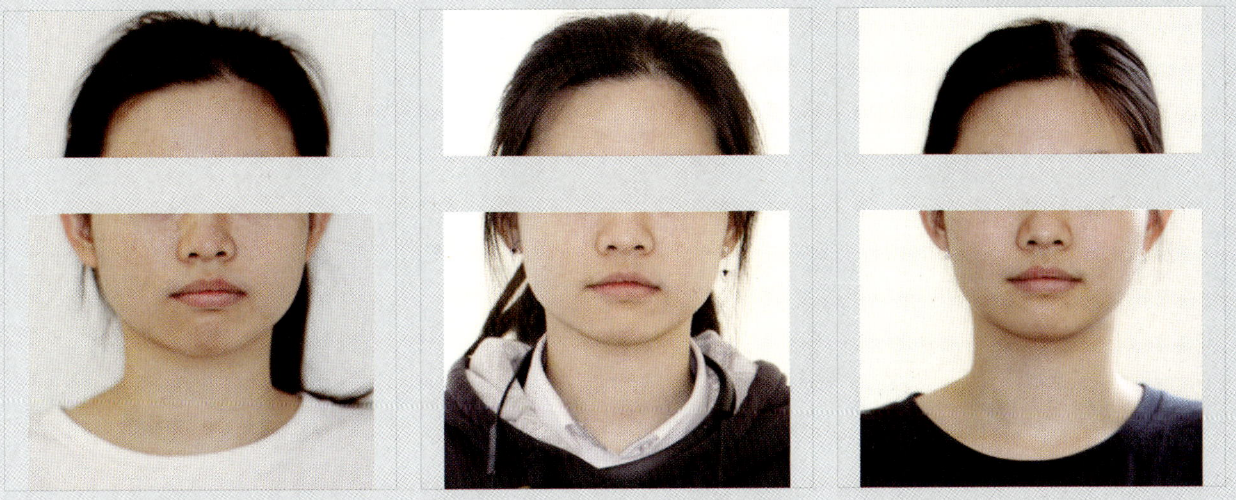

矫治前　　一期结束　　矫治结束

图29

矫治前后侧面像对比（图30）

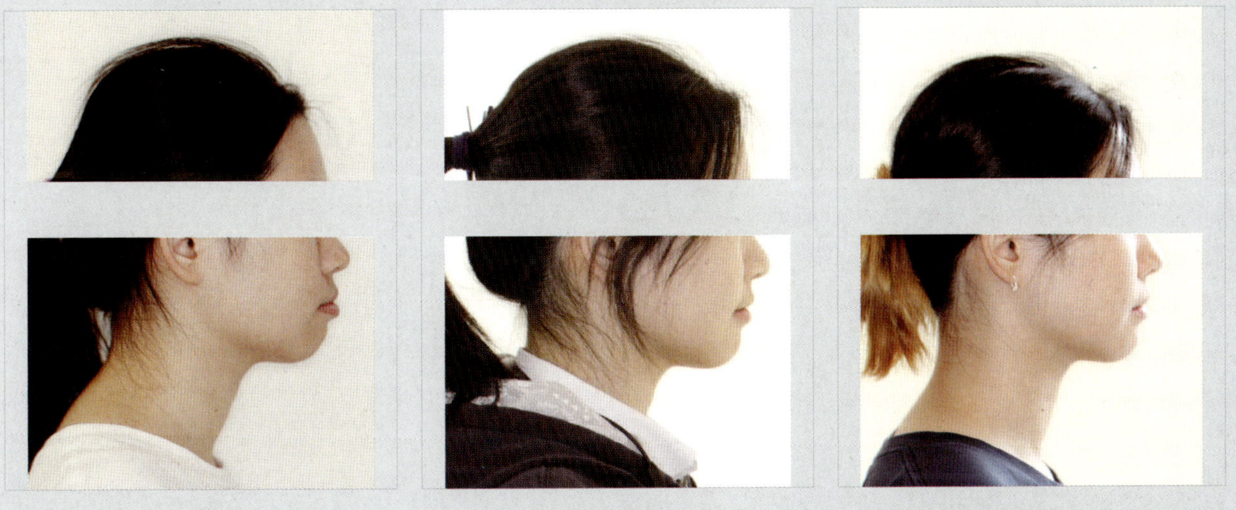

矫治前　　一期结束　　矫治结束

图30

矫治前后全景片对比（图31）

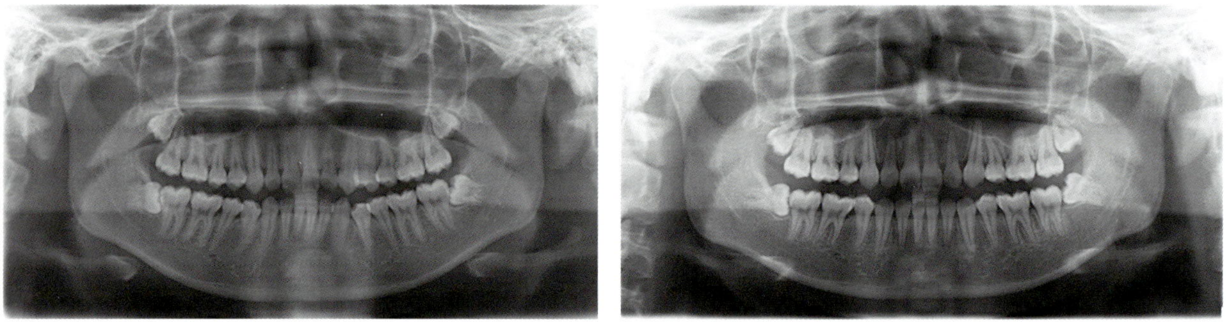

矫治前　　　　矫治后

图31

矫治前后侧位片对比（图32）

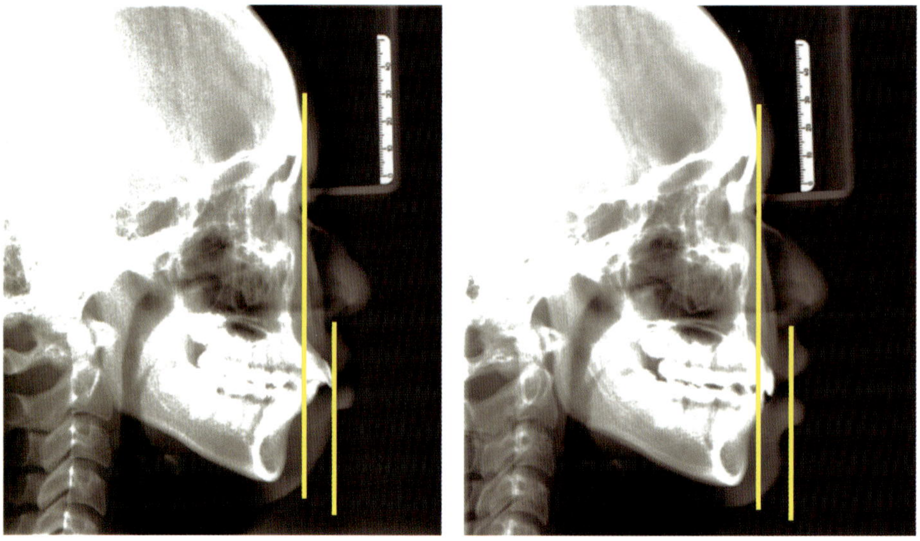

矫治前　　　　矫治后

图32

治疗前后头影测量分析

测量项目	T0	T1	标准值	方差
SNA（°）	89.4	88	82	4.0
SNB（°）	83.3	84.5	80	4.0
ANB（°）	6.1	3.5	3	2.0
Wits（mm）	5.1	0.8	0	2
GoGn-SN（°）	28.6	27	31.2	3.6
FMA（FH-MP）（°）	25	22.1	26	4
U1-L1（°）	105	130	124	8
U1-SN（°）	119	109	106	6
IMPA（°）	105.6	92.9	97	6
UL-SN（mm）	6.1	3.2	3	1
LL-SN（mm）	5.6	1	1	1
Nasolatial A（°）	92.4	106.7	95	5
Overjet（mm）	4.5	2.9	2	1
Overbite（mm）	2.3	1.6	3	2
Y轴（°）	62.8	60.8	64	2
Pog'-SN（°）	-4.7	-6.4	-3	1

病例总结及病例自我评价
Summary of case and self-evaluation

采用上颌最大磨牙支抗设计，配合Ⅱ类牵引，大量内收前牙，使前牙直立于牙槽骨中央，较好改善患者的上唇厚外翻，塑造出良好的上唇部形态。

采用分步法内收上前牙，节省后牙支抗，尖牙远中移动1mm时，再内收前牙，避免前牙内收的钟摆效应，矫治过程中维持良好的覆𬌗。

拔除35、45，利用隐形矫治器最擅长的远中移动牙齿功能，远中移动34、44一半时，再内收前牙，避免下前牙的舌倾，矫治过程中维持良好的覆𬌗。

拔除35、45 ，合理利用拔牙间隙，既前移磨牙调整磨牙关系，也内收下前牙，使下前牙直立于牙槽骨中央，塑造出良好的颏部外形。

拔除35、45，利用牙套的推力作用，分步前移磨牙，配合Ⅱ类牵引，大量前移下磨牙，调整磨牙中性关系。

拔除35、45后，36、46设计双矩形附件，尽量避免36、46前移过程中的前倾及近中扭转。

36、46近中延长的牵引钩，使Ⅱ类牵引的力量更接近磨牙的阻抗中心，有利于竖直前倾的磨牙。

良好的临床监控，使矫治过程较为平顺。

专家点评

后牙矢状向控制较好，资料完整，并做了生物力学分析。但是上后牙转矩稍不足，宽度不佳，治疗过程中应考虑肌功能因素。一期结束时，咬合偏远中，如果在治疗设计上考虑如何争取改善下颌后缩会更好。

18

中度支抗患者的隐形矫正——拔除4颗第一前磨牙

Extraction of four first premolars in moderate anchorage case by Invisalign

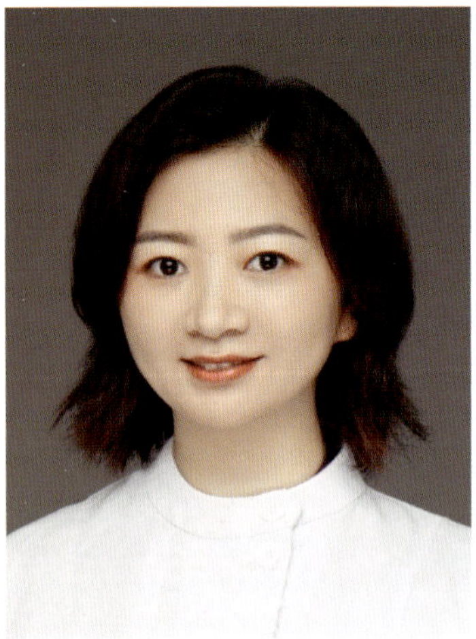

医生简介

陈良娇

博士 / 副教授 / 副主任医师

广州医科大学附属口腔医院荔湾院区正畸科副主任

病例简介

患者，女性，初诊时26岁。

前牙“哨牙”及牙列不齐多年，影响美观，要求矫治。

双侧磨牙及尖牙Ⅰ类关系，上下牙列Ⅰ度拥挤，前牙覆𬌗Ⅰ度、覆盖Ⅰ度，上下前牙唇倾，中线基本对齐，上下牙弓前突。12、22扭转，与对颌牙形成反𬌗。正面观面部稍不对称，口裂线左低右高，颏部轻微右偏，唇闭合紧张，上唇短缩、中厚型、微笑时唇红量偏少；下唇较厚、轻微外翻。

关键词：中度支抗，磨牙近中移动，磨牙竖直

治疗前评估
Pre-treatment evaluation

患者信息

姓名	××
性别	女
初诊年龄/出生日期	26岁
主诉	前牙“哨牙”及牙列不齐多年
病史（全身和局部，外伤、不良习惯等）	身体健康，无外伤史，无不良习惯，有牙科治疗史
其他相关病史	无特殊

口外情况（图1）

矢状向	凸面型，鼻唇角小，颏唇沟浅，下颌后缩，颏部发育不良
垂直向	高角，面下1/3长，唇闭合不全
横向（颧骨、下颌角、颏部对称性）	不对称，颏部右偏
软组织特征（唇厚度、唇突度等）	上唇短缩、中厚型、微笑时唇红量偏少；下唇较厚、轻微外翻
微笑（上前牙暴露量、低位、中位、高位、笑弧等）	笑弧协调
放松状态及微笑时口角高低情况	口裂线左低右高

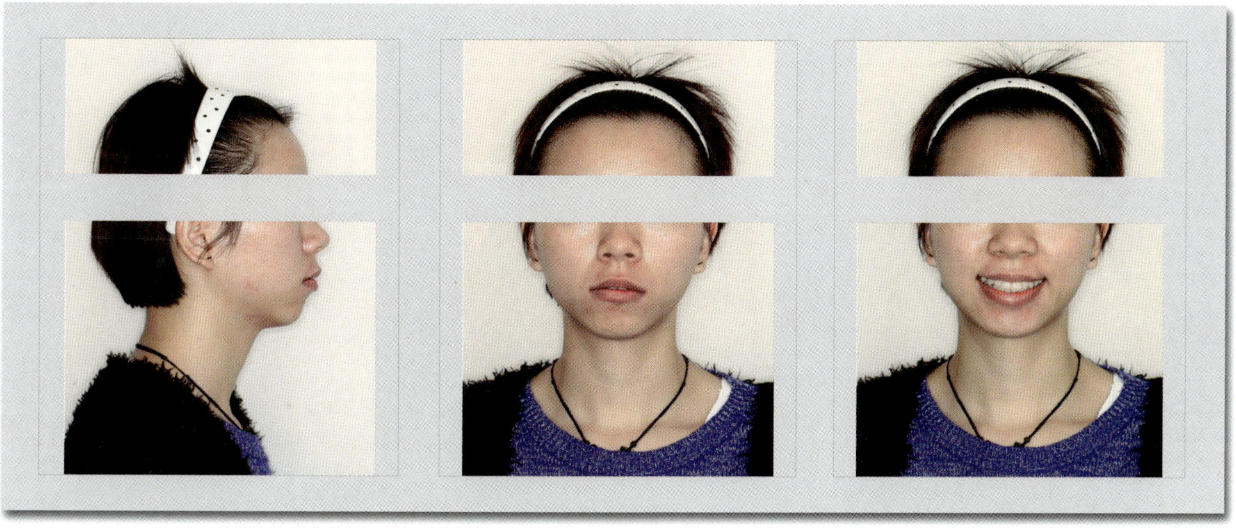

图1

口内情况（图2）

上颌拥挤度/间隙（mm）	3
下颌拥挤度/间隙（mm）	3
切牙关系	Ⅰ类
前牙覆盖（mm）	2
前牙覆殆（mm）	2
后牙覆盖（mm）	正常
后牙覆殆（mm）	正常
中线（和面中线关系）	居中
左侧咬合关系（磨牙）	Ⅰ类关系
左侧咬合关系（尖牙）	Ⅰ类关系
右侧咬合关系（磨牙）	Ⅰ类关系
右侧咬合关系（尖牙）	Ⅰ类关系
锁殆（异位、扭转等）	12、22扭转，12与42形成反殆，22与32形成反殆，13与43、44形成局部小开殆
其他口内情况（畸形舌尖舌窝、过小牙等）	27颊侧龋齿
Bolton分析（3–3）	正常
Bolton分析（6–6）	正常
牙齿情况（氟斑牙、釉质发育不全等）	无
殆平面（是否有倾斜）	左低右高

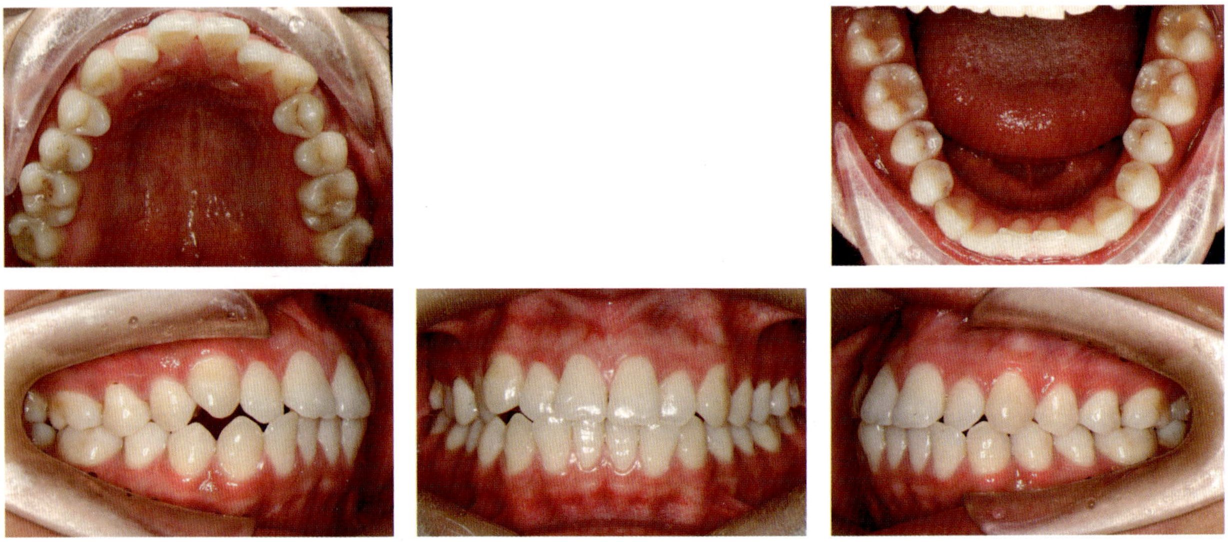

图2

一般影像学检查

骨性检查（关节形态初步评估，升支、体部是否对称等，生长发育评估）	髁突未见骨质吸收，盘-髁关系正常 生长发育完成期，左右侧下颌支高度对称，下颌体部轻微不对称
牙齿异常（缺失牙、多生牙、牙根长短异常等）	27、46殆面充填体
预后较差的牙齿（根管治疗后，龋坏面积大、釉质发育不全等）	18、28、38、48阻生
TMJ	无弹响，无疼痛及张口受限
其他影像学发现（气道、腺样体、扁桃体等）	气道正常，无腺样体、扁桃体肥大 上切牙唇舌侧釉牙骨质界下可见骨皮质影像 下切牙唇舌侧骨板菲薄，仅根尖1/3可见明显骨皮质影像

治疗前模型（图3）

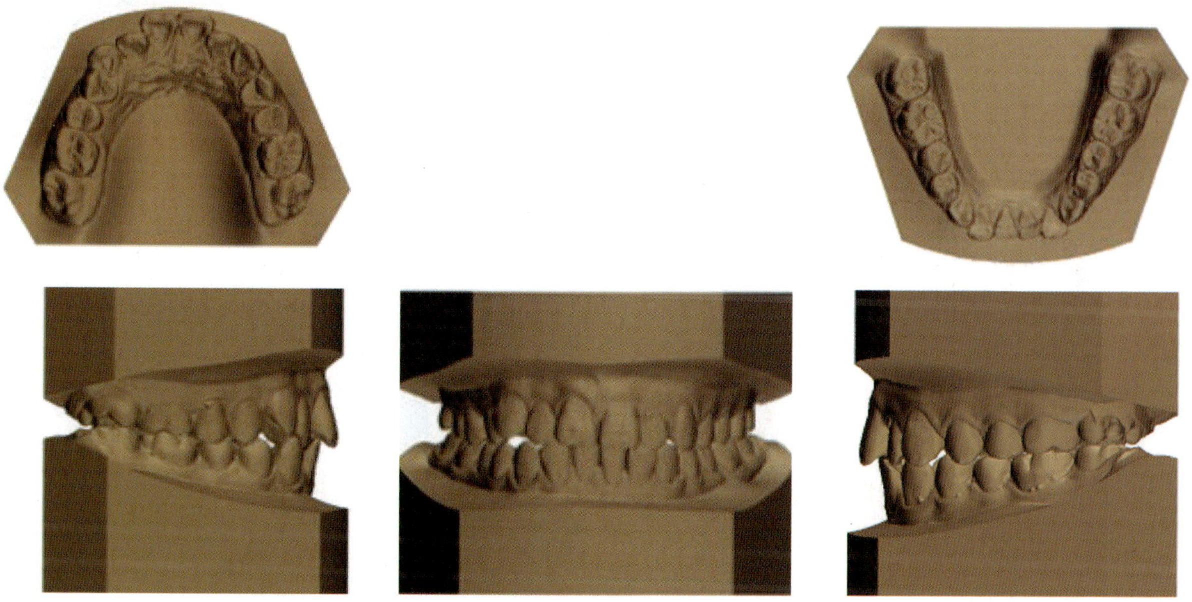

图3

治疗前X线片（图4～图12）

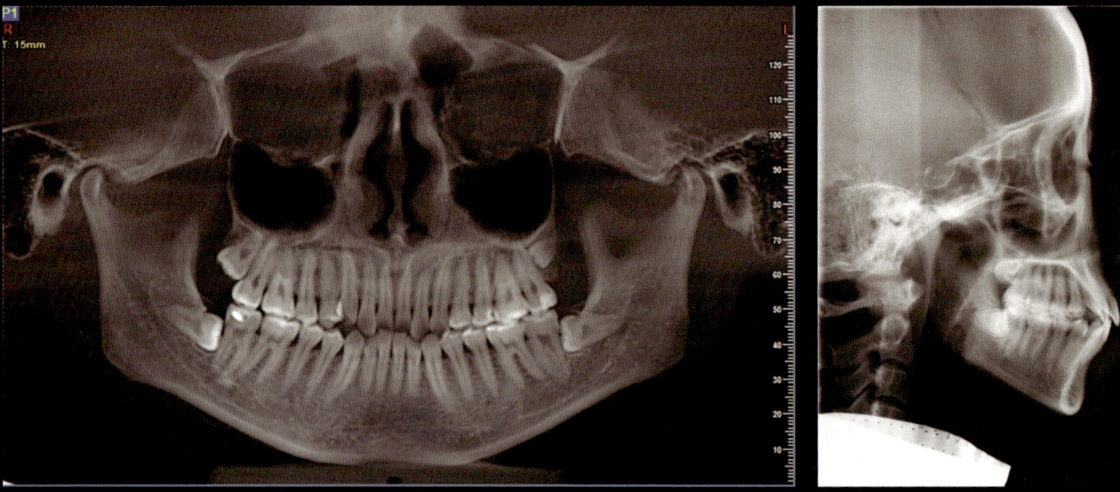

图4

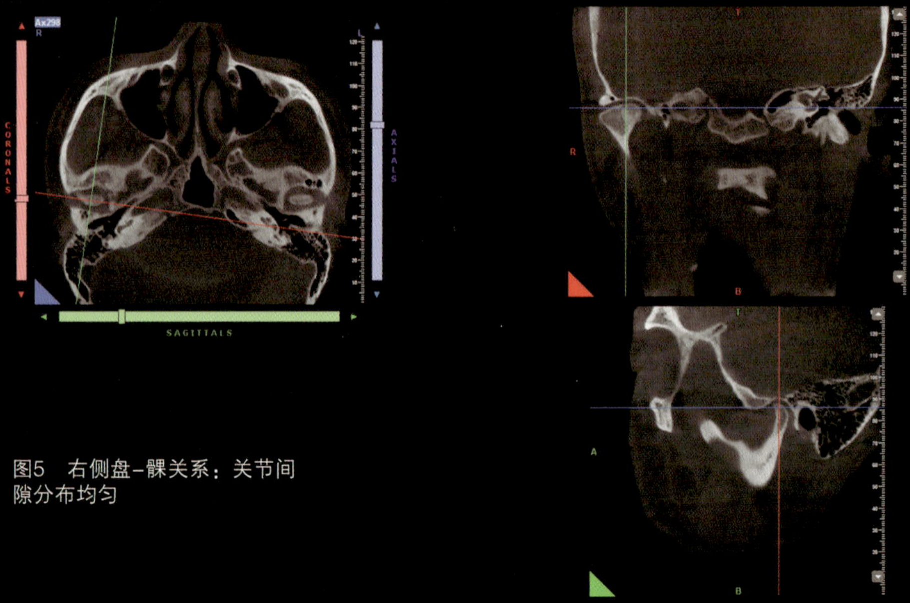

图5　右侧盘-髁关系：关节间隙分布均匀

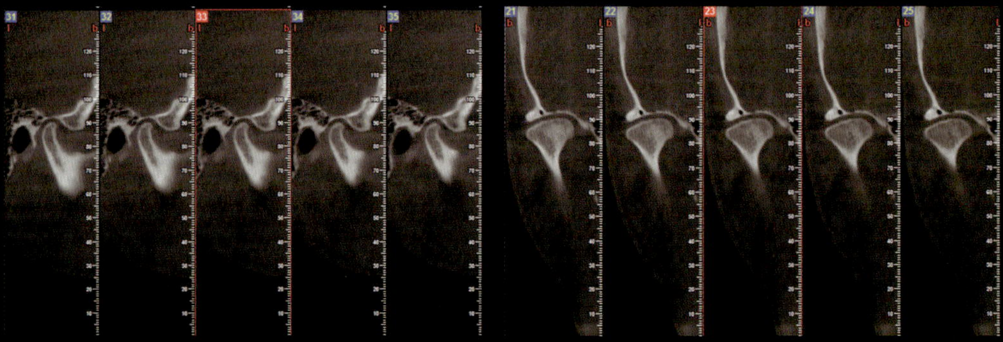

图6　右侧髁突表面未见明显骨质吸收影像

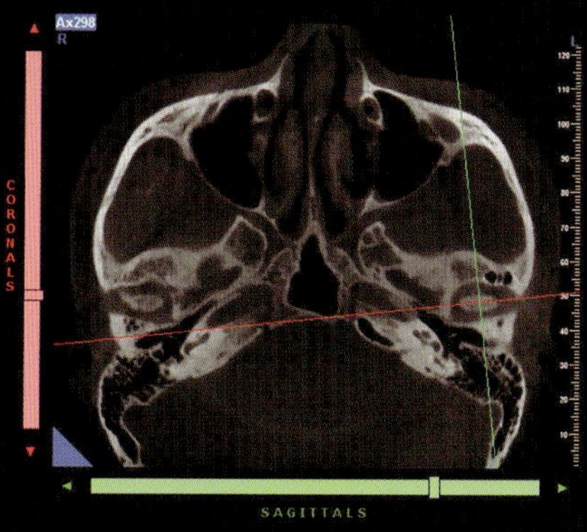

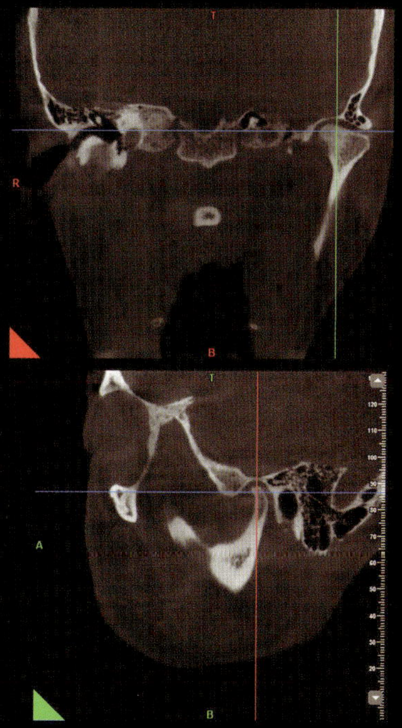

图7　左侧盘-髁关系：关节间隙分布均匀

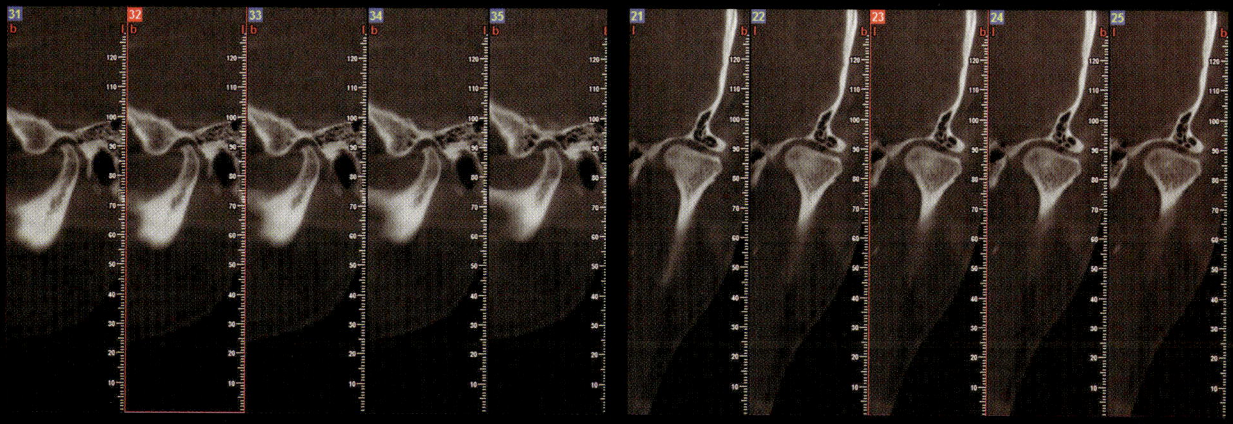

图8　左侧髁突表面未见明显骨质吸收影像

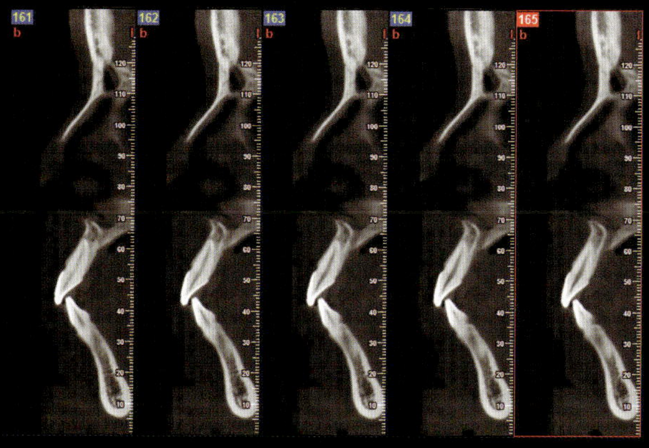

图9　11唇舌侧釉牙骨质界下2mm处可见明显骨皮质影像

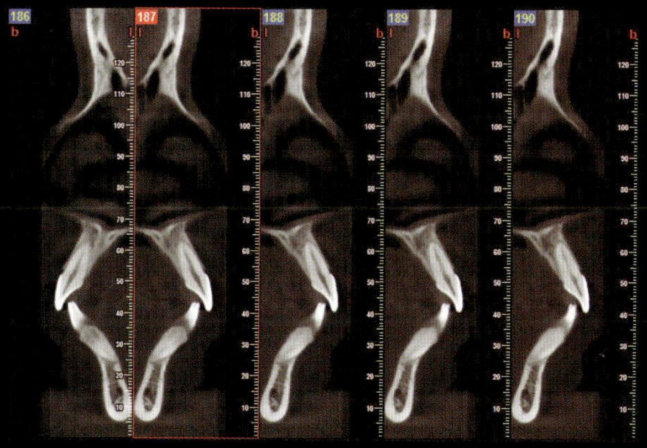

图10　21唇舌侧釉牙骨质界下2mm处可见明显骨皮质影像

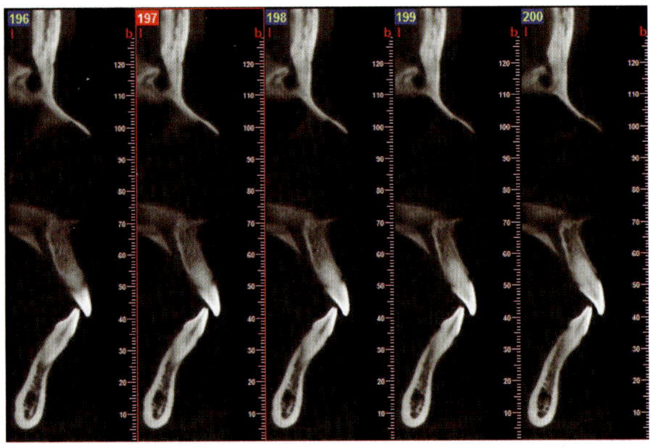

图11 41唇舌侧釉牙骨质未见明显骨皮质影像，仅根尖1/3可见明显的骨皮质影像

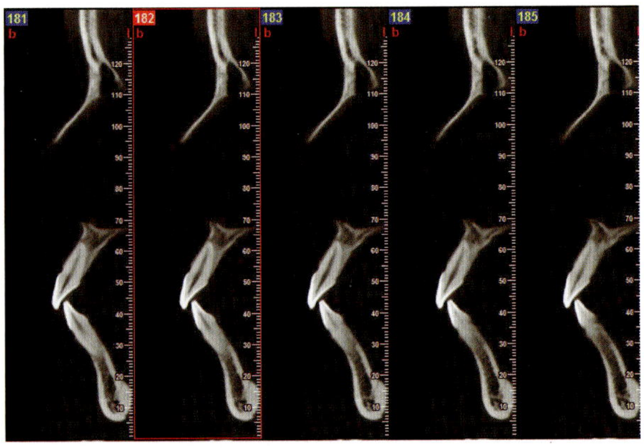

图12 31唇舌侧釉牙骨质未见明显骨皮质影像，仅根尖1/3可见明显的骨皮质影像

治疗前头影测量描记图（图13）

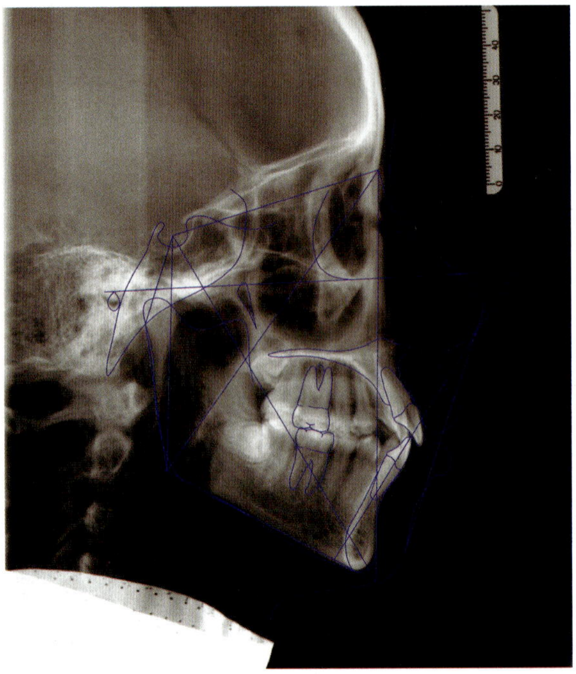

图13

治疗前头影测量分析

测量项目	标准值	T0
SNA（°）	82±3.5	79.5
SNB（°）	80.9±3.4	72.8
ANB（°）	4±1.8	6.7
Convexity（°）	4.5±3. 0	14.9
Upper Gonial Angle（°）	52±7	45.3
Lower Gonial Angle（°）	71.2±6	83.1
U1-FH（°）	109.8±5	112.8
L1-MP（°）	95±7	94.2

治疗前头影测量异常数据解读

1. SNA 79.5°，上颌正常。
2. SNB 72.8°，下颌后缩。
3. ANB> 6°，骨性Ⅱ类。
4. Lower Gonial Angle>78°，高角。
5. Convexity>5.1°，面部较突。

诊断

1. 安氏Ⅰ类错殆。

2. 骨性Ⅱ类错殆。

问题列表

口外检查：

正面观：面部轻微不对称，颏部轻微右偏，口角左低右高，上唇短缩，中厚型，微笑时唇红量偏少，下唇轻微外翻，颏肌紧张，唇闭合紧张。

侧面观：凸面型，鼻唇角小，颏唇沟浅、长面型，面下1/3长。

口内检查：上下牙列Ⅰ度拥挤，12、22近中舌向扭转，12与42形成反殆，22与32形成反殆，13与43、44形成局部小开殆，上下前牙轻微唇倾，27颊侧龋齿，牙龈薄龈型。

辅助检查：全景片18、28、38、48阻生，27、46殆面充填体。

头颅侧位片：骨性Ⅱ类，高角，垂直生长型，下颌后缩，颏部发育不良，上下前牙唇倾，CBCT显示髁突无明显骨质吸收，盘-髁关系正常，下切牙唇舌侧骨皮质菲薄。

治疗计划

矫治器	隐适美（Invisalign）
拔牙牙位	拔除14、24、34、44，择期拔除18、28、38、48
支抗选择	中度支抗，上前牙内收4mm，右侧磨牙近中移动2mm，左侧磨牙近中移动3mm 下前牙内收3mm，余间隙由磨牙近中移动关闭
治疗设计：横向考虑	形成上下颌卵圆形弓形，调整殆平面的偏斜
治疗设计：矢状向考虑	鉴于上唇厚度及面型突度，设计中度支抗内收上下前牙，上下磨牙近中移动维持中性关系
治疗设计：垂直向考虑	维持磨牙高度，设计前牙压低对抗钟摆效应
其他设计要点	正畸前进行27充填治疗。设计中度支抗，配合Ⅱ类牵引辅助下颌磨牙近中移动及内收上前牙，磨牙近中移动过程中配合后牙垂直牵引防止磨牙出现近中倾斜，精调时配合上下前牙少量IPR改善“黑三角”
保持	保持3~5年

方案设计

三维方向

横向：调整弓形为卵圆形。

矢状向：上颌，由于上颌后牙容易近中移动或者倾斜，所以设计后牙先不动，先内收上前牙，上前牙移至目标位置后，后牙开始近中移动，与对颌后牙形成中性关系。

下颌：下颌前牙的内收早于上颌前牙的内收，避免下前牙影响上前牙的内收，进而导致上颌后牙的近中倾斜或者近中移动。下颌后牙的支抗较强，设计后牙的近中移动与下前牙的内收同时进行。

垂直向：维持后牙高度，设计上下前牙压低对抗前牙内收过程中出现的钟摆效应，调整𬌗平面的轻微偏斜。

附件

16、17、22、26、27、36、37、46、47颊侧添加垂直矩形附件，利于矫治器在磨牙移动过程中抓抱牙齿。

12、13、23、25、35、45颊侧添加优化附件控制牙轴。

其中14、24、34、44已拔除，15、33、43颊侧添加优化控根附件。

36、46颊侧添加颊侧扣开窗。

移动步骤

上颌44步：第1～第20步，13、23远中移动，排齐12、22，解除12&32、22&42反𬌗。

第20～第29步，内收上前牙，第29～第44步，上颌后牙进行近中移动关闭间隙。

下颌30步：第1～第13步，33、43远中移动，35、45近中移动，同时排齐下牙列。

第13～第30步，内收下前牙，同时下颌磨牙近中移动。

辅助牵引：Ⅱ类牵引辅助上前牙内收及下颌磨牙近中移动。

牙齿移动量（2017-01-25，图14～图17）

上颌	1.8	1.7	1.6	1.5	P	1.3	1.2	1.1	2.1	2.2	2.3	P	2.5	2.6	2.7	2.8
伸长(E)/压低(I)，mm		0.1 E	0.2 E	0.4 E		0.4 I	1.5 I	2.3 I	2.8 I	2.2 I	1.5 I		0.3 E	0	0.3 I	
整体移动(B)/舌侧(L)，mm		0.8 L	0.4 B	0.8 L		3.7 L	1.9 L	4.1 L	4.3 L	1.7 L	1.6 L		0.2 B	0.2 B	0.8 L	
整体移动 近中(M)/远中(D)，mm		0.6 M	1.1 M	1.6 M		4.5 D	3.2 D	0.9 D	1.0 D	3.7 D	4.7 D		2.3 M	2.2 M	1.7 M	
扭转(M)/远中(D)		1.1°M	11.3°M	6.6°M		28.2°D	24.9°D	8.7°D	3.3°D	26.9°D	2.1°D		14.2°M	14.0°M	0.8°M	
轴倾度(M)/远中(D)		8.2°M	1.8°M	6.5°D		4.2°D	0.9°D	1.4°M	2.3°D	10.2°D	**4.2°M**		0.4°D	1.8°M	0.9°M	
倾斜度 唇侧(B)/舌侧(L)		10.1°L	0.4°B	2.4°B		17.1°L	0.2°L	8.8°L	6.6°L	4.1°B	**9.0°L**		2.1°B	1.5°L	6.8°L	

图14 上颌（冠）

下颌	4.8	4.7	4.6	4.5	P	4.3	4.2	4.1	3.1	3.2	3.3	P	3.5	3.6	3.7	3.8
伸长(E)/压低(I)，mm		0.1 I	0	0.4 E		1.4 I	2.3 I	2.1 I	1.7 I	1.2 I	0.4 I		0.2 E	0.1 E	0.2 I	
整体移动(B)/舌侧(L)，mm		0.1 B	0.2 L	0.4 L		1.2 L	1.3 L	2.8 L	2.9 L	0.1 L	0.3 L		0.3 B	0.3 B	0.7 B	
整体移动 近中(M)/远中(D)，mm		2.7 M	3.5 M	5.4 M		2.2 D	2.7 D	1.0 M	1.3 D	3.8 D	4.3 D		5.9 M	2.6 M	2.0 M	
扭转(M)/远中(D)		2.5°M	3.7°M	1.0°D		10.0°D	21.8°D	3.1°D	5.7°M	21.4°D	3.0°D		3.5°M	1.7°M	1.8°M	
轴倾度(M)/远中(D)		0.2°D	1.7°M	7.0°M		4.1°M	1.4°D	3.9°M	2.2°D	2.8°D	0.1°D		10.6°M	1.1°M	1.0°D	
倾斜度 唇侧(B)/舌侧(L)		4.1°B	0.6°L	0.4°L		5.1°B	9.6°B	0.7°B	0.6°B	12.4°B	4.9°B		0.8°L	1.4°B	4.9°B	

图15 下颌（冠）

上颌 下颌	1.8	1.7	1.6	1.5	P	1.3	1.2	1.1	2.1	2.2	2.3	P	2.5	2.6	2.7	2.8
伸长(E)/压低(I)，mm		0.1 E	0.2 E	0.4 E		0.4 I	1.5 I	2.3 I	2.8 I	2.2 I	1.5 I		0.3 E	0	0.3 I	
整体移动(B)/舌侧(L)，mm		2.2 B	0.3 B	1.6 L		3.0 B	1.8 L	1.4 L	2.3 L	3.0 L	1.9 B		0.5 L	0.7 B	1.2 B	
整体移动 近中(M)/远中(D)，mm		1.7 D	0.6 M	3.6 M		2.9 D	2.9 D	1.4 D	0.3 D	0.4 D	**6.3 D**		2.5 M	1.7 M	1.4 M	
扭转(M)/远中(D)		1.1°M	11.3°M	6.6°M		28.2°D	24.9°D	8.7°D	3.3°D	26.9°D	**2.1°D**		14.2°M	14.0°M	0.8°M	
轴倾度(M)/远中(D)		8.2°D	1.8°D	6.5°M		4.2°M	0.9°M	1.4°D	2.3°M	10.2°M	**4.2°D**		0.4°M	1.8°D	0.9°D	
倾斜度 唇侧(B)/舌侧(L)		10.1°B	0.4°L	2.4°L		17.1°B	0.2°B	8.8°B	6.6°B	4.1°L	**9.0°B**		2.1°L	1.5°B	6.8°B	

图16　上颌（根）

上颌 下颌	4.8	4.7	4.6	4.5	P	4.3	4.2	4.1	3.1	3.2	3.3	P	3.5	3.6	3.7	3.8
伸长(E)/压低(I)，mm		0.1 I	0	0.4 E		1.4 I	2.3 I	2.1 I	1.7 I	1.2 I	0.4 I		0.2 E	0.1 E	0.2 I	
整体移动(B)/舌侧(L)，mm		0.1 B	0.2 L	0.4 L		1.2 L	1.3 L	2.8 L	2.9 L	0.1 L	0.3 L		0.3 B	0.3 B	0.7 B	
整体移动 近中(M)/远中(D)，mm		2.7 M	3.5 M	5.4 M		2.2 D	2.7 D	1.0 M	1.3 D	3.8 D	4.3 D		5.9 M	2.6 M	2.0 M	
扭转(M)/远中(D)		2.5°M	3.7°M	1.0°D		10.0°D	21.8°D	3.1°D	5.7°M	21.4°D	3.0°D		3.5°M	1.7°M	1.8°M	
轴倾度(M)/远中(D)		0.2°D	1.7°M	7.0°M		4.1°M	1.4°D	3.9°M	2.2°D	2.8°D	0.1°D		10.6°M	1.1°M	1.0°D	
倾斜度 唇侧(B)/舌侧(L)		4.1°B	0.6°L	0.4°L		5.1°B	9.6°B	0.7°B	0.6°B	12.4°B	4.9°B		0.8°L	1.4°B	4.9°B	

图17　下颌（根）

牙齿移动分步（2017-01-25，图18）

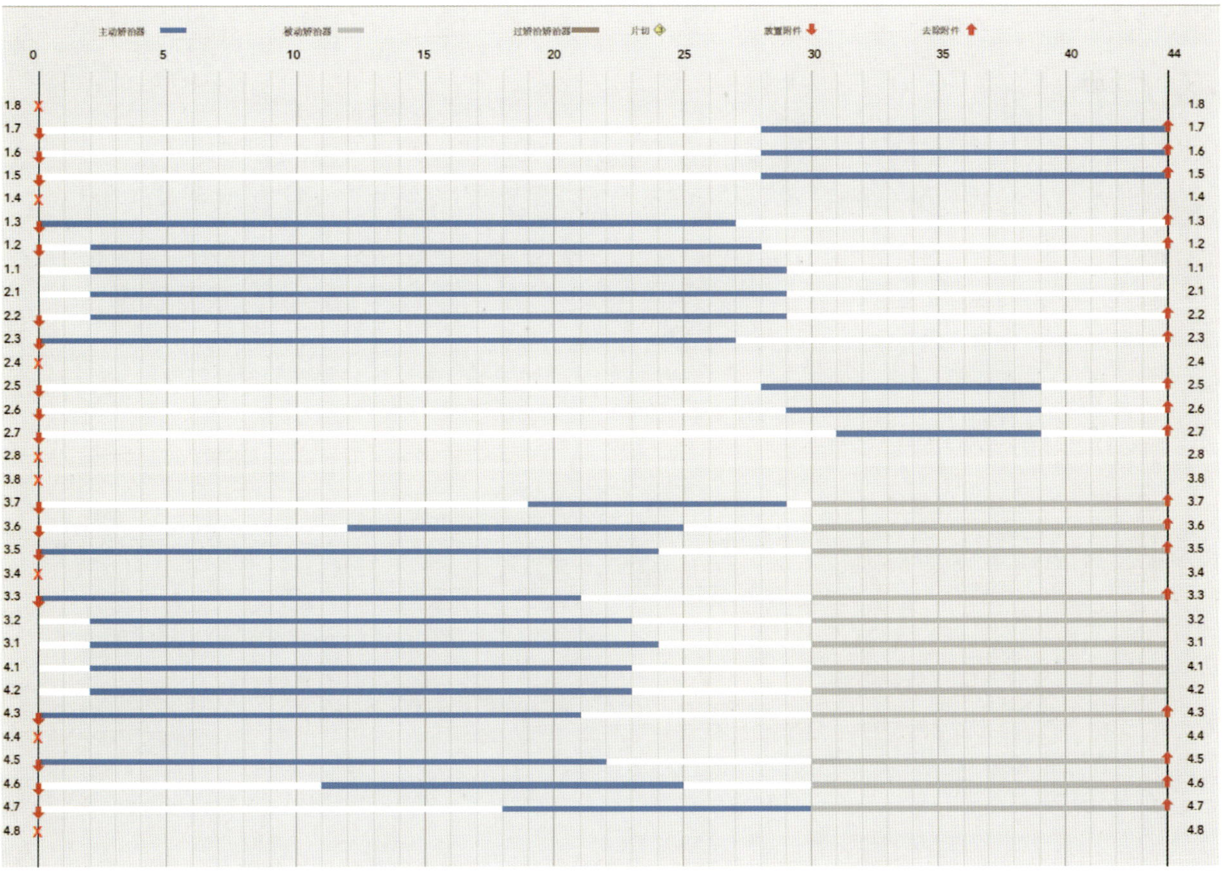

图18

牙齿移动量（精调2018-06-05，图19～图22）

牙齿移动表

	1.8	1.7	1.6	1.5	1.4	1.3	1.2	1.1	2.1	2.2	2.3	2.4	2.5	2.6	2.7	2.8
伸长(**E**)/压低(**I**)，mm		0.1E	0.2E	0		0.5E	0	0.5I	0.5I	0.1E	0.6E		0.1E	0	0.1E	
整体移动(**B**)/舌侧(**L**)，mm		0.1B	0.1B	0.1L		0.5B	0.4L	0.9L	0.9L	0.4L	0.2B		0.1B	0	0.6B	
整体移动 近中(**M**)/远中(**D**)，mm		0.1M	0.1M	0.1M		0.1D	0.1D	0.1D	0	0.1M	0.1D		0	0	0.1M	
扭转(**M**)/远中(**D**)		0.7° M	0.5° D	0.8° M		5.7° M	2.8° M	1.4° M	0.7° M	1.9° M	12.2° M		3.0° D	1.4° D	5.2° M	
轴倾度(**M**)/远中(**D**)		0.2° M	0.9° D	1.8° D		2.3° M	2.9° M	2.7° M	2.4° M	3.3° M	3.9° M		1.9° M	1.4° D	1.5° D	
倾斜度 唇侧（**B**）/舌侧（**L**）		0.2° L	1.9° L	1.3° B		0°	2.4° B	**3.7° B**	**5.4° B**	4.7° B	0.3° B		0.6° L	1.5° B	2.2° B	

牙弓　　牙齿基底部 冠 牙根　　复制到剪贴板

图19　上颌（冠）

牙齿移动表

	4.8	4.7	4.6	4.5	4.4	4.3	4.2	4.1	3.1	3.2	3.3	3.4	3.5	3.6	3.7	3.8
伸长(**E**)/压低(**I**)，mm		0.1E	0.2E	0		0.5I	0.5I	0.8I	0.5I	0.4I	0.5I		0.1E	0	0.1E	
整体移动(**B**)/舌侧(**L**)，mm		0.4B	0.6B	0.1B		0	0.4L	0.4L	0.5L	0.4L	0.1L		0.1L	0.1L	0	
整体移动 近中(**M**)/远中(**D**)，mm		0.1M	0.1M	0		0.1M	0.2M	0	0.2M	0.1M	0		0.1D	0.1D	0.1D	
扭转(**M**)/远中(**D**)		1.7° M	2.3° D	5.1° M		6.1° M	1.7° M	2.9° D	1.7° M	2.3° M	9.9° M		0.7° M	0.1° D	1.4° M	
轴倾度(**M**)/远中(**D**)		3.3° D	1.1° D	0.8° D		4.4° M	0.4° M	0.8° M	0.5° D	3.2° M	5.3° M		0.8° D	0.6° D	1.9° D	
倾斜度 唇侧（**B**）/舌侧（**L**）		1.4° B	5.0° L	3.0° B		0.1° B	0°	0.2° B	0.5° L	0.6° L	0.1° B		1.3° B	0.4° B	0.2° B	

牙弓　　牙齿基底部 冠 牙根　　复制到剪贴板

图20　下颌（冠）

牙齿移动表

	1.8	1.7	1.6	1.5	1.4	1.3	1.2	1.1	2.1	2.2	2.3	2.4	2.5	2.6	2.7	2.8
伸长(**E**)/压低(**I**)，mm		0.1E	0.2E	0		0.5E	0	0.5I	0.5I	0.1E	0.6E		0.1E	0	0.1E	
整体移动(**B**)/舌侧(**L**)，mm		0.1B	0.7B	0.5L		0.5B	1.1L	**2.0L**	**2.6L**	1.9L	0.1B		0.2B	0.4L	0	
整体移动 近中(**M**)/远中(**D**)，mm		0.1M	0.4M	0.6M		1.0D	1.0D	1.0D	0.7D	0.9D	1.6D		0.6D	0.4M	0.5M	
扭转(**M**)/远中(**D**)		0.7° M	0.5° D	0.8° M		5.7° M	2.8° M	**1.4° M**	0.7° M	1.9° M	12.2° M		3.0° D	1.4° D	5.2° M	
轴倾度(**M**)/远中(**D**)		0.2° D	0.9° M	1.8° M		2.3° D	2.9° D	**2.7° D**	**2.4° D**	3.3° D	3.9° D		1.9° D	1.4° M	1.5° M	
倾斜度 唇侧（**B**）/舌侧（**L**）		0.2° B	1.9° B	1.3° L		0°	2.4° L	**3.7° L**	**5.4° L**	4.7° L	0.3° L		0.6° B	1.5° L	2.2° L	

牙弓　　牙齿基底部 冠 牙根　　复制到剪贴板

图21　上颌（根）

牙齿移动表

	4.8	4.7	4.6	4.5	4.4	4.3	4.2	4.1	3.1	3.2	3.3	3.4	3.5	3.6	3.7	3.8
伸长(**E**)/压低(**I**)，mm		0.1E	0.2E	0		0.5I	0.5I	0.8I	0.5I	0.4I	0.5I		0.1E	0	0.1E	
整体移动(**B**)/舌侧(**L**)，mm		0	2.1B	0.8L		0	0.4L	0.4L	0.4L	0.2L	0.1L		0.5L	0.3L	0	
整体移动 近中(**M**)/远中(**D**)，mm		1.1M	0.4M	0.3M		1.6D	0.1M	0.3D	0.3M	0.8D	2.0D		0.2M	0.1M	0.4M	
扭转(**M**)/远中(**D**)		1.7° M	2.3° D	5.1° M		6.1° M	1.7° M	2.9° D	1.7° M	2.3° M	9.9° M		0.7° M	0.1° D	1.4° M	
轴倾度(**M**)/远中(**D**)		3.3° M	1.1° M	0.8° M		4.4° D	0.4° D	0.8° D	0.5° M	3.2° D	5.3° D		0.8° M	0.6° M	1.9° M	
倾斜度 唇侧（**B**）/舌侧（**L**）		1.4° L	5.0° B	3.0° L		0.1° L	0°	0.2° L	0.5° B	0.6° B	0.1° L		1.3° L	0.4° L	0.2° L	

牙弓　　牙齿基底部 冠 牙根　　复制到剪贴板

图22　下颌（根）

牙齿移动分布（精调2018-06-05，图23）

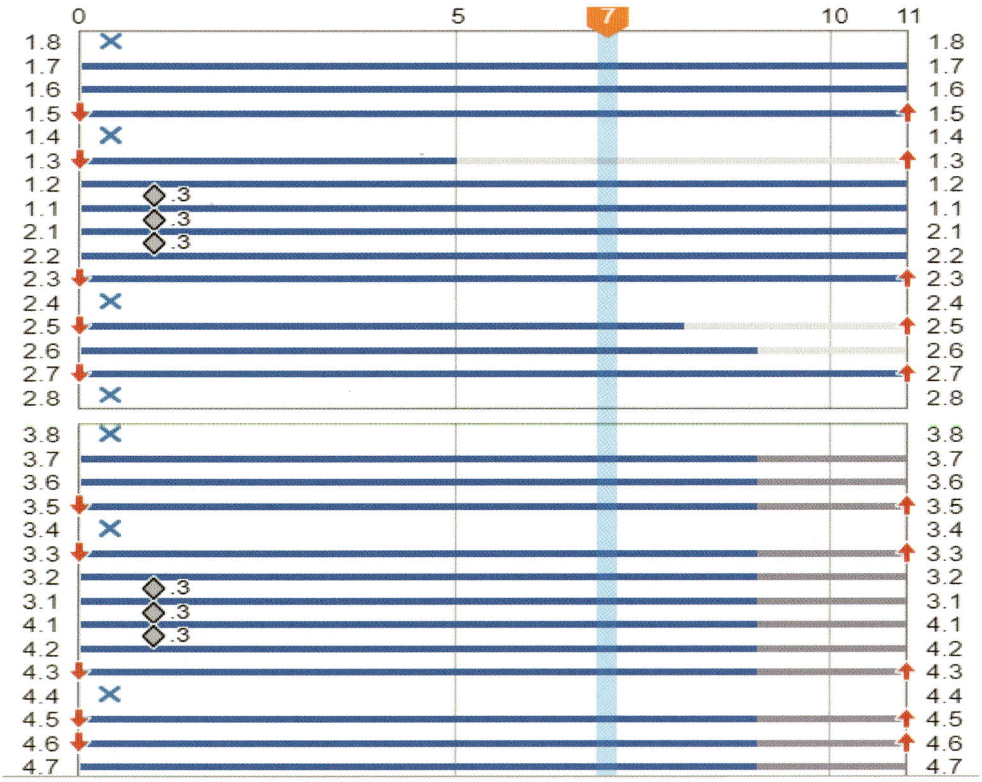

图23

治疗进程

治疗时长	18个月
牙套更换频率/复诊频率	10天/2个月
重启/精调次数	0次/1次
保持时长	2年

扫码关注后
输入yx18
观看视频

治疗
Treatment

第29步

此时磨牙为近中关系，上颌磨牙需要近中移动，下颌内收过程中出现Spee曲线加大，上下前牙转矩丢失，出现轻微舌倾，46出现轻微近中倾斜（图24）。

因上下前牙已形成覆殆覆盖，形成前牙咬合支撑，利用前牙咬合关系近中移动上颌磨牙。

精调时再处理上下前牙转矩、46近中倾斜及整平下颌Spee曲线。

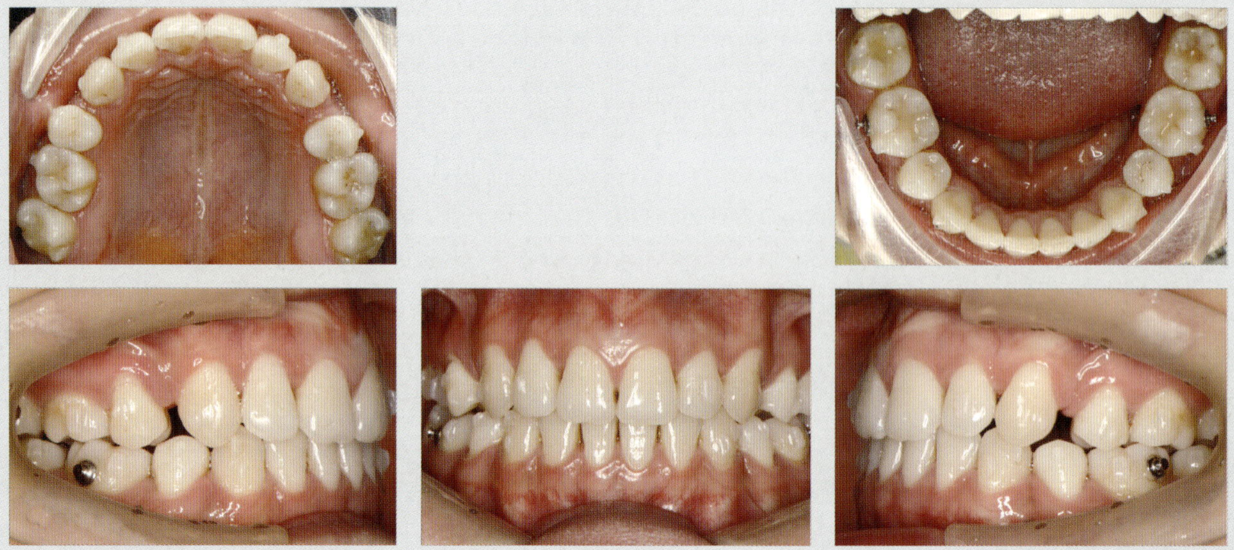

图24

第44步（图25）

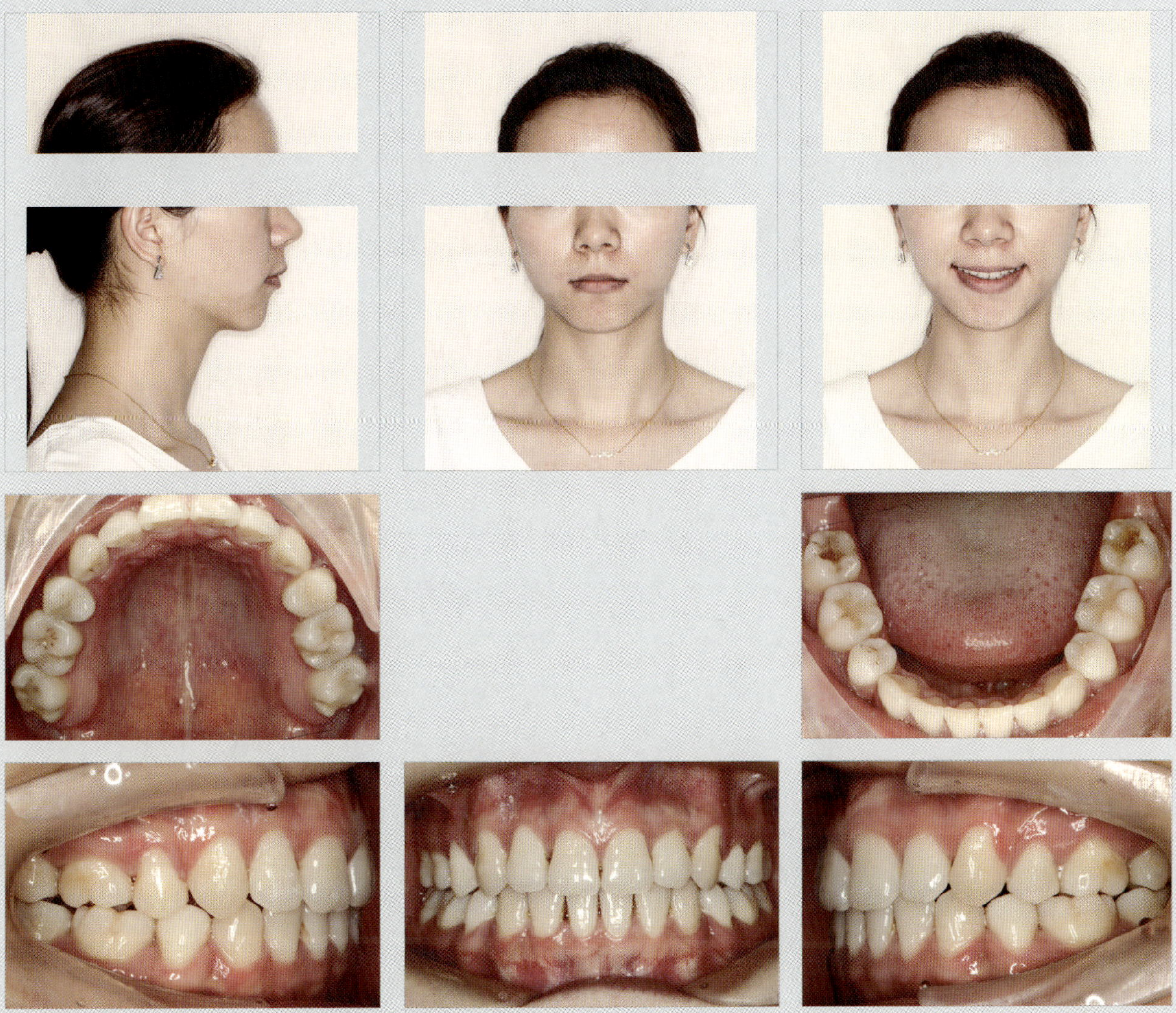

图25

精调设计

1. 12、11、21、22之间各邻面去釉0.3mm；42、41、31、32之间各邻面去釉0.3mm，改善前牙区“黑三角”。

2. 继续整平上下颌Spee曲线，上下前牙增加根舌向转矩。

3. 竖直上下磨牙，建立磨牙尖窝交错咬合关系。

4. 13、23设计优化附件，调整轴倾度。

5. 上颌共11步，下颌共9步。

6. 辅助后牙区垂直牵引，建立磨牙紧密咬合。

精调中（图26）

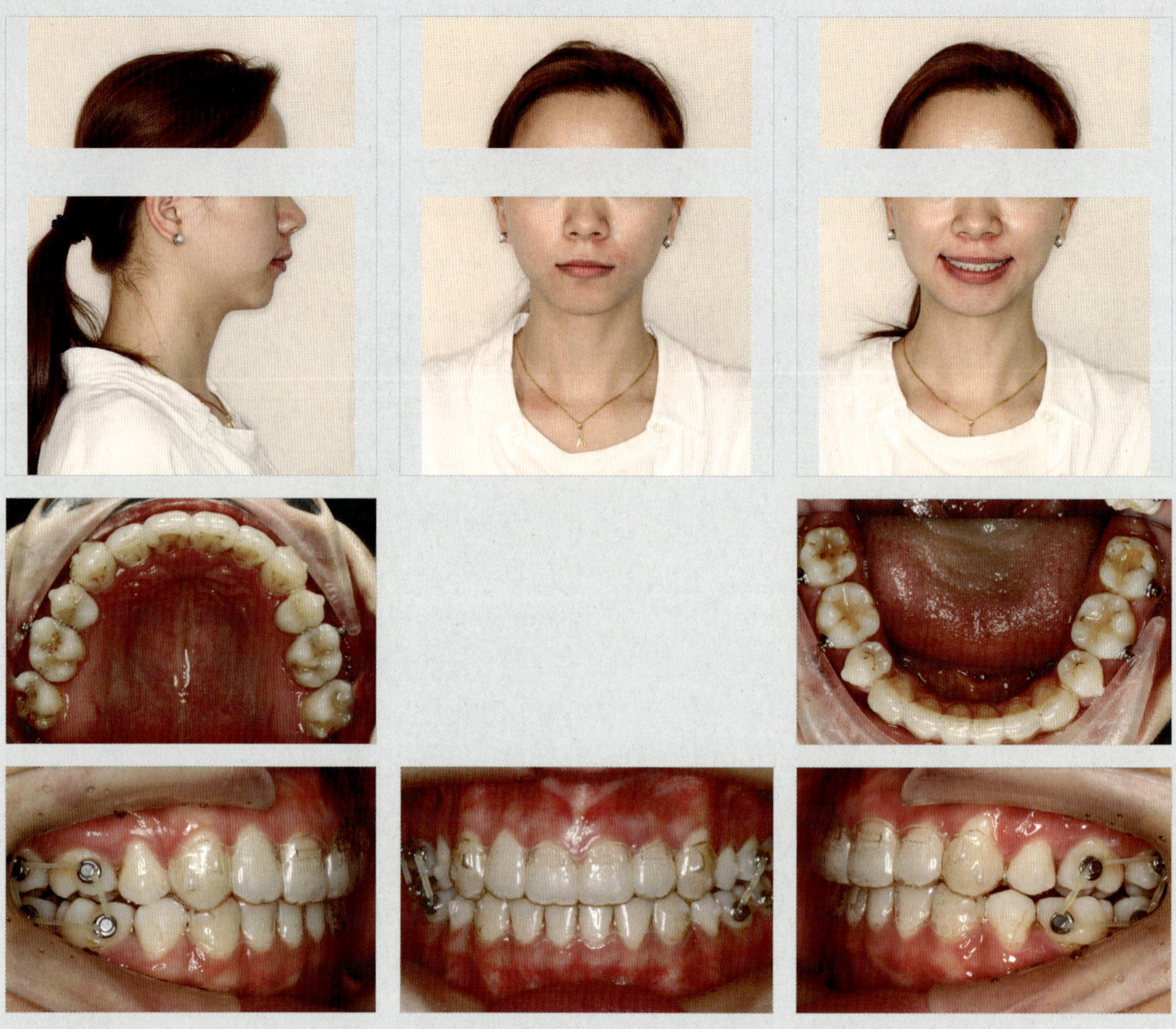

图26

临床复诊监控

2017-02-23：全口粘接隐适美附件，佩戴矫治器。

2017-03-01：复诊，佩戴矫治器第2~第6步。

2017-05-26：与动画移动一致，未出现脱套及磨牙倾斜，12、22反殆解除中，继续佩戴矫治器。

2018-04-04：与动画移动基本一致，存在少量间隙，下颌磨牙轻微近中倾斜，继续佩戴第40~第44步。

2018-05-21：间隙已关闭，上下前牙有“黑三角”，取硅橡胶模型，照相，进行精调方案设计。

2018-06-01：12、11、21、22之间邻面

去釉分别0.3mm，42、41、31、32之间邻面去釉分别0.3mm，粘接附件，佩戴精调矫治器第1～第11步。

2018-08-01：结束治疗，进入保持阶段。

治疗结束X线片（图27～图35）

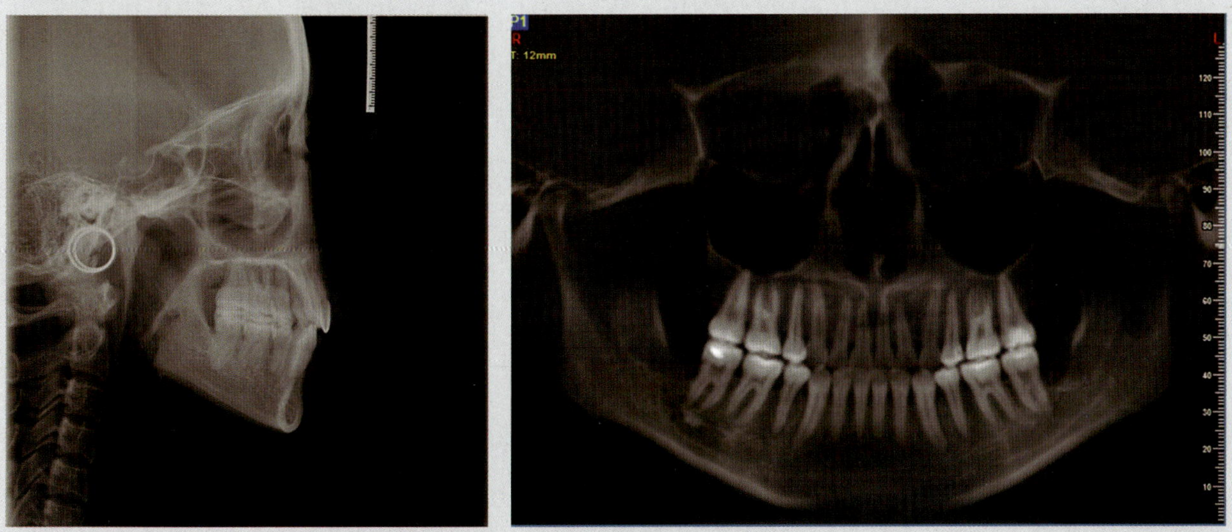

图27

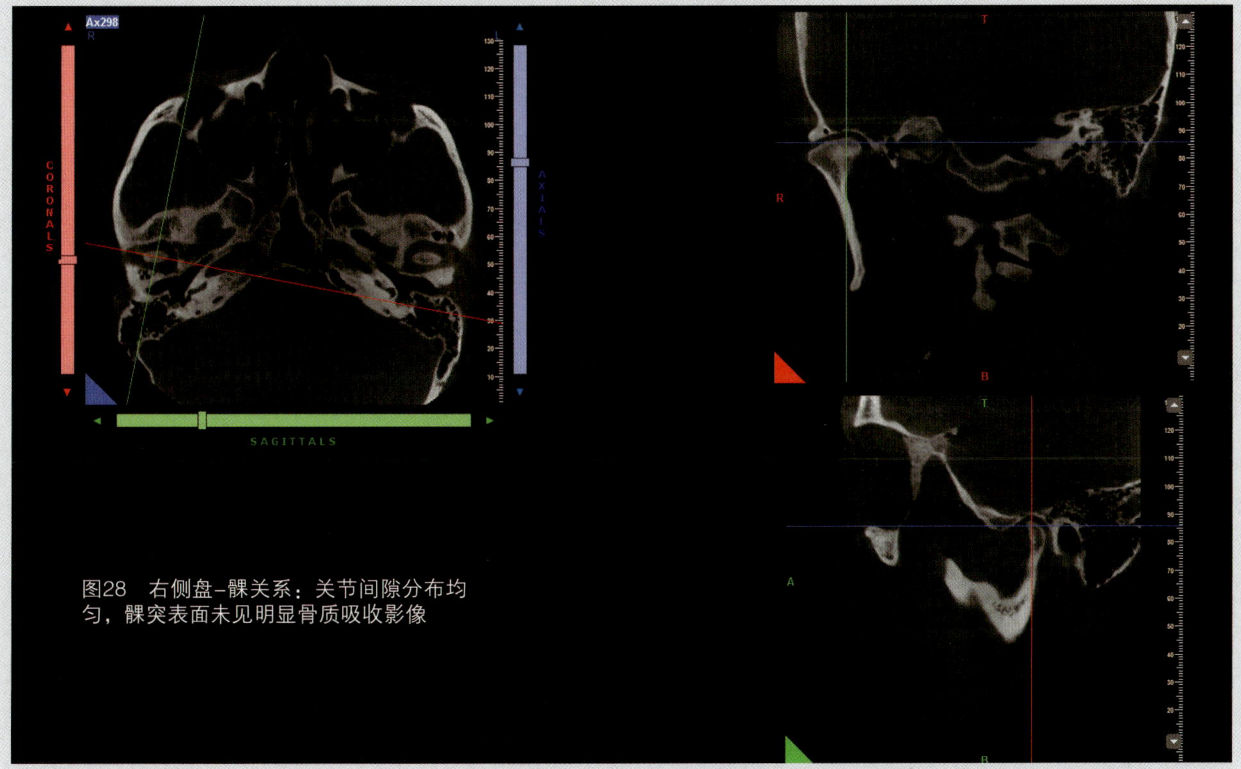

图28　右侧盘-髁关系：关节间隙分布均匀，髁突表面未见明显骨质吸收影像

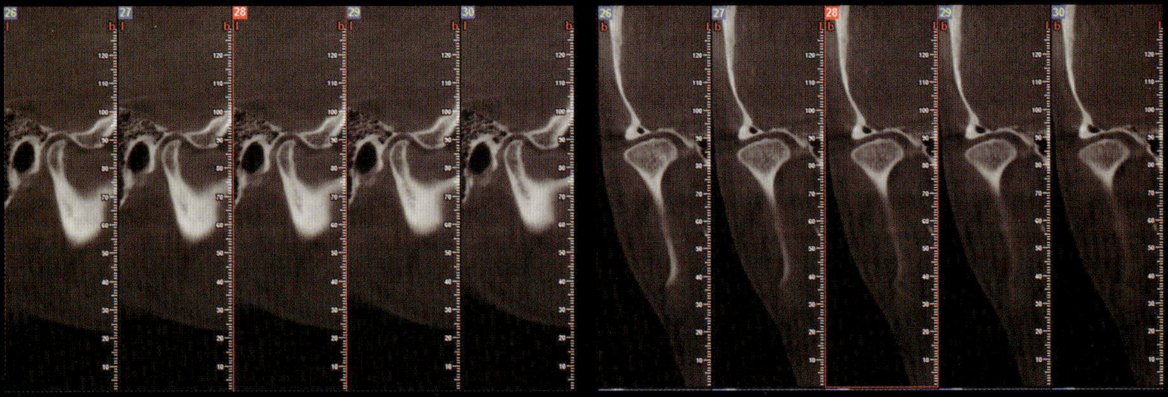

图29　右侧髁突表面未见明显骨质吸收影像

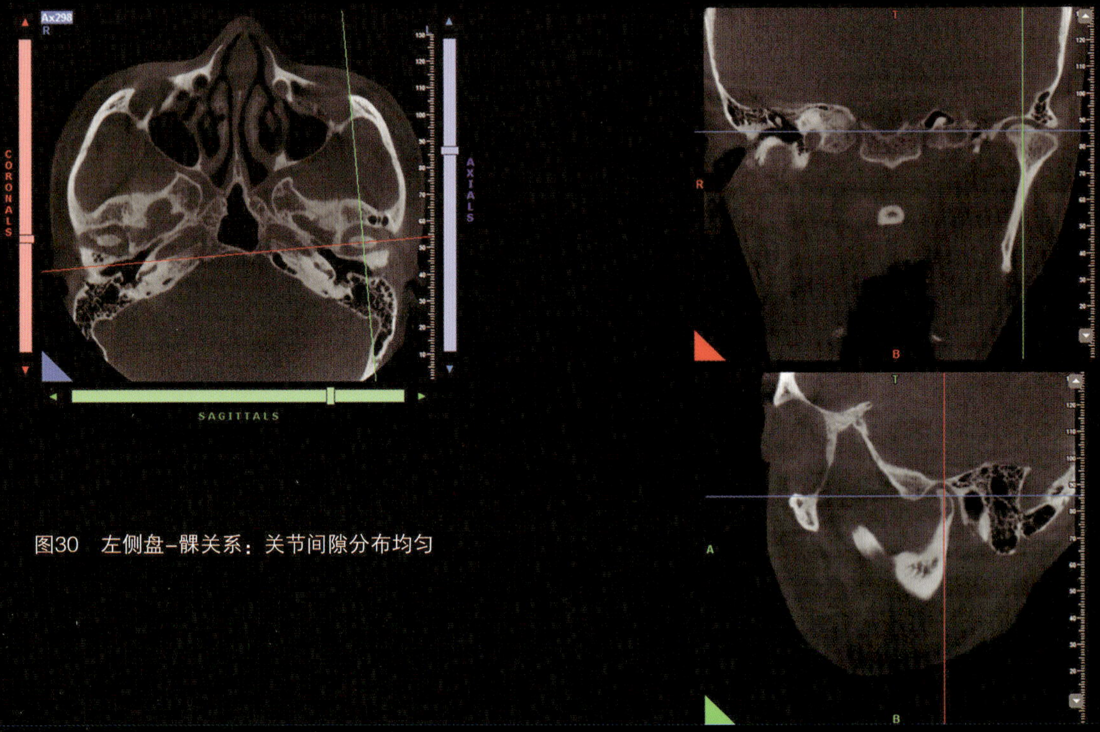

图30　左侧盘-髁关系：关节间隙分布均匀

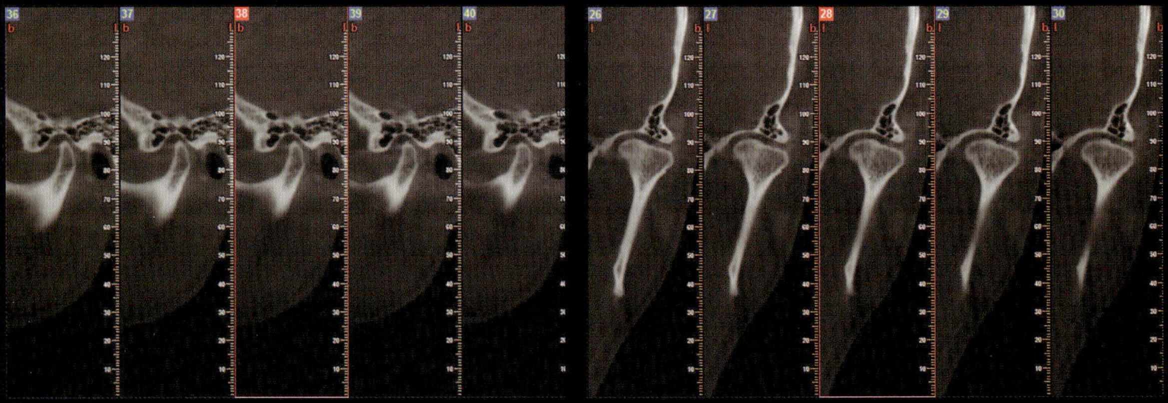

图31　左侧髁突表面未见明显骨质吸收影像

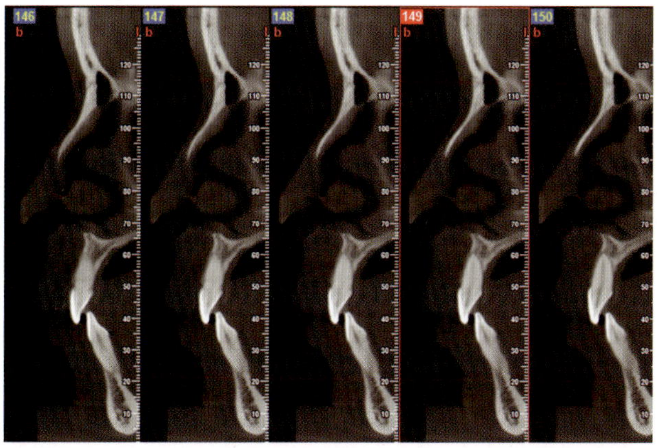

图32 11唇舌侧釉牙骨质界下2mm处仍可见明显骨皮质影像

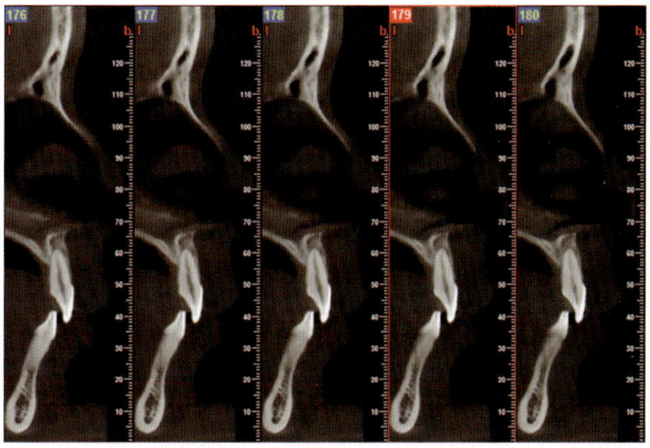

图33 21唇舌侧釉牙骨质界下2mm处仍可见明显骨皮质影像

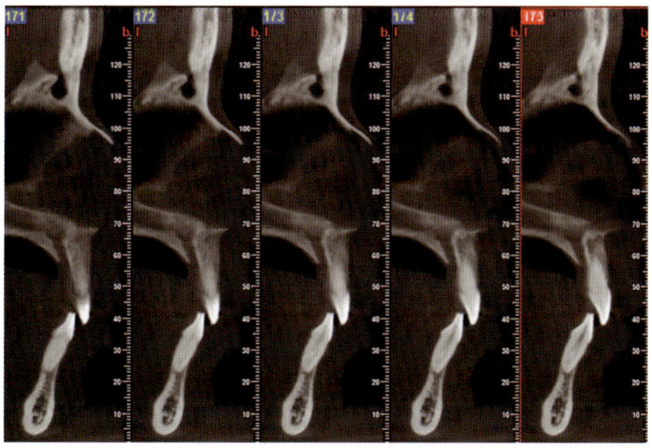

图34 41唇舌侧骨皮质菲薄，出现牙槽骨的轻度吸收

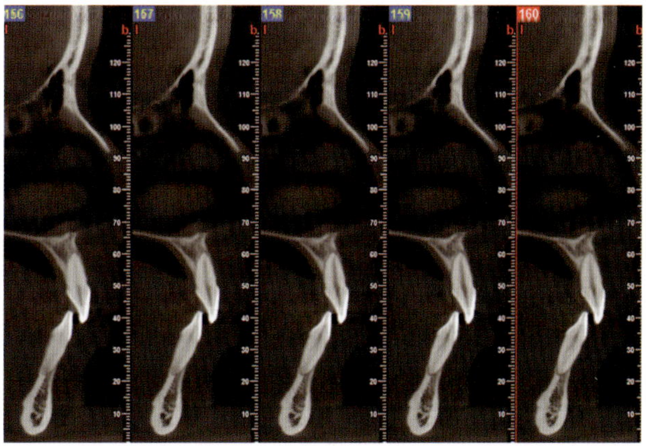

图35 31唇舌侧骨皮质菲薄，出现牙槽骨的轻度吸收

治疗结束头影测量描记图（图36）

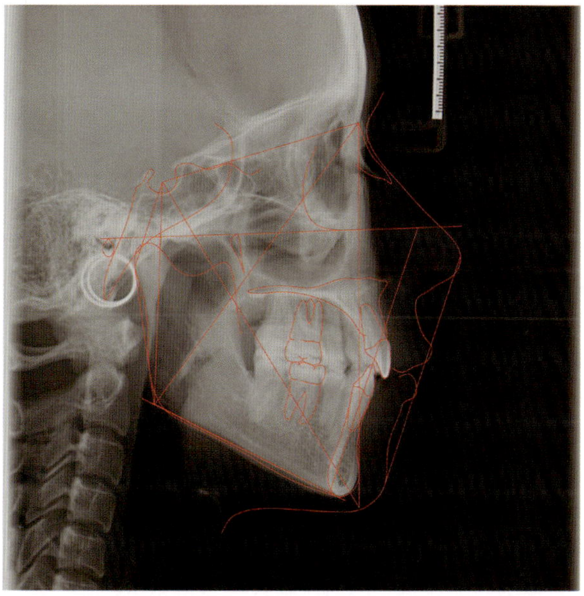

图36

治疗前后头影测量分析

测量项目	T0	T1
SNA（°）	79.5	79.3
SNB（°）	72.8	74.4
ANB（°）	6.7	4.9
Convexity（°）	14.9	12.8
Upper Gonial Angle（°）	45.3	45.4
Lower Gonial Angle（°）	83.1	81.4
U1-FH（°）	112.8	103.8
L1-MP（°）	94.2	81.1

头影重叠（图37）

治疗前（T0）：蓝色

治疗后（T1）：红色

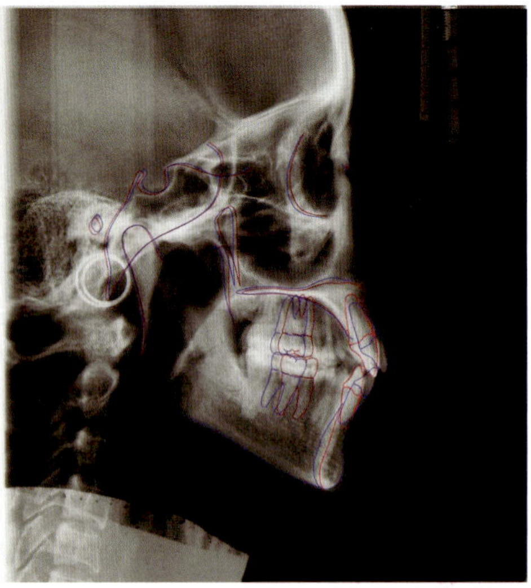

A. 整体重叠

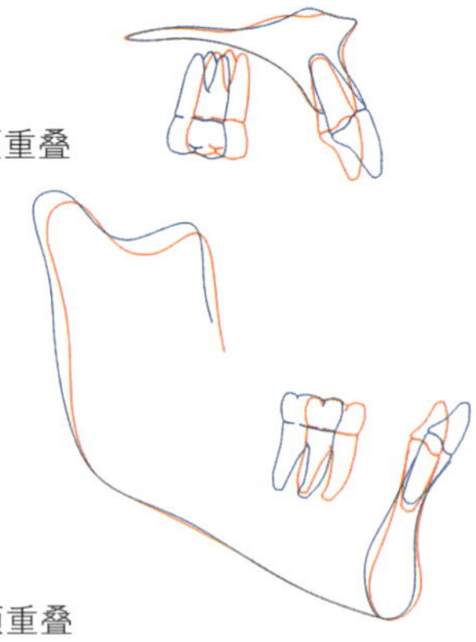

B. 上颌重叠

C. 下颌重叠

图37

治疗后评估
Post-treatment evaluation

结束模型（图38）

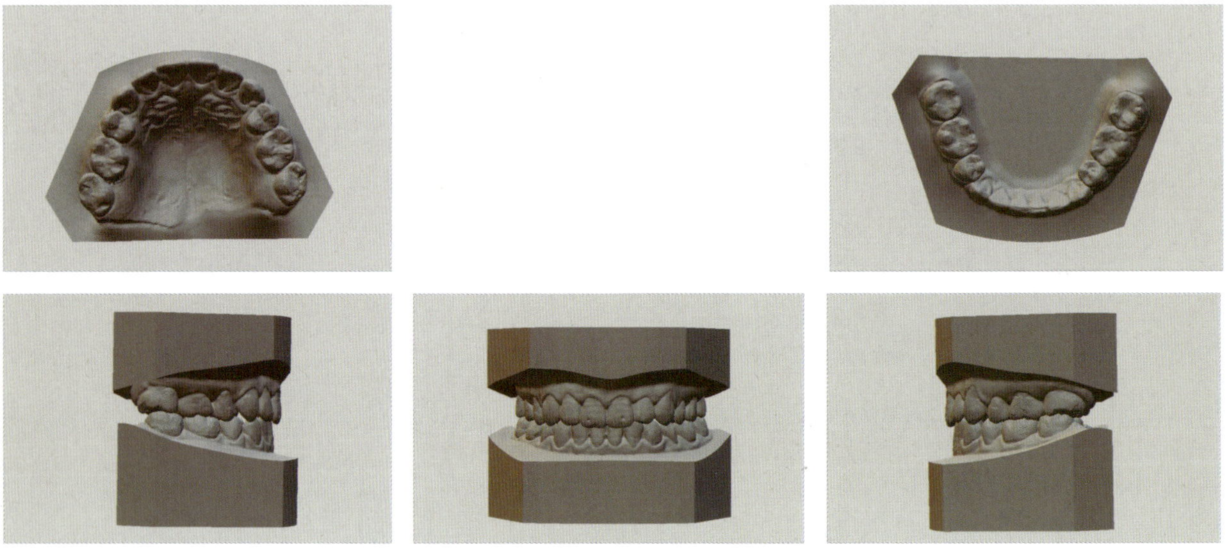

图38

治疗后（图39）

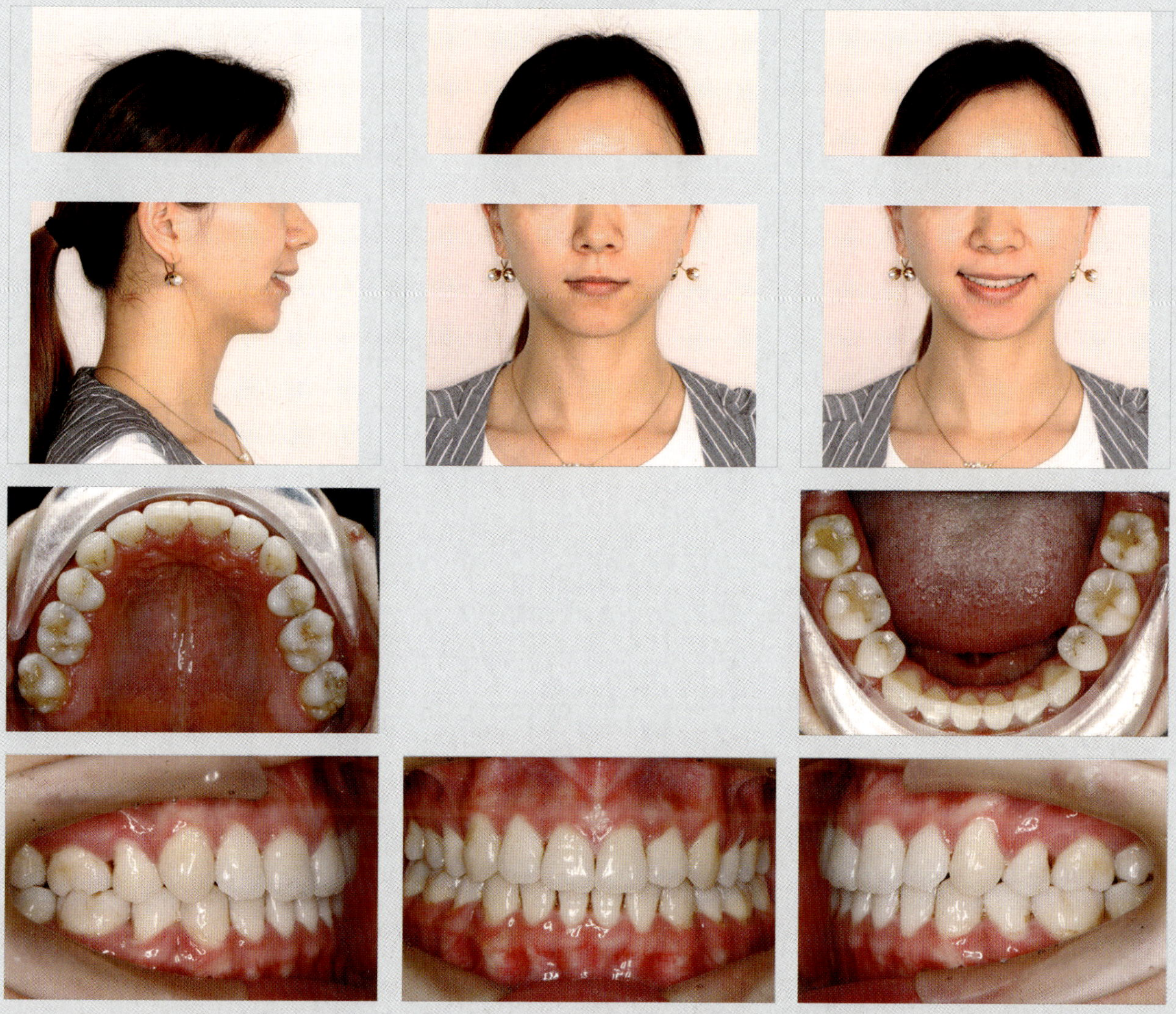

图39

保持1年半（图40）

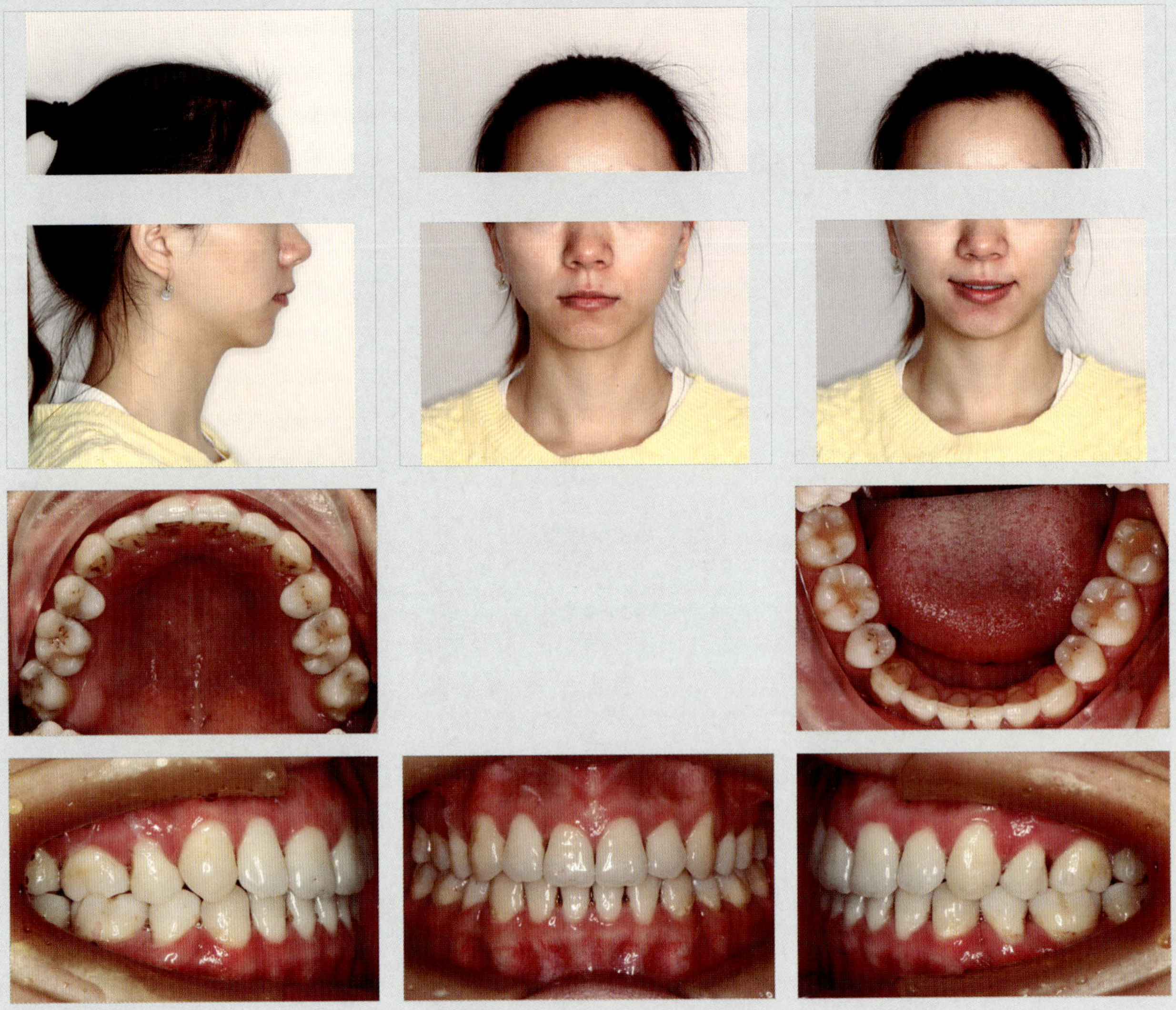

图40

病例总结及病例自我评价
Summary of case and self-evaluation

1. 根据患者面突度及唇厚度等综合评估分析，选择拔除4颗第一前磨牙，中度支抗设计，磨牙需要部分近中移动，移动过程中出现近中倾斜趋势，最终通过精调及后牙区牵引获得改善。

2. 矫治过程中支抗控制良好，牙根平行度可，改善了面突度，侧貌以及闭口颏肌紧张等。

3. 弓形及殆平面得到了良好的改善。

4. 患者为高角病例，由于矫治器的特点，很好地维持了磨牙的高度，面高得到一定控制。

5. 前牙内收过程中由于钟摆效应，前牙易伸长，设计前牙压低对抗伸长。

6. 患者牙龈为薄龈型， 移动过程中出现轻度牙龈萎缩，精调时通过前牙少量邻面去釉，改善“黑三角”。

7. 治疗后下切牙唇舌侧骨板出现轻微吸收。

8. 前牙转矩控制仍然存在不足，下切牙轻微舌倾，前牙覆殆偏深。

专家点评

成人下颌后缩的正畸掩饰性治疗在临床中较为常见，该病例完成较好，突度和侧貌改善很好。治疗过程比较顺畅。

思考：有待商榷的是，下前牙是否内收太多而导致下颌后牙前移量不足?结束时前牙稍显直立，后牙咬合关系应更紧密。

19

成人骨性Ⅲ类患者拔除4颗第一前磨牙隐形矫治一例

An adult skeletal Class III case treated by clear aligners following four first premolars extraction

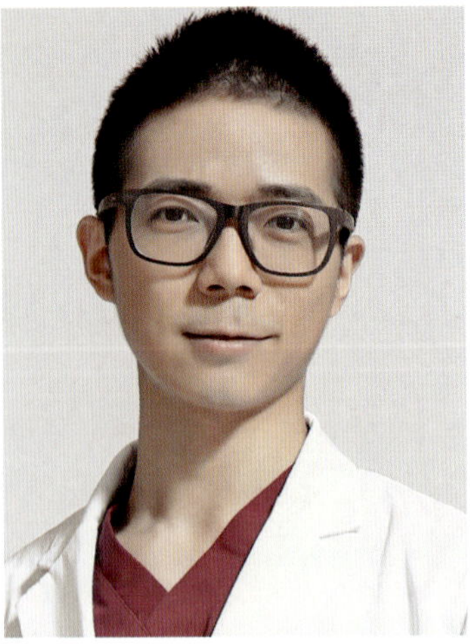

医生简介

王睿

武汉大学口腔正畸学硕士

重庆医科大学附属口腔医院正畸科主治医师

病例简介

患者，女性，初诊时32岁。

因牙齿缺失，不整齐，面型“地包天”求治。要求排齐牙齿，调整上牙中线，改善前牙美观，以及侧貌突度。

关键词：凹面型，下颌前突，牙列拥挤，缺失牙

治疗前评估
Pre-treatment evaluation

患者信息

姓名	××
性别	女
初诊年龄/出生日期	32岁
主诉	牙齿不整齐，要求矫治
病史（全身和局部，外伤、不良习惯等）	无特殊
其他相关病史	无

口外情况（图1）

矢状向	凹面型，面中份凹陷，鼻唇角正常，下唇前突，颏唇沟浅
垂直向	长面型，下颌角偏大，面下1/3偏长，闭唇时颏肌紧张
横向（颧骨、下颌角、颏部对称性）	颧骨、下颌角、颏部基本对称
软组织特征（唇厚度、唇突度等）	下唇前突、上下唇在E线前
微笑（上前牙暴露量、低位、中位、高位、笑弧等）	中位、颊间隙较小
放松状态及微笑时口角高低情况	基本对称

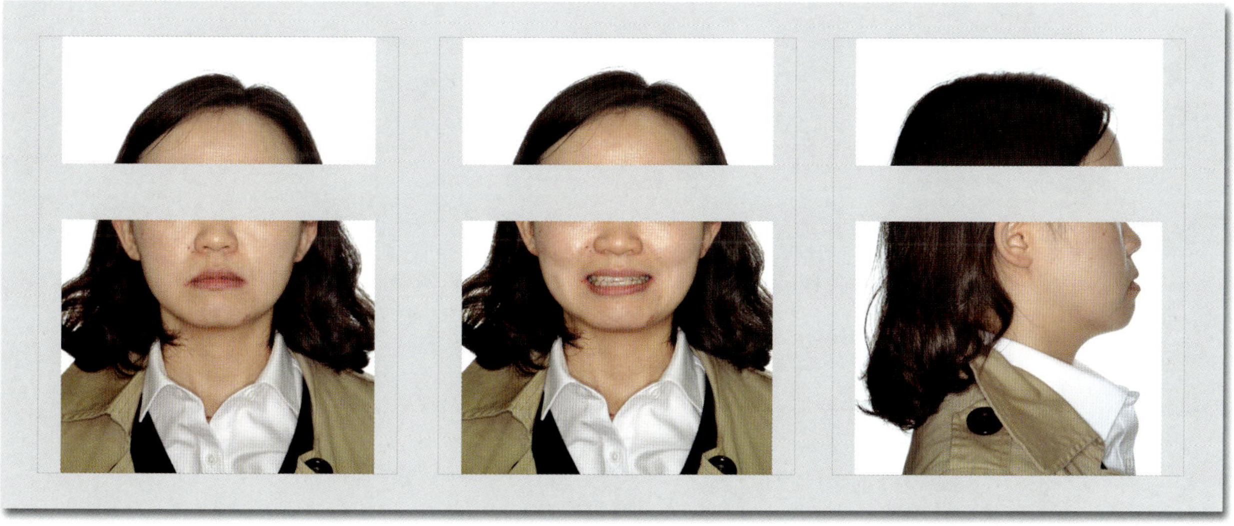

图1

口内情况（图2）

上颌拥挤度/间隙（mm）	3
下颌拥挤度/间隙（mm）	2
切牙关系	Ⅲ类；22与32反殆
前牙覆盖（mm）	反覆盖1mm
前牙覆殆（mm）	1
后牙覆盖（mm）	1
后牙覆殆（mm）	2
中线（和面中线关系）	上牙列中线左偏4.5mm；下牙列中线与面中线齐
左侧咬合关系（磨牙）	Ⅰ类
左侧咬合关系（尖牙）	Ⅱ类
右侧咬合关系（磨牙）	Ⅰ类
右侧咬合关系（尖牙）	Ⅰ类
锁殆（异位、扭转等）	22与32反殆
其他口内情况（畸形舌尖舌窝、过小牙等）	21缺失
Bolton分析（3–3）	67.9% 21缺失，以11大小代替
Bolton分析（6–6）	81.6% 21缺失，以11大小代替
牙齿情况（氟斑牙、釉质发育不全等）	无异常
殆平面（是否有倾斜）	无偏斜

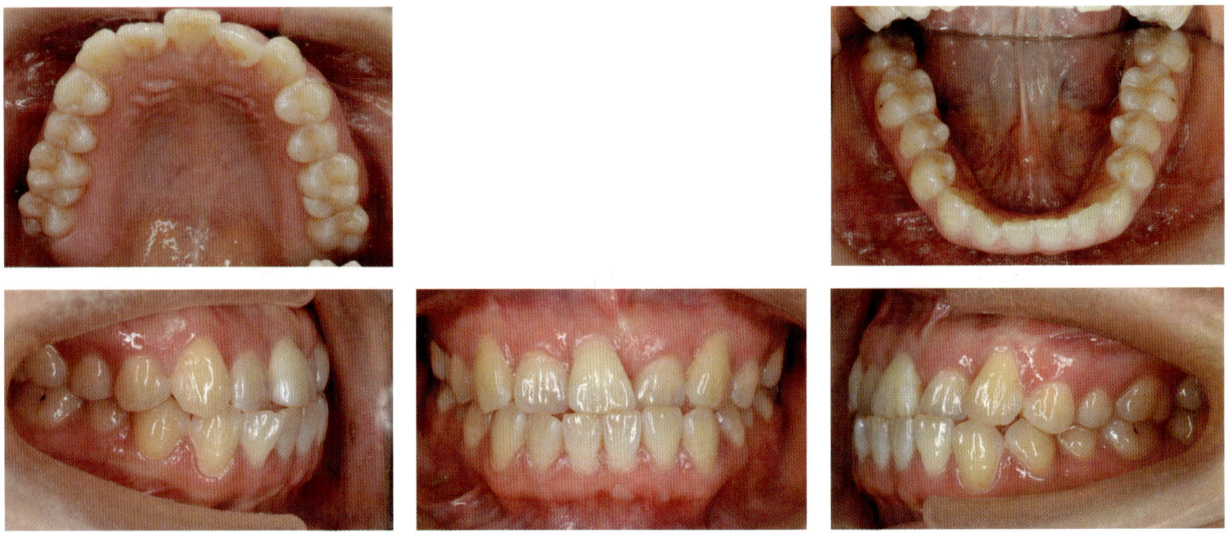

图2

一般影像学检查

骨性检查（关节形态初步评估，升支、体部是否对称等，生长发育评估）	未见明显异常
牙齿异常（缺失牙、多生牙、牙根长短异常等）	21缺失，牙根长度正常
预后较差的牙齿（根管治疗后，龋坏面积大、釉质发育不全等）	无
TMJ	未见明显异常
其他影像学发现（气道、腺样体、扁桃体等）	无异常

治疗前模型（图3）

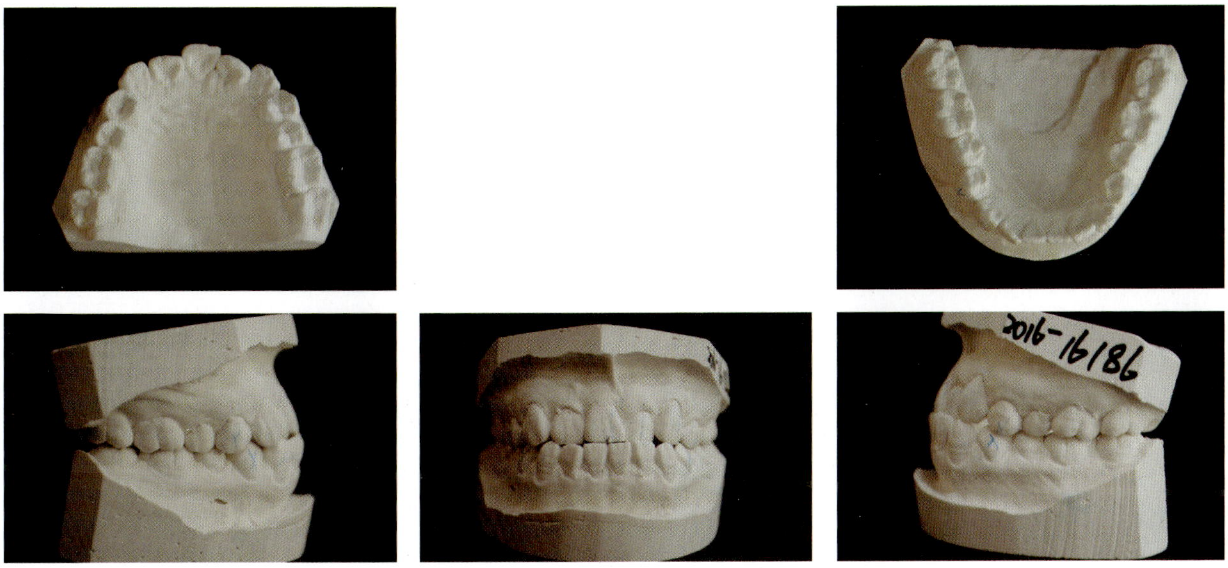

图3

治疗前X线片（图4）

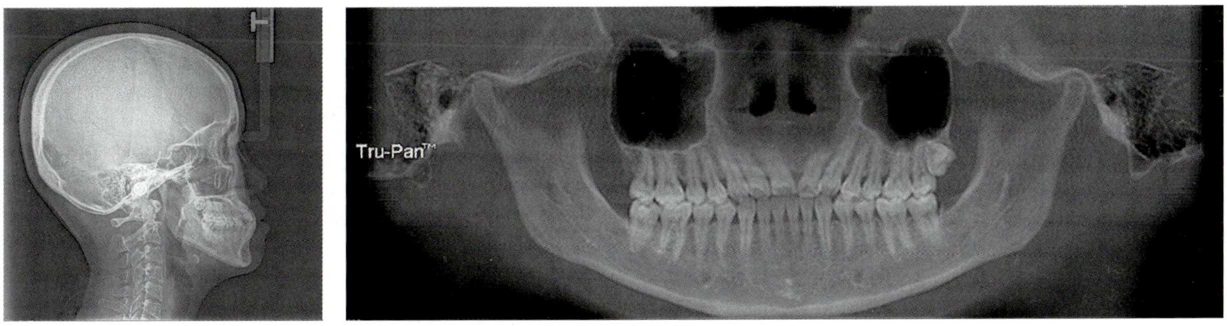

图4

治疗前头影测量描记图（图5）

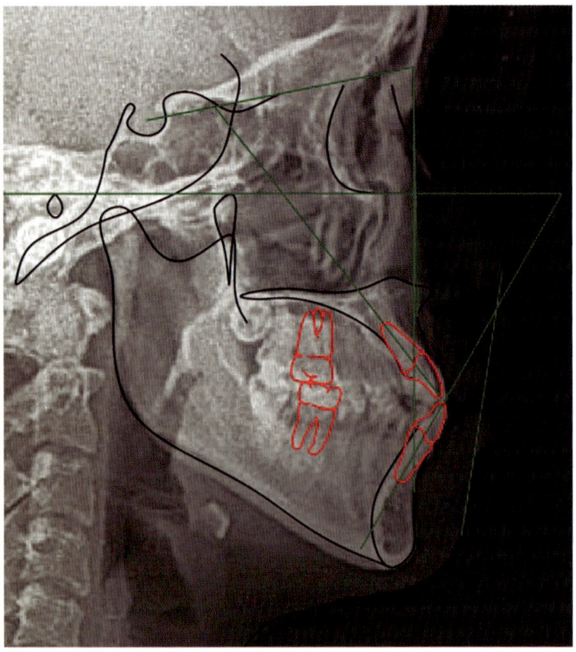

图5

治疗前头影测量分析

测量项目	标准值	T0
SNA（°）	82±3.5	80.7
SNB（°）	79±3	80.5
ANB（°）	3±2	0.2
Wits（mm）	−4.5±3	−2.9
U1−SN（°）	102±5	113.1
FMA（°）	26.0	32
FMIA（°）	65	57.6
IMPA（°）	90	90.4

治疗前关节CT片（图6）

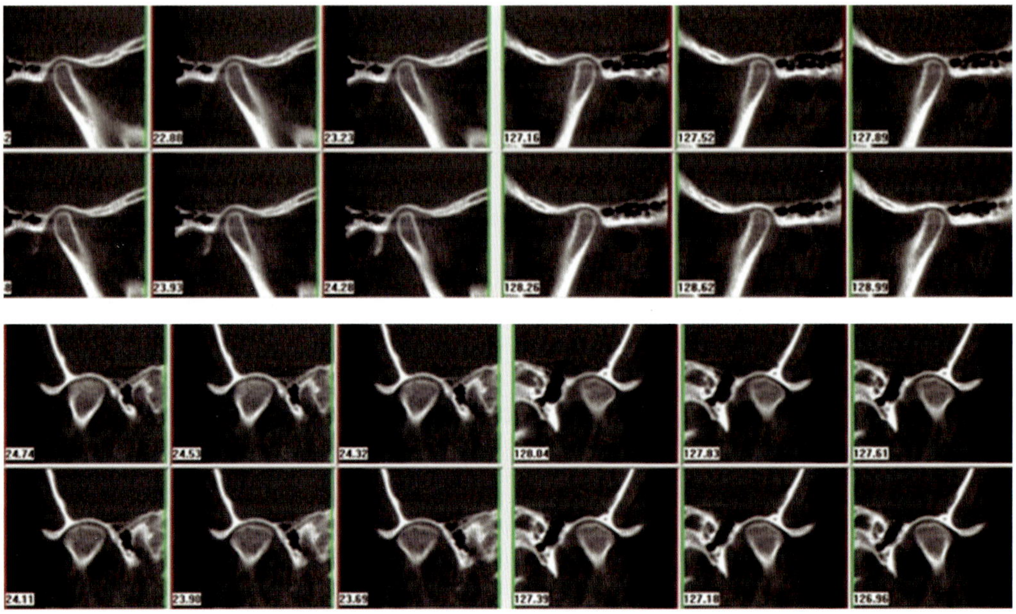

图6

治疗前前牙CT片（图7）

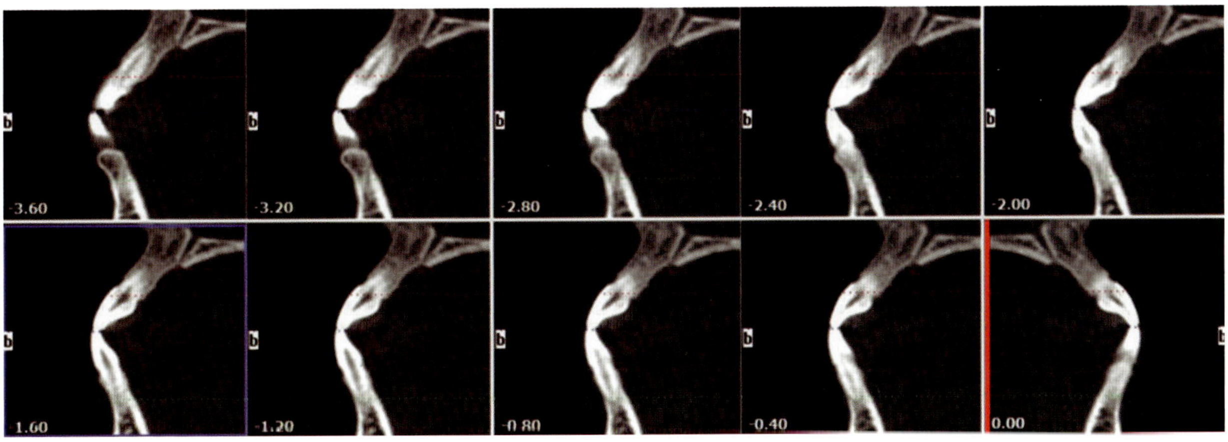

图7

治疗前头影测量异常数据解读

1. 骨性偏Ⅲ类。
2. 偏高角。
3. 上前牙轻度唇倾。

诊断

1. 安氏Ⅰ类错殆畸形。
2. 骨性Ⅲ类。

问题列表

1. 下颌前突。
2. 上下牙列拥挤。
3. 上牙列中线左偏。
4. 前牙对刃。
5. 22、32反殆。
6. 21缺失。
7. Bolton指数不调。
8. 28阻生齿。

治疗计划

矫治器	隐适美（Invisalign Full）
拔牙牙位	14、24、34、44
支抗选择	中强支抗
治疗设计：横向考虑	基本维持牙弓宽度
治疗设计：矢状向考虑	维持磨牙关系，改善尖牙关系，整体内收下前牙，直立上前牙，改善前牙突度和侧貌
治疗设计：垂直向考虑	维持磨牙高度，伸长前牙，增加前牙覆殆
其他设计要点	方案一：拔除14、24、34、44，排齐上下牙列，上颌推开21间隙，轻度直立上前牙，整体内收下前牙关闭拔牙间隙，上前牙IPR，协调上下牙关系及中线，术后种植修复21，保持，建议拔除28 此方案术后前牙美观及对称性较好，但需要术后种植修复

续表

如有几个方案请都列出，列出利弊，解释选择最终方案的理由	方案二：拔除14、34、44，排齐上下牙列，直立上前牙，调整上颌中线，整体内收下前牙关闭拔牙间隙，协调上下牙关系，术后22修复代替21，23改形代替22，保持，建议拔除28 此方案少拔1颗牙齿，术后22全瓷修复，23改形，美观及对称性略差，最终患者因为对称性和美观需求，选择方案一
保持	透明保持器保持

治疗进程

治疗时长	35个月
牙套更换频率/复诊频率	8～12天/副，2个月复诊一次
重启/精调次数	精调1次
保持时长	6个月

扫码关注后
输入yx19
观看视频

牙齿移动量（图8）

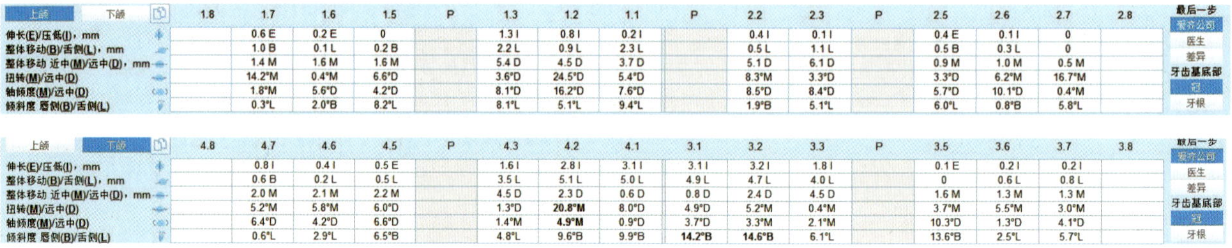

上颌	1.8	1.7	1.6	1.5	P	1.3	1.2	1.1	P	2.2	2.3	P	2.5	2.6	2.7	2.8
伸长(E)/压低(I)，mm		0.6 E	0.2 E	0		1.3 I	0.8 I	0.2 I		0.4 I	0.1 I		0.4 E	0.1 I	0	
整体移动(B)/舌侧(L)，mm		1.0 B	0.1 L	0.2 B		2.2 L	0.9 L	2.3 L		0.5 L	1.1 L		0.5 B	0.3 L	0	
整体移动 近中(M)/远中(D)，mm		1.4 M	1.6 M	1.6 M		5.4 D	4.5 D	3.7 D		5.1 D	6.1 D		0.9 M	1.0 M	0.5 M	
扭转(M)/远中(D)		14.2°M	0.4°M	6.6°D		3.6°D	24.5°D	5.4°D		8.3°M	3.3°D		3.3°D	6.2°M	16.7°M	
轴倾度(M)/远中(D)		1.8°M	5.6°D	4.2°D		8.1°D	16.2°D	7.6°D		8.5°D	8.4°D		5.7°D	10.1°D	0.4°M	
倾斜度 唇侧(B)/舌侧(L)		0.3°L	2.0°B	8.2°L		8.1°L	5.1°L	9.4°L		1.9°B	5.1°L		6.0°L	0.8°B	5.8°L	

下颌	4.8	4.7	4.6	4.5	P	4.3	4.2	4.1	3.1	3.2	3.3	P	3.5	3.6	3.7	3.8
伸长(E)/压低(I)，mm		0.8 I	0.4 I	0.5 E		1.6 I	2.8 I	3.1 I	3.1 I	3.2 I	1.8 I		0.1 E	0.2 I	0.2 I	
整体移动(B)/舌侧(L)，mm		0.6 B	0.2 L	0.5 L		3.5 L	5.1 L	5.0 L	4.9 L	4.7 L	4.0 L		0	0.6 L	0.8 L	
整体移动 近中(M)/远中(D)，mm		2.0 M	2.1 M	2.2 M		4.5 D	2.3 D	0.6 D	0.8 D	2.4 D	4.5 D		1.6 M	1.3 M	1.3 M	
扭转(M)/远中(D)		5.2°M	5.8°M	6.0°D		1.3°D	**20.8°M**	8.0°D	4.9°D	5.2°M	0.4°M		3.7°M	5.5°M	3.0°M	
轴倾度(M)/远中(D)		6.4°D	4.2°D	6.6°D		1.4°M	**4.9°M**	0.9°D	3.7°D	3.3°M	2.1°M		10.3°D	1.3°D	4.1°D	
倾斜度 唇侧(B)/舌侧(L)		0.6°L	2.9°L	6.5°B		4.8°L	9.6°B	9.9°B	**14.2°B**	**14.6°B**	6.1°L		13.6°B	2.5°L	5.7°L	

图8

牙齿移动分步（图9）

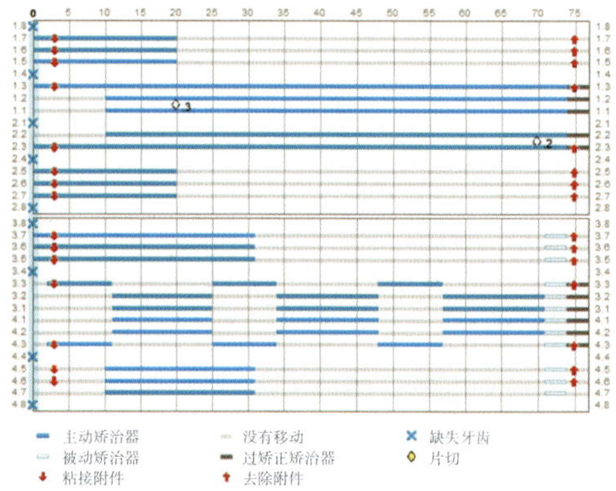

图9

治疗
Treatment

第23副牙套

第23副牙套贴合良好：解除前牙反殆过程中上下前牙殆干扰导致后牙区开殆，此阶段未做调整，让患者佩戴矫治器进食（图10）。

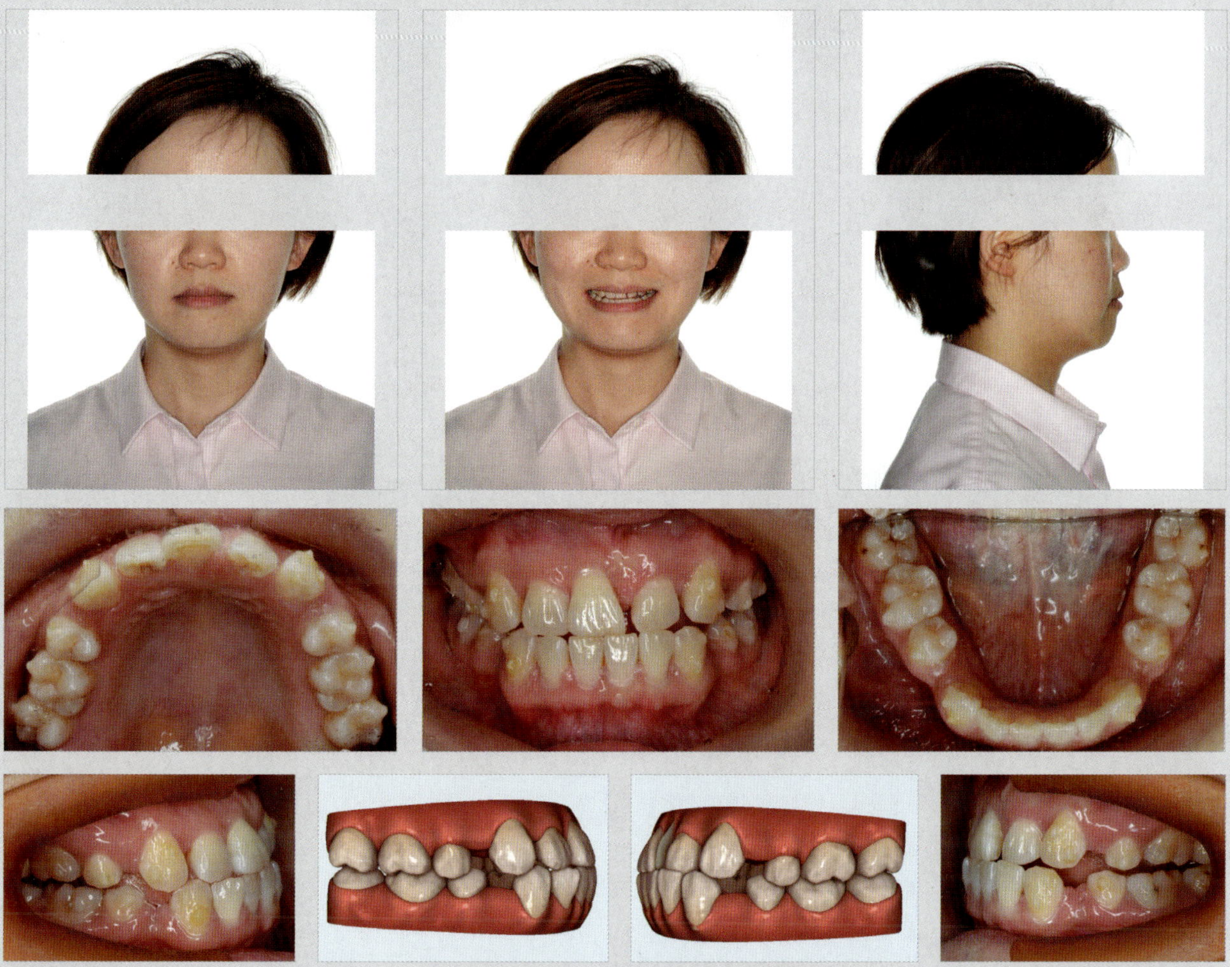

图10

第59副牙套

第59副牙套贴合良好：前牙反殆已经解除，上下前牙有早接触导致后牙区轻微均匀开殆。此时下颌尖牙与前牙之间还有少许间隙，未做额外调整，等待下颌前牙继续内收（图11）。

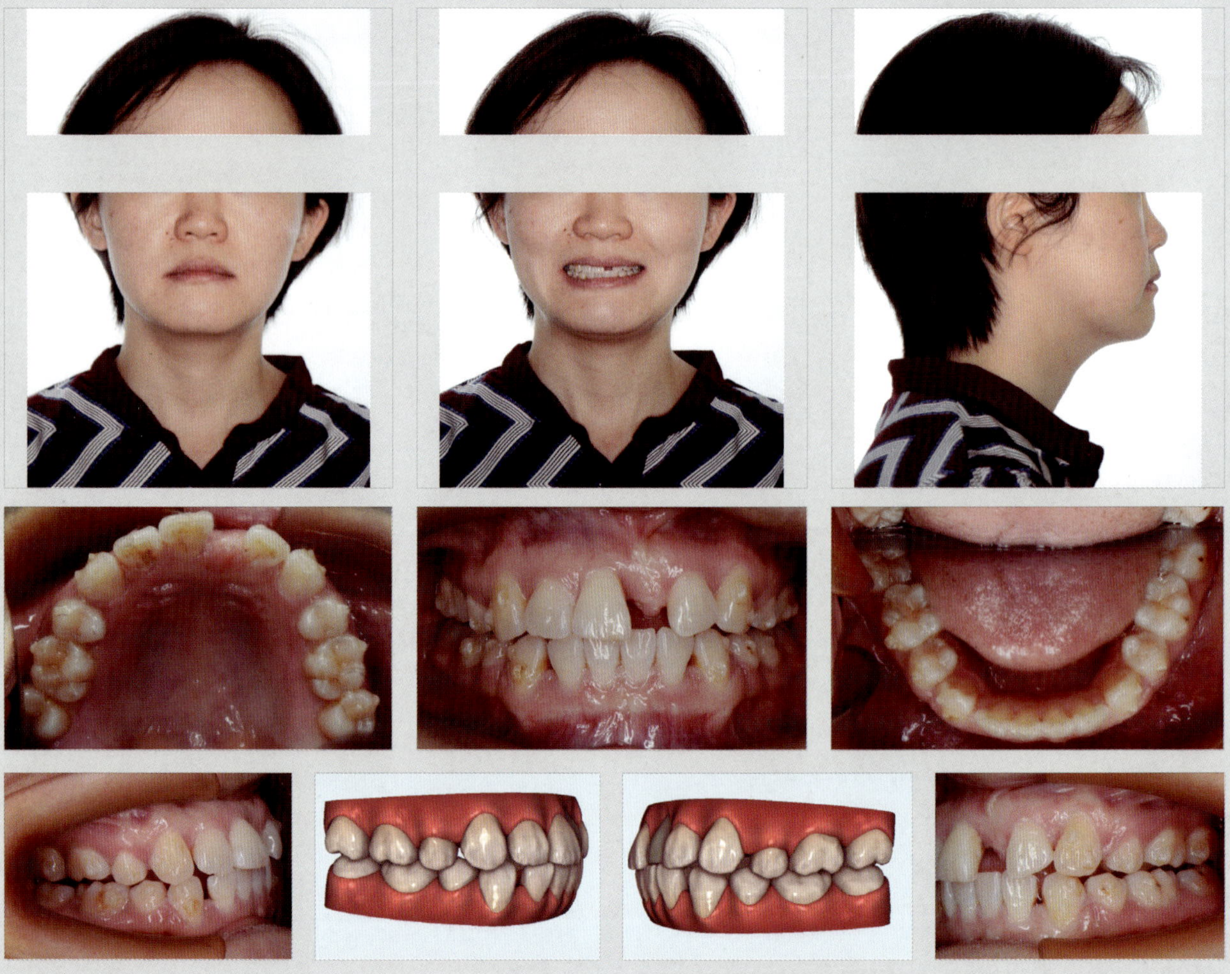

图11

第69副牙套

第69副牙套贴合良好：上下牙间隙完全关闭，此时后牙已无明显开𬌗，11、22之间间隙合适，但是牙冠倾斜度尚未调整到位，此步开始精调（图12）。

精调方案设计：去除原有附件，添加新的附件，在前牙上放置附件，调整11、22倾斜度，并做过矫正。

与种植医生会诊后，确定留出21牙冠7.3mm间隙，调整后牙至紧密咬合。

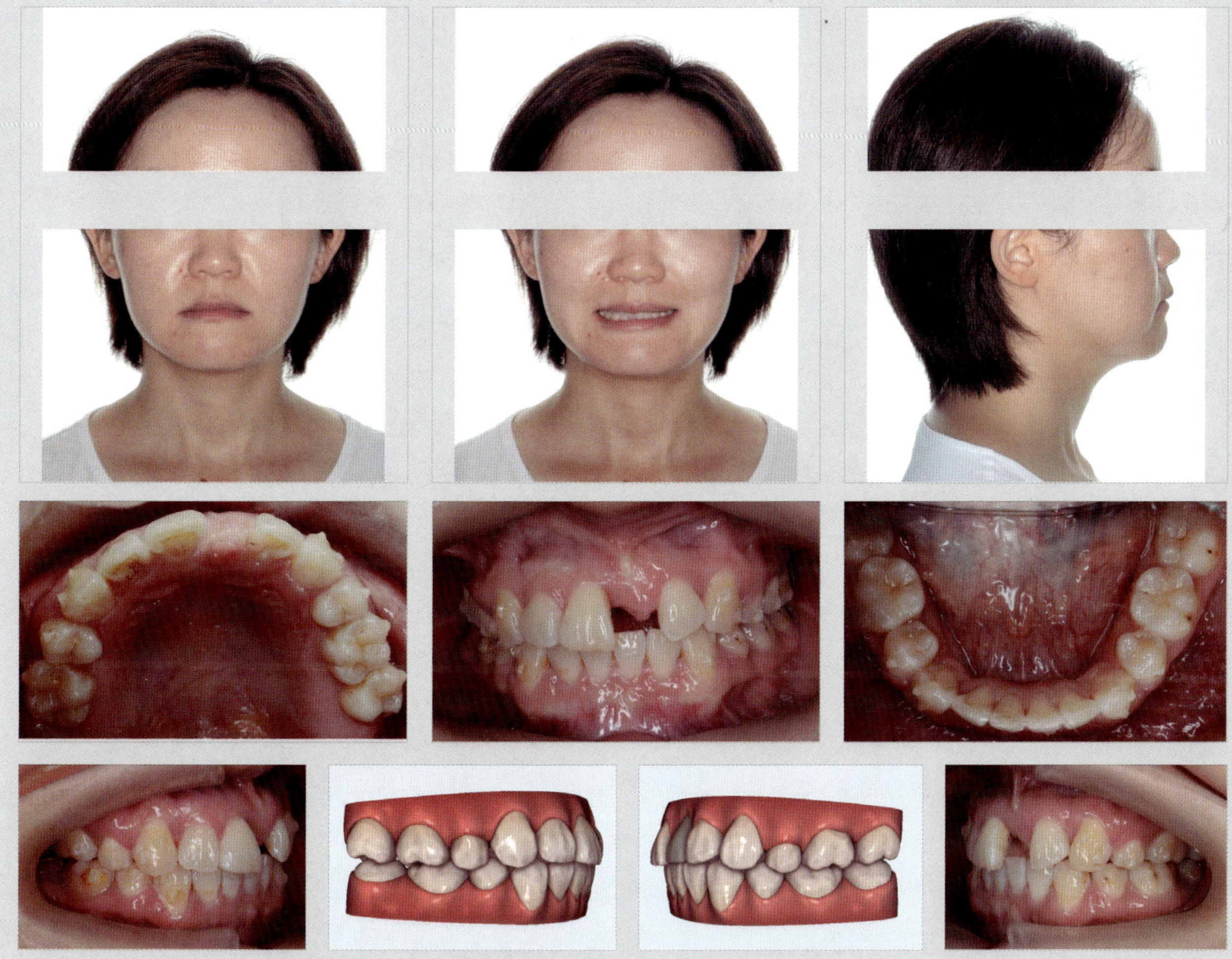

图12

精调牙齿移动（图13）

上颌	1.8	1.7	1.6	1.5	1.4	1.3	1.2	1.1	P	2.2	2.3	2.4	2.5	2.6	2.7	2.8	最后一步
伸长(E)/压低(I)，mm		0.2 E	0.4 E	0.3 E		0.6 I	0.2 I	0.1 I		0.6 E	0		0.1 E	0.2 E	0.2 E		爱齐公司
整体移动(B)/舌侧(L)，mm		0.2 B	0.5 B	0.5 B		0.4 B	0.1 L	0.1 L		0.3 L	0.3 L		0.2 L	0	0		医生
整体移动 近中(M)/远中(D)，mm		0	0.2 M	0.1 M		0.6 D	0.5 D	0.5 D		0.7 D	0.6 D		0	0	0.2 D		差异
扭转(M)/远中(D)		0.2°D	3.2°M	0.2°M		4.6°M	2.6°D	2.8°D		1.0°D	4.1°D		1.5°D	3.4°M	0.9°M		牙齿基底部
轴倾度(M)/远中(D)		0.6°M	7.3°D	4.0°M		0.8°D	9.6°M	9.3°M		15.7°M	1.9°D		0.2°M	7.2°D	1.3°M		冠
倾斜度 唇侧(B)/舌侧(L)		1.0°L	1.1°B	1.2°B		0°	2.0°L	0.3°L		2.2°L	0.2°L		1.4°L	0.6°B	1.0°B		牙根

下颌	4.8	4.7	4.6	4.5	4.4	4.3	4.2	4.1	3.1	3.2	3.3	3.4	3.5	3.6	3.7	3.8	最后一步
伸长(E)/压低(I)，mm		0.3 E	0.2 E	0.6 E		0.1 E	0.2 I	0.5 I	0.7 I	0.6 I	0.6 I		0.5 E	0.2 E	0.1 E		爱齐公司
整体移动(B)/舌侧(L)，mm		0.2 L	0.1 B	0		0.2 B	0.7 B	1.0 B	1.1 B	0.9 B	0.3 B		0	0	0.3 L		医生
整体移动 近中(M)/远中(D)，mm		0.1 D	0.2 M	0.2 M		0.2 M	0.2 M	0.3 M	0	0.2 D	0		0.1 M	0.1 M	0		差异
扭转(M)/远中(D)		5.3°M	2.1°M	0.7°D		1.3°D	0.2°M	2.0°D	2.8°D	0.3°D	2.3°D		0.6°D	0.2°D	4.4°M		牙齿基底部
轴倾度(M)/远中(D)		7.7°D	0.8°D	7.0°M		3.3°M	13.0°M	0.2°M	2.3°D	10.8°M	2.8°M		2.9°M	0.2°M	4.6°D		冠
倾斜度 唇侧(B)/舌侧(L)		6.0°L	0.7°B	4.1°B		0.6°B	4.1°B	4.3°B	5.6°B	5.6°B	1.5°B		0.1°L	2.0°B	3.2°L		牙根

图13

精调分步（图14）

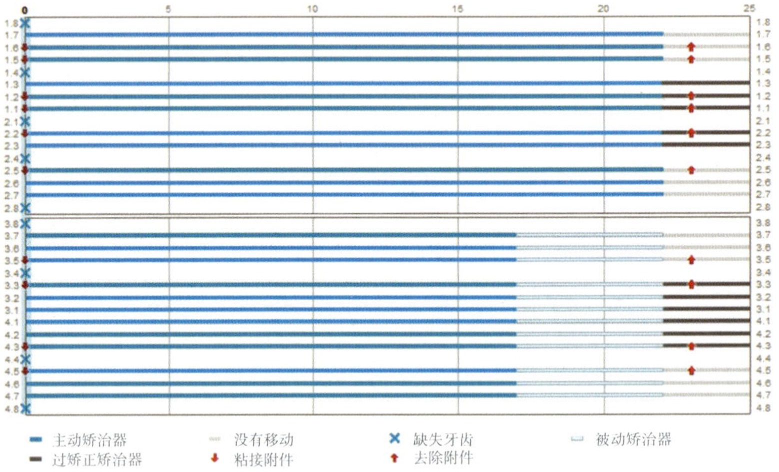

图14

精调时X线片示11、21牙根之间距离适合种植（图15）

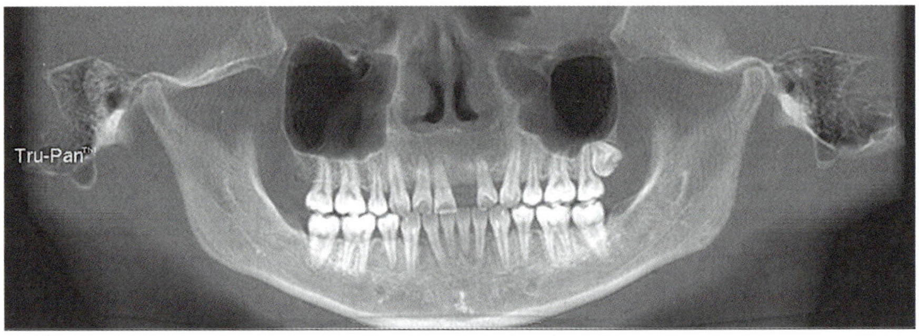

图15

精调结束后种植体植入（图16）

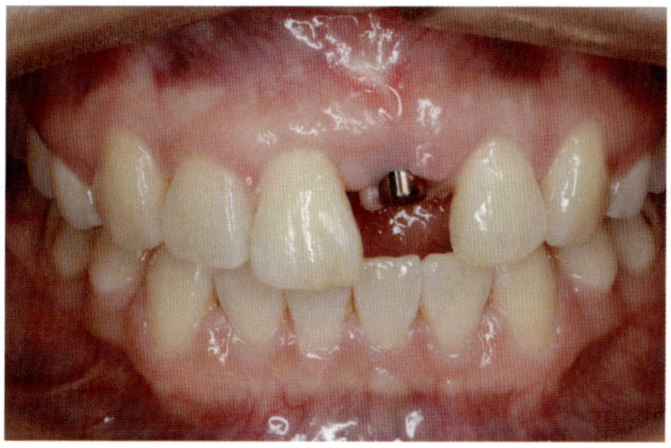

图16

治疗结束X线片（图17）

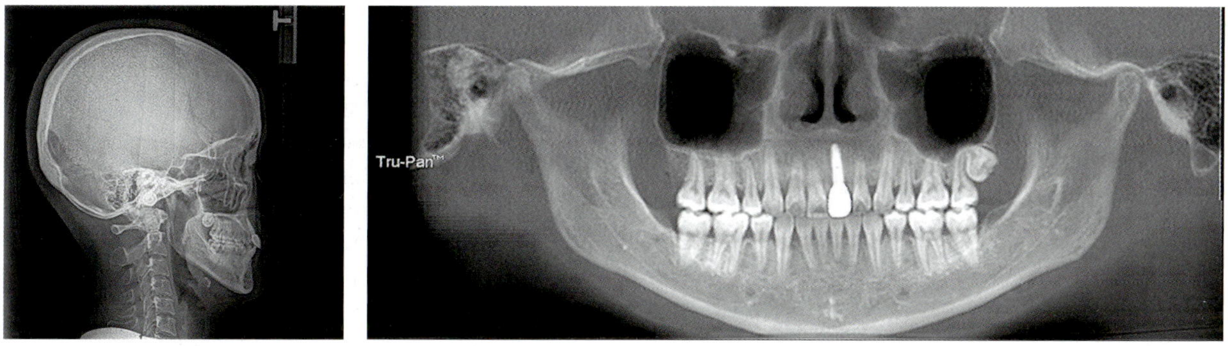

图17

治疗后关节CT片（图18）

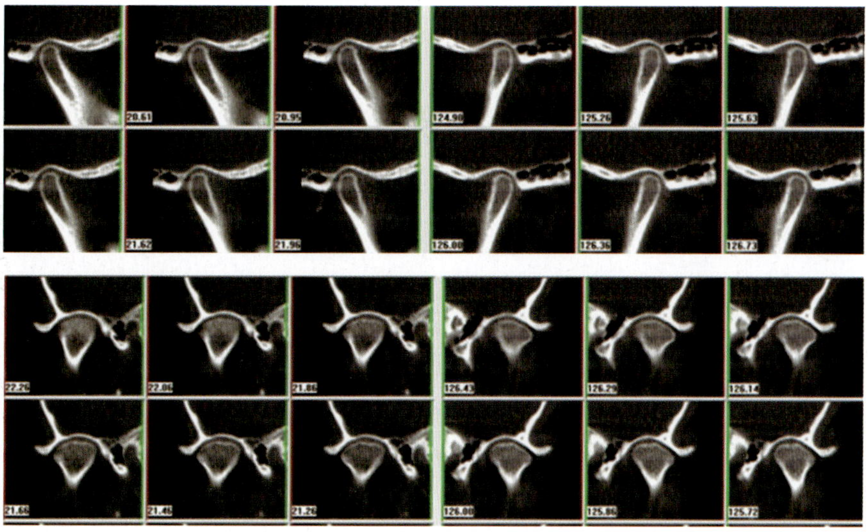

图18

治疗后前牙CT片（图19）

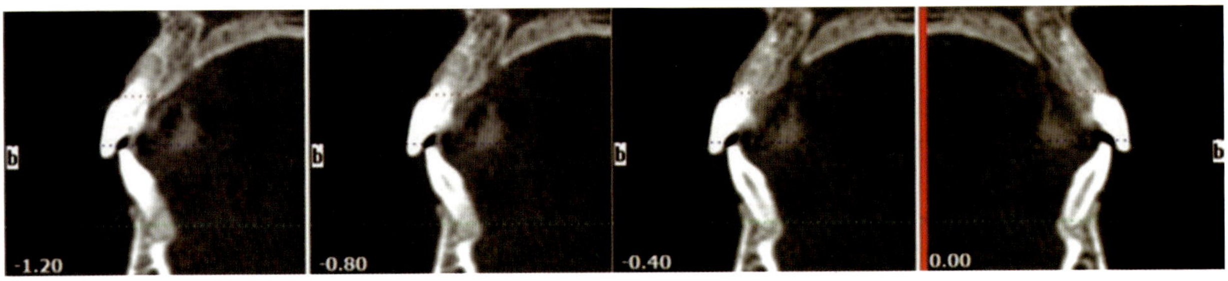

图19

治疗结束头影测量描记图（图20）

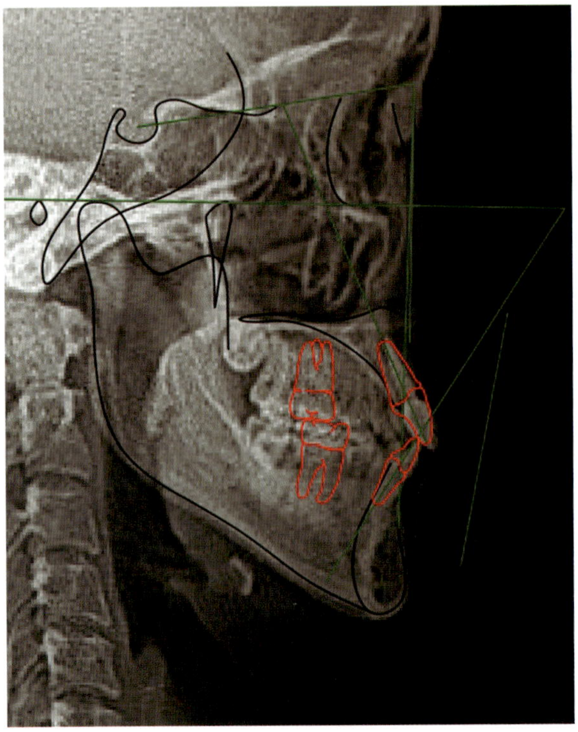

图20 上前牙有少许直立，下前牙转矩保持较好

治疗前后头影测量分析

测量项目	标准值	T0	T1
SNA（°）	82±3.5	80.7	80.0
SNB（°）	79±3	80.5	79.1
ANB（°）	3±2	0.2	0.9
Wits（mm）	−4.5±3	−2.9	−2.4
U1-SN（°）	102±5	113.1	104.3
FMA（°）	26.0	32	29.5
FMIA（°）	65	57.6	59.7
IMPA（°）	90	90.4	89.1

头影重叠（图21）

治疗前（T0）：绿色

治疗后（T1）：红色

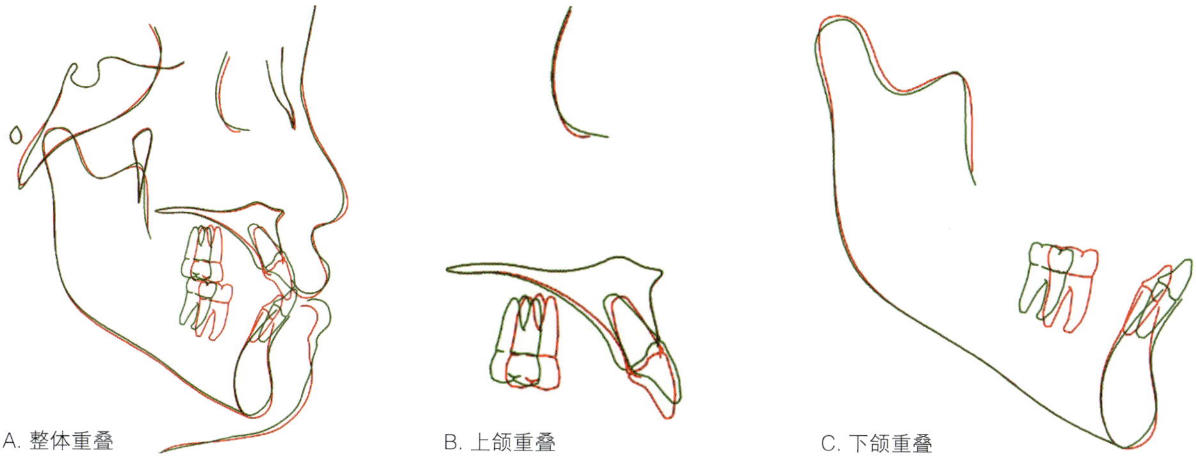

图21

治疗后评估
Post-treatment evaluation

结束模型（图22）

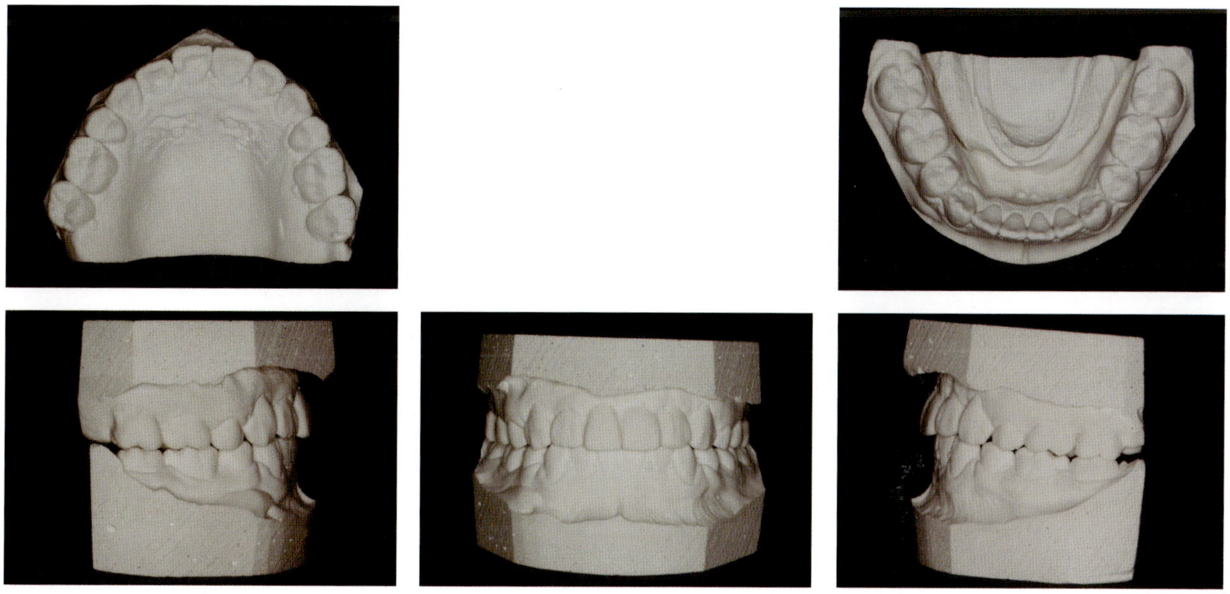

图22

治疗后照片（口内和口外，图23）

结束时磨牙及尖牙关系Ⅰ类，覆殆覆盖正常，双侧后牙区咬合紧密，修整11、22形态后，留出21约8.5mm间隙种植修复。

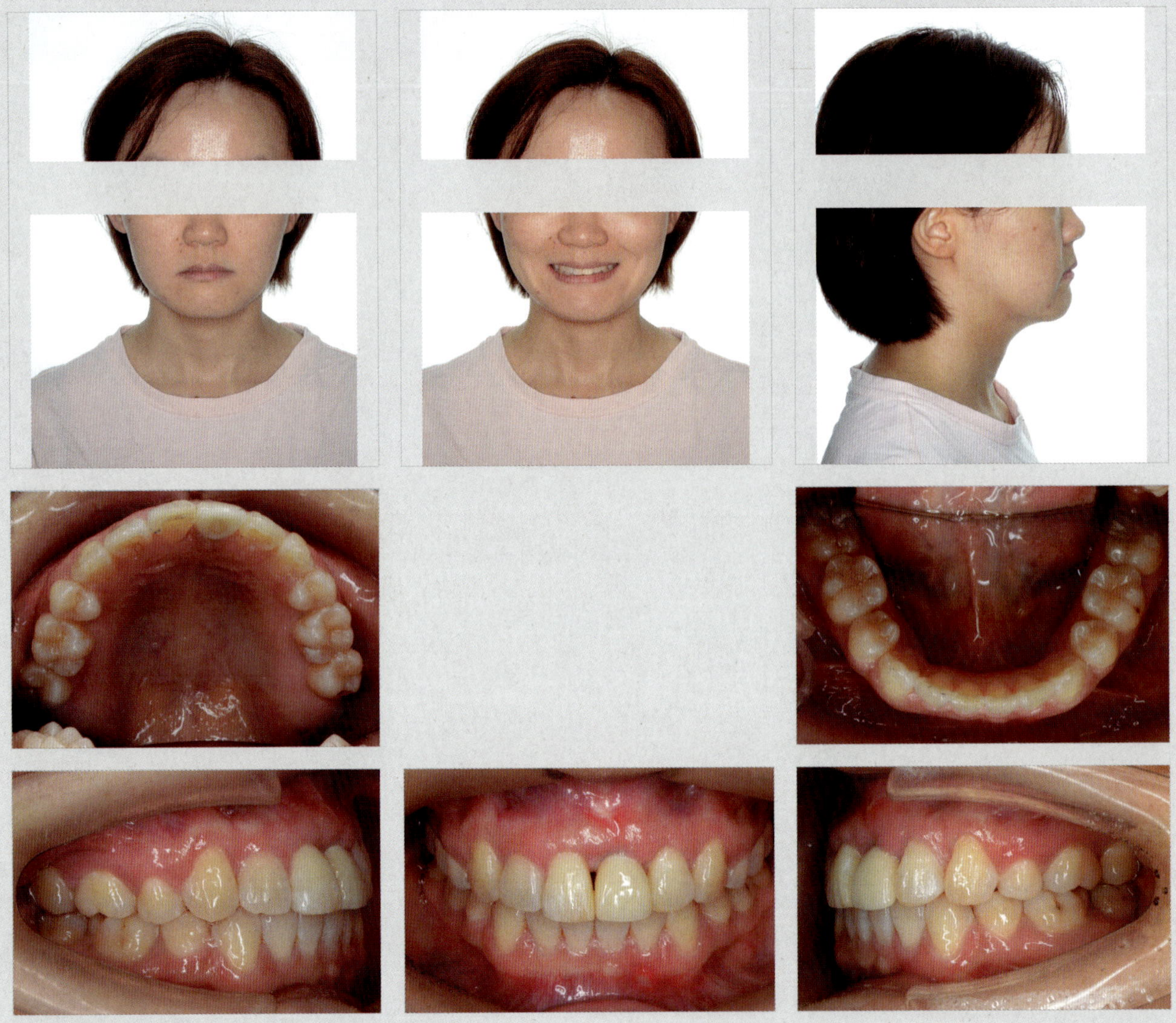

图23

保持半年后口内像（图24）

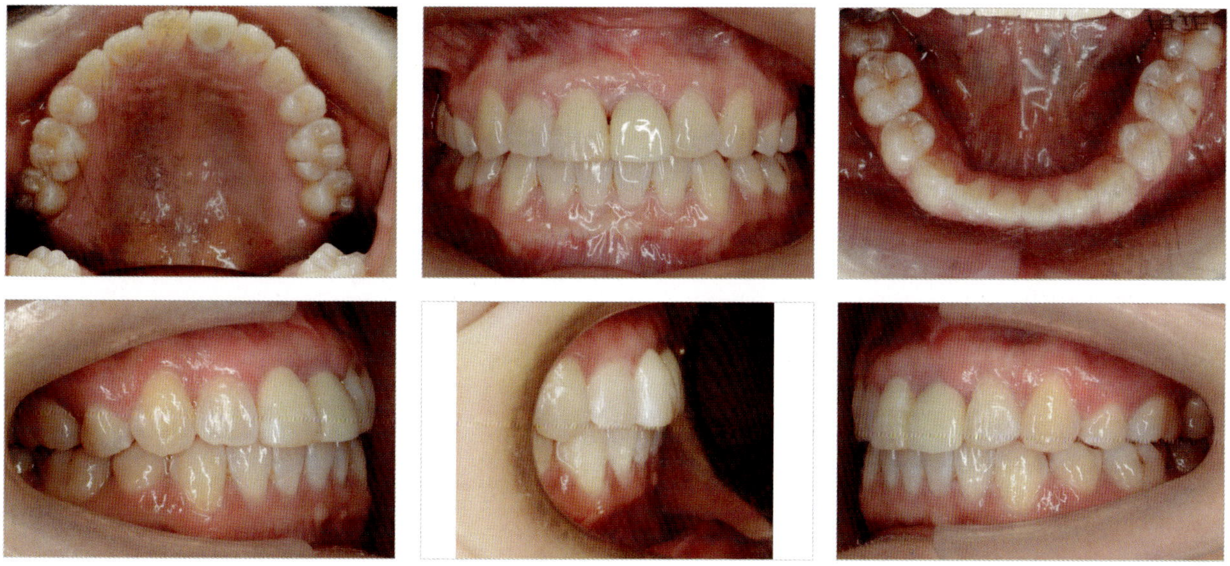

图24

病例总结及病例自我评价
Summary of case and self-evaluation

初次方案设计

1. 拔除14、24、34、44，采用G6强支抗设计。

2. 磨牙前移2mm，剩余拔牙间隙排齐后通过前牙内收关闭。

3. 上前牙设计了2°～9°正转矩，下前牙设计了9°～14°正转矩。

4. 磨牙设计了4°～11°的远中倾斜，对抗关闭间隙时磨牙的近中倾斜。

5. 下前牙内收距离较大，为增强支抗采用蛙跳式内收。

6. 终末状态设计磨牙紧密咬合，前牙覆𬌗1mm，覆盖1.5mm。

7. 由于Bolton指数不调，上颌前牙偏大，上颌前牙设计少量IPR。

8. 术后11、21修整形态避免明显“黑三角”。

精调方案设计

1. 在前牙添加附件调整了11、22的倾斜度，并做了5°～7°过矫正，方便术后种植修复。

2. 前牙少量压低，让后牙咬合更紧密。

3. 精调每颗牙齿的转矩，倾斜度和扭转。

复诊监控

1. 前10副要求患者12天一副，2个月复诊一次，由于患者前牙缺失，佩戴牙套时间能够保证每天22小时以上，因此贴合一直良好。后期减少为10天一副，精调期间8~10天一副。

2. 在解除前牙的反殆过程中存在咬合干扰，导致后牙区明显开殆，此阶段嘱患者佩戴矫治器进食。

3. 内收上下前牙过程中，下颌内收略慢，前牙区存在早接触，后牙区轻度开殆，此阶段未做额外调整，待前牙内收完成后，早接触去除，后牙开殆也自动解除。

4. 关闭拔牙间隙时上下磨牙都设计了2mm的前移，移动过程中保持磨牙的Ⅰ类关系，复诊监控磨牙的关系一直保持良好因此未做颌间牵引。

评价

1. 隐形矫治对于患者的配合度要求很高，是否每天佩戴足够的时间以及每次佩戴时是否咬咬胶对于治疗效果有明显影响，该患者配合良好，因此每次复诊牙套贴合度都较好，初次方案结束时基本达到ClinCheck设计的结果，咬合关系良好，复诊过程中未使用其他辅助装置和牵引。

2. 由于下前牙内收采用了蛙跳方式，对于后牙支抗保护较好但步骤较多，因此整个治疗周期偏长。

3. 值得注意的是，该患者术后CT片显示下前牙唇倾度保持良好的同时牙根出现了明显的骨开窗、骨开裂。前牙正转矩的过矫治本身不能完全表达，但下前牙的蛙跳式内收在增强后牙支抗的同时使前牙的正转矩表达得更充分，另外患者良好的配合也使前牙的转矩表达充分，因此术后下前牙唇倾度维持良好，但是由于牙槽骨较薄，成年人牙槽骨改建较差，牙根部分移出了牙槽骨内侧骨壁，因此在方案设计中对于成年人可以考虑部分前牙转矩的丢失，来维持前牙牙根在牙槽骨中的位置。

专家点评

资料收集完整，方案设计合理，咬合关系和面型及前牙美观度改善满意。转矩及尖牙倾斜控制较好，后牙咬合关系较好，治疗结果理想。

思考：留意下前牙冠唇向转矩是否过多，避免牙根舌侧骨开窗。

20

青少年骨性Ⅰ类磨牙远中拔牙病例一例

An extraction case of skeletal Class I with distal molar relationship in adolescents

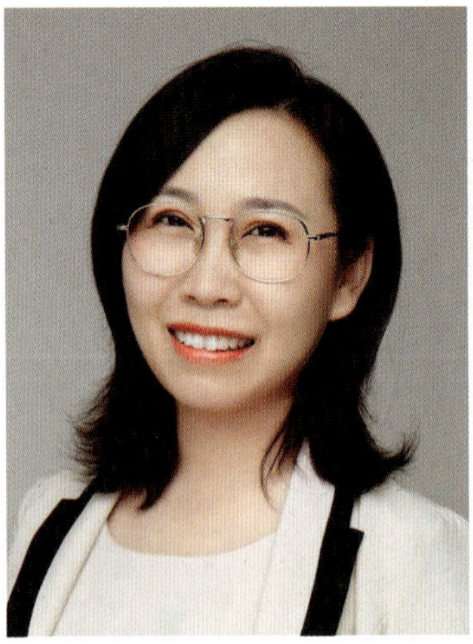

医生简介

侯彦

医学博士

河北医科大学口腔医院正畸科副主任医师

病例简介

患者，男性，初诊时13岁。

本病例是一例上颌重度拥挤，磨牙远中，骨性Ⅰ类的青少年患者。

考虑到拥挤度以及磨牙关系的调整、牙齿的唇倾度，设计了减数15、25、34、44的拔牙方案：上颌应用现有牙弓散隙关闭间隙，上前牙平均内收2.3mm；下颌利用拔牙间隙内收前牙，建立2.8mm覆盖；磨牙建立中性咬合；保持上中线位置，使用伸长附件改善覆殆至0.5mm，后牙使用矩形附件控制支抗，配合颌间牵引。上颌前牙蛙跳内收，下颌前牙整体内收，增加根舌向转矩控制前牙转矩；前牙零接触后牙紧密咬合。

整个治疗（52+20）副矫治器。

关键词：拥挤，磨牙远中，拔牙，骨性Ⅰ类，控根

治疗前评估
Pre-treatment evaluation

患者信息

姓名	××
性别	男
初诊年龄/出生日期	13岁 / 2004年3月30日
主诉	重叠牙
病史（全身和局部，外伤、不良习惯等）	张口呼吸
其他相关病史	否认系统性疾病史、过敏史、遗传史等

口外情况（图1）

矢状向	颏部略偏前
垂直向	面下1/3较长
横向（颧骨、下颌角、颏部对称性）	颧骨、下颌角、颏部基本对称
软组织特征（唇厚度、唇突度等）	下唇E线前
微笑（上前牙暴露量、低位、中位、高位、笑弧等）	低位微笑，微笑暴露1/2牙齿不露牙龈
放松状态及微笑时口角高低情况	左高右低

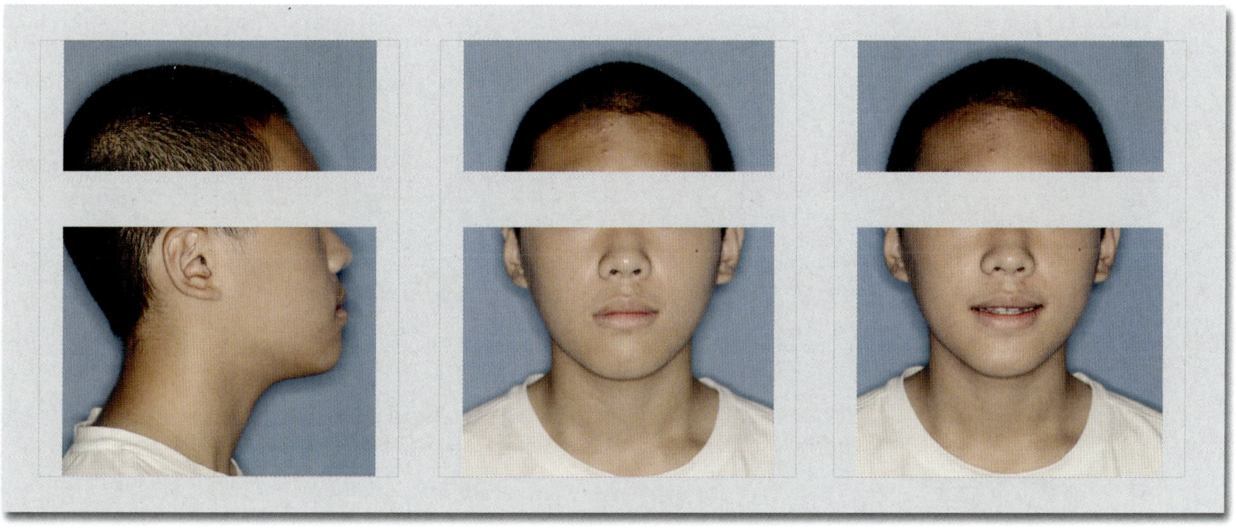

图1

口内情况（图2）

上颌拥挤度/间隙（mm）	13
下颌拥挤度/间隙（mm）	3
切牙关系	开殆
前牙覆盖（mm）	–0.1
前牙覆殆（mm）	–0.1
后牙覆盖（mm）	1
后牙覆殆（mm）	1
中线（和面中线关系）	一致
左侧咬合关系（磨牙）	远中尖对尖
左侧咬合关系（尖牙）	近中
右侧咬合关系（磨牙）	远中尖对尖
右侧咬合关系（尖牙）	近中
锁殆（异位、扭转等）	15、25弓外异位牙
其他口内情况（畸形舌尖舌窝、过小牙等）	无
Bolton分析（3–3）	82.7%
Bolton分析（6–6）	91.9%
牙齿情况（氟斑牙、釉质发育不全等）	16、26、36、46釉质有脱矿
殆平面（是否有倾斜）	否

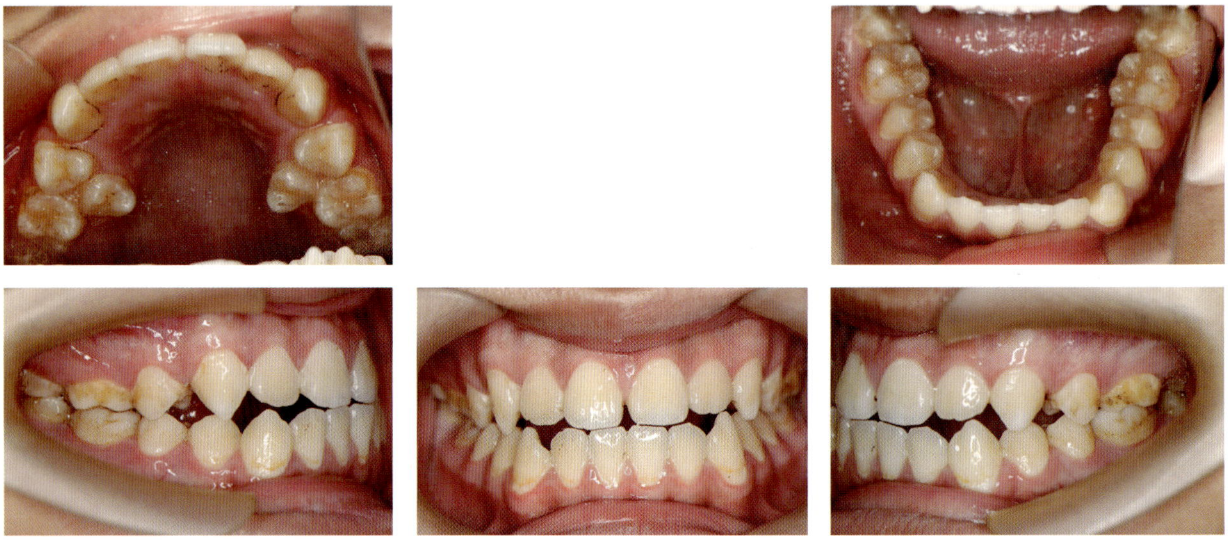

图2

一般影像学检查

骨性检查（关节形态初步评估，升支、体部是否对称等，生长发育评估）	基本对称，生长进入快速生长期
牙齿异常（缺失牙、多生牙、牙根长短异常等）	存在18、28、38、48
预后较差的牙齿（根管治疗后，龋坏面积大、釉质发育不全等）	无
TMJ	未见明显异常
其他影像学发现（气道、腺样体、扁桃体等）	未见明显异常

治疗前模型（图3）

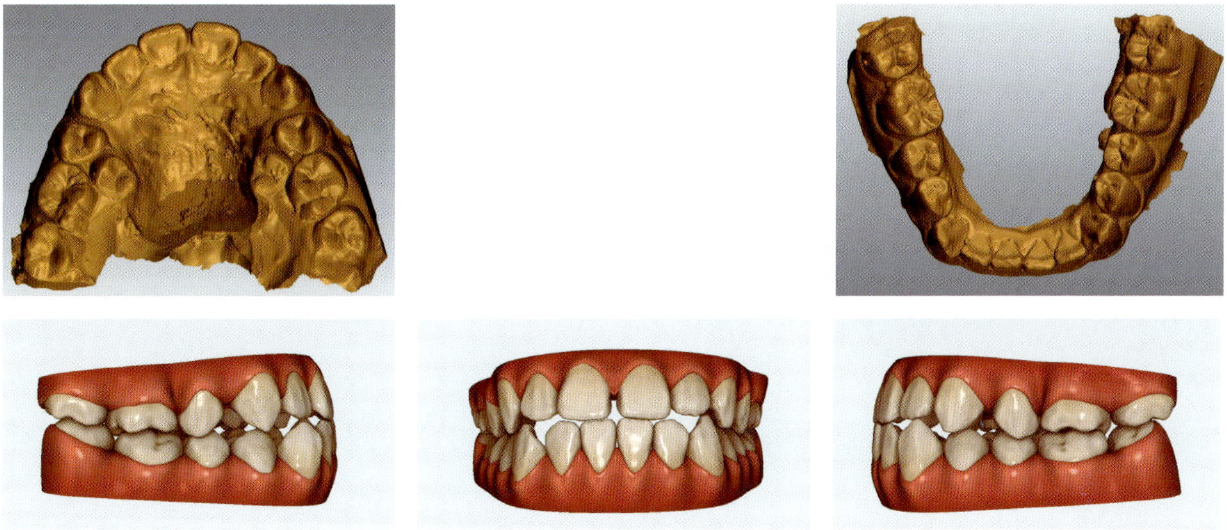

图3

治疗前X线片（图4和图5）

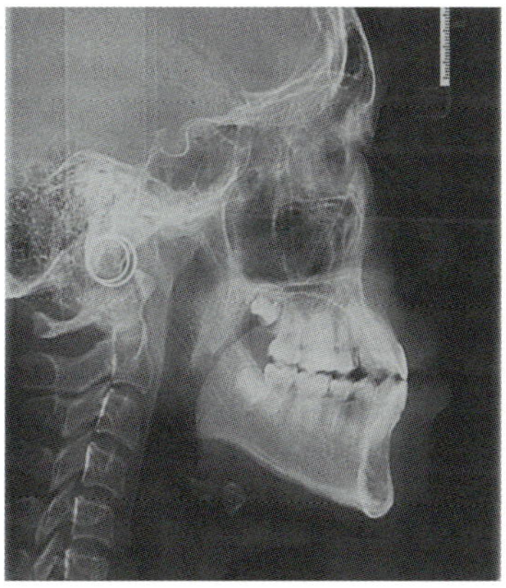

图4　颈椎显示患者处于生长发育高峰期

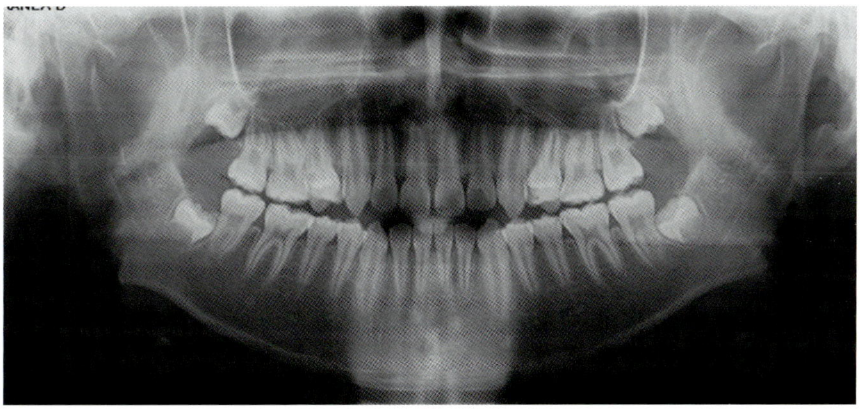

图5　显示患者存在18、28、38、48

治疗前头影测量描记图（图6）

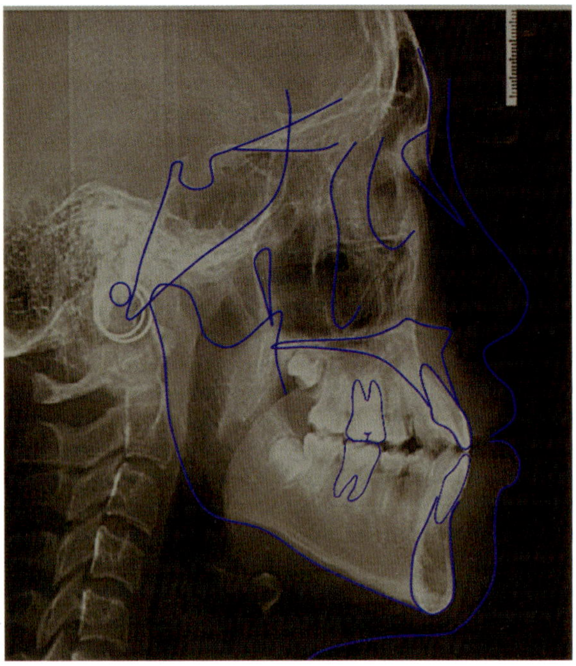

图6

治疗前头影测量分析

测量项目	标准值	T0
SNA（°）	82.8±4	85.92
SNB（°）	80.1±3.9	84.21
ANB（°）	2.7±2	1.71
U1-SN（°）	105.7±6.3	110.07
IMPA（°）	93.9±6.2	91.31
FMA（°）	31.3±5	29.29
FMIA（°）	54.9±6.1	59.4
MP-SN（°）	32.5±5.2	32
Y轴（°）	66.3±7.1	64.2
UL-EP（mm）	-1.4±1.87	-0.98
LL-EP（mm）	0.6±1.87	3.22

头影测量异常数据解读

测量结果ANB 1.71° 提示患者是骨性Ⅰ类错𬌗，U1-SN 110.07° 、IMPA 91.31° 提示上下颌前牙角度还在正常范围内，FMA 29.29° 、MP-SN 32° 、Y轴64.2° 提示均角生长型，LL-EP 3.22mm，提示患者下唇部审美偏凸型。

诊断

1. 骨性Ⅰ类。
2. 安氏Ⅱ类。
3. 上颌Ⅲ度拥挤，下颌Ⅰ度拥挤。
4. 均角生长型。

问题列表

1. 矢状向：骨性Ⅰ类，上颌拥挤，磨牙远中，上后牙近中前移。

2. 水平向：口角微笑时高度不一致；尖牙区宽度不足。

3. 垂直向：前牙开𬌗。

4. 牙周：色素沉着，牙石；下前牙唇侧可见根形。

5. 牙体：第一磨牙釉质有局部脱矿，口腔卫生不佳。

6. 关节：未见明显异常。

7. 肌肉：闭口时颏肌紧张。

8. 智齿：存在18、28、38、48。

治疗计划

1. 牙周科基础治疗，去除牙石色素，脱矿牙齿涂氟，口腔卫生宣教。

2. 正畸科取PVS，设计隐形矫治方案：使用Invisalign Teen，拔除15、25、34、44。

矢状向：下颌磨牙近中移动不超过2mm，建立中性咬合。

水平向：维持上中线，改善尖牙转矩，增加3°冠唇向转矩改善宽度。

垂直向：上前牙设计伸长附件，伸长上前牙（不超过2mm），可基本维持后牙高度。

步骤：上颌蛙跳式内收排齐上前牙，下颌整体内收。

辅助：下前牙设计压力嵴（Power Ridge）增加根舌向转矩8°，分步表达，每步1°；Ⅲ类牵引切割在前牙内收有咬合创伤早接触的时候备用，不作为支抗使用。

目标：覆殆1mm，覆盖2mm。

3. 精调。

4. 保持。

5. 择期拔智齿。

矫治器	隐适美（Invisalign Teen）
拔牙牙位	15、25、34、44
支抗选择	强支抗（磨牙近中移动不超过2mm）
治疗设计：横向考虑	维持上中线，改善尖牙宽度
治疗设计：矢状向考虑	建立中性咬合，下颌磨牙设计不超过2mm的近中移动
治疗设计：垂直向考虑	OB 1mm，隐适美对殆平面的改善非常理想，上前牙区设计伸长附件对开殆进行改善，后牙区基本保持高度（0.2mm伸长对抗牙套厚度）保证咬合
其他设计要点	上颌蛙跳式内收；下颌整体内收 下前牙控根设计压力嵴增加根舌向转矩8°，分步表达，每步1° 牙套上的Ⅲ类牵引切割在前牙内收有咬合创伤早接触的时候备用，不作为支抗使用
如有几个方案请都列出，列出利弊，解释选择最终方案的理由	方案一：拔15、25、34、44，建立中性咬合和正常覆殆覆盖，择期拔18、28、38、48智齿 方案二：拔17、27后推磨牙向远中，将15、25纳入牙列，建立正常覆盖和近中咬合，远期18、28萌出后代替17、27功能，择期拔38、48 由于方案二远中移动量过大，时间较长，磨牙关系不及方案一并且对下唇部审美改善不明显，因此选择方案一
保持	压膜保持器保持，择期拔智齿

牙齿移动量（图7和图8）

4.7	4.6	4.5	P	4.3	4.2	4.1	3.1	3.2	3.3	P	3.5	3.6	3.7
0	0.5 E	1.3 E		1.3 I	1.9 I	2.1 I	2.7 I	2.2 I	2.5 I		0.8 E	0.1 E	0.2 I
0.5 L	0.5 B	1.7 L		5.3 L	4.7 L	4.3 L	4.7 L	4.5 L	4.2 L		0.2 L	0.4 L	0.9 B
1.1 M	1.1 M	1.3 M		5.4 D	2.7 D	1.1 D	0.5 D	2.5 D	4.2 D		2.4 M	2.4 M	2.1 M
0.7°D	1.7°M	7.6°M		**11.4°M**	5.7°D	11.2°D	9.7°D	**12.0°D**	6.3°M		9.1°M	6.1°D	0.6°M
1.7°D	5.7°D	6.5°D		0.2°D	7.0°M	4.0°M	2.0°M	8.7°M	0.3°D		1.4°D	0.8°M	0.6°D
1.9°B	4.6°B	0.2°L		**5.5°B**	**7.6°B**	8.6°B	8.3°B	**7.5°B**	**8.6°B**		2.8°B	0.3°L	2.0°B

图7

1.7	1.6	1.5	1.4	1.3	1.2	1.1	2.1	2.2	2.3	2.4	2.5	2.6	2.7
0.2 E	0.3 E		1.0 E	0.8 E	1.7 E	1.4 E	1.4 E	1.7 E	0.6 E	1.0 E		0.2 E	0.2 E
0.3 L	0		0.3 L	1.6 L	2.3 L	2.9 L	2.6 L	2.2 L	2.1 L	0.3 L		0.6 L	0.2 L
0.7 M	0.3 M		0.5 D	1.5 D	1.1 D	0	0.2 M	0.6 D	0.9 D	0.1 D		0.7 M	1.2 M
0.4°D	19.9°D		28.0°M	13.9°M	11.4°D	2.6°D	4.8°M	6.6°D	15.8°M	22.5°M		16.8°D	1.8°M
1.3°M	2.5°D		3.2°D	2.9°D	1.3°M	1.6°M	0.1°D	3.0°D	1.3°D	3.5°D		5.2°D	2.6°M
2.4°B	1.4°B		2.6°B	6.2°B	2.8°L	3.5°L	2.7°L	5.3°L	3.0°B	2.6°B		0.5°B	1.1°B

图8

治疗进程

治疗时长	（52+20）副，1年半
牙套更换频率/复诊频率	7～10天/副；2～3个月复诊一次
重启/精调次数	1次
保持时长	7个月

扫码关注后
输入yx20
观看视频

治疗
Treatment

阶段关键照片/治疗中生物力学等

下颌内收时，第41副，36、46出现近中倾斜，下前牙的舌倾趋势（图9）。

分析原因：因为后面内收过程中，下颌第一磨牙已经达到了中性咬合位置，其更大的力学作用是作为强支抗帮助前牙内收，然而由于之前发生的近中移动，使36、46倾斜偏近中，初始设计时36、46远中向的倾斜设计量过小，作为支抗来说备抗不足，当牙套持续变短时出现了不贴合趋势，如不干预则继而会发生近中倾斜加重和压低脱轨。此外下前牙也有一些转矩丧失的趋势，实际牙轴对比ClinCheck上的牙轴更舌倾一些，这和整体内收有一定关系，发生了“过山车”效应。

解决思路：

1. 对于下颌磨牙，设计16-46、26-36垂直牵引直立下颌磨牙，如恢复直立则继续戴用；如仍不贴合则磨除附件使用片段弓竖直磨牙。

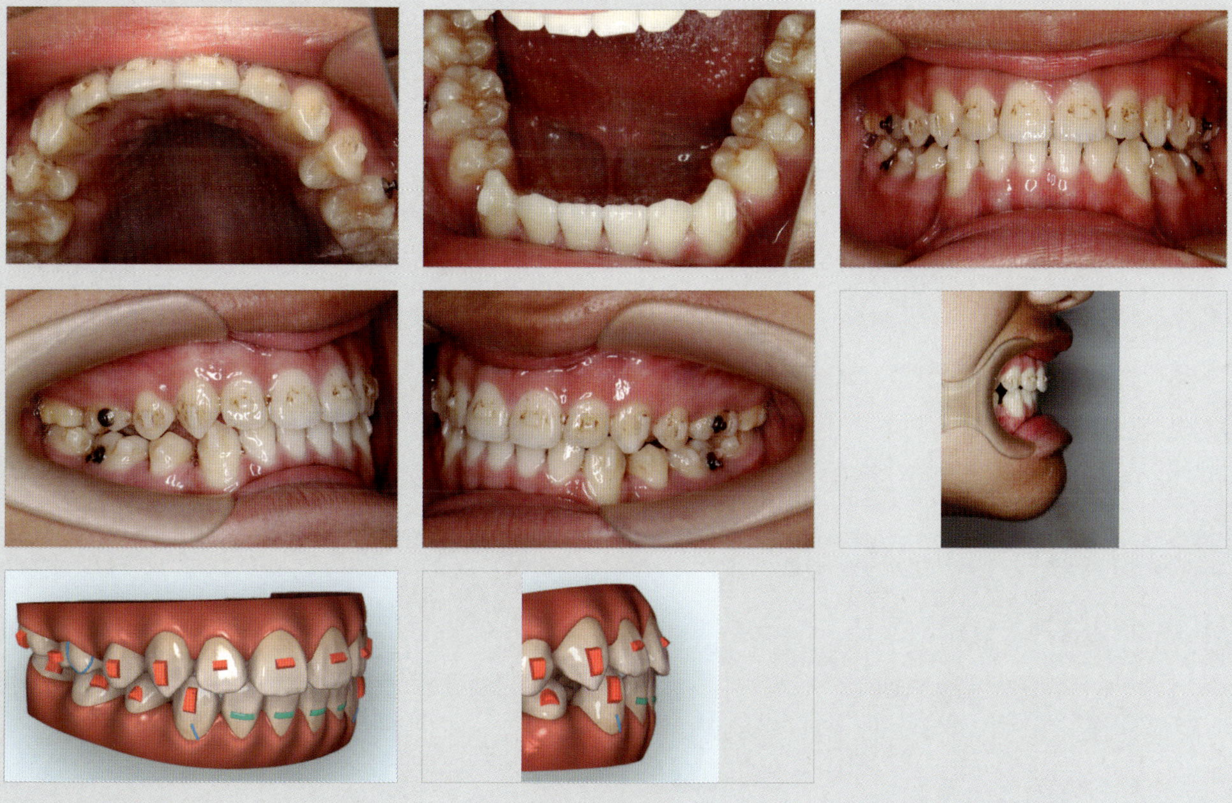

图9

2. 对于下颌前牙转矩，增加每副牙套戴用时间至10天，保证正确方向的前牙咬胶，每晚10小时的Ⅱ类牵引（1/4皮圈），观察转矩改善情况，如效果不理想，则尽早进入精调。

3. 精调拟解决问题：直立磨牙，恢复磨牙的倾斜；下前牙平均增加8° 正转矩，压低1mm整平Spee曲线。

治疗中/接近治疗结束/治疗结束X线片（图10和图11）

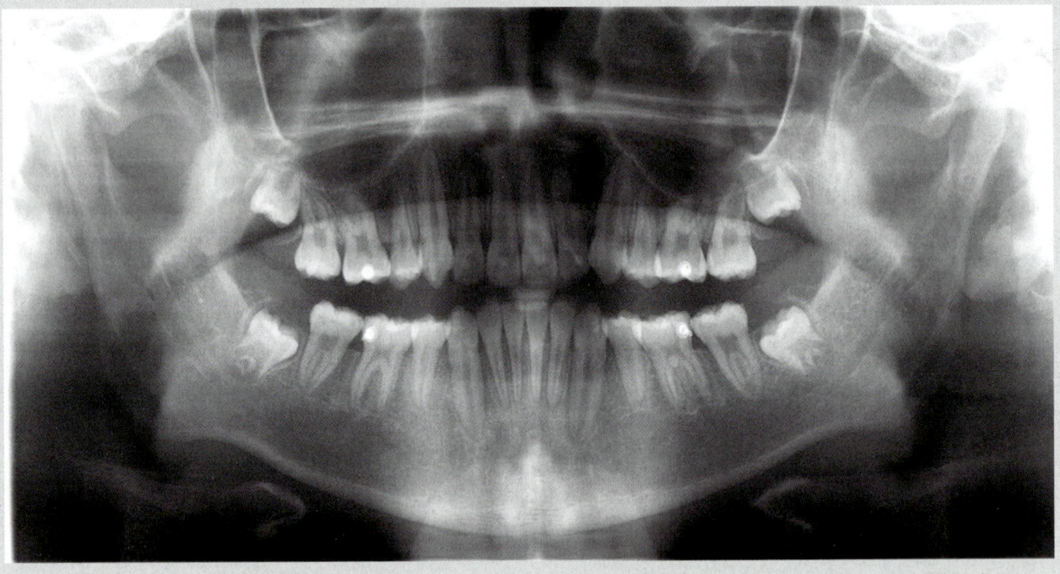

图10 精调前曲面断层片，磨牙近中倾斜

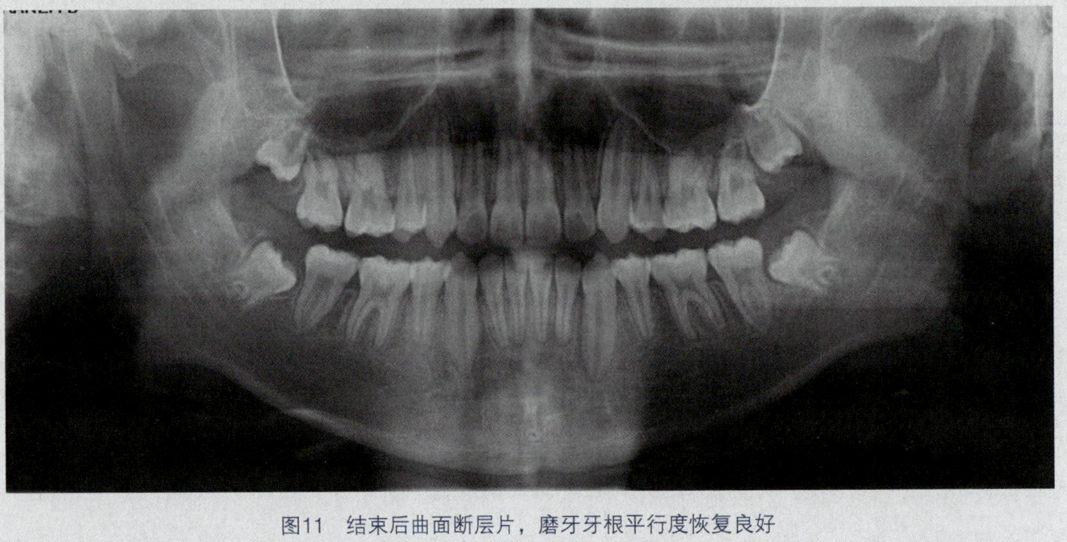

图11 结束后曲面断层片，磨牙牙根平行度恢复良好

治疗结束头颅侧位片（图12）

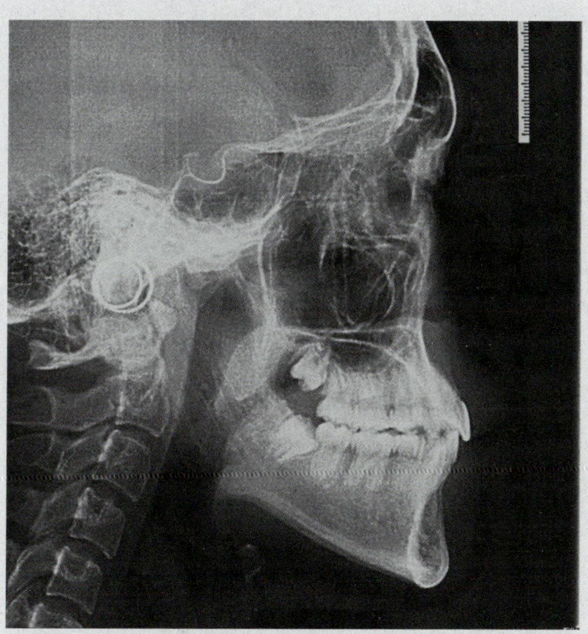

图12

治疗结束头影测量描记图（图13）

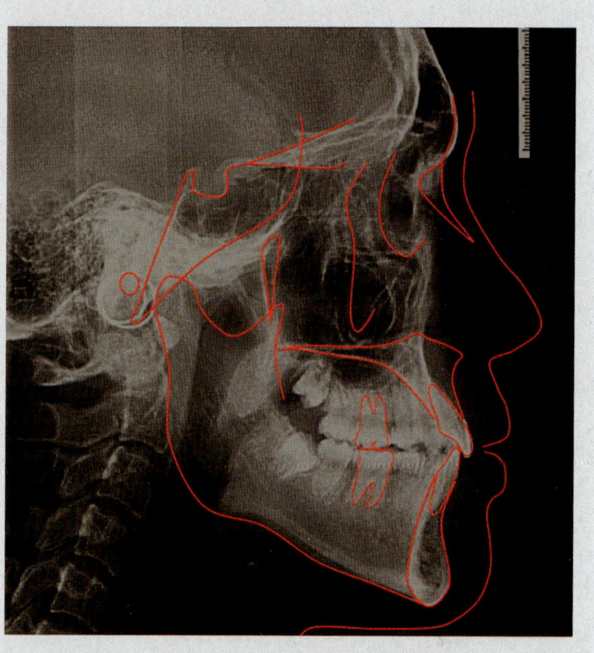

图13

治疗前后头影测量分析

项目测量	T0	T1
SNA（°）	85.92	86.39
SNB（°）	84.21	84.47
ANB（°）	1.71	1.92
U1-SN（°）	110.07	113.4
IMPA（°）	91.31	90.22
FMA（°）	29.29	29.15
FMIA（°）	59.4	59.6
MP-SN（°）	32	30
Y轴（°）	64.2	65.6
UL-EP（mm）	-0.98	-1.29
LL-EP（mm）	3.22	-0.88

治疗前后头影测量数据变化解读

1. SNA、SNB增加，说明上下颌均有所生长，但ANB变化不大，只增加了0.21°。

2. U1-SN增加了3.33°，IMPA减少了1.09°，说明上牙增加了唇向的转矩表达，下前牙基本做到了整体的内收。

3. 依旧均角生长，下颌平面相对SN平面减小了2°（MP-SN），相对FH平面减小了0.14°（FMA），整个面部生长顺时针增加了1.4°（Y轴）。

头影重叠（图14）

治疗前（T0）：蓝色

治疗后（T1）：红色

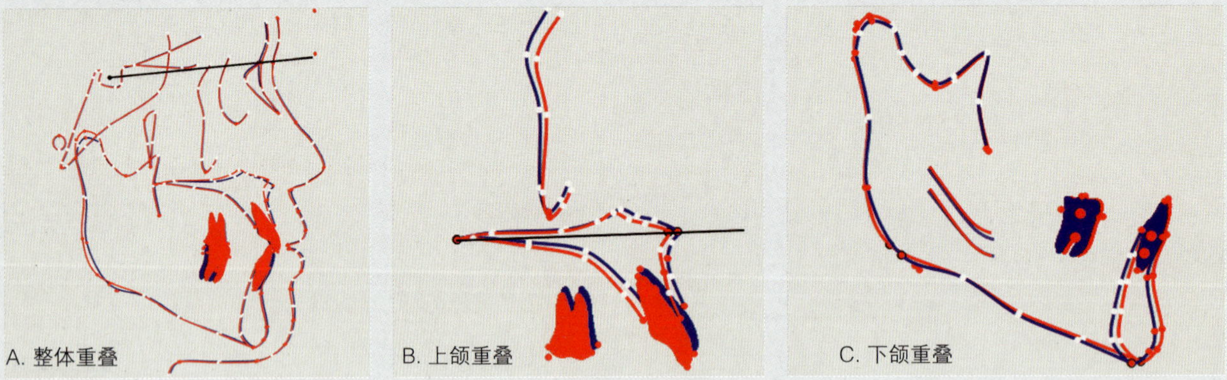

图14

治疗后评估
Post-treatment evaluation

结束模型（图15）

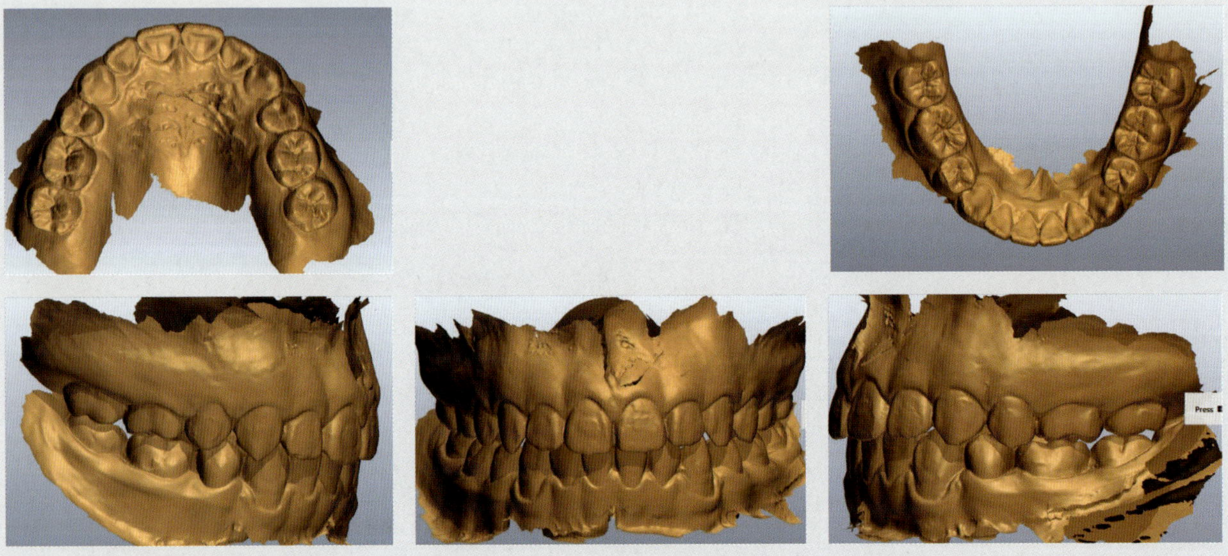

图15

治疗后照片（口内和口外，图16）

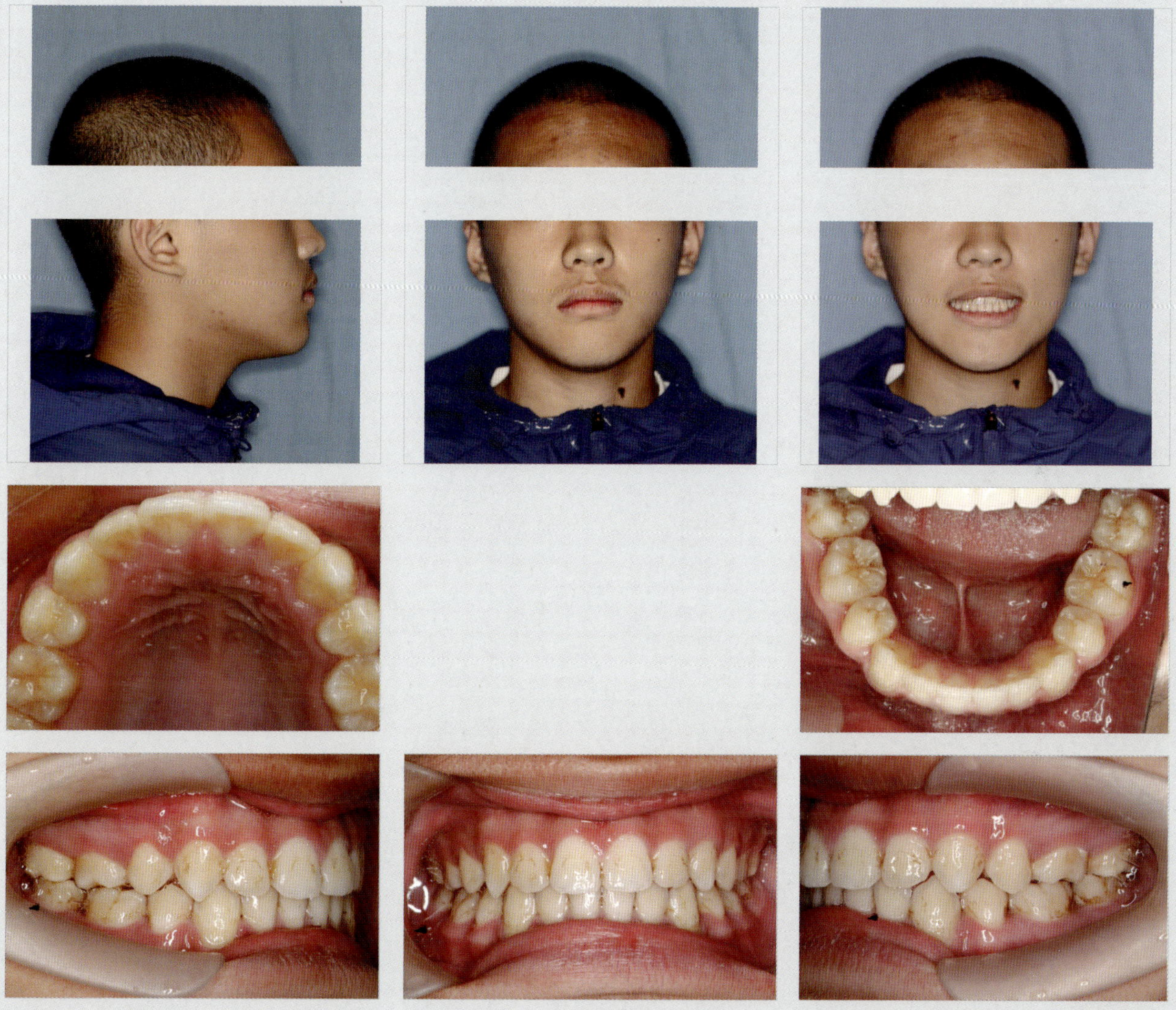

图16

保持期照片（上下颌4-4压膜保持器，图17）

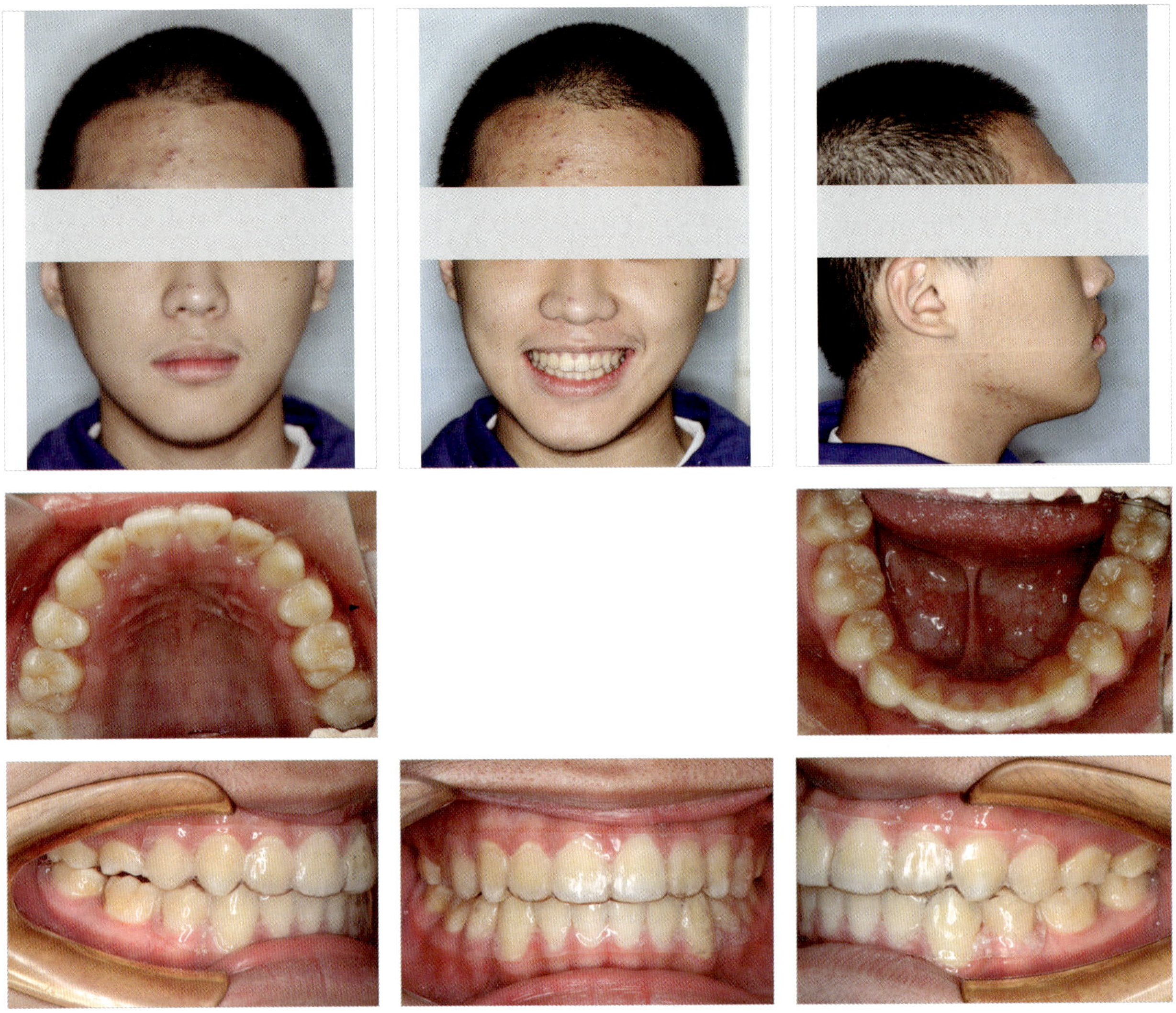

图17

病例总结及病例自我评价
Summary of case and self-evaluation

1. 患者替牙期乳牙早失导致了磨牙的近中前移形成了磨牙远中关系，当第二前磨牙萌出时没有间隙造成了弓外15、25萌出；在患者拥挤量大于骨性生长发育储备量的时候，尽可能不要一味追求不拔牙，该减数的时候仍应该减数治疗。本病例属于上颌严重拥挤，因此在患者拒绝拔除17、27 推磨牙将15、25纳入牙列的方案后，选择了拔除15、25、34、44的减数方案。隐形设计在矢状向通过下颌磨牙近中移动建立中性咬合，垂直向上前牙设计伸长附件伸长上前牙改善覆殆，水平向维持上中线。上颌蛙跳式内收排齐上前牙，下颌整体内收。

2. 患者处于生长高峰时段，骨改建活跃。旺盛的骨改建可以跟上矫治器7天的更换速度带来的力学改变，但如若发生脱轨其负面带来的倾斜和压低也会迅速出现，因此青少年更需要密切的临床监控，该病例口腔卫生的依从性不佳，需要每次进行口腔宣教，定期配合牙周洁治。

3. 患者处于生长高峰时段，颌骨前下生长明显，易出现磨牙支抗的丢失。下颌的整体内收对磨牙倾斜还是存在一定影响，临床监控一旦发现磨牙有近中倾斜，要早期干预，配合垂直向牵引可以很好地解决后牙开殆以及轻微不贴合的问题。本病例对下颌前牙的生长趋势估计不充分，在初始设计时，下颌磨牙远中倾斜设计量过小，在后期作为强支抗内收前牙时显得后继无力，出现了近中倾斜。如果初始设计更多的远中倾斜或改整体内收为蛙跳式内收可能更有利于后牙支抗有效表达。

4. 垂直向上，隐适美对殆平面的改善非常理想，前牙区的伸长和后牙区的压入对开殆的改善非常有效，使得下颌平面并没有因为牵引而出现顺时针旋转。

5. 患者下前牙唇侧可见根形，拔牙内收时需要对下前牙进行控根，严密监控前牙转矩的变化。本病例设计的下颌磨牙近中移动不超过2mm，同时下前牙设计了压力嵴根舌向转矩，增加根舌向转矩8°，分步表达，每步1°；治疗前后IMPA只减少了1.09°，但下唇突度得到了改善。

专家点评

本病例的难点在于下前牙转矩的控制和下颌后牙的近中移动。

医生设计了下前牙的整体内收，以及下颌后牙的整体前移。因为患者是青少年，借助下颌智齿的生长，以及青少年牙齿相对较容易移动的特点，本病例的下前牙转矩控制得非常好，下颌后牙虽有少量近中倾斜，但通过附加矫治器也进行了很好的调整，最终获得了良好的咬合关系，是个非常优秀的病例。

单颌拔牙病例

Single jaw extraction case

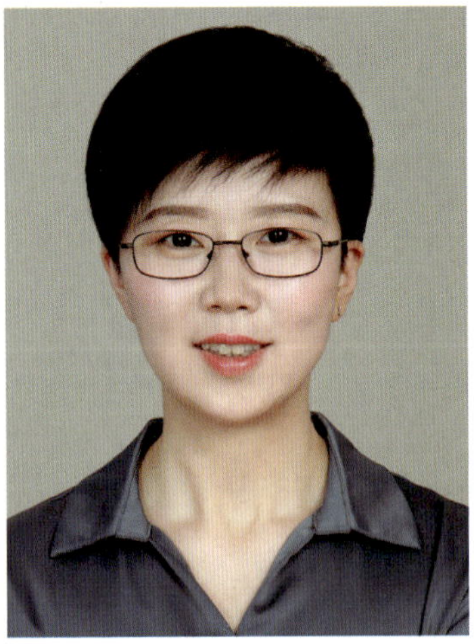

医生简介

王媛媛

硕士

乌鲁木齐市口腔医院正畸科副主任医师

病例简介

患者，女性，初诊时22岁。

主诉“牙齿不齐，要求矫治”。既往史、家族史无特殊。口颌面部检查，直面型，牙性安氏Ⅱ类错𬌗，骨性Ⅰ类，低角，上牙列重度拥挤，下牙列中度拥挤，前牙浅覆𬌗、浅覆盖，上下中线不齐，11、21牙根短，23埋伏阻生，其唇侧一多生牙。

治疗方案：住院拔除14、23（埋伏阻生牙）、23（唇侧多生牙）、28、38。利用无托槽隐形矫治器，排齐上下牙列，调整中线，改善磨牙关系。

矫治中重启1次，精调1次。

关键词：单颌拔牙，上前牙条件欠佳

治疗前评估
Pre-treatment evaluation

患者信息

姓名	××
性别	女
初诊年龄/出生日期	22岁
主诉	牙齿不齐数年求治
病史（全身和局部，外伤、不良习惯等）	身体健康，否认外伤史，否认不良习惯
其他相关病史	否认系统性疾病史、过敏史、遗传史等

口外情况（图1）

矢状向	直面型，鼻唇角直角，颏唇沟深，颏部位置正常，双唇均位于审美线（E线）稍后，下颌平面角低角
垂直向	不笑时面下1/3略短，微笑时面部三等分基本正常
横向（颧骨、下颌角、颏部对称性）	左侧颧骨、下颌角比右侧高，颏点左偏2mm
软组织特征（唇厚度、唇突度等）	唇厚度、唇突度基本正常
微笑（上前牙暴露量、低位、中位、高位、笑弧等）	中位微笑
放松状态及微笑时口角高低情况	放松状态口裂线左高右低，微笑时左右侧口角高低一致

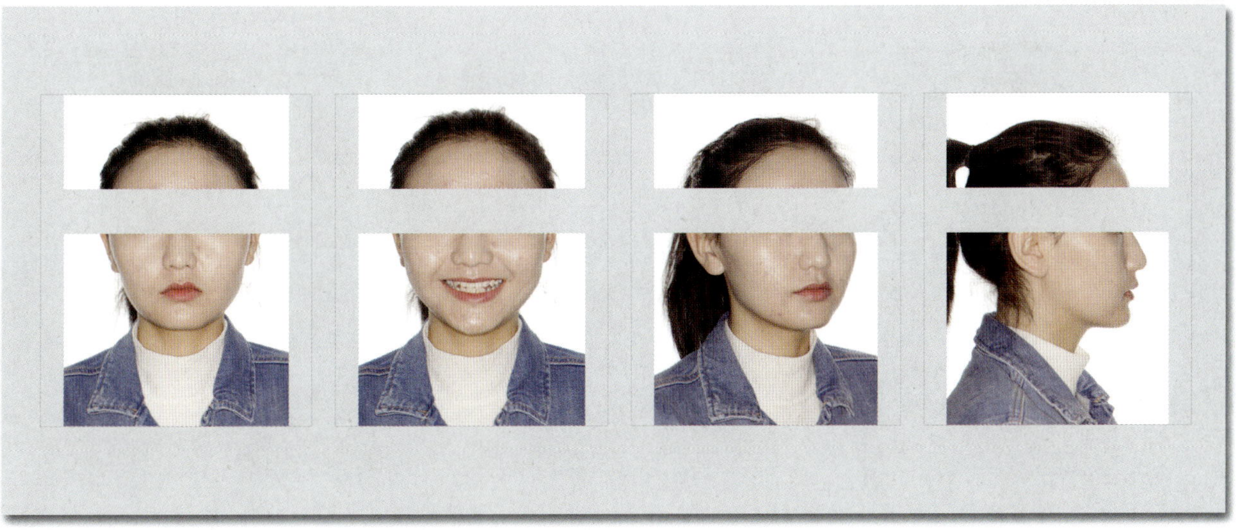

图1

口内情况（图2）

上颌拥挤度/间隙（mm）	前牙段拥挤12.5
下颌拥挤度/间隙（mm）	前牙段拥挤6.0
切牙关系	32与22反殆
前牙覆盖（mm）	2
前牙覆殆（mm）	2
后牙覆盖（mm）	1
后牙覆殆（mm）	1
中线（和面中线关系）	上颌中线和面中线不一致，上颌中线偏左1mm，下颌中线偏左2mm
左侧咬合关系（磨牙）	磨牙Ⅱ类
左侧咬合关系（尖牙）	尖牙Ⅱ类
右侧咬合关系（磨牙）	磨牙Ⅱ类
右侧咬合关系（尖牙）	尖牙Ⅱ类
锁殆（异位、扭转等）	13唇向错位，32与22反殆，33唇向错位，33与24反殆
其他口内情况（畸形舌尖舌窝、过小牙等）	23口内未见
Bolton分析（3–3）	80.5%（1.10mm，下颌多于3–3）
Bolton分析（6–6）	92.6%（1.31mm，下颌多于6–6）
牙齿情况（氟斑牙、釉质发育不全等）	全口轻度氟斑牙
殆平面（是否有倾斜）	殆平面无偏斜

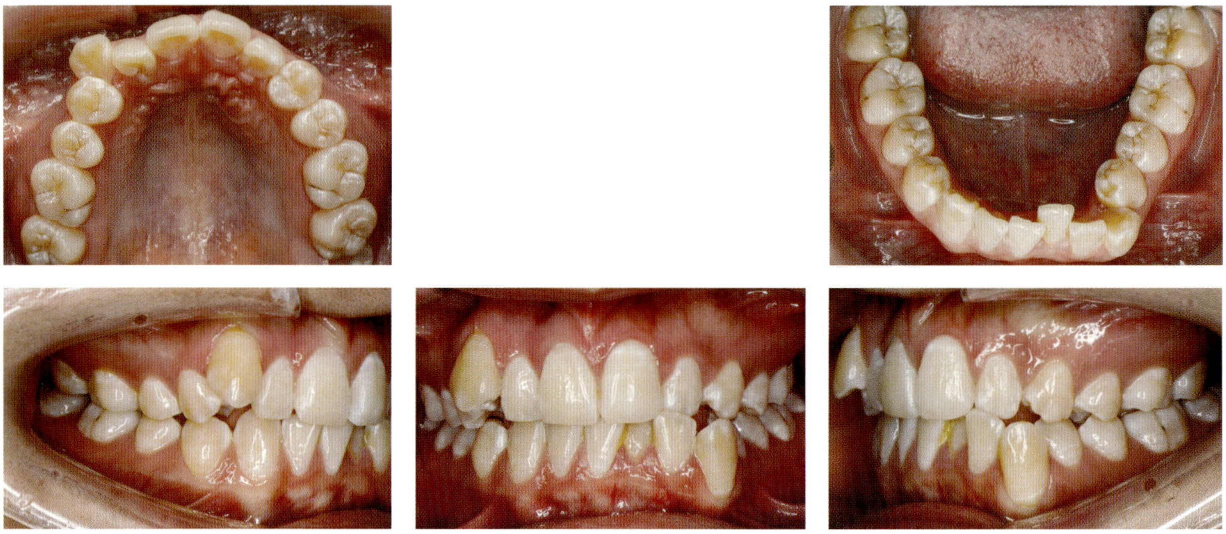

图2

一般影像学检查

骨性检查（关节形态初步评估，升支、体部是否对称等，生长发育评估）	双侧髁突形态不对称，升支、体部基本对称，生长发育已停止
牙齿异常（缺失牙、多生牙、牙根长短异常等）	11冠根比10：3，21冠根比10：7 23埋伏于22、24之间，23牙冠唇侧见一多生牙；18、48牙胚未见（患者否认拔除），28、38低位阻生
预后较差的牙齿（根管治疗后，龋坏面积大、釉质发育不全等）	因11冠根比10：3、21冠根比10：7，预后较差，告知患者矫治过程中存在脱落风险，若脱落，后期进行修复治疗
TMJ	无张口受限，张、闭口型未见异常；未发现颞下颌关节疼痛及弹响
其他影像学发现（气道、腺样体、扁桃体等）	未见气道狭窄、腺样体或扁桃体肥大

治疗前模型（图3）

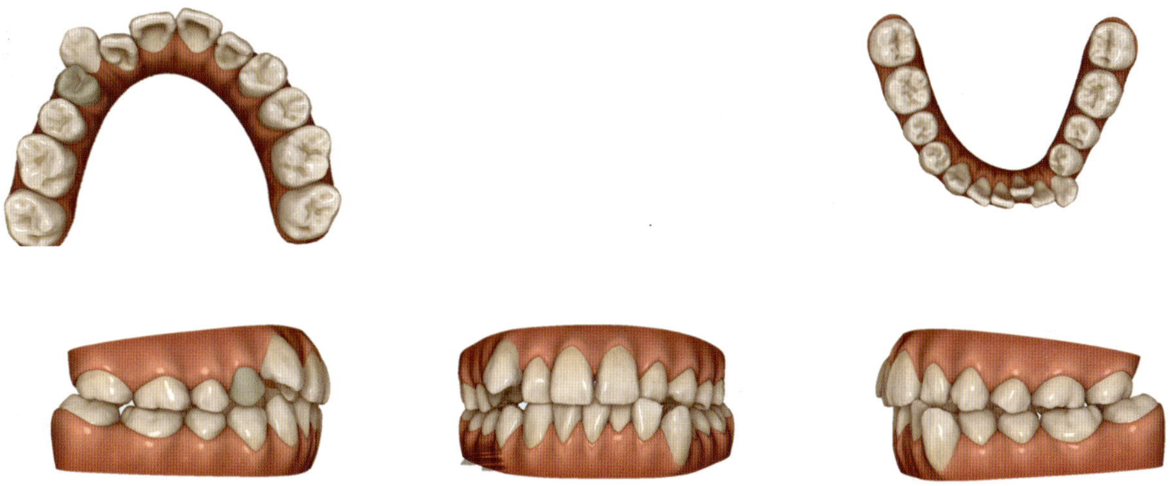

图3

治疗前X线片（图4～图9）

上颌中切牙牙根比侧切牙短；23低位埋伏阻生于22与24根尖区；18、48牙胚未见，28、38低位阻生（图4）。

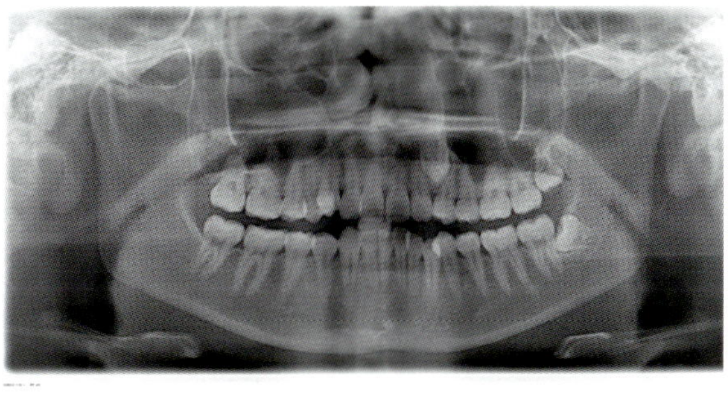

图4　治疗前曲面断层片

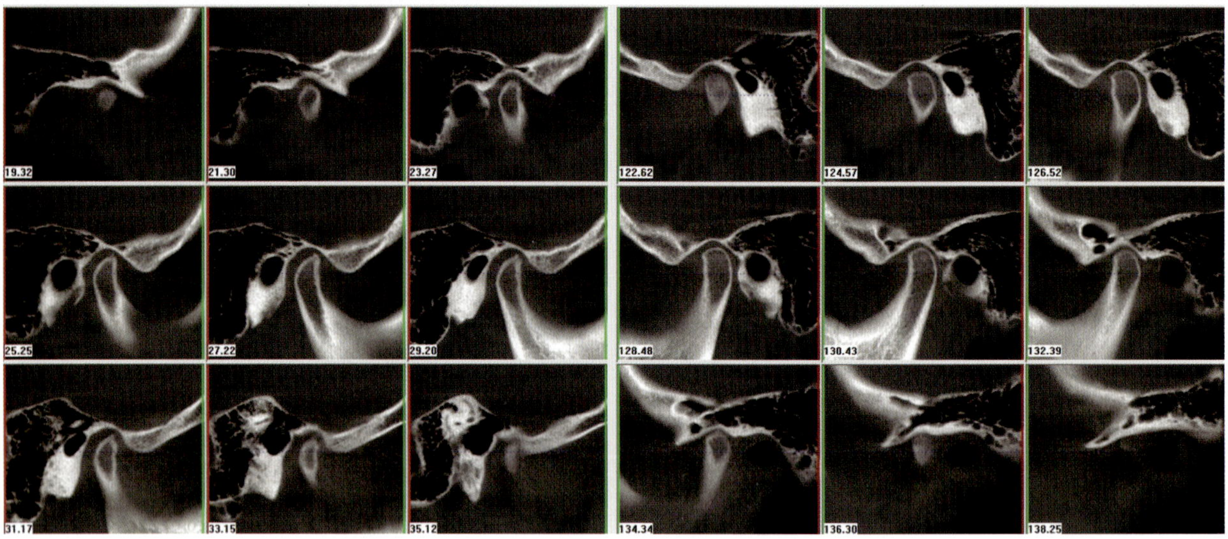

图5 颞下颌关节CBCT：双侧髁突形态不对称，髁突骨皮质钙化粗糙

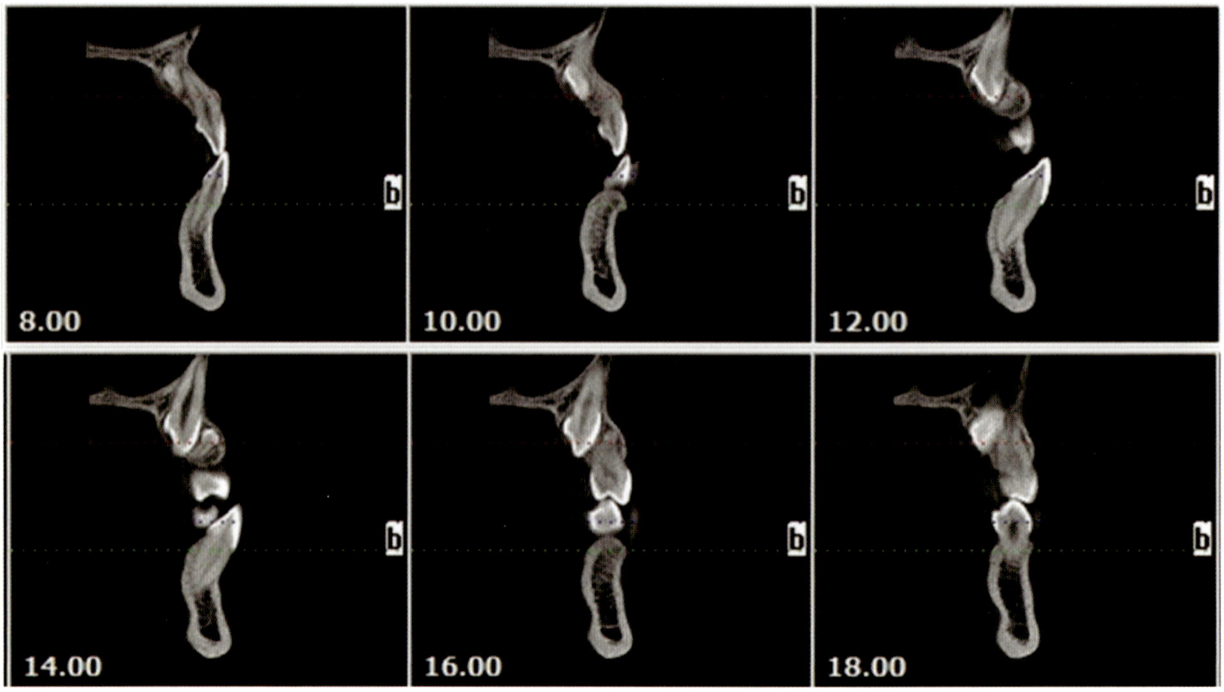

图6 23阻生牙CBCT：23唇侧一畸形多生牙；22、24牙根未见异常

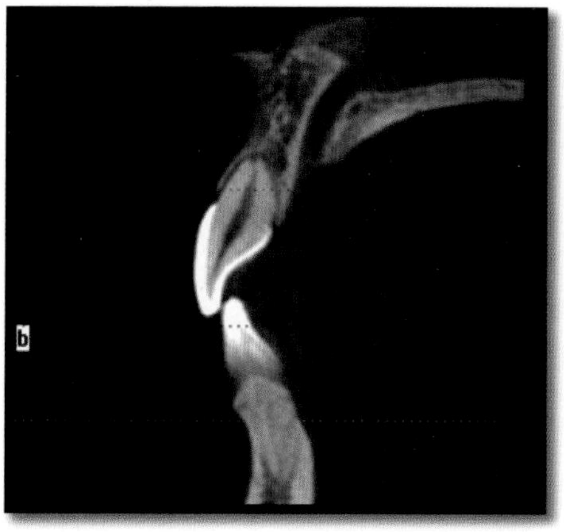

图7　11冠根比10：3

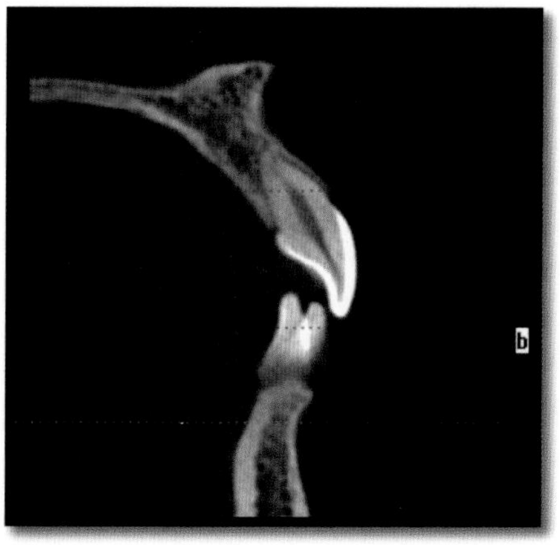

图8　21冠根比10：7

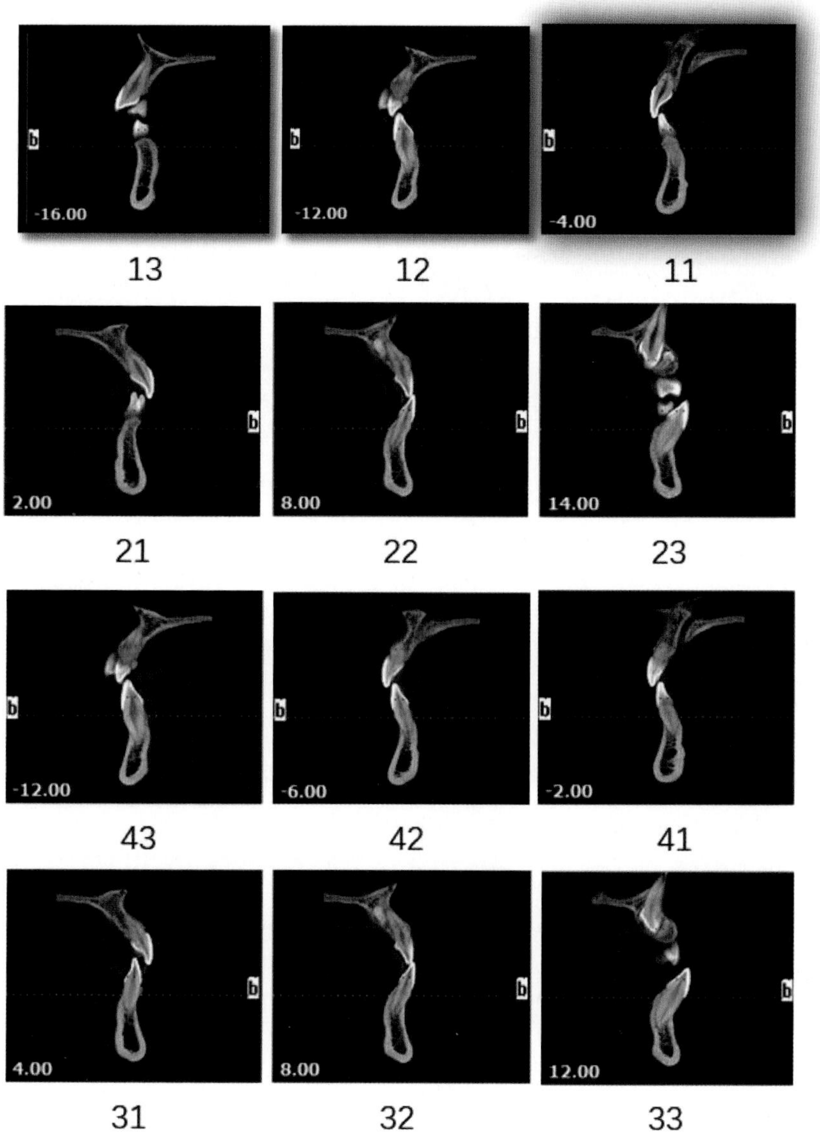

图9　上下前牙在牙槽骨内位置，上下前牙牙槽骨薄

治疗前头颅侧位片（图10）

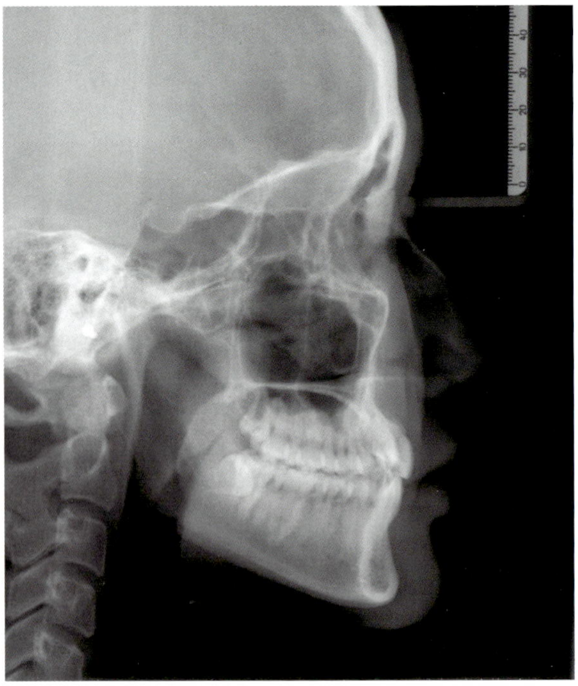

图10

头影测量异常数据解读

1. 上前牙直立。
2. 下前牙舌倾。
3. 骨性Ⅰ类。
4. 面下1/3略短。
5. 低角。

治疗前头影测量分析

测量项目	标准值	T0
SNA（°）	83.0±4.0	82.5
SNB（°）	80.0±4.0	81.3
ANB（°）	3.0±2.0	1.2
U1-SN（°）	106.0±6.0	100.4
SN-MP（°）	30.0±6.0	33.0
FMA（FH-MP）（°）	26±4.0	18.0
IMPA（L1-MP）（°）	97±6.0	85.0
FMIA（L1-FH）（°）	55±2.0	77.0

问题列表

1. 牙列：上颌重度拥挤、下颌中度拥挤。23埋伏阻生，23唇侧一多生牙。11、21根短。

2. 面型：直面型。

3. 矢状向：磨牙远中关系。

4. 垂直向：前牙覆𬌗浅。

5. 水平向：32、33反𬌗。上颌中线左偏1mm。下颌中线左偏2mm。

诊断

1. 牙性安氏Ⅱ类。

2. 骨性Ⅰ类。

3. 低角。

4. 上中线左偏1mm，下中线左偏2mm。

5. 22&32、24&33 反𬌗。

6. 11冠根比10：3，21冠根比10：7。

7. 23埋伏于22、24之间。

8. 23牙冠唇侧见一多生牙。

9. 18、48先天缺失。

10. 28、38低位近中阻生。

治疗计划

矫治器	隐适美（Invisalign）
拔牙牙位	14、23、28、38、23处多生牙
支抗选择	上颌强支抗
治疗设计：横向考虑	维持上下颌现有牙弓宽度
治疗设计：矢状向考虑	近移上颌磨牙，建立完全远中关系；维持前牙覆盖，未设计过矫正
治疗设计：垂直向考虑	维持前牙覆𬌗，未设计过矫正
其他设计要点	11、21不设计或设计少量移动；维持上颌原中线
如有几个方案请都列出，列出利弊，解释选择最终方案的理由	治疗方案七
保持	透明保持器

1. 选择23拔除原因

（1）22与24牙冠之间无间隙，22与24牙龈边缘位置佳且连续，X线片显示24无严重近中倾斜。

（2）23可能因根骨粘连等原因牵引失败，或牵引后牙龈边缘位置可能偏低，不美观。告知患者23情况，其同意下拔除23。

（3）24代替23，24颊尖大，腭尖小，若出现咬合干扰，酌情处理。

2. 下颌不减数原因

（1）11冠根比10：3，21冠根比10：7，预后较差，矫治过程中脱落风险极大。所以，尽可能为患者保留更多的天然牙。

（2）患者口腔卫生可，下前牙牙冠呈倒三角形，48牙胚先天缺失，38拔除，可以通过磨牙远移、邻面去釉获得间隙。

（3）告知患者下颌拔除32，下颌无中线，上中线对应下颌切牙美观问题，咬合关系不佳，患者选择不拔下切牙。

ClinCheck方案修改过程

方案一（图11）

存在问题：双侧磨牙超远中关系；37、47与对颌17、27咬合接触少。

修改要求：终末位设计双侧磨牙完全远中关系；下颌间隙获得：磨牙远移、下前牙邻面去釉。

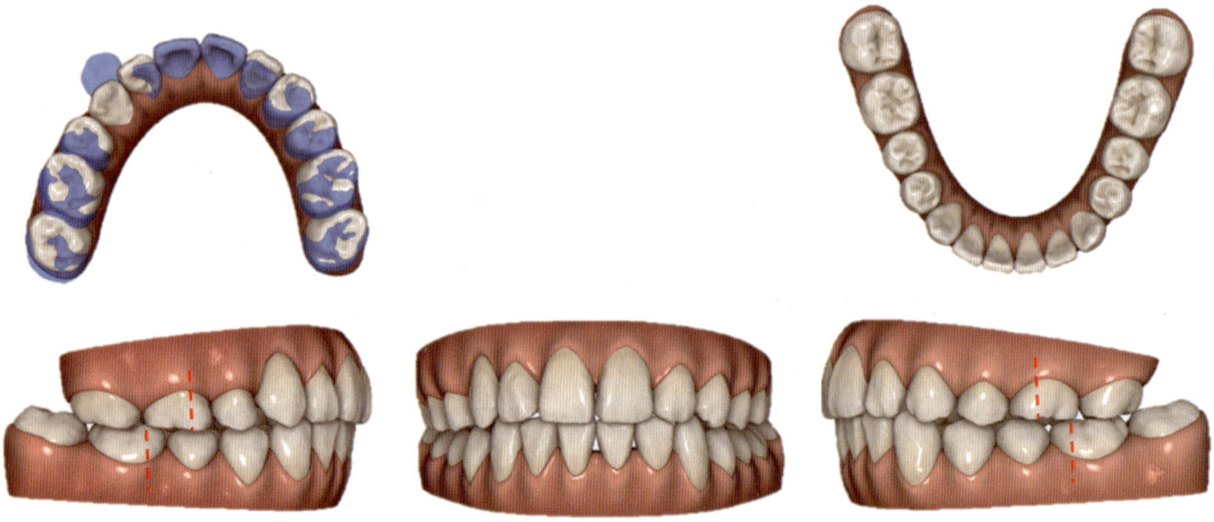

图11　方案一：ClinCheck 终末位

方案二（图12）

存在问题：上颌右侧后牙需近中移动约2mm，左侧后牙需近中移动不到1mm，方案二ClinCheck动画中前后牙同时移动，不考虑种植支抗的情况下，出现后牙近中倾斜，前牙舌向倾斜的可能性很大。

修改要求：上颌先移动13-24；待13-24调整到位，再移动上颌其他后牙。

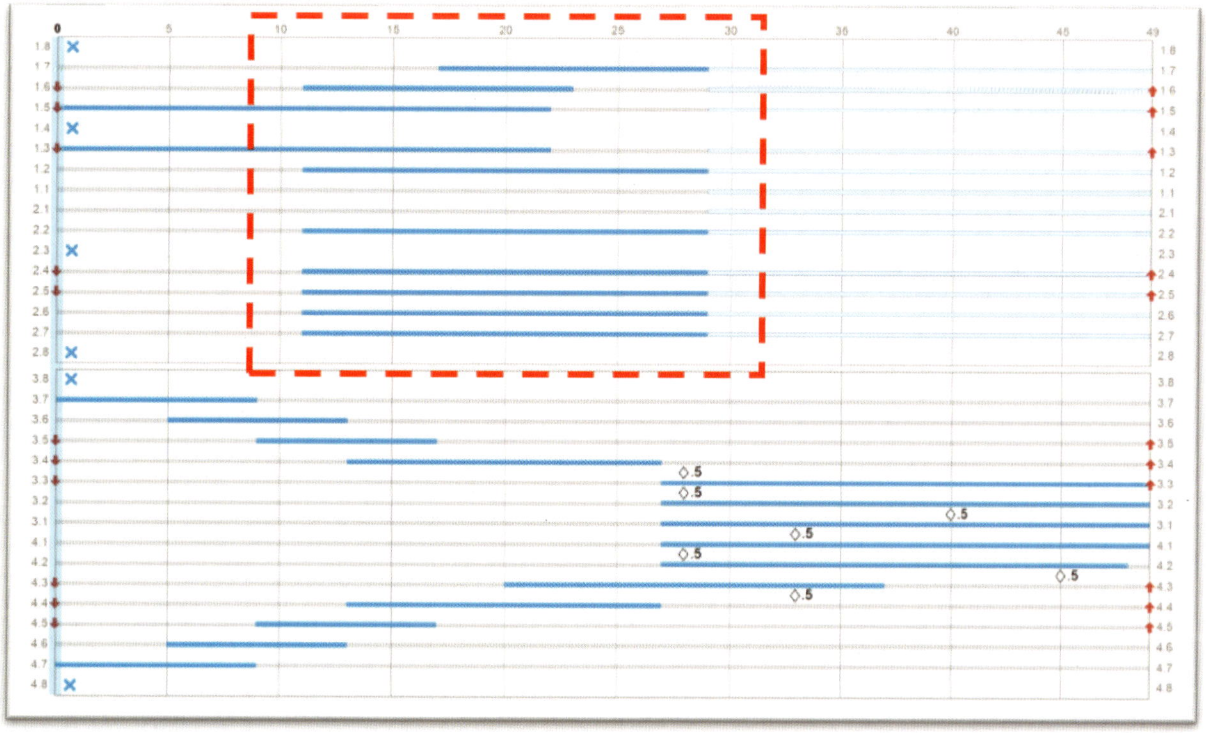

图12 方案二：分步图

方案三（图13）

存在问题：终末位上下中线未对齐；上颌后牙同时近中移动，前牙支抗不够。

修改要求：以第44步的下颌中线为矫治结果；上颌后牙以V Pattern的形式向近中移动，这样能节省牙弓中的支抗。

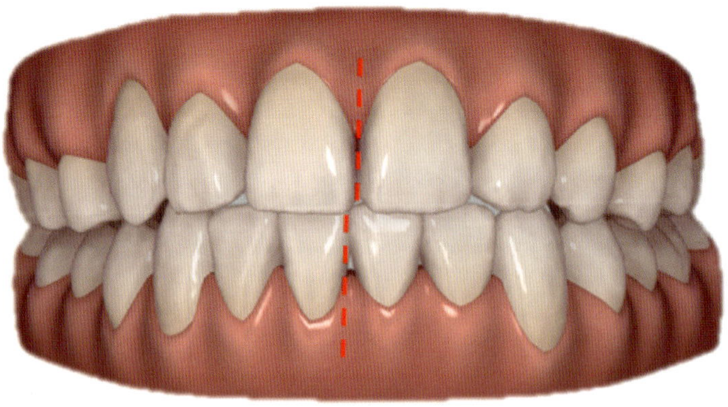

图13　方案三：ClinCheck终末位

方案四至方案六（图14）

存在问题：下颌前牙，在第一步设计32-34邻面去釉。

修改要求：待牙齿有邻接关系，再安排41-34邻面去釉。

3D修改附件：16、26近中设计水平矩形附件，15、24、25选用优化控根附件，防止后牙近中移动时倾斜。

13、33设计垂直矩形附件，有利于牙齿控根移动、整体移动。

35、44、45设计传统垂直矩形附件，有利于下颌后牙向远中移动的实现。

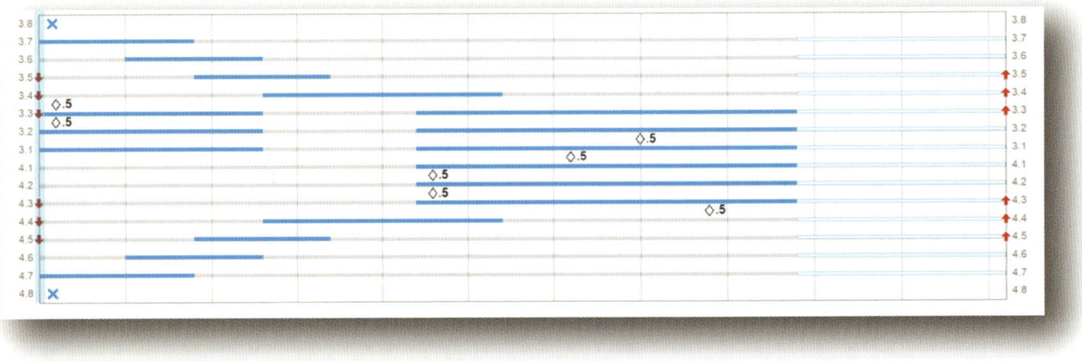

图14　邻面去釉时间

46设计椭圆形附件增加隐形矫治器在46、47处贴合度。

22舌侧设计水平矩形附件，龈向平面比殆向平面大，防止22唇侧移动、伸长移动时脱套。

方案七：批准生产矫治器（图15）

1. 上下牙列基本排齐。
2. 双侧磨牙完全远中关系。
3. 双侧尖牙中性关系。
4. 前牙浅覆殆、浅覆盖。

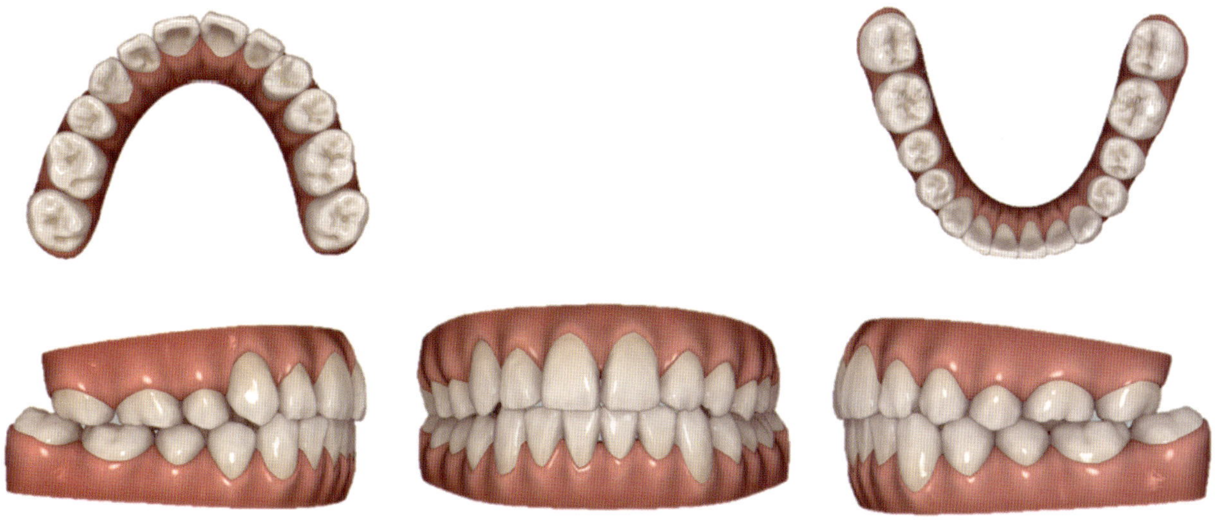

图15　方案七：ClinCheck终末位

方案七：分步图（图16）

邻面去釉：在分步图中，可见邻面去釉的时机及量（0.2～0.5mm），笔者个人经验是，如果患者按时复诊，可以根据单颗牙齿总移动步数，分次去釉，每次0.05～0.2mm。例如0.5mm，分5次去釉，每次0.1mm。主要出于以下考虑：

1. 建议使用去釉砂片，手动，少量多次去釉，每次去釉后抛光，涂氟，可以避免患者牙齿敏感或龋坏。

2. 患者是否配合。如果在第一步一次性完成所有去釉量，患者在佩戴矫治器中，矫治器不戴到位或单日佩戴时间不够，可能出现邻面去釉间隙丢失。

3. 邻面去釉提供的间隙是否按计划为需要的牙齿移动提供空间，比如是前牙占用还是后牙占用，不十分明确，所以选择在临床监控下，分次去釉，每次复诊比对ClinCheck，观察牙齿移动效果。

4. 临床中观察到一次性完成所有去釉量，矫治器戴完时个别区还存在间隙，重启时增加方案设计难度。

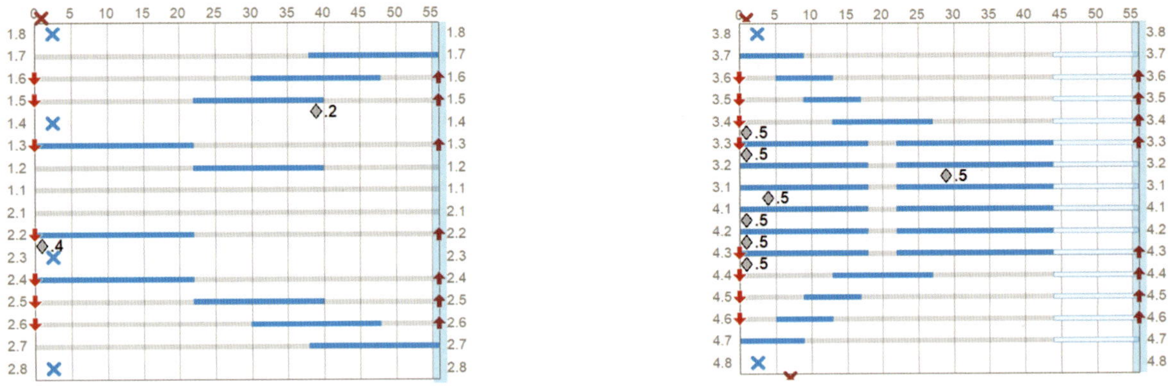

图16　方案七：ClinCheck分步图

方案七：牙齿移动量（图17）

个人习惯每一个隐形矫治病例检查牙齿移动表中每一颗牙齿，尽量避免牙齿移动超出牙槽骨皮质造成骨开窗或骨开裂。牙齿移动表上的数据，为判断牙齿在三维方向的移动方向和移动量提供了参考。例如：12在“整体移动（B）/舌侧（L）”一栏显示牙冠向唇侧（B）移动0.4mm，牙根向舌向（L）移动2.0mm。

上颌 下颌	1.8	1.7	1.6	1.5	P	1.3	1.2	1.1	2.1	2.2	2.3	2.4	2.5	2.6	2.7	2.8
伸长(E)/压低(I)，mm		0.2 E	0.3 I	0.2 I		1.0 I	0.3 E	0	0	0.3 E		0.2 I	0.1 E	0.2 I	0	
整体移动(B)/舌侧(L)，mm		1.2 L	1.5 L	0.7 L		4.1 L	0.4 B	0	0	1.4 B		0.1 B	0.1 L	0.5 L	0.2 L	
整体移动 近中(M)/远中(D)，mm		1.7 M	1.7 M	2.1 M		3.7 D	0.6 D	0	0	0.1 M		0.8 M	0.9 M	0.8 M	0.5 M	
扭转(M)/远中(D)		1.6°M	5.9°M	2.2°D		21.2°D	30.9°D	0°	0°	4.3°M		9.9°M	9.9°M	8.9°M	5.5°M	
轴倾度(M)/远中(D)		1.2°M	1.7°M	6.4°D		8.7°D	1.7°D	0°	0°	0.8°M		5.1°D	5.1°D	0.8°M	0.9°M	
倾斜度 唇侧(B)/舌侧(L)		11.0°L	3.4°L	1.7°L		16.6°L	7.6°B	0°	0°	5.9°B		4.5°L	7.4°L	1.3°L	7.8°L	

最后一步 爱齐公司 医生 差异 牙齿基底部 冠 牙根

上颌 下颌	1.8	1.7	1.6	1.5	P	1.3	1.2	1.1	2.1	2.2	2.3	2.4	2.5	2.6	2.7	2.8
伸长(E)/压低(I)，mm		0.2 E	0.3 I	0.2 I		1.0 I	0.3 E	0	0	0.3 E		0.2 I	0.1 E	0.2 I	0	
整体移动(B)/舌侧(L)，mm		2.1 B	0.4 L	0.1 L		2.0 B	2.0 L	0	0	0.5 L		1.4 B	2.3 B	0.1 L	2.1 B	
整体移动 近中(M)/远中(D)，mm		1.3 M	1.2 M	4.2 M		0.6 D	0.1 D	0	0	0.1 D		2.3 M	2.6 M	0.5 M	0.3 M	
扭转(M)/远中(D)		1.6°M	5.9°M	2.2°D		21.2°D	30.9°D	0°	0°	4.3°M		9.9°M	9.9°M	8.9°M	5.5°M	
轴倾度(M)/远中(D)		1.2°D	1.7°D	6.4°M		8.7°M	1.7°M	0°	0°	0.8°D		5.1°M	5.1°M	0.8°D	0.9°D	
倾斜度 唇侧(B)/舌侧(L)		11.0°B	3.4°B	1.7°B		16.6°B	7.6°L	0°	0°	5.9°L		4.5°B	7.4°B	1.3°B	7.8°B	

最后一步 爱齐公司 医生 差异 牙齿基底部 冠 牙根

图17　方案七：上颌牙齿移动量

比照CBCT及口内情况（图18），12需要牙冠向唇向少量移动，牙根向舌侧移动的量比牙冠的多，即12主要是控根移动，这与牙齿移动量表的数据反映的情况一致。说明ClinCheck12移动设计是预期想要的。牙齿移动表上的移动量尚不明确能否代表牙齿实际移动量，仅作临床参考。

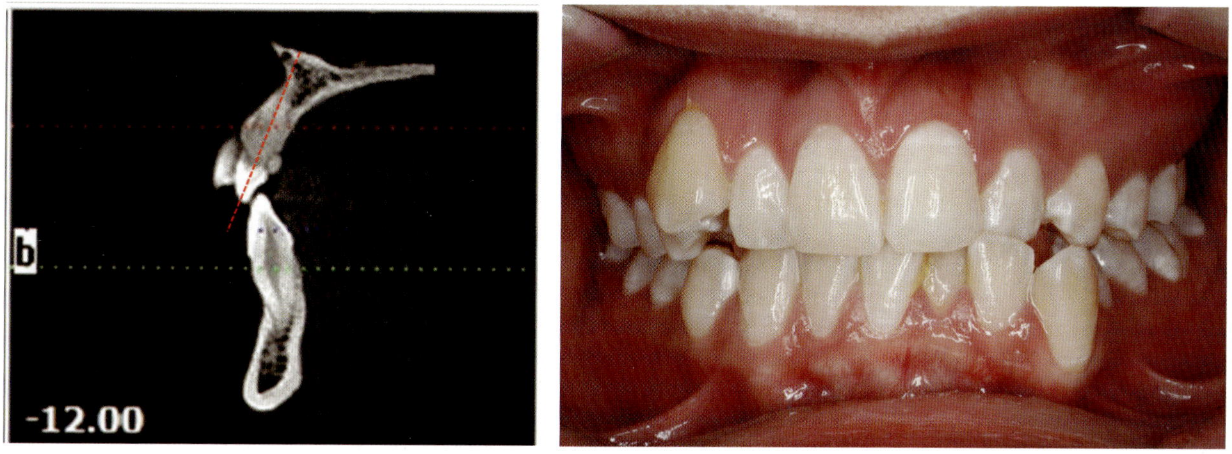

图18 12 CBCT矢状截图及口内像，左图中红色虚线提示12与牙槽骨位置关系

图19可见下前牙周围牙槽骨薄，此类情况在矫治患者中很常见，需要牙齿移动中控制好转矩，即检查下颌牙齿移动量，特别是“整体移动（B）/舌侧（L）”一栏，以此为参考判断牙齿移动类型（图20）。

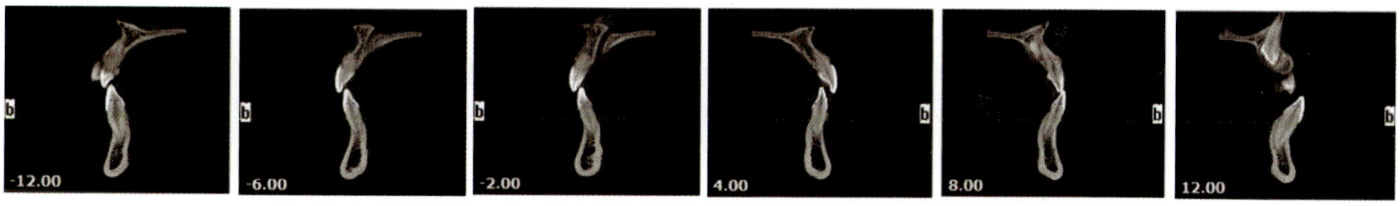

43　42　41　31　32　33

图19 下前牙在牙槽骨内位置

上颌 下颌	4.8	4.7	4.6	4.5	4.4	4.3	4.2	4.1	3.1	3.2	3.3	3.4	3.5	3.6	3.7	3.8
伸长(E)/压低(I)，mm		0.3 I	0.1 I	0.2 I	0.2 I	0.5 I	0.5 I	0.7 I	0.8 I	0.4 I	0.2 I	0.2 E	0.5 E	0.1 E	0.2 I	
整体移动(B)/舌侧(L)，mm		0.8 L	0.5 L	0.5 L	0.3 L	1.1 B	1.1 B	0.4 B	2.2 B	0.9 L	3.5 L	1.1 B	0.1 B	1.3 L	0.9 L	
整体移动 近中(M)/远中(D)，mm		1.5 D	1.4 D	1.4 D	1.2 D	1.7 D	2.5 D	2.7 D	2.3 M	1.6 M	0.4 M	1.3 D	1.2 D	1.2 D	1.3 D	
扭转(M)/远中(D)		0.8°M	2.2°M	5.9°M	9.4°D	10.0°D	7.3°M	11.1°M	2.8°D	6.6°D	4.7°M	12.8°M	6.2°D	1.6°D	0.5°M	
轴倾度(M)/远中(D)		0.7°D	1.7°D	3.0°D	2.7°M	3.7°M	4.7°M	5.6°D	6.7°M	10.2°M	4.6°M	5.2°D	6.5°D	1.7°D	1.0°D	
倾斜度 唇侧(B)/舌侧(L)		1.0°B	2.8°B	3.9°B	4.3°B	9.5°B	9.2°B	10.2°B	21.7°B	2.6°B	10.0°L	14.8°B	4.1°B	3.7°L	0.8°B	

最后一步 / 爱齐公司 / 医生 / 差异 / 牙齿基底部 / 冠 / 牙根

上颌 下颌	4.8	4.7	4.6	4.5	4.4	4.3	4.2	4.1	3.1	3.2	3.3	3.4	3.5	3.6	3.7	3.8
伸长(E)/压低(I)，mm		0.3 I	0.1 I	0.2 I	0.2 I	0.5 I	0.5 I	0.7 I	0.8 I	0.4 I	0.2 I	0.2 E	0.5 E	0.1 E	0.2 I	
整体移动(B)/舌侧(L)，mm		1.1 L	1.3 L	1.8 L	1.6 L	2.4 L	1.6 L	2.5 L	4.1 L	1.7 L	0.1 B	3.4 L	1.3 L	0.2 L	1.2 L	
整体移动 近中(M)/远中(D)，mm		1.3 D	0.9 D	0.3 D	2.1 D	3.0 D	3.8 D	1.1 D	0.5 M	1.5 D	1.2 D	0.2 M	1.0 M	0.7 D	1.0 D	
扭转(M)/远中(D)		0.8°M	2.2°M	5.9°M	9.4°D	10.0°D	7.3°M	11.1°M	2.8°D	6.6°D	4.7°M	12.8°M	6.2°D	1.6°D	0.5°M	
轴倾度(M)/远中(D)		0.7°M	1.7°M	3.0°M	2.7°D	3.7°D	4.7°D	5.6°M	6.7°D	10.2°D	4.6°D	5.2°M	6.5°M	1.7°M	1.0°M	
倾斜度 唇侧(B)/舌侧(L)		1.0°L	2.8°L	3.9°L	4.3°L	9.5°L	9.2°L	10.2°L	21.7°L	2.6°L	10.0°B	14.8°L	4.1°L	3.7°B	0.8°L	

最后一步 / 爱齐公司 / 医生 / 差异 / 牙齿基底部 / 冠 / 牙根

图20 方案七：下颌牙齿移动表

治疗进程（图21）

治疗时长	30个月
牙套更换频率/复诊频率	7～10天/副
重启/精调次数	重启1次，精调1次
保持时长	2个月

扫码关注后
输入yx21
观看视频

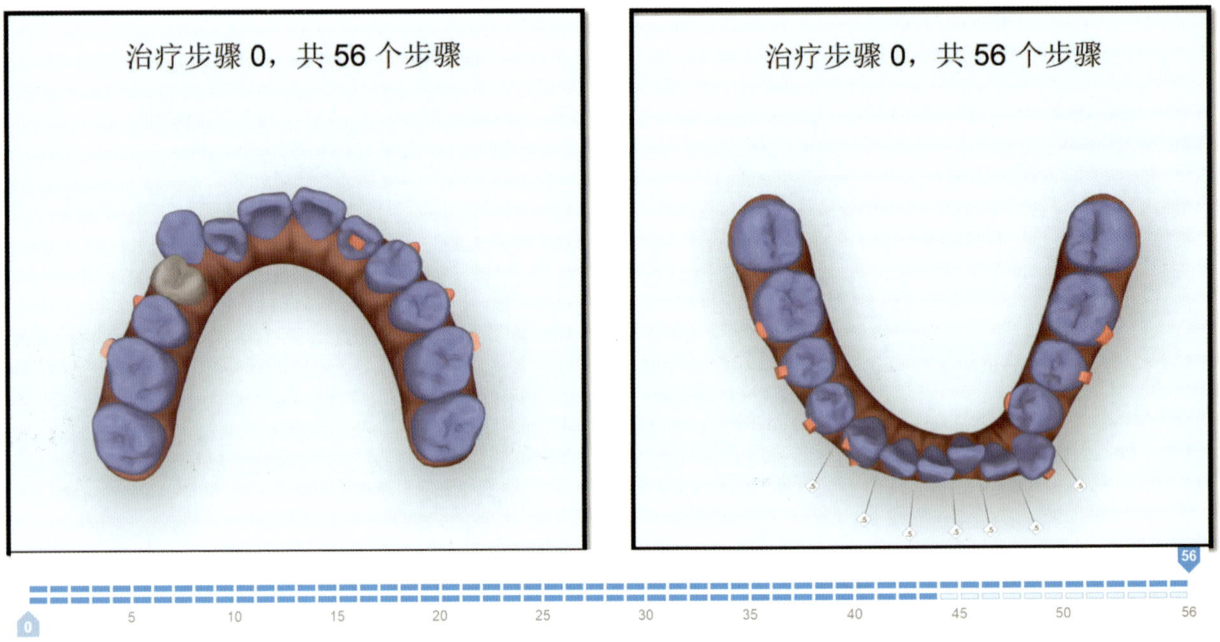

图21 方案七：动画

治疗
Treatment

治疗过程

第1～第3副：10天/副（图22）。

ClinCheck主要移动：下颌后牙向远中移动。

口内检查：第3副矫治器贴合，牙齿移动与ClinCheck基本一致；矫治器未发现裂痕（反映患者取矫治方法是否正确）；口腔卫生可；未见下颌后牙区牙缝中有食物残渣。

询问患者：患者单日戴矫治器累计时间；取戴矫治器时牙齿有无不适：取戴方法不对，可能造成某颗牙牙周创伤；下颌后牙区吃饭是否塞食物：后牙远中移动过程中，推出的间隙中容易食物嵌塞，嘱患者必须刷干净后才能戴矫治器，否则可能将食物挤压至牙龈中，导致牙龈发炎，甚至化脓。

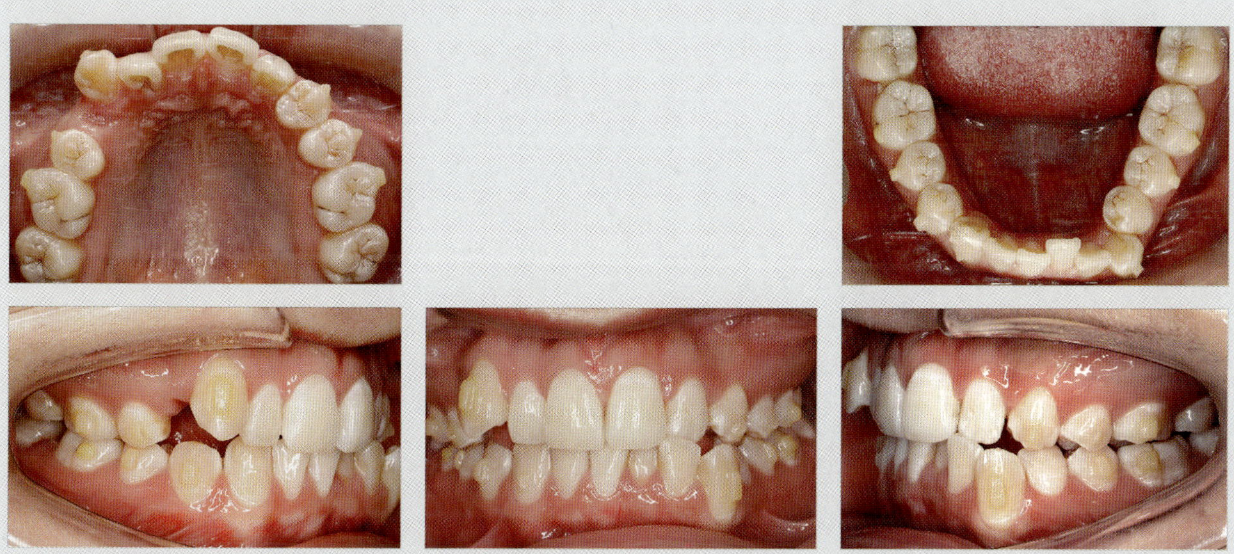

图22　治疗中第3副口内像

第4～第19副：7天/副（图23）。

ClinCheck主要移动：上颌13、22、24移动；下颌前牙区利用邻面去釉间隙排齐，后牙继续向远中移动。

口内检查：第19副矫治器贴合；左右侧后牙出现开殆；32牙龈边缘位置比治疗前低；口腔卫生可。

分析问题出现原因及处理：

1. 后牙出现开殆：前牙咬合干扰，告知患者后牙暂时性开殆，后期复诊监控中观察，择机处理。

2. 32牙龈退缩：ClinCheck显示32唇向移动为31提供间隙。

从第19～第23副32基本不移动，从第23～第44副32舌向移动且牙齿移动表显示控根移动，可以改善唇侧牙龈情况。所以，第23副嘱患者复诊，观察32情况。

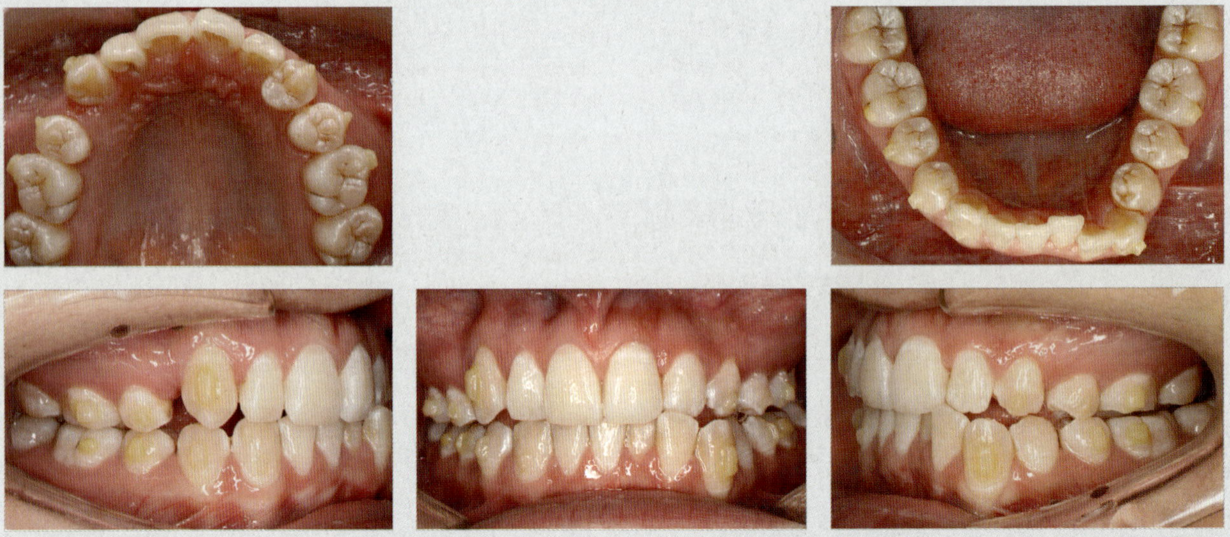

图23　治疗中第19副口内像

第20～第23副：7天/副（图24）。

ClinCheck主要移动：第23副上颌13、22、24移动停止；下颌后牙继续向远中移动，下颌前牙无明显移动。

患者反映：吃饭左侧咀嚼时32偶尔有咬合干扰情况，用右侧咀嚼无干扰。

口内检查：第23副矫治器贴合；左右侧后牙开䫛程度与第19副比，未见明显变化；32牙龈边缘位置比第19副时低；口腔卫生可。

32牙龈退缩出现原因及处理：吃饭时，咬合干扰导致32牙龈退缩，告知患者后续32在纠正反䫛过程中，有可能咬合干扰，及咬合干扰的影响，建议患者暂时戴下颌矫治器，用右侧后牙咀嚼吃饭，避免32继续出现咬合干扰，后期不适随诊。

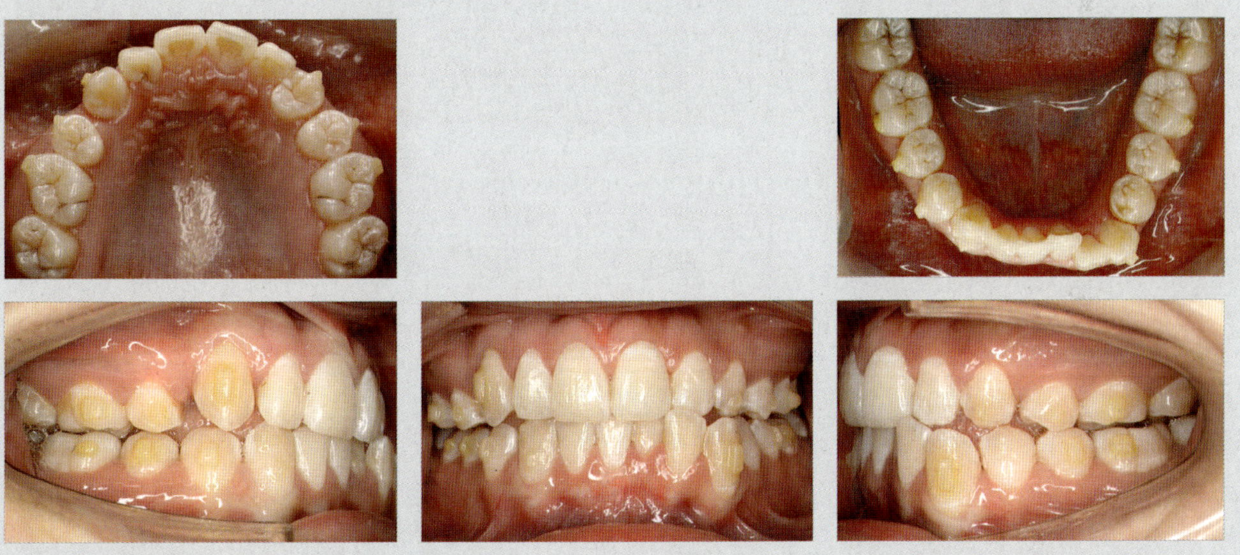

图24　治疗中第23副口内像

第24～第56副：7天/副（图25）。

ClinCheck主要移动：上颌后牙近中移动；下颌前牙继续排齐，同时调整下颌中线。

口内检查：第56副矫治器贴合；左右侧后牙开殆程度与第23副比，略增大；32反殆纠正，牙龈边缘位置改善；口腔卫生可。

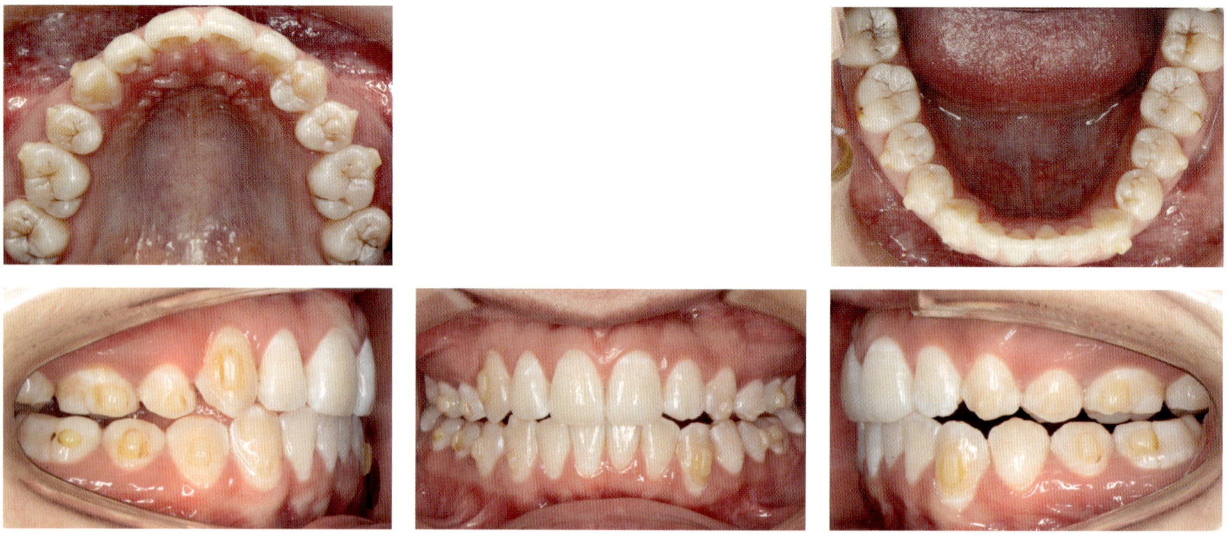

图25　治疗中第56副口内像

第一期矫治结果评价

实现目标：

1. 上下牙列基本排齐。
2. 上下中线对齐。
3. 双侧磨牙基本完全远中关系。
4. 双侧尖牙基本中性关系。

存在问题：双侧后牙开殆，前牙浅覆殆。

分析原因：下前牙直立造成前牙干扰。

解决方法：重启时通过邻面去釉舌倾、压低下前牙，同时设计下颌垂直跳跃。考虑前期已设计下前牙去釉，此次邻面去釉，尽量选择牙冠近远中径大的切牙、尖牙、前磨牙，少量多次进行。

重启治疗过程及结果分析（图26）

重启步数：共7副，因为下颌单副同时移动牙齿多，增加戴用天数，10天/副。

Ⅲ类牵引：确保邻面去釉间隙用于下前牙内收。

重启结果：后牙开殆改善。

存在问题：33略近中扭转，偏唇侧；患者自述吃饭时24颊尖偶尔咬合干扰。

解决方法：精调。

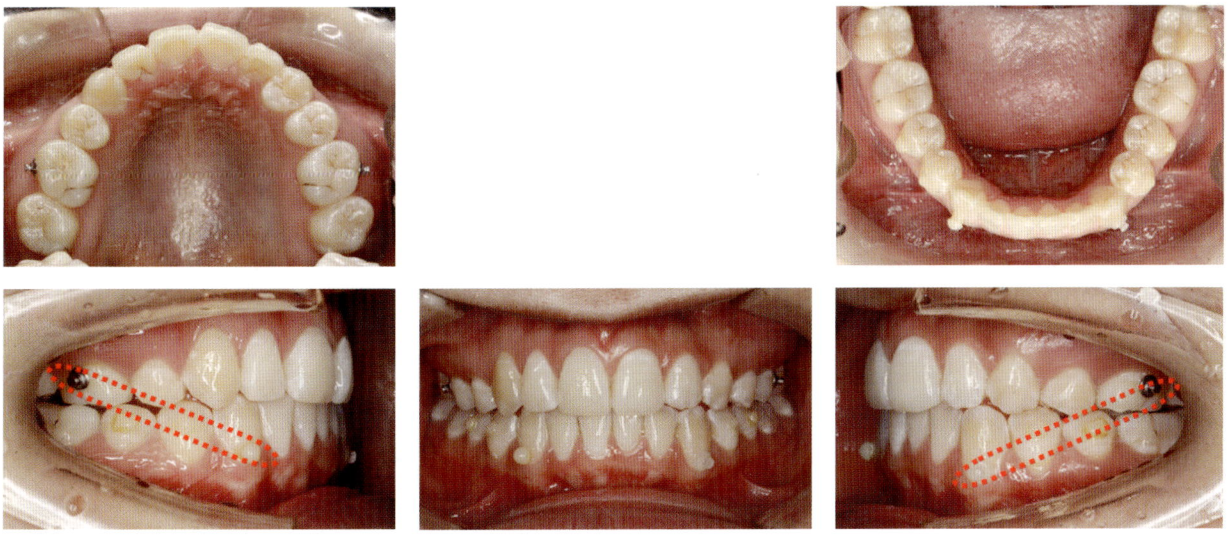

图26　重启结束时口内像

精调治疗过程及结果分析（图27）

精调步数：共8副，14天/副。

Ⅲ类牵引：稳定咬合关系。

精调结果：33位置改善；24通过控根移动，解除咬合干扰。患者对矫治结果满意，结束矫治，开始保持。

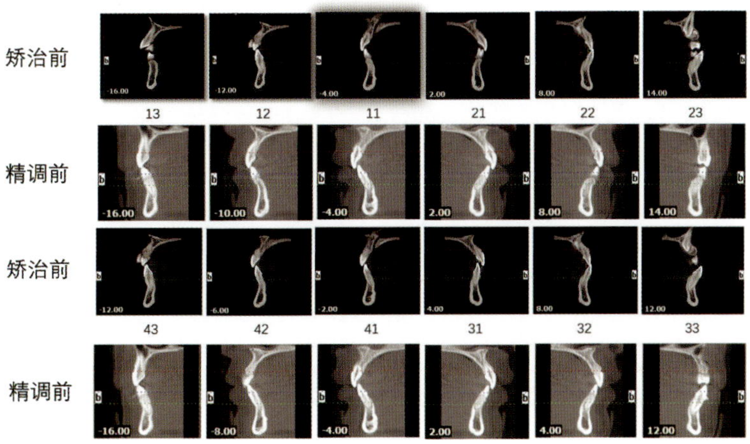

图27　矫治前与精调前前牙牙根CBCT（24代23）

对比矫治前后（图28～图30）

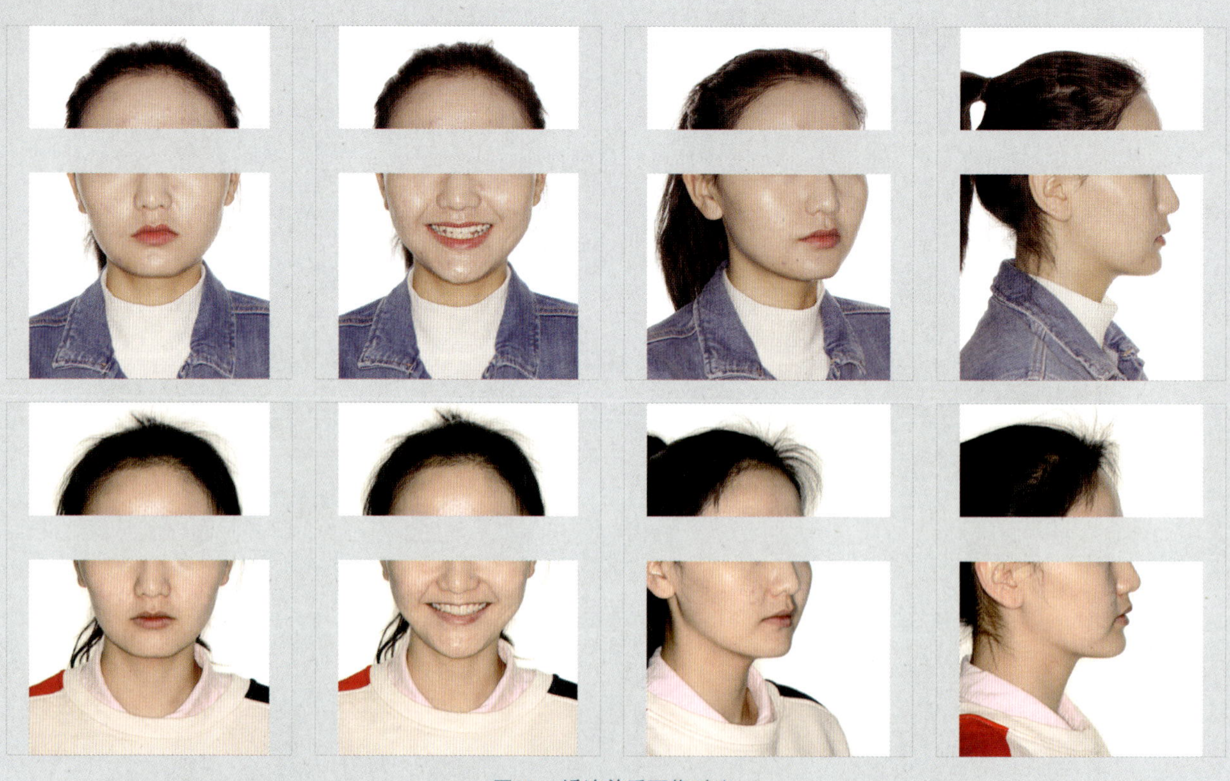

图28　矫治前后面像对比

矫治前：右侧图

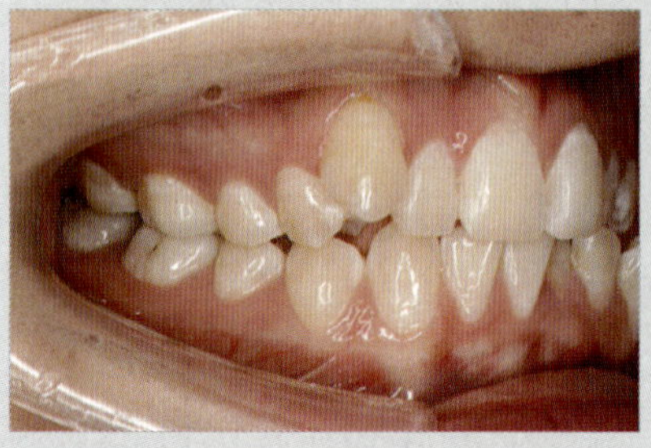

矫治前：正面图

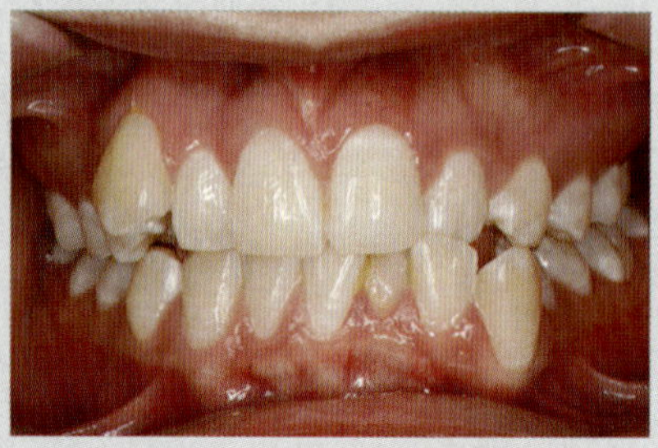

矫治前：左侧图

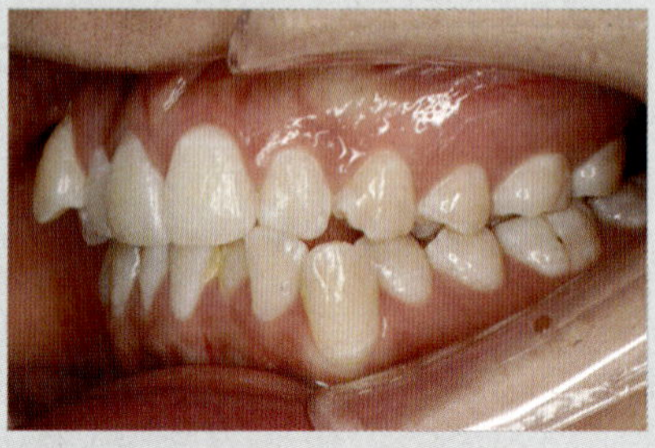

结束时：右侧图

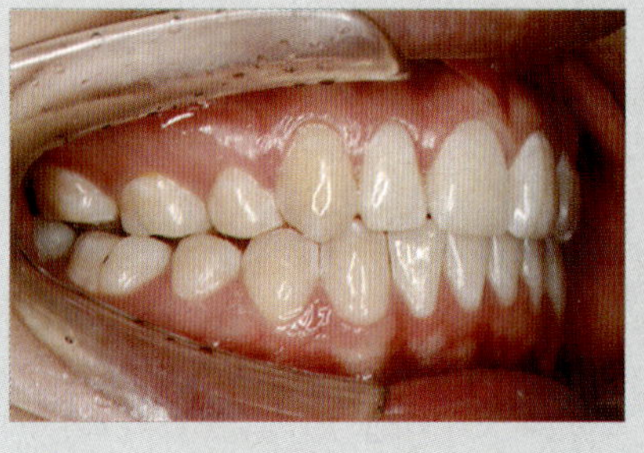

结束时：正面图

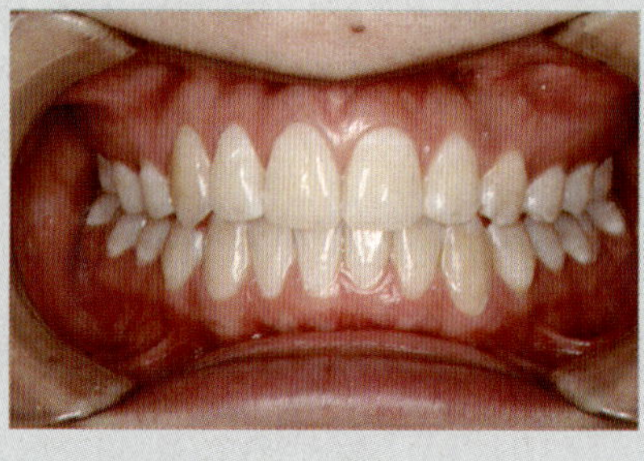

结束时：左侧图

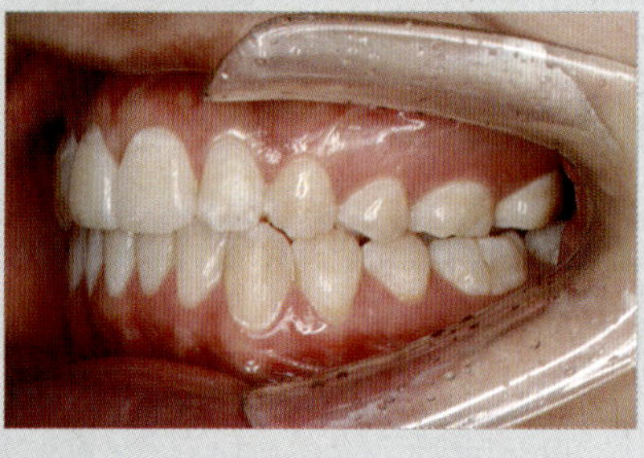

图29　矫治前后口内对比1

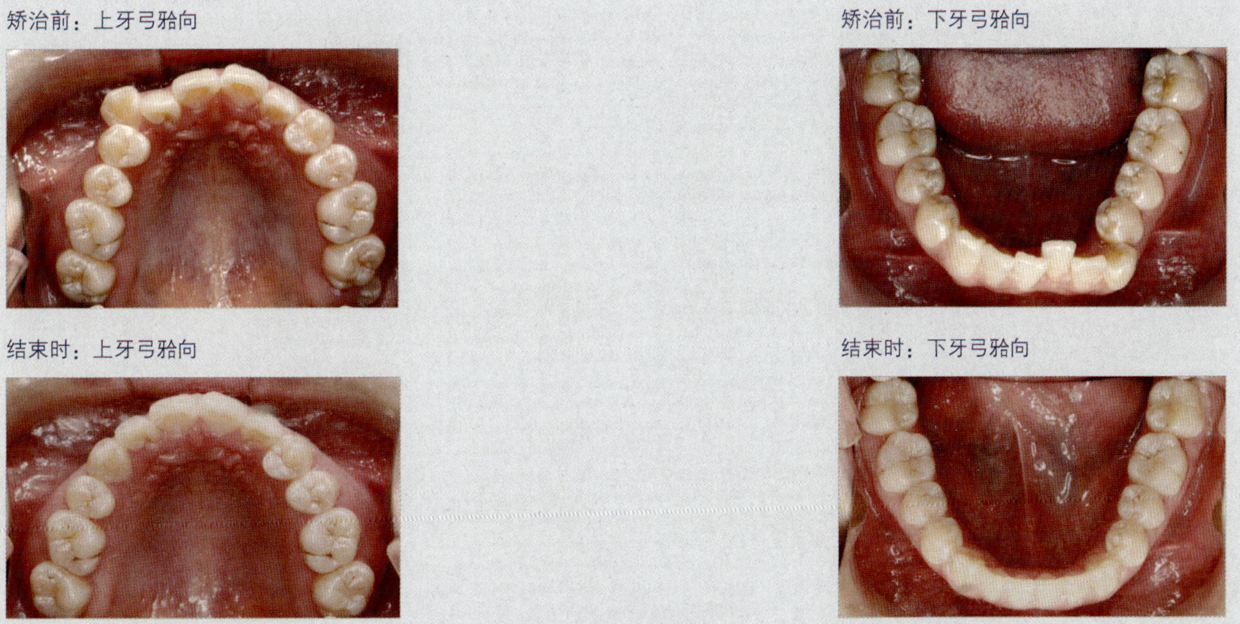

图30　矫治前后口内对比2

治疗结束X线片（图31）

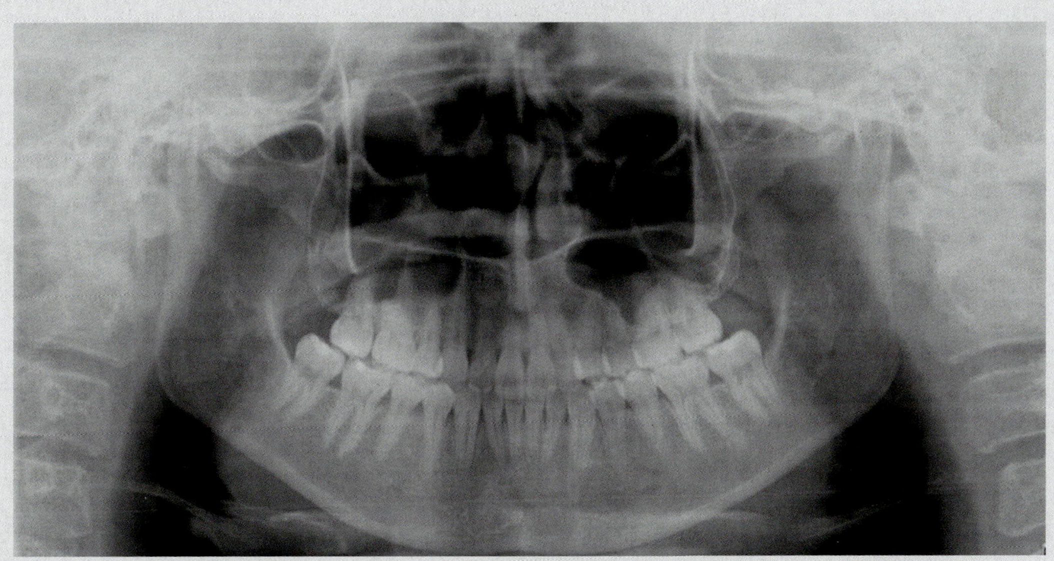

图31 治疗结束曲面断层片

治疗结束头影测量片（图32）

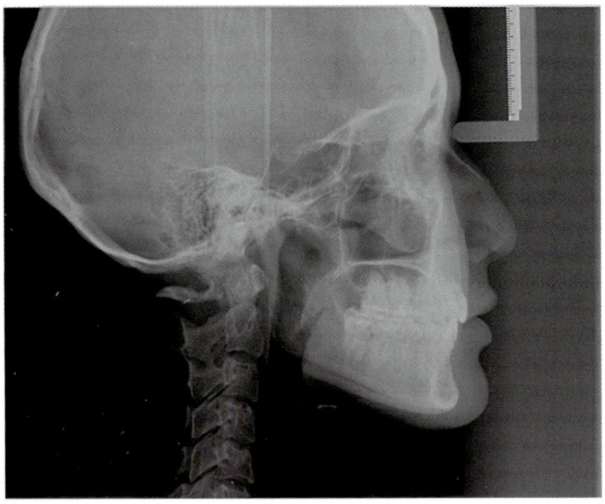

图32

治疗结束头影测量分析

测量项目	标准值	T1
SNA（°）	83.0 ± 4.0	82.5
SNB（°）	80.0 ± 4.0	81.3
ANB（°）	3.0 ± 2.0	1.2
U1-SN（°）	106.0 ± 6.0	100.4
SN-MP（°）	30.0 ± 6.0	33.0
FMA（FH-MP）（°）	26 ± 4.0	18.3
IMPA（L1-MP）（°）	97 ± 6.0	91.5
FMIA（L1-FH）（°）	55 ± 2.0	70.2

头影重叠（图33）

治疗前（T0）：蓝色

治疗后（T1）：红色

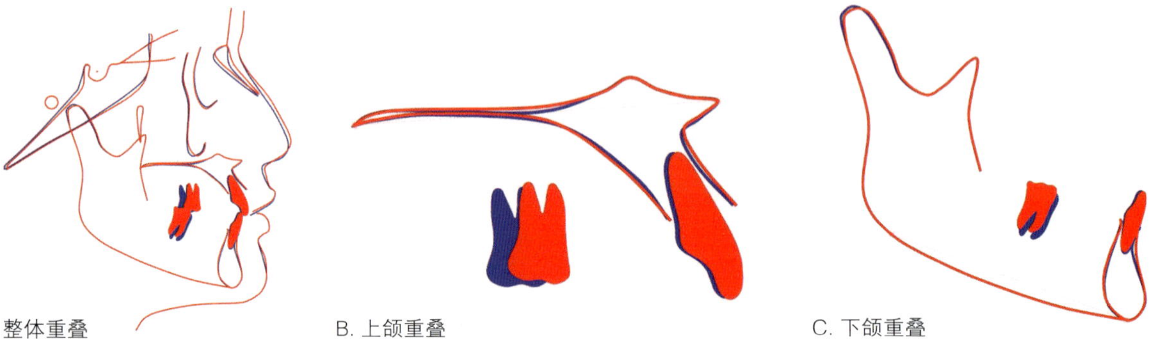

A. 整体重叠　B. 上颌重叠　C. 下颌重叠

图33

治疗后评估
Post-treatment evaluation

治疗后照片（口内和口外，图34）

双侧磨牙完全远中关系，双侧尖牙中性关系。前牙维持原覆殆覆盖。上下牙列中线对齐。上下颌牙齿排齐整平。微笑时笑弧基本与下唇弧度一致，无露龈笑。

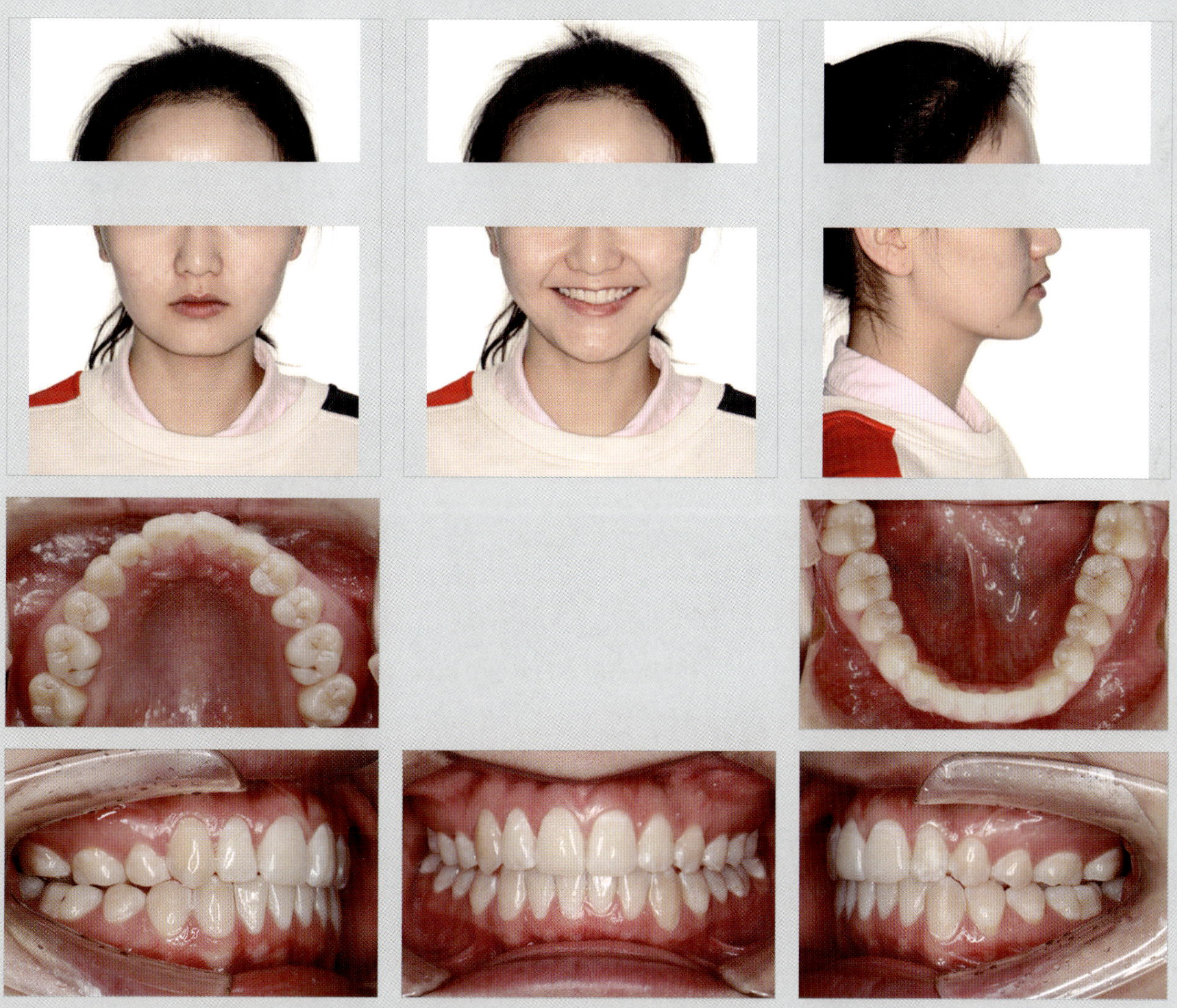

图34

病例总结及病例自我评价
Summary of case and self-evaluation

病例上颌11、21根短，利用无托槽隐形矫治器不设计牙齿移动或设计少量移动，降低了11、21矫治中脱落风险；同时必须做好矫治计划支抗设计和临床监控，避免其他牙齿移动时反作用力影响11、21。

后牙近中移动采用V Pattern方式，节省牙弓内支抗，且患者配合较好，未发生后牙明显前倾。

患者前牙浅覆殆、浅覆盖，透明矫治器包绕后牙殆面，有利用垂直向控制。

治疗过程中要做好监控，特别是上下前牙龈缘位置，出现问题及时发现处理，避免治疗风险，保障隐形矫治顺利进行。

如果再次遇见同类病例，在治疗方案设计时，前牙覆盖会设计过矫正，下前牙切端距离上前牙切端舌侧约1mm。矫治中配合牵引控制前牙唇倾度，预防后牙开殆。

专家点评

总体情况完成不错，治疗中资料丰富，病例分析方案修改基本到位。过程监控和精调处理也不错。

思考：1. 下颌设计大量的IPR，但其实Bolton比显示下颌大得并不多，不到2mm。考虑到牙齿釉质厚度，后期患龋的风险极大，如何应对？牙弓间宽度不协调，后牙覆盖小，咬合关系不稳。2. 目前上前牙轴向还是偏直立，如果控根移动稍唇倾上前牙，则下前牙的IPR量可以减少，稳定性会更好。